普通高等医学院校护理学类专业第二轮教材

中医养生康复学

（第2版）

（供中医学、中医康复学、中医养生学、护理学等相关专业用）

主　编　金荣疆　李天禹

副主编　程绍民　宫健伟　于学美　王淑荣

编　者　（以姓氏笔画为序）

于学美（山东第一医科大学）

王淑荣（黑龙江中医药大学）

兰　崴（安徽中医药大学）

朱媛媛（攀枝花学院）

刘　琼（湖南中医药大学）

李天禹（遵义医科大学）

余佳栖（西南医科大学）

沈小雨（成都医学院第二附属医院）

张星贺（云南中医药大学）

陈龙开（遵义医科大学）

尚雪梅（贵州中医药大学）

金荣疆（成都中医药大学）

郑灿磊（济宁医学院）

胡笑燊（成都中医药大学）

宫健伟（滨州医学院）

程　雪（河南中医药大学）

程绍民（江西中医药大学）

秘　书　胡笑燊（成都中医药大学）

陈龙开（遵义医科大学）

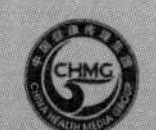

中国健康传媒集团
中国医药科技出版社

内容提要

本教材为“普通高等医学院校护理学类专业第二轮教材”之一，系根据本轮教材编写总体原则、要求和中医养生康复学课程教学大纲的基本要求及课程特点编写而成，其内容主要包括五章，系统介绍了中医养生康复学的基本概念、基础理论、基本方法及常见疾病的养生康复等。本教材在各章设有“学习目标”“案例引导”“知识链接”“本章小结”及“目标检测”等模块。同时配套有数字化教学资源（包括电子教材、PPT 课件、题库等），从而使教材内容立体化、生动化，易教易学。本教材具有可读性、实用性、启发性强等特点。

本教材主要供全国普通高等医学院校中医学、中医康复学、中医养生学及护理学类等相关专业师生教学使用，也可作为相关专业工作人员参考用书。

图书在版编目（CIP）数据

中医养生康复学/金荣疆，李天禹主编．—2 版．—北京：中国医药科技出版社，2022. 10

普通高等医学院校护理学类专业第二轮教材

ISBN 978 - 7 - 5214 - 3220 - 6

Ⅰ. ①中…　Ⅱ. ①金…　②李…　Ⅲ. ①养生（中医）- 康复医学 - 医学院校 - 教材　Ⅳ. ①R247. 9

中国版本图书馆 CIP 数据核字（2022）第 081565 号

美术编辑　陈君杞

版式设计　友全图文

出版　**中国健康传媒集团**｜中国医药科技出版社

地址　北京市海淀区文慧园北路甲 22 号

邮编　100082

电话　发行：010 - 62227427　邮购：010 - 62236938

网址　www. cmstp. com

规格　889mm × 1194mm $^{1}/_{16}$

印张　17 $^{1}/_{2}$

字数　526 千字

初版　2017 年 7 月第 1 版

版次　2022 年 10 月第 2 版

印次　2022 年 10 月第 1 次印刷

印刷　三河市万龙印装有限公司

经销　全国各地新华书店

书号　ISBN 978 - 7 - 5214 - 3220 - 6

定价　59. 00 元

获取新书信息、投稿、为图书纠错，请扫码联系我们。

出版说明

为了贯彻《中共中央、国务院中国教育现代化2035》"加强创新型、应用型、技能型人才培养规模"的战略任务要求，落实《国务院办公厅关于加快医学教育创新发展的指导意见》，紧密对接新医科建设对医学教育改革的新要求，满足新时代医疗卫生事业对人才培养的新需求，中国医药科技出版社在教育部、国家药品监督管理局的领导下，通过走访主要院校对2016年出版的全国普通高等医学院校护理学类专业"十三五"规划教材进行了广泛征求意见，有针对性地制定了第2版教材的出版方案，旨在赋予再版教材以下特点。

1.立德树人，融入课程思政

把立德树人贯穿、落实到教材建设全过程的各方面、各环节。课程思政建设应体现在知识技能传授中厚植爱国主义情怀，加强品德修养、增长知识见识、培养奋斗精神灌输，不断提高学生思想水平、政治觉悟、道德品质、文化素养等。医学教材着重体现加强救死扶伤的道术、心中有爱的仁术、知识扎实的学术、本领过硬的技术、方法科学的艺术的教育，培养医德高尚、医术精湛的人民健康守护者。

2.精准定位，培养应用人才

体现《国务院办公厅关于加快医学教育创新发展的指导意见》"立足基本国情，以服务需求为导向，以新医科建设为抓手，着力创新体制机制，分类培养研究型、复合型和应用型人才"的医学教育目标，结合医学教育发展"大国计、大民生、大学科、大专业"的新定位，注重人才培养应从疾病诊疗提升拓展为预防、诊疗和康养，以健康促进为中心，服务生命全周期、健康全过程的转变，精准定位教材内容和体系。教材编写应体现以医疗卫生事业需求为导向，以岗位胜任力为核心，以培养医工、医理、医文学科交叉融合的高素质、强能力、精专业、重实践的本科护理人才培养目标。

3.适应发展，优化教材内容

教材内容必须符合行业发展要求：体现医疗机构对护理人才在临床实践能力、沟通交流能力、服务意识和敬业精神等方面的要求；体现临床程序贯穿于教学的全过程，培养学生的整体临床意识；体现国家相关执业资格考试的有关新精神、新动向和新要求；注重吸收行业发展的新知识、新技术、新方法，体现学科发展前沿，并适当拓展知识面，为学生后续发展奠定必要的基础；满足以学生为中心而开展的各种教学方法的需要，充分发挥学生的主观能动性。

4.遵循规律，注重"三基""五性"

教材内容应注重"三基"（基本知识、基础理论、基本技能）、"五性"（思想性、科学性、先进性、启发性、适用性）；"内容成熟、术语规范、文字精炼、逻辑清晰、图文并茂、易教易学"；注意"适用性"，即以普通高等学校医学教育实际和学生接受能力为基准编写教材，满足多数院校的教学需要。

5. 创新模式，提升学生能力

在不影响教材主体内容的基础上要保留“案例引导”“学习目标”“知识链接”“目标检测”模块，去掉“知识拓展”模块。进一步优化各模块的内容，培养学生理论联系实践的实际操作能力、创新思维能力和综合分析能力；增强教材的可读性和实用性，培养学生学习的自觉性和主动性。

6. 丰富资源，优化增值服务内容

搭建与教材配套的中国医药科技出版社在线学习平台“医药大学堂”（数字教材、教学课件、图片、视频、动画及练习题等），实现教学信息发布、师生答疑交流、学生在线测试、教学资源拓展等功能，促进学生自主学习。

本套教材凝聚了省属院校高等教育工作者的集体智慧，体现了凝心聚力、精益求精的工作作风，谨此向有关单位和个人致以衷心的感谢！

尽管所有参与者尽心竭力、字斟句酌，教材仍然有进一步提升的空间，敬请广大师生提出宝贵意见，以便不断修订完善！

普通高等医学院校护理学类专业第二轮教材

建设指导委员会

李惠萍（安徽医科大学）
肖洪玲（天津中医药大学）
张　瑛（长治医学院）
张春玲（贵州中医药大学）
陈　廷（济宁医学院）
罗　玲（重庆医科大学）
周谊霞（贵州中医药大学）
房民琴（三峡大学第一临床医学院）
赵　娟（承德医学院）
赵春玲（西南医科大学）
钟志兵（江西中医药大学）
洪静芳（安徽医科大学）
徐旭东（济宁医学院）
郭先菊（长治医学院）
龚明玉（承德医学院）
梁　莉（承德医学院）
董志恒（北华大学基础医学院）
雷芬芳（邵阳学院）
魏秀红（潍坊医学院）
杨　渊（湖南医药学院）
宋维芳（山西医科大学汾阳学院）
张凤英（承德医学院）
张银华（湖南中医药大学）
武志兵（长治医学院）
全荣疆（成都中医药大学）
单伟颖（承德护理职业学院）
孟宪国（山东第一医科大学）
赵秀芳（四川大学华西第二医院）
柳韦华（山东第一医科大学）
钟清玲（南昌大学）
徐　刚（江西中医药大学）
徐富翠（西南医科大学）
黄文杰（湖南医药学院）
章新琼（安徽医科大学）
彭德忠（成都中医药大学）
蒋谷芬（湖南中医药大学）
潘晓彦（湖南中医药大学）

数字化教材编委会

主　编　金荣疆　李天禹

副主编　程绍民　宫健伟　于学美　王淑荣

编　者　（以姓氏笔画为序）

于学美（山东第一医科大学）

王淑荣（黑龙江中医药大学）

兰　崴（安徽中医药大学）

朱媛媛（攀枝花学院）

刘　琼（湖南中医药大学）

李天禹（遵义医科大学）

余佳栖（西南医科大学）

沈小雨（成都医学院第二附属医院）

张星贺（云南中医药大学）

陈龙开（遵义医科大学）

尚雪梅（贵州中医药大学）

金荣疆（成都中医药大学）

郑灿磊（济宁医学院）

胡笑燊（成都中医药大学）

宫健伟（滨州医学院）

程　雪（河南中医药大学）

程绍民（江西中医药大学）

秘　书　胡笑燊（成都中医药大学）

陈龙开（遵义医科大学）

PREFACE 前　言

随着我国经济社会的高速发展，人民生活水平不断提高，人们的生活模式也发生了较大的转变。心脑血管疾病、内分泌系统疾病、神经系统疾病，以及身心疾病、亚健康状态等慢性疾病已成为影响人们生活的主要问题。同时，随着医学技术水平的进步，人口老龄化现象日益明显，老龄或老年性疾病导致的功能障碍所必需的照护和功能康复的需求日益凸显。为适应社会的发展和对养生康复服务的需求，结合护理专业在医疗体系中的地位和作用，以及护理专业在健康管理、养生康复中的角色定位，编者共同修订编写了第二版《中医养生康复学》。

本版教材在继承前一版教材编写思路和经验的基础上，紧密结合临床护理现状和需求，以患者为中心，以整体护理观为指导，以护理程序为框架，结合我国临床护理现状和需求，体现服务生命全周期、健康全过程的护理理念，力求体现教材的科学性、可读性、启发性、先进性和实用性。

本教材共分五章，系统介绍了中医养生康复学的基本概念、基础理论、基本方法及常见疾病的养生康复等。第一章主要论述中医养生康复学的概念、特点、原则和发展简史；第二章介绍中医养生康复的基础理论和观点；第三章全面介绍中医养生康复的基本方法；第四章专门介绍中医养生康复护理知识；第五章则根据护理临床的需要，着重介绍神经系统疾病和损伤、内科系统疾病等常见病症的中医康复和调护护理治疗的运用。全书构成了一个从理论、方法到综合运用的体系。在编写体例结构上，本教材在各章设有“学习目标”“案例引导”“知识链接”“知识拓展”“本章小结”及“目标检测”等模块，同时配套有数字化教学资源（包括电子教材、PPT课件、题库等），从而使教材内容立体化、生动化，易教易学。本教材主要供全国普通高等医学院校中医学、中医康复学、中医养生学及护理学等专业师生教学使用，也可作为相关专业工作人员参考用书。

本教材编写分工如下：第一章内容由金荣疆编写；第二章内容由程绍民编写，第三章内容由程雪、兰崴、尚雪梅、郑灿磊、张星贺编写；第四章内容由王淑荣、余佳栖编写；第五章内容由李天禹、宫健伟、于学美、尚雪梅、沈小雨、刘琼、朱媛媛、陈龙开、胡笑燊编写。在本教材修订编写过程中，编委会全体成员为之顺利完稿和付印付出了辛勤的汗水，并得到了各位编者及所在院校和单位的大力支持，在此表示诚挚的谢意！并特别向第一版的编委会表示衷心的感谢！

尽管全体编者在本教材的编写过程中已尽到最大的努力，但受能力所限，不足之处在所难免。为了使本教材更臻完善，敬请读者批评指正，以便再版时修正。

编　者
2012 年 4 月

目 录 CONTENTS

第一章　绪　论

PPT

学习目标

知识要求：

1. **掌握**　中医养生学、中医康复学的概念；养生康复学的对象。

2. **熟悉**　中医养生康复学的学科特点。

3. **了解**　中医养生康复学的发展简史。

素质要求：

具备中医养生康复学的学科理念。

第一节　中医养生康复学概念和学科特点

案例引导

案例　《针灸甲乙经·序》：仲景见侍中王仲宣，时年二十余，谓曰："君有病，四十当眉落，眉落半年而死。令服五石汤可免。"仲宣嫌其言忤，受汤勿服。居三日，见仲宣，谓曰："服汤否？"仲宣曰："已服。"仲景曰："色候固非服汤之胗（诊），君何轻命也！"仲宣犹不言（信）。后二十年果眉落，后一百八十七日而死。终如其言。

讨论　1. 二十多岁时的王仲宣（王粲）是中医养生康复学的对象吗？

2. 该案例是否是"治未病"的体现？

一、中医养生学的概念

中医养生学是研究和阐释人类生命发生发展规律，预防疾病，增强体质，益寿延年基本理论和基本方法的一门实用学科。

养生就是根据生命发展的规律，采取能够保养身体、减少疾病、增进健康、延年益寿的手段，所进行的保健活动。养生（又称摄生、道生）一词最早见于《庄子·养生主》。所谓生，就是生命、生存、生长之意；所谓养，即保养、调养、培养、补养、护养之意。养生是通过养精神、调饮食、练形体、慎房事、适寒温等各种方法去实现的，是一种综合性的强身益寿活动。中医养生学是在中医理论的指导下，探索和研究中国传统的颐养身心、增强体质、预防疾病、延年益寿的理论和方法，并用这种理论和方法指导人们健康活动的实用科学。在中医理论指导下，养生学吸取各学派之精华，提出了一系列养生原则，如形神共养、协调阴阳、顺应自然、饮食调养、谨慎起居、和调脏腑、通畅经络、节欲保精、益气调息、动静适宜等，使养生活动有章可循、有法可依。

二、中医康复学的概念

中医康复学是指在中医理论指导下，针对残疾者、老年病、慢性病及急性病后期者，通过采用各种中医药特有的康复方法及其他效措施，以减轻功能障碍给患者带来的影响并使患者重返社会。在康复实施过程中，应有本人、家属及社区的参与。

中医学最早使用了“康复”一词。据《尔雅·释诂》：“康，安也”；《尔雅·释言》：“复，返也”，即康复为恢复平安或健康。古代医籍中，“康复”的含义主要有以下几种。①疾病的治愈和恢复。如《续名医类案·崩漏》载，“毛达可妇人罹患带下病，如法调理，康复如常”；②精神情志的康复；③正气的复原。进入20世纪80年代，随着社会的发展，现代康复学的介入，中医学中“康复”的内涵也发生了变化。正气的复原主要体现在明确提出功能康复是中医康复的立足点，康复的对象主要是功能障碍者，以及慢性病、老年病等有各种功能障碍者。这一观点与现代康复学中的“康复”概念基本一致。

三、中医养生康复学的学科特点

（一）预防与康复结合

中医学中“治未病”的思想内涵丰富，包含“治其未生，治其未成，治其未发，治其未传，瘥后防复”等内容，涵盖了现代医学中预防与康复的部分内容。“治未病”的思想首见于《素问·四气调神大论》，“是故圣人不治已病治未病，不治已乱治未乱，此之谓也。夫病已成而后药之，乱已成而后治之，譬犹渴而穿井，斗而铸锥，不亦晚乎！”指高明的医生，能够在病情还没有发展到某种状况时，就已经能掌握病情发展趋势，配合早期预防，在疾病萌芽之时就将其消灭于无形，预防病情的发展。

（二）长于功能康复

中医养生康复学强调扶助正气，重建脏腑、经络功能的平衡协调。中医详于脏腑功能而略于人体解剖结构，故在治疗上强调脏腑功能调节。康复学以功能障碍的患者为对象，因此功能康复是其主要治疗目的。中医康复“形神合一”是功能康复的基本原则。中医学认为，神是生命活动的主宰，形神合一构成了人的生命。《淮南子·原道训》曰：“夫形者，生之所也，气者，生之元也，神者，生之制也。”功能康复即是训练“神”对“形”的支配作用。如导引、运动训练、气功等方法，即是形与神共同训练的康复方法。如偏瘫运动功能的丧失，就是神对肢体的主宰作用的丧失，强调主动运动训练的重要性，与现代康复学的运动再学习的指导思想完全相同。

（三）注重利用自然

中医养生康复学的内容体现了“天人合一”的思想。强调在养生的过程中，不可违背自然规律，重视人与社会的统一协调性。自然界的变化，春夏秋冬、昼夜寒暑无不影响人体的生理功能，人体在脏腑阴阳失调时，又可以利用自然阴阳的变化来调节。适宜的自然环境有助于人体的健康，如洁净而充足的水源、新鲜的空气、充足的阳光、良好的植被、幽静秀丽的景观等。不良的自然环境也会对人体健康造成不良影响，如人们常说的“山区多瘿瘤”“岭南多瘴气”等。

知识链接

天人合一

“天人合一”又叫“天人相应”，为中医养生康复学的基本观点。天人合一是指人要保持健康不生疾病，就必须顺应自然，适应四时气候和昼夜规律，以保持人体内外协调；反之，机体就会生病。

（四）强调整体养生康复

中医学认为，人体是由脏腑、经络、五官九窍、四肢百骸等所构成的，任何部分都不是孤立存在的，脏腑之间、经络之间、脏腑经络与肢体之间都存在着生理功能和（或）结构上的多种联系，这就使人体各部分组成了一个完整统一的有机体，以维持正常而协调的生理活动。其特点是以五脏为中心，配合六腑，联系五体、五官九窍等组织器官。肢体、官窍局部的功能障碍常与人体其他部位甚至全身的脏腑功能状态有关。因此，在养生康复的过程中，对局部的功能障碍也应从整体出发，采取全面的养生康复措施。

（五）应用辨证康复

中医治疗疾病方法的选择与应用，离不开辨证论治。在中医康复学中，这些方法多数同样适用于功能障碍的改善。因此，辨证是中医养生康复的前提和依据。在中医养生康复过程中，辨证是对内在生理功能障碍的辨识。生理功能障碍的改善与外在形体及行为障碍的改善有因果关系。因此，通过辨证论治改善造成各种功能障碍的内在原因，体现了中医学“治病求本”和整体康复的治疗原则。这是中医养生康复学的又一特点。

（六）提倡形神共养

形神共养，是指在中医养生康复的过程中，不仅注意形体的保养，而且还要注意精神的调摄，使形体健康、精神健旺、身体和精神得到均衡的发展。

“养形”是指摄养脏腑、津精气血、四肢百骸、五官九窍等有形结构。形乃神之宅，只有形体完备，才能产生正常的精神活动。形体摄养首先要注意保养脏腑之精气，协调脏腑之功能。其中，心为“五脏六腑之大主，精神之所舍”，强调调养脏腑又必须以养心为首务。“养神”，主要指安定情志，调摄精神。要求人的精神状态保持安定宁静，心境坦然，不追求名利，喜怒不妄发，减少不良精神刺激和过度的情志波动，保持心情舒畅，精神愉快。形乃神之宅，神乃形之用，故养神可以保形，保形亦可以摄神，二者相互支持，密不可分。

（七）强调动静结合

《吕氏春秋·尽数》记载：“流水不腐，户枢不蠹。”唐代中医养生大家孙思邈就体会到运动能够使“百病除行，补益延年，眼明轻健，不复疲乏”。运动对保持人体健康、祛病延年有着积极的作用。同时，中医养生康复历来亦强调心态的淡泊平静，《黄帝内经》就明确说：“恬淡虚无，真气从之；精神内守，病安从来。”精神内守，悠闲自在，对于疾病的预防能起到至关重要的作用。中医养生康复强调动静结合，而动和静结合的精髓则是外动内静，身动心静。

四、中医养生康复学的对象

中医养生康复学是在中医学理论指导下，研究养生康复理论、方法与运用的一门学科，其目的是利用中医学的理论和手段，帮助健康人群预防疾病，帮助患病人群恢复功能。它适用于以下几类人群：①健康人及处于亚健康状态的人群；②急性病或手术后期功能障碍的患者；③慢性病或疾病反复发作导致的功能障碍患者；④年老体弱者，包括先天体质虚弱的儿童或成人以及后天衰老的老人，中医养生康复措施可以有效地增强体质，延缓衰老；⑤各类残障患者，包括肢体、器官等损害所引起的各类残障，中医养生康复措施可以使部分功能得到提高或恢复，从而改善患者的生活质量。

第二节 中医养生康复学的发展简史

中医学源远流长，自从有了人类就有了医疗实践活动，伴随着医疗实践活动的开展也就开始了养生与康复知识的积累；中医养生康复学作为中医学的重要组成部分，伴随着中医学的发展，不断地得以充实与完善，从中积累了大量的理论知识，形成了独具特色的理论体系。下面按以下几个历史阶段简要介绍中医养生康复的发展情况。

一、远古时期

中医康复学的起源可以追溯到春秋时期以前。春秋时期以前，尚未形成完整的中医理论体系，治疗手段也相对原始，中医养生康复学尚处于萌芽阶段，该时期的主要特点是顺应自然，以饮食调养和宣导为主。据我国最早的文字殷墟甲骨文字记载，早在殷商时代的人们就已经积累了一些养生康复的知识，如甲骨文有“沐”（洗脸）“浴”（洗澡）“寇帚”（大扫除）等字，似与养生保健有关。而《山海经》中的“其中多箴鱼……食之无疫疾”等记载，也系养生保健的内容。原始社会末期，人们已经知道运用宣导、运动等方法来防病治病，如《吕氏春秋·仲夏季·古乐》提到“昔陶唐之始，阴多滞伏而积甚……骨瑟缩不达，故作以舞以宣导之。”句中“舞”就是活动关节，畅通气血的一种导引雏形。《周礼·天官》所记载的医事制度，专门设置了“食医中士二人”；所载“掌和王之六食、六饮、六膳、百羞、百酱、八珍之齐”，是食医的职责。饮食养生康复理论，不但主张根据四时气候变化不断改变饮食结构，如春时羹齐、夏时酱齐、秋时饮齐，而且注意食物之间的合理搭配，认为饮食调养是养生与康复的重要手段。古代文献的记载都说明了早在远古时代的人类祖先就已积累了一定的养生与康复知识。

二、先秦时期

春秋战国时期，我国进入封建社会，生产关系的变更使得社会生产力得到了较大提高，社会经济繁荣，文化教育出现“百家争鸣”的局面，各种学术思想水平也发展到了一定的高度，养生、康复学术思想应运而生，这些思想散见于各家的著作之中。《庄子·刻意》记载：“吹响呼吸，吐故纳新，熊经鸟申，为寿而已矣。”说明那时人们已经开始研究延年益寿的养生方法。《吕氏春秋·尽数》载：“流水不腐，户枢不蠹，动也。形气亦然，形不动则精不流，精不流则气郁。”指出了运动与养生康复之间的密切联系。

《尚书·洪范》记载周武王和箕子对话间提及的“五福”如下：“一曰寿，二曰福，三曰康宁，四曰攸好德，五曰考终命。”“五福”的内容包括形体状况、精神状态、经济条件、社会地位和延年益寿方面，涉及人的全面健康与全面康复。

《管子·形势》曰：“天，覆万物而制之；地载万物而养之；四时，生长成万物而收藏之。”《管子·五行》中也道：“人与天调，然后天地之美生。”这指出人是自然界中的一部分，人与自然、社会都是不可分割的统一整体，自然界的变化可以令人生病，也可以治疗人体的疾病和提供人体养生保健的外在环境。各种社会因素也可以直接影响到人体健康。《管子·入国》中还记载：“凡国皆有掌养疾，聋、盲、喑、哑、跛辟、偏枯、握递，不耐自生者，上收而养之……此之谓养疾。”这种专门收养、调治残疾人的机构，可以说是世界上较早的社会福利性的康复疗养中心。

先秦诸子不但认识到人与自然、社会的辩证统一，也认识到人本身就是一个统一的整体。形神相守，重视精神情志因素在疾病发生发展中的作用，因此，先秦诸子在养生及疾病康复治疗中都注重养生，主张“清静虚无”和“至虚极，守静笃”的调养方法。在对疾病的治疗康复中，先秦诸子还创造出许多诸如情志相胜、言语疏导、愉情宣泄等传统心理康复治疗方法。如《吕氏春秋·至忠》记载，齐王因思虑太过而患病，请文挚为之诊治，文挚根据怒可胜思的情志相胜原理，通过激怒齐王，使之病愈。

有关声音、音乐、色彩、娱乐用于养生和康复的理论和方法，在这一时期也有文献记载。如《吕氏春秋·侈乐》曰：“乐之有情，譬如若肌肤形体之有性情也。”《重己》载：“其为声色音乐也，足以安性自娱而已矣。”

成书于战国至秦汉时期的《黄帝内经》确立了中医基础理论体系，为中医学的发展奠定了基础，同时也全面吸收了秦汉之前的养生康复的知识，对中医养生康复学的相关理论、原则、方法进行了全面系统的阐述，奠定了中医养生康复学的基础。《素问·上古天真论》中提出了许多重要的法则，如“法于阴阳，和于术数，食饮有节，起居有常，不妄劳作。”《素问·宝命全形论》曰：“人以天地之气生，四时之法成”，提出康复养生应该顺应自然规律。”

《素问·移精变气论》载：“往古人居禽兽之间，动作以避寒，阴居以避暑，内无眷慕之累，外无绅宦之形，此恬憺之世，邪不能深入也……当今之世不然，忧患缘其内，苦形伤其外……所以小病必甚，大病必死。”阐释了人与社会也是一个整体，不同的社会环境和因素会影响人类疾病的发生发展及康复的过程，提示养生康复也应该考虑社会环境对人体的影响。

《黄帝内经》也强调天人相应、形神合一的观点，如《素问·上古天真论》提出的“形体不敝，精神不散”“形与神俱，而尽终其天年”形神相济的养生康复观点。此外，《黄帝内经》创立了经络学说，并将针灸、按摩、温熨及阳光、空气、饮食、时序、色彩、音乐、体育等运用于养生康复之中。

总之，《黄帝内经》为传统中医养生康复学提供了理论基础，其中有关整体辩证康复观和杂合而治的综合治疗及调和思想，成为后世医家进行中医养生康复所遵循的准则。

三、两汉魏晋时期

汉魏晋时期，中国封建社会环境相对稳定，在这种历史背景下，医学也得到了一定的发展，医学家们对养生康复的认识有所提高，系统地汇总了养生康复的知识，积累了较为丰富的临床康复经验。

汉魏时期，医学家们在倡导药物治疗的同时，也发展了很多非药物的康复方法，如针刺、饮食、气功、熨疗等。有关按跷、食疗和引导康复的专著也相继出现，如《黄帝岐伯按摩》《神农黄帝食禁》《食经》等。马王堆三号汉墓出土的帛书“导引图”，绘有多种导引方式，包括几十种呼吸与引挽肢体的运动姿势，并注明名称及其主治的疾病，被认为是最早的气功导引图。

这一时期，养生康复医疗机构也有一定程度的发展，如汉代宫廷内设立了“暴室”“隐宫”，用于收治妇女疾病，进行康复治疗，其是具有类似康复性质的宫廷医疗机构。同时期，随着佛教的传入，且僧侣精通医术，不少患者前往寺庙进行康复治疗，于是，一些寺院成为具有民办性质的康复机构。

东汉末年的张仲景在《金匮要略》中高度概括了养生和康复的原则，提倡“立足整体、重视预防、强调扶正、重视食疗、突出辨证”的原则，强调“天人相应”的整体观，提出了“初病即治”的早期康复理论以及“上工治未病……见肝之病，知肝传脾，当先实脾”的防治未病的治疗原则，把导引、吐纳、针灸、温熨、按摩等手段综合运用，成为后世中医养生康复“杂合而至”理论的运用典范，对后世养生康复方法颇具指导意义。与张仲景同一时期的名医华佗，也十分重视运动康复和养生方法，认为运动可以达到预防疾病的目的；华佗在继承古代导引术的基础上，模仿虎、鹿、熊、猿、鸟的动作，所创编的“五禽戏”，便是一种简便有效的运动养生方法。实践证明，五禽戏对肢体功能障碍者、慢性病患者和老年病患者有良好的康复与保健作用。

皇甫谧在《针灸甲乙经》中总结了晋代以前有关针灸、按跷、导引的经验，并进一步扩大了运用范围，丰富了养生康复的方法，为后世针灸康复树立了典范。

晋代葛洪在《肘后备急方》中记载了大量与饮食康复、药物康复相关的内容，他在《抱朴子·别旨》中指出：“夫导引疗未患之疾，通不和之气，动之则百关通畅”，指出导引术具有预防康复养生的作用。

四、隋唐时期

唐代为我国封建社会的鼎盛时期，中医康复学在这一时期得到了进一步的发展，传统医学的康复养生事业已被官方重视，当时的政府已为残疾人设立了养疾坊，这是类似于社会福利事业与养生康复相结合的实体机构。《北史》载："年七十以上无子孙，六十以上无期亲，贫不自存者给予衣食。凡不满六十而又废痼之疾，无大工亲，贫困无以治疗者，皆于别坊，遣医救治，给太医师四人，豫请药物疗之。"

隋朝巢元方撰写的《诸病源候论》一书，不仅是我国现存的第一部论述各种疾病病因、病机和证候的专著，也被视为我国第一部采用医疗体育对一些疾病进行养生康复的著作。全书共记载了两百余种导引术式，对气功、按摩也有较为详细的论述，如八段锦、易筋经、太极拳等，至今仍为中医养生康复的有效手段，对中国中医养生康复学的发展产生较为深远的影响。

唐代的著名医药学家孙思邈，在养生学方面有着卓著的贡献。他总结了唐代以前的养生理论和方法，继承了《黄帝内经》中"治未病"的思想，并融入自己长期的实践经验，在其所著的《备急千金要方》和《千金翼方》中对养生法有专门的论述，倡导养生要综合多种方法，重视食疗及性生活对养生的作用。如《备急千金要方》专列一章养生内容，名曰"养性"，强调"德行不充，纵服玉液金丹，未能延寿。"此著作认为，人的寿命长短与修身养性密切相关，强调养生原则应以摄护心神为主，养生方法为"十二少"，即"少思、少念、少欲、少事、少语、少笑、少愁、少乐、少喜、少怒、少好、少恶"，并指出："古养性者，不但饵药餐霞，其在兼于百行，百行周备，虽绝药饵，足以遐年。"这说明古代养生不但要靠药物和饮食，更要兼修"百行"；相反，如果不能修身养性，培养良好的德行品质，即使服用"玉液金丹"也无济于事。此外，孙思邈在衣食住行、个人保健与卫生、老年养生保健等方面也提出建议，如《千金要方·道林养性》记载："每食不用重肉，喜生百病；常须少食肉，多食饭及少葅菜，并勿食生菜、生米、小豆、陈臭之物；勿饮浊酒食面，使塞气孔；勿食生肉伤胃，一切肉须煮烂，停冷食之。食毕当漱口数过，令人牙齿不败，口香……"这些在现在仍具有指导意义。

王焘在《外台秘要》中提出"不欲饱食便卧，亦不宜终日久坐……人欲小劳，但莫久劳疲极也，亦不可强所不能堪耳。"他还在书中记载了精神疗法、磁疗、光疗、冷疗、热疗和熨法、美容法、药熏法、贴敷法、导引法、灸法、泥疗、芳香疗法、时间疗法、药物栓塞法、水浴法、泉水疗法等康复方法。此书被视为中国古代有关康复技术的专著。

五、宋金元时期

宋朝中医养生康复迅速发展，医学界一度出现了学术繁荣与学派论争的局面。当时政府也十分重视医疗和康复事业的发展，设立了安济坊和养济院，成为收治孤寡老弱病残者相对正式的康复疗养机构。

政府还组织医家整理古籍、编撰书籍，宋代官方出版的《圣济总录》《太平圣惠方》《太平惠民和剂局方》等，收载了宋代以前的治法和方剂，具有很高的学术价值。其中《圣济总录》收载药方近2万首，记载了汉代以后官方收藏和民间流传的延年益寿、强身健体、驻颜的单方验方。而在宋代养生方面的著作中，陈直的《养老寿亲书》可谓是一部老年医学专著，它较为系统地论述了老人的饮食、药物调治以及老年人的保养方法等。严用和的《济生方》、苏轼的《苏沈良方》都记录了大量关于药物养生康复的内容。此时的《正统道藏》及其辑要本《云笈七签》虽属道家书籍，但其中的按摩、导引、气功等方法，对康复医学的发展具有重要的意义。

这一时期，金元医学四大家在中医养生康复方面做出了较大贡献，其中，刘完素注重气、精的保养，尤其重视元气的调养，同时在养生方法上推崇养气和调气；张子和虽主张攻邪为先，但也不排斥补养正气，对于病后的康复，他强调要顾护胃气；李东垣在养生方面尤其重视脾胃功能，认为元气产生于脾胃，故特别强调节饮食、少欲念、省言语、慎劳欲等；朱丹溪则重视护养阴气，力倡节制色欲和食欲。此外，值得一提的是元代忽思慧的《饮膳正要》，此书论述了饮食卫生、服食方法、烹调方法及饮食禁忌，是我国古代较完备的营养学著作，在当今仍具有很好的参考价值。

宋金元时期的中医养生康复学在总结前人经验的基础上，不断探索创新，使中医康复理论与实践日渐完善。

六、明清时期

明清是中医学术集大成时期，中医养生康复的范围已扩展至内、外、妇、儿各科，社会康复事业也蓬勃发展，中医养生康复在理论和实践中也获得令人瞩目的成就。

明代著名医家张介宾倡导“命门学说”。张介宾在其《大宝论》和《真阴论》中重点论述了真阴、真阳的重要性，提出了“得阳则生，失阳则死”的养生论点，并十分重视对形体的保养。张景岳潜心研究情志疗法，明确提出“身心”的概念，把情志郁结的病概括归纳为“怒郁”“思郁”及“忧郁”，指出情志畅达、心情愉悦、病则能除。张介宾认为，调节情志是治疗此类疾病最为有效的方法。他在《景岳全书》中记载了大量的康复方法，并针对中老年人的生理特点，提出了一系列康复养生方法和措施。尤乘在《寿世青编》中强调五脏的调养，认为调神、保精、节食等对五脏调养十分重要。

明代李时珍撰写的《本草纲目》，虽为药学专著，其中也收录了众多康复方法，在“水部”中介绍了泉水疗法的应用和选择；书中还记载许多其他康复治疗的方法，诸如热砂疗法可以治疗风湿顽痹等疾病，热汤疗法治疗冷风气痹、四时暴泻痢，火针疗法可治疗痹痛、偏瘫等。另外，此书详细地记载了饮食调养，选载药粥62方，书中对食疗养生康复治疗的作用、饮食禁忌及服药食忌等有详细论述，对后世养生康复有着重要的影响。

明代太医院官吏龚廷贤，对养生康复也颇有研究，对呼吸吐纳、气功锻炼、老年养生等都有独到的见解，在他编撰的《寿世保元》一书中，记载了大量康复疗法，对养生学亦有一定贡献。如“长春不老丹”“扶桑至宝丹”及“八仙长寿丹”都有较好的养生康复及延缓衰老的作用；他提倡书画疗法、森林疗法，认为“诗书悦心，山林逸兴”；他还提出“附睡法”，认为有质量的睡眠可以使“气海深满，丹田常暖；肾水易生，益人多宏”，认识到良好的睡眠的对人体健康有着重要作用。

明代的许多医家，对传统的养生康复理论和方法也做出了大量的补充。王执中在《针灸资生经》中记载：“风药不宜暂缺，常令身上有灸疮可……若灸则当先百会、囟会，次风池、肩髃、曲池、合谷、环跳、风市、三里、绝骨”，提出药物配合针灸可以使半身不遂的偏瘫病人康复；汪绮石在《理虚元鉴》中提出了“知节、知防”的预防康复原则；外科医家陈实功在《外科正宗》一书中，专列“调理须知”一节，详细介绍了外科患者的临床康复调理，要注重饮食调摄，应根据四时气候变化御寒防暑、戒喜怒、节房事等。这些建议对其他科的病人康复也有指导意义。冷谦在《修龄要旨》中载有四时调摄、气功、导引等具体养生方法。高濂的《遵生八笺》则集明代以前的养生学精华，对养生学分8个方面进行了论述。明代的康复医学，除内科、外科、妇科、儿科外，还包括眼科和口腔科等。

到了清代，传统养生康复方法学发展到鼎盛时期，在方法上有更多的创新和发展。如由精神调摄至饮食起居，从药物疗法到导引按摩等，大大地丰富了养生康复的内涵。

温病四大家之一的叶天士便是这一时期的杰出代表，在他编撰的《临证医案》一书中，总结了自己的临床康复经验，详细介绍了各种疾病的食疗康复方法，阐述了各种康复病证的康复护理原则及康复禁忌。他还提出运用“血肉有情之品”益精填髓，益气壮阳，针对虚损及病后调养提出了康复建议；他还强调“久病入络”“虚久及肾”等理论，主张戒除烟酒，这些对于中医养生康复都具有积极意义。

清代的曹廷栋参阅了300多家的养生论述，并结合自己的实践经验著成《老老恒言》一书，把养生方法贯穿于生活起居之中并进行阐述，可谓是全面论述养生学的专著之一。

七、近现代时期

清朝末年，中医受到前所未有的打击，中医养生康复的发展也因此停滞不前。

中华人民共和国成立以后，随着社会制度的变革、经济文化的发展，中医事业得到了恢复和发展，中医养生康复学也开始复兴。从 20 世纪 50 年代至 20 世纪 80 年代初期，中医养生与康复学方面尚缺少专著问世。20 世纪 80 年代中期以后，随着人民生活水平的提高和对养生康复医疗需求的增长，一些养生康复方面的专著才相继问世，如林乾良的《养生寿老集》、马济人的《中国气功学》、陈可冀的《抗衰老中药学》《中国传统康复医学》、张子游的《中医康复学》等。为了加速发展中医康复医学，原卫生部于 1983 年 3 月批准筹建“中医康复医学研究会”，并于 1984 年 12 月在石家庄召开了全国性的首届康复医学学术讨论会，同时成立了 3 个专业委员会，即康复医学教育、康复医学工程、中医和中西医结合专业委员会，之后各专业委员会的学术活动相继展开。

为了满足社会对中医养生康复人才的需求，1989 年，原南京中医学院、原北京中医学院首先设立中医养生康复学专业，并开始招生，组织编写了中医养生康复学系列教材以供教学之需。

中医养生康复学经过数千年的发展，目前已成为一门独立的学科，并开始按照学科建设的要求深入发展。由于传统的中医养生学与康复学不但属于同一理论体系，而且在方法上也有许多共同之处，故中医养生与康复实为一体。由于传统中医康复学不甚完备，有必要引入现代康复学的检测与评价方法，并运用现代科技改进、提高中医康复疗法。在我国当前特定的医学学术环境条件下，这已成为中医养生康复学必然的发展趋势。

目标检测

答案解析

选择题

A1/A2 型题

1. 调养五脏六腑，以调养哪个脏腑为首务（ ）

A. 心　B. 肾　C. 脾　D. 肝　E. 肺

2. 古代哲学认为，宇宙的构成本原是（ ）

A. 水　B. 天　C. 地　D. 风　E. 气

3. 气的根本属性是（ ）

A. 上升　B. 运动　C. 外出　D. 下降　E. 静止

4. 人生“三宝”被中医养生康复学视为主导地位的是（ ）

A. 精　B. 气　C. 血　D. 神　E. 津液

5. 中医康复学的起源最早可以追溯到哪个时期（ ）

A. 春秋时期　B. 汉朝　C. 隋朝　D. 唐朝　E. 清朝

6. 患者，女，47 岁，面色苍白、唇色爪甲淡白无华、头晕目眩、肢体麻木、筋脉拘挛、心悸怔忡、失眠多梦、皮肤干燥、头发枯焦，以及大便燥结，小便不利，舌质淡，苔薄白，脉细。中医辨证为（ ）

A. 肺气虚　B. 心血虚　C. 肾阳虚　D. 肝阴虚　E. 脾气虚

7. 患者，男，60 岁，气短喘促，语声低微，神疲乏力，面色淡白或自汗，小便清长，大便稀溏，

舌淡苔白，脉虚无力，中医辨证为（ ）

A. 肺气虚　　B. 心血虚　　C. 肾阳虚　　D. 肝阴虚　　E. 脾气虚

8.《吕氏春秋·至忠》记载齐王因思虑太过而患病，延文挚为之诊治，文挚根据怒可胜思的情志相胜原理，通过激怒齐王，使之病愈。中医认为这种情志治法的原理为（ ）

A. 怒胜思　　B. 思胜恐　　C. 恐胜喜　　D. 喜胜忧　　E. 悲胜怒

书网融合……

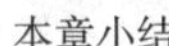

本章小结

题库

第二章　中医养生康复学基础理论

PPT

学习目标

知识要求：

1. 掌握　中医养生康复的基本观点。

2. 熟悉　中医学生命观；中医养生康复的基本原则。

3. 了解　养生康复宜忌；人类生命的自然规律。

技能要求：

1. 学会应用中医四诊进行养生康复评定的能力。

2. 学会应用饮食、情志、劳逸、起居等生活方式进行中医养生康复。

素质要求：

具备中医养生康复观。

第一节　人类生命的自然规律

案例引导

案例　患者，男，55 岁，因“胃脘灼热难忍，胀闷不适 5 年”初诊。患者自述胃脘灼热，泛酸，喜食冷物，胀闷，偶尔隐痛不适，嗳气明显，询问其饮食习惯，常年好饮老陈醋。二便调，舌质红，苔厚腻，脉沉。

讨论　1. 该患者疾病的原因可能与什么有关？

2. 在中医方药治疗的同时，饮食方面应该如何调整？

一、人类生命的自然过程

（一）人类的生命过程

《黄帝内经》中指出的“生长壮老已”，是指生命进程的基本规律。人一般都要经历出生、成长、壮盛、衰老和死亡五个时期，即由出生到成熟、由盛壮到衰竭的全过程。张介宾云：“生长壮老已，动物之始终也。”人的生命，源于先天之精气，依赖后天水谷之精气培育补充，先、后天之精气在肾中紧密结合形成肾中精气，正如《素问·上古天真论》所云：“肾者主水，受五脏六腑之精而藏之。”肾中精气制约着机体脏腑、经脉、气血的盛衰变化，从而使人体的生命活动，表现出从幼稚到成熟，由盛壮到衰竭的生长壮老已的过程。

“生长壮老已”对个人而言有长短寿夭的差异，主要取决于三个方面：一是性别不同，《黄帝内经》认为女子发育、衰老都早于男子。二是体质差别，体强者精气充盛寿长。三是是否善于养生，《黄帝内经》提出善于养生者“春秋皆度百岁，而动作不衰”，不善于养生者“年半百而动作皆衰”。

（二）人体生命的起源

《黄帝内经》把精看成是构成生命体的基本物质，也是生命的原动力。《灵枢·经脉》描绘了胚胎生命的发展过程："人始生，先成精，精成而脑髓生。骨为干，脉为营，筋为刚，肉为墙，皮肤坚而毛发长"。

《素问·宝命全形论》指出："天地合气，命之曰人"，认为自然界的阴阳精气是生命之源。在"天人合一"观念中，人们用整合的方法看待世界、看待宇宙万物、看待生命，这就决定了中医的宏观理念，中医将生命的发生看成"阴阳合德"。人是阴阳对立的统一体，这在生命开始时已经被决定了。具有生命力的父母之精相媾，也就是阴阳二气相媾，形成了生命体。生命体形成之后，阴阳二气存在于其中，互为存在的条件，相互联系、相互滋生、相互转化，又相互斗争。

《黄帝内经》也蕴含了中国气一元论的哲学思想，将人看作整个物质世界的一部分，宇宙万物皆是由气形成的。在"人与天地相参""与日月相应"的观念指导下，将人与自然紧密地联系在一起。《灵枢·天年》云："黄帝问于岐伯曰：'愿闻人之始生，何气筑为基？何立而为楯？何失而死？何得而生？'岐伯曰：'以母为基，以父为楯，失神者死，得神者生也。'黄帝曰：'何者为神？'岐伯曰：'血气已和，营卫已通，五藏已成，神气舍心，魂魄毕具，乃成为人。'"这段内容论述了生命源于先天父母之精血、阴阳之精气。"阴阳者，天地之道也，万物之纲纪，变化之父母，生杀之本始，神明之府也。"母为阴，父为阳，阴阳结合，才具备了生命的基础。生命之来源，即父母之精，父母之精的强弱及和谐与否是形成后代个体禀赋的基础。张介宾《类经·疾病类》曰："禀赋胎元之本，精气之受与父母者也"，禀受于父母的先天之精，与生殖之精皆藏于肾。因而肾在先天禀赋中占有很重要的地位，所以在养生保健、防老当中，要注意保护肾脏。治疗小儿先天发育不良时，也要考虑补肾的方法。

（三）人体生命各阶段及其生理特点

对于人体生、长、壮、老、已各生命阶段，《黄帝内经》有精妙的观察和科学的概括，在注重年龄变化的基础上，还注意到了性别差异。如《素问·上古天真论》中叙述的男子八岁、女子七岁为阶段周期的递变规律，以及《灵枢·天年》以十岁为阶段周期的递变规律。

人体生命之气，在人体生命当中，有盛衰耗散的变化。《灵枢·天年》第五十四篇，以百岁为期，以十岁为阶段，分十个阶段对其各段的表现及生理特点进行了表述。

"人生十岁，五脏始定，血气已通，其气在下，故好走。"即人从小到大，从十岁以前幼儿，五脏还很脆弱，到十岁少年，五脏开始比较成熟、稳定，血气通畅旺盛。其气在下，下者上升，还有很旺盛的上升的趋势，所以好走会跑。人体发育之始，生气时由下而生，以"好走"概括其生机勃发、发育迅速、活泼爱动的生理特点。

"二十岁，血气始盛，肌肉方长，故好趋。"即二十岁气血充盛，肌肉丰满，故好疾走，快跑。生机旺盛，发育健全，以"好趋"为其生理特点。

"三十岁，五脏大定，肌肉坚固，血气盛满，故好步。"即三十岁时，五脏很稳定，肌肉坚固，血脉盛满，日趋稳重成熟，以"好步"为其生理特点。

"四十岁，五脏六腑，十二经脉，皆大盛以平定。腠理始疏，荣华颓落，发颇斑白，平盛不摇，故好坐。"即四十岁最盛，过后由盛转衰，气血不足，出现腠理疏松，面部荣华衰落，不再滋润，呈现颓落、衰老之象，发鬓斑白。肾气平盛，不再上升，即肾气转衰，开始走下坡路，人之性情、事业、工作上相当稳定，以"好坐"概括由盛到衰的生理特点。

"五十岁，肝气始衰，肝叶始薄，胆汁始灭，目始不明。"从五十岁开始，按木、火、土、金、水与肝、心、脾、肺、肾的顺序，先从肝衰，因为升的时候也从少阳春升之气开始升。五十岁，肝气开始衰，肝叶也开始薄，同时胆汁始减，出现目始不明，视力衰退，肝开窍于目，肝藏血，血足，目得血而能视。

“六十岁，心气始衰，苦忧悲，血气懈惰，故好卧。”从木而到火，六十岁，苦忧悲，人容易产生情绪上的变化，有忧愁、悲伤之情志产生，呈现生理上衰退现象。血气懈惰，气血不足，营卫之行运行失常，出现滞涩松缓、迟滞不畅，容易疲劳好卧。

“七十岁，脾气虚，皮肤枯。”人至七十，皮肤松弛，肌肉不坚，四肢无力，体力不支。

“八十岁，肺气衰，魄离，故言善误。”肾气亏虚导致容易说错话，气魄不足，精力不济。

“九十岁，肾气焦，四脏经脉空虚。”肾中精气衰竭导致他脏气血衰竭，生理衰退逐渐加重，因此以“好卧”概括其生理机能颓废的特点。

“百岁，五脏皆虚，神气皆去，形骸独居而终矣。”此时五脏精气枯竭，神气皆散失，独留形骸，生命力败亡而死。

（四）肾气与生命阶段

肾藏精，主人体生长、发育与生殖，在生命过程中起决定性作用。《素问·上古天真论》明确地指出了肾中精气的盛衰是机体生长壮老已的根本，人体的齿、骨、发的生长状态是观察肾中精气的外候，是判断机体生长发育状况和衰老程度的客观标志。

《素问·上古天真论》：“帝曰：人年老而无子者，材力尽耶？将天数然也？岐伯曰：女子七岁，肾气盛，齿更发长；二七而天癸至，任脉通，太冲脉盛，月事以时下，故有子；三七，肾气平均，故真（巅）牙生而长极；四七，筋骨坚，发长极，身体盛壮；五七，阳明脉衰，面始焦，发始堕；六七，三阳脉衰于上，面皆焦，发始白；七七，任脉虚，太冲脉衰少，天癸竭，地道不通，故形坏而无子也。丈夫八岁，肾气实，发长齿更；二八，肾气盛，天癸至，精气溢泻，阴阳和，故能有子；三八，肾气平均，筋骨劲强，故真（巅）牙生而长极；四八，筋骨隆盛，肌肉满壮；五八，肾气衰，发堕齿槁；六八，阳气衰竭于上，面焦，发鬓斑白；七八，肝气衰，筋不能动，天癸竭，精少，肾藏衰，形体皆极；八八，则齿发去。肾者主水，受五藏六腑之精而藏之，故五藏盛乃能泻。今五藏皆衰，筋骨解堕，天癸尽矣，故发鬓白，身体重，行步不正，而无子耳。”

《黄帝内经》依据肾中精气充盛程度划分人体的少壮衰老的生命阶段，女子以七岁、男子以八岁为阶段周期。女子到四十九岁，男子到六十四岁，就进入老年，提示女子发育、成熟、衰老均早于男子，直到现在来看仍具有现实意义。

肾为先天之本，主封藏、闭藏。其所藏之精，既有先天之精，更有后天五脏六腑之精而输于肾脏。所谓“肾者主水，受五藏六腑之精而藏之，故五藏盛乃能泻”。五脏六腑健康，精气旺盛，肾精才能充足。

二、健康的生命特征

养生是以保持健康、延年益寿为目的。树立正确的健康观，包括对健康状态的认识，以及如何维持和促进健康，直接影响着人们的养生活动。

（一）中医的健康观

中医养生康复学对健康状态的认识深刻，提出健康包含形体、心理、道德、社会四个维度。如《素问·上古天真论》所言：“志闲而少欲，心安而不惧，形劳而不倦，气从以顺……美其食，任其服，乐其俗，高下不相慕……嗜欲不能劳其目，淫邪不能惑其心，愚智贤不肖不惧于物。”

宋·程颐在《伊川易传》中明确指出，颐养之道包括养形、养性、养德、和谐环境、和谐社会等多方面，所谓“大至于天地养育万物，圣人养贤以及万民，与人之养生、养德、养形、养人，皆颐养之道也。动息节宣，以养生也；饮食衣服，以养形也；威仪行义，以养德也；推己及物，以养人也。”

1. 形体健康 是健康系统的底层维度，是健康的基础。《素问·宝命全形论》曰："人生有形，不离阴阳"，即人体是一个复杂的阴阳结构体，阴阳和调，阴平阳秘，机体功能才能保持正常稳定、有序协调。健康人应该是"阴阳匀平，以充其形，九候若一"（《素问·调经论》），即人体各脏腑、经络、官窍、气、血、精、津、液等功能正常，体质健壮，精力充沛。

2. 心理健康 是健康的第二个维度。《灵枢·本脏》强调"志意和"，认为精神心理应保持整体和谐的健康状态。《灵枢·本神》也指出"和喜怒而安居处"，各种情绪皆要适度，任何过激的情绪都会导致疾病的发生。《素问·移精变气论》指出要"内无眷慕之累"，嗜求欲望应该适度，不应为物欲所累，保持"恬淡虚无"，能使体内气机和调畅达而保持健康。

3. 社会适应性好 是健康的第三个维度。中医养生康复强调个人在适应社会环境的过程中，应充分发展身心的潜能，发挥其最高的能力，并获得满足感，保持情绪稳定、感觉愉快的良好状态，保持精神行为与社会环境的和谐愉悦。《素问·上古天真论》指出应"美其食，任其服，乐其俗"，孙思邈《备急千金要方·养性序》提出"于名于利，若存若亡，于非名非利，亦若存若亡"，即淡泊名利。《备急千金要方·道林养性》指出"常以深心至诚，恭敬于物，慎勿诈善，以悦于人，终生为善，为人所嫌，勿得起恨，事君尽礼"，即与人交往要始终保持谦逊态度，诚善待人、宽以待人，以平和心态面对纷繁复杂的社会环境。

4. 道德健康 是健康的第四个维度。孔子提出"仁者寿""大德必得其寿"的论点，指出"君子坦荡荡，小人常戚戚"（《论语·述而》），"仁者不忧"（《论语·子罕》），认为道德高尚之人，能保持正常的心态，促进健康长寿。唐代孙思邈在《备急千金要方·养性序》中明确指出道德修养对于养生延寿尤为重要："性既自善，内外百病皆悉不生，祸乱灾害亦无由作，此养性之大经也……故养性者，不但饵药餐霞，其在兼于百行，百行周备，虽绝药饵，足以遐年，德行不充，纵服玉液金丹，未能延寿……道德日全，不祈善而有福，不求寿而自延，此养生之大旨也。"个体若能自觉自愿地遵循社会道德准则来规范自身，也就自然而然地使自己日常衣食住行以及精神方面合理适度，从而维护健康。

回溯现代医学对于健康的认识，1947 年，世界卫生组织（WHO）宪章中提出健康的概念："健康乃是一种生理、心理和社会适应都完满的状态，而不只是没有疾病和虚弱。"直至 1999 年，WHO 才将道德健康纳入健康概念之中，形成了现代的"四维健康"概念："健康不仅是没有疾病，而且包括躯体健康、心理健康、社会适应良好和道德健康。"综上，中医养生康复学的四维健康观是前瞻、卓越的。

（二）健康的两大生命特征

中医养生康复学对完美的健康状态简要概括为"形与神俱"，其具体生命特征主要包括有形体生理与精神心理两大方面。

1. 形体生理方面

（1）脉象匀缓 气充血足，脉道通利，脉象应从容和缓，不疾不徐。

（2）呼吸从容 呼吸与人体脏腑功能密切相关，"呼出心与肺，吸入肝与肾"，五脏安和，则呼吸从容不迫，不疾不徐。

（3）面目有神 面色依赖五脏气血之外荣，双目是脏腑精气汇集之地，面色红润、双目有神，是为健康。

（4）双耳聪敏 耳与全身组织器官有密切关系，正如《灵枢·邪气脏腑病形》云："十二经脉，三百六十五络……其别气走于耳而为听。"双耳听力聪敏是精气充盛的表现。

（5）牙齿坚固齿为骨之余，骨为肾所主，而肾为先天之本，牙齿坚固是先天之气旺盛的表现。

（6）声音洪亮声由气发，《素问·五脏生成篇》说："诸气者，皆属于肺"，声音洪亮，反映肺的功能良好。

（7）毛发润泽毛发的生长赖肾之精气的充养，精血同源，又与血有密切关系，故称“发为血之余”。《素问·六节藏象论》说：“肾者……其华在发”。精血充沛，毛发润泽。

（8）腰腿灵便　肝主筋、肾主骨，腰为肾之府，四肢关节之筋皆赖肝血以养。腰腿灵便、步履从容，说明肝肾功能良好。

（9）形体壮实　皮肤润泽，肌腠致密，体格壮实，体型适中。

（10）纳谷正常　“有胃气则生，无胃气则死。”食欲、食量正常，说明脾气促进食物消化吸收并转输精微功能正常，是健康的反映。

（11）二便自调　《素问·五脏别论》说：“魄门亦为五脏使，水谷不得久藏”，经过肠胃消化后的糟粕不能藏得太久，大便通畅是健康的反映；小便是排出水液代谢后糟粕的主要途径，与肺、肾、膀胱等脏腑的关系极为密切，小便通利与否，也直接关系着人体的功能状态。

（12）记忆良好　肾藏精，精生髓。脑为髓海，髓海充盈，则精力充沛，记忆力良好；反之，肾气虚弱，不能化精生髓，则记忆力减退。

2. 精神心理方面

（1）精神愉悦　七情和调、精神愉快，反映了脏腑功能良好，内外协调，疾病就不易发生。

（2）心态平和　情志内伤是导致疾病的重要因素之一。应保持稳定平和的情绪状态，专注、理智地行事，避免后悔、愤怒等情绪。

（3）适应良好　善于自我调节情绪，涵养性格，才能面对不同环境表现出较强的适应环境能力。

（4）情操高尚　道德高尚，遵循社会准则，规范自身行为，真诚助人，有益社会。

三、影响人类寿命的因素

生命有开始就必定有终结，生、长、壮、老、已是生命过程的自然规律，是人体生长发育中一系列不可逆转的量变和质变过程，但现实中能享受天年的毕竟是少数，个体寿命差异也很大。养生康复的宗旨，不是追求长生不老、返老还童，而是却病益寿、尽享天年。因此，探索寿夭衰老的原因、过程与机理，历来就是养生学的主要研究课题。

对于影响人类寿命的因素，中医养生康复学早有论述，如《黄帝内经》中详细讨论了衰老的表现及变化过程，并指出情志、起居、饮食、纵欲、过劳等调节失当，是导致早衰的重要原因。提出要“法于阴阳，和于术数，食饮有节，起居有常，不妄作劳，故能形与神俱，而尽终其天年，度百岁乃去”（《素问·上古天真论》）。总体来看，影响人类寿命的因素，归纳起来包括先天禀赋和后天因素两个方面。

（一）先天禀赋是人体寿夭的决定性因素

禀赋来源于先天，是体魄、智力等各方面素质的统称。中医养生康复学认为，先天禀赋强弱是人体寿夭的决定性因素，相关学说有体质学说、命门学说、元气学说等。

1. 体质学说　体质学说认为，先天禀赋因素形成的体质特点，决定了人体的寿夭。人体寿命之长短依存于形体强弱，只有五脏坚固，形气协调，血脉和畅，体质壮实，才能长寿；反之，则易夭亡。而形体之强弱坚脆又取决于禀气（即来自父母之精所化生的先天元气）之厚薄。故禀气的强弱优劣，影响身体的发育成长及其性格气质，其产生的某些特殊体质或生理缺陷，往往直接影响到人的寿命长短。《灵枢·天年》《灵枢·寿夭刚柔》《论衡·命气篇》等都对此做出了较为详尽的论述。现代研究也证明，人之寿夭与体质密切相关。

2. 命门学说　明代赵献可指出，命门为“立命之门”，命门内藏元精、元气、元神，供给生命活动所需要的能量，从而产生生命过程的各种功能，即所谓“先天生后天”；在生命过程中，命门的精气神依赖五脏精气不断补充和滋养，称为“后天生先天”。先、后天相互培育，生生不息，故能健康长寿；无论何种原因影响先、后天的相互培育，就会早衰甚至夭亡。

3. 元气学说　清代徐灵胎在赵献可命门学说基础上，提出人的寿夭总体上取决于命门的功能，但命门功能的强弱又取决于元气的多少。且认为元气的多少是先天遗传的，量是恒定的。这意味着人的寿命极限由先天遗传决定，后天应当调摄保养，避免额外消耗，争取达到极限，而不能超越极限。徐氏认为，由于先天所赋予个体的元气量不同，以及个体后天调摄保养也不同，导致个体寿夭差异。

以上三个学说，互为补充、相得益彰，合理地解释了人体寿夭的原因，为后世养生家和医学家推崇，形成了养生寿夭理论的主导学说。

（二）后天因素是决定人体寿夭的重要方面

后天因素包括地理环境、社会环境、行为方式、疾病损伤等几方面，是决定人体寿夭的重要方面。

1. 地理环境　地理环境长期作用于人体，会形成不同的体质差异，是影响寿夭的因素之一。古人观察发现，我国西北高原地带，气候寒冷，元气易守，所以多寿；东南地区，气候炎热，元气易泄，所以多夭。即使同一地区，也因地势之高低不同，而有寿夭之别。现在，由于人改造环境的能力远远大于古人，加之经济发展水平差异，所以东南地区也不乏高寿者。毋庸置疑，自然环境对人体健康影响很大。如水、空气、土壤等环境因素污染达到一定程度时，就会危害人体健康，影响寿命。

2. 社会环境　社会环境对人体疾病寿夭的影响已是公认的事实，包括社会生活水平、文化知识水平，尤其是战争、饥荒、动乱等极端社会因素，都会影响人体的寿夭。早在《素问·移精变气论》就有“往古人”和“当今之世”所以寿夭不同的对比分析，指出不同的社会环境形成不同的生活方式、人际关系以及不同的欲望追求、心态环境，是产生众多疾病与寿夭差异的直接原因。明代李梴《医学入门》指出：“何今之夭者多，而寿者少耶？曰：饮食起居动作之间，安能一一由心所主，而无所诖误哉！香醪美味陈于前，虽病所忌也而弗顾，情况意兴动于中，虽病且危也而难遏；贪名竞利之心急，过于劳伤而不觉。此古今之寿相远者，非气禀之异也。”更是申扬其义，强调在社会习俗和社会心态影响下的不良生活方式和精神情绪，对寿夭影响的重要性。

回顾人类历史，原始社会的人类茹毛饮血，极少数人能活到30岁；氏族公社始以熟食，开始出现了50岁左右的老年人；到了奴隶社会和封建社会，50岁以上的老年人逐渐增多；随着社会生产力发展、生活水平与知识水平的提高，人类寿命不断提升，现在我国人口的平均寿命已达到70岁左右。2021年发布的第七次人口普查结果显示，65岁以上老年人口已达1.9亿人，占总人口的13.50%，60岁以上人口达2.64亿人，占总人口的18.70%。按国际标准，我国已进入了老年型社会，这是社会进步的表现。老龄化已成为21世纪不可逆转的世界性趋势。同时，人类又面临营养过剩、环境污染、新的不良生活方式等问题，仍然影响着生活质量和健康水平。

3. 行为方式　行为方式包括饮食、起居、劳逸、嗜好、欲望等。这些行为方式适度有利于健康，若不适度则有损于健康。如饮食不足导致营养不良，太过则加重肠胃负担；过劳有损形气，过逸则气血凝滞；贪名逐利易耗散心神；房劳过度损伤肾精等。

4. 疾病损伤　疾病损伤与寿夭密切相关，疾病易致衰老，衰老诱发疾病，互为因果。不同时代引起夭亡的主要疾病有所相同：古代多以急性传染病（伤寒、瘟疫）为主，现代则以慢性疾病（心脑血管疾病、恶性肿瘤等）为主。因此，中医养生康复学十分强调治未病，防微杜渐，做到未病先防、既病防变，才能提高健康水平，延年益寿。

综上，中医养生康复学对寿夭原因的探讨与认识，既考虑人体自身内环境，又重视自然、社会等外环境，内、外环境相互促进、相互影响，这种宏观、动态的思维方法，充分体现了中医整体观念的特点。

第二节　中医学生命观

一、人体生命构成的唯物观

中医养生康复学具有朴素的唯物观，认为生命由物质化生，生命活动的本质就是物质的运动。精、气、神是构成生命的三大要素，三者协调统一，密不可分，共同维持“形与神俱”的正常生命状态。

（一）精是生命活动的物质基础

《素问·金匮真言论》说：“夫精者，身之本也。”精，是构成生命个体的最基本物质，是人体生长发育及各种功能活动的物质基础。

根据来源，精分为先天之精和后天之精。先天之精，与生俱来，秉受于父母，是生命形成的原始物质；后天之精，来源于脾胃运化水谷和肺吸入的自然界清气，是生命持续的重要物质。

先天之精，即生殖之精。其化生胎元在母体内发育而逐渐化生成人体，即《灵枢·经脉》篇所说：“人始生，先成精，精成而脑髓生，骨为干，脉为营，筋为刚，肉为墙，皮肤坚而毛发长。”人出生以后，先天之精滋养脏腑化生后天之精，后天之精充盛又可不断培育、补充先天之精，先、后天之精相互依存、融为一体，共同为人体脏腑组织功能的正常发挥提供物质基础。在人体发育的不同阶段，因精气盛衰变化产生生、长、壮、老、已的生命变化。

（二）气是生命活动的动力

气，既是构成人体的基本物质，又是人体生命活动的动力，是维持生命活动的根本保证。

《素问·宝命全形论》指出：“人生于地，悬命于天，天地合气，命之曰人。人能应四时者，天地为之父母。”人秉天地之气而成，在母腹时通过母体与天地之气相关联；出生后内外环境直接感应。生命的延续既依赖于体内之气，又依赖于天地之气对人体之气的补充。

《素问·六节藏象论》说：“天食人以五气，地食人以五味。五气入鼻，藏于心肺，上使五色修明，音声能彰；五味入口，藏于肠胃，味有所藏，以养五气，气和而生，津液相成，神乃自生。”“天”主要赋予人呼吸的自然界清气，即呼吸之气；“地”孕育、化生万物，即水谷精气。人的生命产生和延续，都离不开天地赋予的呼吸之气与水谷精气。

气具有升降出入的运动形式，具有无限的活力。人的各种生命活动现象，就是气的表现。生命力的强弱取决于气的状态正常与否。正如《素问·六微旨大论》所说：“出入废则神机化灭，升降息则气立孤危。故非出入，则无以生、长、壮、老、已；非升降，则无以生、长、化、收、藏。是以升降出入，无器不有。故器者，生化之宇。器散则分之，生化息矣。”

（三）神是生命活动的主宰

《素问·五常政大论》曰：“根于中者，命曰神机，神去则机息。根于外者，命曰气立，气止则化绝。”生命活动在内根于神机，在外则根于四时气候变化。所谓神机，即主宰生命活动的机制，即神是生命活动的主宰。《内经》强调必须要“积精全神”，才能达到“精神内守，病安从来”。

神，可以主宰人的精神、意识、思维活动。《灵枢·本神》说：“故生之来谓之精，两精相搏谓之神，随神往来者谓之魂，并精而出入者谓之魄，所以任物者谓之心，心有所忆谓之意，意之所存谓之志，因志而存变谓之思，因思而远慕谓之虑，因虑而处物谓之智。”指出神的具体内容包括神、魂、魄、意、志、思、虑、智等。

神的产生依赖于精、气等物质基础。精、气、神三者，虽然概念不同，但却是密切联系、不可分割的。就精和神的关系来说，精能生神，神能御精，精足则形健，形健则神旺；反之，精衰则形弱，形弱则神疲。气与神的关系同样密不可分，气是生命的动力，气能生神，神能御气。就精与气而言，精为气的物质基础，气为精的生命力表现。所以精、气、神三者是整体统一的，精充气足神旺是生命充满活力的根本保证。

二、人体生命活动的整体观

整体观念是中国古代唯物论和辩证思想的体现，它贯穿于中医学的生理、病理、诊法、辨证、治疗和养生等各个方面。中医学的整体观念，体现在两个方面：一是认为人体是一个有机的整体，构成人体的各个组成部分之间在结构上不可分割，在功能上相互协调，在病理上相互影响；二是认为人与自然有着密不可分的关系，自然、社会的变化随时影响着人体。

（一）生克制化，五脏协调

人体虽然由皮毛、肌肉、筋骨、脏腑、经络等组成，且各具不同的生理功能，但它们之间并不是孤立存在的，是以五脏为中心，通过经络的联系，把六腑、五体、五官、九窍、四肢、百骸等紧密地联系在一起，购成了一个完整的有机整体。

《黄帝内经》里的五脏，实际上是指以肝、心、脾、肺、肾为核心的五大脏象系统。以心为例：心居胸中，为阳中之太阳，通于夏气，主神明，主血脉，心合小肠，生血、荣色，其华在面，藏脉、舍神、开窍于舌、在志为喜。在讨论心的生理、病理时，要从以上各系统考虑才不至于片面。每一脏都是一大系统，五大系统通过经络、气血联系在一起，构成了一个表里相连、上下沟通、密切联系、互相制约、协调共济、井然有序的统一整体，形成了局部与整体的统一。然后以精、气、血、津液作为物质基础，共同完成人体机能活动。五脏又可归属五行，五大系统借助五行生克制化规律实现相互资生、制约，在相对稳态的情况下，各系统按其固有的规律从事各种生命活动。它们在结构上不可分割，生理上相互协调，一旦发病则又相互影响。

人是阴阳对立的统一体，这在生命开始时已经被决定了。具有生命力的父母之精相媾，也就是阴阳二气相媾，形成了生命体。生命体形成之后，阴阳二气存在于其中，相互联系、滋生、转化，又相互制约。从人体的组织结构上看，《黄帝内经》把人体看成是各个层次的阴阳对立统一体，还把脏腑再分出阴阳，进而使整体与局部、组织结构与生理功能都具备阴阳对立统一的特点。

（二）天人相应，顺应自然

《黄帝内经》提出“天人相应”，即天有所变，人有所应。强调人体要适应自然变化，避免外邪侵袭。《灵枢·本神》指出“顺四时而适寒暑”，《素问·四气调神大论》提出“春夏养阳，秋冬养阴”，《素问·上古天真论》又明确指出“虚邪贼风，避之有时”，开辟了中医防病养生的先河。

第三节　中医养生康复的基本观点

中医养生康复学在中医基础理论的指导下，经过漫长的实践和总结，逐渐形成了一些公认的养生康复学基本观点。

一、整体养生康复和全面养生康复

整体养生康复是指在养生康复实践中，要遵循中医学的整体观念，指导养生康复的原则、方法与技术。

全面养生康复是指在养生康复实践中，要做到形神兼顾、动静互涵、内外协调。

（一）整体养生康复

整体养生康复，主要包括脏腑协调、顺应自然和适应社会三个方面。

1. 脏腑协调 人体是有机统一的整体，其中尤其强调五脏、六腑的重要性。任何一个脏腑发生病变，都会影响整个生命活动的正常规律。因此养生必须从整体着眼，全面考虑，综合调养，安和脏腑。恰如李梴在《医学入门》中提出“避风寒以保其皮肤、六腑”“节劳逸以保其筋骨、五脏。”脏腑功能正常，机体内外协调，适应自然变化，就能增强抗病能力，达到人与自然、体内脏腑气血阴阳平衡的统一。

2. 顺应自然 《吕氏春秋·尽数》说：“天生阴阳寒暑燥湿，四时之化，万物之变，莫不为利，莫不为害。圣人察阴阳之宜，辨万物之利以便生，故精神安乎形，而年寿得长焉。”指出人应该主动调摄，与自然变化的规律相和谐，做到趋利避害，才能长寿。这种积极主动的人生态度，在养生史上具有深远的意义。古代养生家在正确把握自身生命思想的影响下，充分发挥人的主观能动性，以主动进取的精神去探索和追求人类健康长寿的理论与方法，创造了调气、导引、存想、咽津、食养、药养、针灸、推拿、房中保健等养生之术。

3. 适应社会 人作为自然、社会的组成部分，其体质、性格、嗜好乃至疾病必然受到社会因素的影响。《黄帝内经》认为，富人养尊处优，生活奢侈，过食肥甘油腻，容易导致脏腑虚弱、筋骨脆弱、气血浮浅；穷人生活劳作，食用五谷杂粮，生活朴素，却可能拥有坚实脏腑、强健筋骨、充实气血。由此可见，劳逸、饮食等生活方式对于健康的重要影响。同时，《黄帝内经》提出为医者要“上知天文，下知地理，中知人事。”强调“天文”“地理”等自然环境对于疾病的影响，还强调“人事”这一社会环境的影响。可见，人应该提高自己的精神道德修养，用乐观积极的态度看世界，改变不良的生活行为，以适应具体的社会环境。

（二）全面养生康复

全面养生康复，主要包括形神兼顾、动静互涵、内外协调等几个方面。

1. 形神兼顾 形与神对立又统一，中医学用其对生命体进行高度概括。形即人体的肌肉、血脉、筋骨、脏腑等组织器官和精、气、血、津液等生命物质；神即人体生命活动的外在表现。形与神的关系，是形态与功能、精神与物质、本质与现象的关系，是相互依存、相互影响、密不可分、协调统一的整体。形、神于生命而言，非常重要。正如《素问·上古天真论》所言：“形与神俱，而尽终其天年。”

形乃神之宅，神乃形之主，无神则形不可活，无形则神无以附，二者相辅相成，不可分离，由此提出形神共养的养生观。人之所以生病，是因为病邪侵入人体，破坏了人体阴阳的协调平衡，导致形神失和。养形和养神是密不可分、相辅相成、相得益彰的。形体健壮，必然精神饱满，生理功能正常；精神旺盛，又能促进形体健康。为了保持身体健康，应该培养乐观的精神、开阔的胸怀、恬静的情绪。《黄帝内经》提出“得神者昌，失神者亡”，张景岳在《类经》中也指出“形者神之质，神者形之用，无形则神无以生，无神则形不可活。”所以中医养生强调形神统一，认为只有做到“形与神俱”，才能保持生命的健康长寿。具体的养生方法和措施要按四时不同，顺时调养，辨证调养，在日常生活中要特别注意饮食、起居和运动锻炼，协调一致，如此才能形神合一。

2. 动静互涵 动与静是对事物动态表现形式的高度概括，如《类经附翼·医易》所说：“天下之万理，出于一动一静。”动与静，不可分割。动是绝对的，静则是相对的，在绝对的运动中包含相对的静止，在相对的静止中存在着绝对的运动，并藉此实现动态平衡，具体包括以下内容。

（1）动以炼形，静以养神 “动”包括劳动和运动。形体的动静状态与精气神的生理功能状态有着密切关系，《吕氏春秋·尽数》说：“流水不腐，户枢不蠹，动也，形气亦然，形不动则精不流，精不流则气郁。”运动可使精气流通，气血畅达，增强抗御病邪能力，提高生命活力。静而乏动则易导致精气郁滞、气血凝结，久即患病损寿。中医创造了劳动、舞蹈，散步、导引、按摩等动形养生方法，通过活动形体来调和气血、疏通经络、通利九窍、防病健身。现代医学研究也证明，经常运动可促进身体的新陈代谢，使各器官充满活力，延缓机体的衰老。“静”是相对“动”而言，包括精神清静和形体相对安静状态。《素问·痹论》指出：“静则神藏，躁则消亡。”《医述·医学溯源》云：“欲延生者，心神宜恬静而无躁扰。”都突出强调了清静养神的重要性，其方法也是多方面的，如少私寡欲、调摄情志、常练静功等。

（2）动静适度，互济协调　《周易》认为“天下之万理，出于一动一静”“动静不失其时，其道光明”，动与静，一阳一阴，相互依存，不可偏废，也不可太过，二者都要适度，从而协调互济。从《黄帝内经》的“不妄作劳”到孙思邈提出的“养性之道，常欲小劳”，都强调动静要适度，太过和不及都可能导致疾病。日常生活中保持动静适宜，即劳逸结合，动静适度。中国传统的太极拳、五禽戏、八段锦等运动，其性质多是外动而内静、动静结合。外动即形体在运动，内静即指精神内守。动静适宜作为养生法则，在实践中应根据自身情况来权衡具体量度，灵活运用以达到形神共养的效果。一般而言，首先要保证动静兼修，每个人的养生都必须心体互用，劳逸结合，不可偏废，才符合生命运动的客观规律，获得运动延年、静养益寿的效果。在此基础上根据个人年龄、体质、锻炼基础、环境条件、性格爱好等实际情况，制订方案，即选择适合自己的运动方式和运动量，持之以恒。运动锻炼贵在适度与坚持，如果盲目过急、过量，反而会适得其反，甚至导致伤害与疾病。

3. 内外协调　中医养生学认为，人可以发挥主观能动性，有意识地协调统一自身内环境与外环境的关系，从而达到养生的目的。协调统一内外关系可以从两方面进行：一是主动调控自身因素来顺应外部环境的变化；二是改造外部环境来满足自身生存需要。二者缺一不可，但以养内为主。诚如《寿世保元·饮食》所言：“善养生者养内，不善养生者养外。养内者以恬脏腑，调顺血脉，使一身之气流行冲和，百病不作。养外者恣口腹之欲，极滋味之美，穷饮食之乐，虽肌体充腴，容色悦泽，而酷烈之气，内蚀脏腑，精神虚矣。”

在养内的基础上，坚持内外兼养的原则，充分重视自然、社会环境，保持内外统一，才能保持健康，防病延寿。正如《素问·上古天真论》提及“外不劳形于事，内无思想之患，以恬愉为务，以自得为功”才能“形体不敝，精神不散。”《册府元龟》也指出：“内外相养，形神交泰，六疾不生。”

二、辨证养生康复

辨证论治是中医学的基本特点之一，是中医学理论的核心。所谓辨证，就是将望、闻、问、切四诊收集的病情资料进行综合、归纳和分析，辨清病因、病性、病位以及邪正关系，概括为某一性质的证，即做出诊断；所谓论治，就是根据辨证结果确定相应的治疗原则和方法。辨证论治观养生康复中的应用，主要指的是辨证施补。辨证施补，是指针对虚弱病证要全面分析，辨清虚证的性质（气、血、阴、阳）和部位（肝、心、脾、肺、肾等）及趋势，制定相应的进补方法。对于一些症状明显，机体亏虚严重的虚证，在进补方法的选用上须以药补为主，辅以食补，必要时还需采用其他一些治疗方法给予配合。例如，对于阴虚证患者，可选用六味地黄丸、左归丸、大补阴丸、二至丸等滋阴方剂，同时食用蜂蜜、饴糖、百合、枸杞、银耳等滋阴食物。心气虚弱证患者，可选用养心汤等补益心气方剂，辅以猪心、羊心、莲子等食物。

人因年龄、性别、体型以及生活、工作的居处环境的不同，导致体质有所差异，故在养生康复时应有针对性地选择相适应的方案。如对体虚的幼儿，其食补和药补应当以健脾和胃助运为主，以促进其脾胃对营养物质的吸收。食物可以选用粳米、扁豆、大枣、莲子、山药等，药物可以选用八珍糕、玉屏风散等。随着生活水平的提高，孩子较少营养不足，多见营养过剩，甚至由于滥补造成孩子脾胃受损，甚则导致发育失衡。老年人由于脏腑衰弱，气血虚少，其中尤以肾精衰弱和脾胃虚损为主。补益时应在五脏同补的基础上，侧重补养脾肾。食物可以选用桃仁、黑芝麻、大豆、桂圆、莲子、栗子、木耳、香菇、大枣、山药、百合等，药物可以选用补中益气丸、六味地黄丸、金匮肾气丸等。另外，还要重视老年人精神心理方面的调养，培养良好的兴趣和爱好，丰富自己的精神生活，“老有所学、老有所乐”，充实生活，保持身心愉悦，还可根据自身状况参与家庭、社会活动，实现“老有所为”。

三、功能养生康复

功能是指机体为达到某种目的所进行的能随意控制的活动，是人们能够参与生活活动的能力基础。在康复医学中，一般是指日常生活活动、参与职业活动以及接受教育的能力等。

中医养生康复学是以功能为核心的综合性学科，采用医学、职业、教育、社会等综合性措施，针对先天或后天因素导致的功能障碍进行治疗或训练，保存或改善形神功能，使之获得最大限度的恢复。中医养生康复的任务在于尽可能改善和恢复人的生理功能，或以各种代偿形式最大限度地发挥其潜在能力，使之恢复职业、重返社会生活。

临床对疾病的治疗，可以看作是对某一受损或可能受损的生理功能的保存、改善和恢复的过程，但其功能恢复程度被动地取决于它对具体疾病的病因治疗及其病理逆转的情况；而中医养生康复工作则侧重于功能和能力的治疗和训练。中医养生康复主要着眼于临床治疗前的早期阶段和治疗后的恢复阶段，针对可能出现的障碍，以积极、针对性的措施进行预防、干预，或恢复、保存患者的功能。

中医康复对功能障碍的对策，既包括低程度的功能保存，也包括较高水平的改善恢复。在对功能障碍准确评估的基础上，最大限度地恢复功能，提高生活质量，重返社会，是中医康复的最终目标。

（一）中医养生康复学的概念以功能为核心

中医康复学的研究内容是有关障碍的问题，并着眼于机体功能恢复。针对多层次、多致病因素的功能障碍，应对其身心功能障碍采取适当的综合性康复措施，包括中医医疗康复、教育康复、职业康复和社会康复等。

功能康复的含义是全面的，不仅包括患者精神状态、脏腑生理机能和肢体活动功能的改善或恢复，也包括患者日常生活能力、就业能力和参加社会活动能力的全面改善和恢复，不能简单地将其等同于痊愈和恢复。痊愈和恢复是指患者经过临床治疗后，健康状况恢复到病前状况；康复则是指患者的残存功能和潜在能力在治疗后获得的最大限度发挥。中医养生康复是帮助患者的残存功能和潜在能力恢复到最佳状态，使其重新获得生活能力、重返家庭和社会、平等享受各种权利的治疗过程。此外，中医养生康复还力求使人能健康幸福地享尽天年。

（二）中医养生康复学的评定以功能的检查和诊断为中心

中医养生康复评定是指通过中医临床诊察，结合辨证的方法，把握患者的现时状况，如症状、体征、疾病的属性以及发生障碍的部位、性质、程度及其所造成的影响，藉此为基础推测患者的功能和能力预后，进而考虑或制定其可能康复程度的过程。中医养生康复是确定患者具体的功能障碍，采取相应的措施对患者进行治疗训练，恢复其身心功能，使之以最佳状态重返社会，所以中医养生康复的实施，必须以正确制定患者各方面有可能达到的康复目标为前提，这一目标既要能充分发挥患者的潜在能力，又要具备通过努力可以实现康复目标的客观条件。因此，中医养生康复评定是功能康复得以正确进行的必要基础，所有内容都以功能检查和诊断为中心。

中医养生康复评定具体包括中医四诊、运动能力（如肌力、肌张力、关节活动度、步态等）、语言交流能力、心理状态、认知水平、日常生活能力、职业能力、社会生活能力等评定以及专门医学科目

（如心肺功能、性功能和神经生理功能）的测定。

（三）中医养生康复治疗综合了医疗和功能训练的特点

中医养生康复治疗综合了医疗（包括传统医学及药物治疗）和功能训练的特点，其目的在于保存、改善和恢复患者残存的功能和潜在的能力。任何康复治疗方案，都必须体现以康复学的功能评定为基础、以所拟康复目标为中心、以功能和能力训练为主的核心内容。这一以功能为主的治疗学思想体现为：在某一急性伤病的早期，制定以预防二次性损害（即预防伤病致功能障碍，如预防长期卧床所带来的一系列不良效应）为主的康复方案、计划等；一旦发生了功能障碍，就应以积极的训练和治疗方式保存、改善其残存的功能；同时预防其可能损害的能力，发生能力损害甚至丧失时，继续设法改善和恢复其功能，同时以代偿训练等方式挖掘其潜在的运动能力，并努力以新的代偿形式（包括自身或辅助器具）重返社会生活。

（四）中医养生康复工作是联系患者与社会的桥梁

患者能否重返社会及其与社会结合程度的高低，都基于其形神功能恢复的程度，即养生康复水平。要实现高水平康复，应当具备较完全的身心功能恢复、达到生活自理或基本自理，或是形残情况稳定，借助自身的代偿能力和辅助器具能重返职业或其他形式的社会生活。所以说，肢体功能恢复是重要因素，但不是决定性因素。人的心理、智能是机体功能活动在较高水平上的反映，心理和智能水平的恢复才是患者能够参与社会、重获各种权利的基本条件。因此，功能康复必须要综合职业、教育和社会等方面的考虑。

中医养生康复学的工作特色还体现在通过养生康复的方法扶助和维护人体正气，激发正气的潜能，实现机体形神功能的自然恢复。如《素问·五常政大论》所说："谨守其气，无使倾移，其形乃彰，生气以长……无违时，必养必和，待其来复。"

四、综合养生康复

综合养生康复的思想在《黄帝内经》中早有论述："综合调摄，杂合以养"，其《素问·上古天真论》从顺四时、慎起居、节饮食、调情志、忌妄劳、和术数诸方面，强调综合调养。特别是"和于术数"的"和"，即有调和综合运用的意思。明清时期，"杂合以养"受到广泛推崇，成为中医养生的基本法则之一，概括地说，"杂合以养"就是指根据实际情况，综合运用多种养生方法，有重点而且全面地进行养生保健活动；具体而言，包括以下两方面。

（一）内外诸法，综合选用

这是针对养生方法的运用而言。中医养生方法丰富多彩，各有所长，养生应该落实在日常生活的各个方面，根据具体的情况不拘一功一法，无论起居、动静、药食、针灸、推拿按摩等，可以多途径、多方式地进行养生实践活动。以保养正气为例，其具体方法有很多，如《寿亲养老新书》中的"一者少言语，养真气；二者戒色欲，养精气；三者薄滋味，养血气；四者咽津液，养脏气；五者莫嗔怒，养肝气；六者美饮食，养胃气；七者少思虑，养心气……"指出行为、精神、饮食、气功吐纳等多种方法都能保养正气。

（二）中和适度，过犹不及

实际养生过程中，各种养生方法的综合运用要适度，不可太过，也不可不及。若太过注意保养，容易瞻前顾后，不知所措；若毫不在乎，随心所欲，又会导致造成精气耗伤。此外，养生方法也要适宜，不能偏颇。以补养为例，食补、药补、静养等有一定作用。片面强调食养太过，则易营养过剩；药补太过，则会发生阴阳偏盛；过分静养、好逸不劳，则动静失调，都会使机体功能发生异常。因此，养生须以中和为要，养勿过偏。

总之，应建立科学的生活方式，针对人体各方面，制定出一套合乎自身实际情况的综合养生策略。应当从政府、社会、个人层面，建立预防保健体系，采取综合性的措施，对引起各种慢性病的危险性因素进行有效干预，采取多种途径、多种方法的养生保健、治疗康复的措施，才能取得更大的健身效益和社会效益。

五、康复预防

中医养生学强调“治未病”，防止疾病发生是保持健康、延年益寿至关重要的环节。由此形成了针对疾病的康复预防观。这一观念是以中国传统“居安思危”“思患而防”“图难于易，为大于细”的哲学思想为底蕴，概括而言，主要有以下几个基本要点。

（一）疾病可知，则可防治

根据疾病观，任何疾病的产生总有病因可寻，无非内外因素所致，正如《素问·调经论》所言：“夫邪之生也，或生于阴，或生于阳。”疾病的发生发展虽然复杂，但总有征兆可见、规律而循。《金匮要略·藏府经络先后病脉证》有云：“见肝之病，知肝传脾。”《灵枢·刺节真邪》也指出：“下有渐洳，上生苇蒲，所以知形气之多少也。”总之，病因可知、病势可测、病兆可察，因而疾病可以防治。

（二）预防为上，防重于治

《道德经·第六十四章》提出：“其安易持，其未兆易谋，其脆易泮，其微易散。为之于未有，治之于未乱。”《素问·四气调神大论》将这种辩证思想与医疗实践相结合，认为疾病的治疗应当“不治已病治未病，不治已乱治未乱。”面临疾病危险，“上工之取气也，乃救其萌芽，下工守其已成，因败其形”，“见微过而救人者，谓未病之病，疗十十全，故无危殆”，强调与其病后治疗，不如提前预防。病入五脏半死半生，而病前防治，事半功倍，可望十全。

（三）审因察势，辨证预防

有效预防的关键在于仔细审查机体内外存在的致病因素，考察疾病发生发展的趋势，通过辨证分析，进行有针对性的预防。例如，张仲景所论“养慎”治未病模式即是明辨“千般疢难，不越三条”“若人能养慎，不令邪风干忤经络”“无犯王法、禽兽灾伤，房室勿令竭乏，服食节其冷、热、苦、酸、辛、甘”，保持“五脏元真通畅，人即安和”，出现“适中经络，未流传藏府，即医治之，四肢才觉重滞，即导引、吐纳、针灸、膏摩”，以防其发病，如此“不遗形体有衰，病则无由入其腠理”。

（四）综合预防，重在内调

既然疾病的发生是由内外病因综合所致，养生防病也应内外兼顾，多方面、多手段地综合预防，以内因为主、外因为辅，重在调理内部机能，从而提高未病机体抗御疾病的能力。寇宗奭在其《本草衍义》中指出：“夫善养生者养其内，不善养生者养其外。养外者实外，以充快悦泽，贪欲恣情为务，殊不知外实则内虚也。善养内者实内，使脏腑安和，三焦各守其位，饮食常适其宜。”

第四节　中医养生康复的基本原则

中医养生学在长期发展过程中，吸取各学科精华，不断积累养生实践经验，逐步完善养生理论水平，总结凝练出了贯穿养生始终、有效指导养生实践的基本原则。养生过程中，应当谨遵这些基本指导原则，努力实现却病延年、健康长寿。

一、天人合一，顺应自然

道家“人法地，地法天，天法道，道法自然”的观点阐述了人处于天地宇宙之间，其生命活动与宇宙密切相关，并指出“万物负阴而抱阳，冲气以为和”“知和曰常，知常曰明”。中医养生康复学吸收这一思想，提出了天人合一、顺应自然的养生原则。

《吕氏春秋·尽数》说：“天生阴阳、寒暑、燥湿，四时之化，万物之变，莫不为利，莫不为害。圣人察阴阳之宜，辨万物之利以便生，故精神安乎形，而年寿得长焉”，指出人应该主动调摄，与自然变化的规律相和谐，做到趋利避害，才能长寿。《太平经》也指出：“人欲去凶而远害，得长寿者，本当保知自爱自好自亲，以此自养，乃可无凶害也。”强调以积极的养生态度，通过自我养护和锻炼，得到长寿。诚如《灵枢·玉版》所说：“人者，天地之镇也。”万物之中，只有人类最宝贵，只有人类能主动适应和改造自然。故《抱朴子》提出“我命在我不在天”的养生态度，强调了生命之存亡、年寿之长短，不是决定于天命，而是取决于人体自身。这里面包含着一种积极主动的人生态度，在养生史上产生过巨大的影响，具有深远的意义。古代养生家在这种充分发挥人的主观能动性、以主动进取的精神去探索和追求人类的健康长寿、争取把握自身生命自由思想的影响下，创造了许多养生方术，如调气、导引、存想、咽津、食养、药养、针灸推拿、房中保健等。

人类漫长的进化发展过程中，与自然之间不断相互影响，中医养生康复学深入观察、认真总结、反复验证，提出养生康复必须顺应人与自然息息相关的规律，即“天人相应，和谐统一”，主动调节、维系和协调内外关系，从而达到养生的目的。这一养生原则的具体内容包括以下几方面。

（一）因时之序，顺应天时

《素问·生气通天论》曰：“苍天之气，清净则志意治，顺之则阳气固，虽有贼邪，弗能害也，此因时之序……清静则肉腠闭拒，虽有大风苛毒，弗之能害，此因时之序也。”连续两个“因时之序”强调通过适时调摄，保持自身的生命节律与自然界阴阳消长的规律相协调，就能精神调和、形体坚实，不受外界邪气的侵害，从而实现却病延年。

顺应天时又分为顺应四时变化、顺应月廓变化、顺应昼夜变化三类。

1. 顺应四时变化　自然界有着春温、夏热、秋凉、冬寒的四季气候变化，人体受其影响而产生春生、夏长、秋收、冬藏等相应生命变化。四时变化对人体的影响存在着多元性，应通过主动的调摄顺应四时变化。现代研究也证明，人的生理活动受年节律、季节律、月节律、昼夜节律等自然规律的影响，人体应当与其保持和谐一致，如果违背了这些规律，就有可能产生各种病理变化。

精神情志方面，《素问·阴阳应象大论》指出“天有四时五行，以生长收藏，以生寒暑燥湿风；人有五脏，化五气，以生喜怒悲忧恐”，说明了气候与情志相感应的关系。这种感应关系，在《素问·四气调神大论》具体表述为：春三月“使志生”，夏三月“使志无怒”，秋三月“使志安宁……无外其志”，冬三月“使志若伏若匿，若有私意，若已有所得”。

脏腑功能方面，《素问·四时刺逆从论》指出：“春气在经脉，夏气在孙络，长夏气在肌肉，秋气在皮肤，冬气在骨髓中。”说明经络、骨肉的生理功能也与四时季节有关。中医将以五脏为中心的五大功能系统分别对应五季：“肝应于春”“心应于夏”“脾应于长夏”“肺应于秋”“肾应于冬”。应根据四时更迭变换、五行生克制化的规律去调养脏腑组织，进行养生保健。

四时发病方面，《素问·阴阳应象大论》曰：“天气通于肺，地气通于嗌，风气通于肝，雷气通于心，谷气通于脾，雨气通于肾。”四时季节各有不同特点，春夏秋冬气候有异。故除一般疾病外，还有些季节性多发病，如春季多温病、夏季多暑热、秋季多疟疾、冬季多寒湿咳喘等。因此应了解和掌握四时发病的规律，在某一季节到来时，采取积极主动的有针对性的预防保健措施，从而达到却病养生的目的。

2. 顺应月廓变化 月亮的盈亏也可影响人体的生物节律。《素问·八正神明论》说："月始生，则血气始精，卫气始行；月廓满，则血气实，肌肉坚；月廓空，则肌肉减，经络虚，卫气去，形独居。"说明人体生理功能、气血盛衰与月亮盈亏直接相关。在人体中，水分占了大部分。月球的引力，会对人类的体液发生作用，即生物潮。随着月相的盈亏，生物潮对人体会产生不同影响。新月时，人体的气血偏弱，而在满月时，人头部气血最充实，内分泌最旺盛，容易激动，《素问·八正神明论》指出："月生无泻，月满无补"就是这个道理。此外，妇女的月经周期变化、体温变化、激素分泌、性器官状态、免疫功能和心理状态等都以一月为周期，正如《妇人大全良方》中所指出的："经血既盈，应时而下……常以三旬而一见，以象月则盈亏也。"自古以来养生学家们就很重视联系月相进行养生保健，或在不同月相时采用不同的养生方法，或在月圆日直接对月进行呼吸训练、冥想锻炼（传统养生称为调气、存想）等。

3. 顺应昼夜变化 不仅昼夜变化因阴阳消长，人的新陈代谢也会发生相应改变。《灵枢·顺气一日分为四时》说："以一日分为四时，朝则为春、日中为夏、日入为秋、夜半为冬。"虽然昼夜寒温变化的幅度并不如四季变化那样大，但对人体仍有一定影响。《素问·生气通天论》："故阳气者，一日而主外，平旦人气生，日中而阳气隆，日西而阳气已虚，气门乃闭。"说明人体阳气白天多趋向于表，夜晚多趋向于里。由于人体阳气具有昼夜周期变化规律，故对人体病理变化也有相应影响。《灵枢·顺气一日分为四时》指出："夫百病者，多以旦慧、昼安、夕加、夜甚……朝则人气始生，病气衰，故旦慧；日中人气长，长则胜邪，故安；夕则人气始衰，邪气始生，故加；夜半人气入脏，邪气独居于身，故甚也。"现代科学证实，机体应激能力与昼夜时间节律有着极为相似的规律，根据生物钟原理，衍生出时间医学、时间诊断学、时间功效学、时辰药理学等。中医养生康复学认为，应根据昼夜晨昏对人体生理的影响，利用阳气的日节律进行养生保健，妥善安排工作、学习和休息，发挥人类的智慧和潜能，提高人体适应自然环境的能力。掌握人体昼夜疾病发生发展的规律，则可以未雨绸缪，善加预防，达到良好的养生效果。

（二）异法方宜，适应地理

不同方位地域的地理环境不同，气候、湿度、温差、水质等也不相同，可对人的生、长、壮、老及生理、病理产生不同的影响。一般而言，舒适气候环境容易造就较弱体质和温顺性格，恶劣气候环境造就健壮体魄和强悍性格。地域不同，气候各异，中国的地理环境具有"东方生风""南方生热""西方生燥""北方生寒""中央生湿"的特点。东南方人，体质多瘦弱，腠理偏疏松，易感受风、热、湿、暑之邪，其阴虚内热体质多见；西北方人，形体多壮实，腠理偏致密，易感风、寒、燥邪，其阳虚内寒体质较多见。住惯某地后一旦易地而居，身体则可能不适，甚至生病，需要相当一段时间的重新适应。《素问·异法方宜论》指出："东方之域……鱼盐之地，海滨傍水，其民食鱼而嗜咸……故其民皆黑色疏理。其病皆为痈疡，其治宜砭石……西方者，金玉之域，沙石之处，天地之所收引也，其民陵居而多风，水土刚强，其民不衣而褐荐，其民华食而脂肥，故邪不能伤其形体，其病生于内，其治宜毒药……北方者，天地所闭藏之域也，其地高陵居，风寒冰冽，其民乐野处而乳食，脏寒生满病，其治宜灸焫……南方者，天地所长养，阳之所盛处也，其地下，水土弱，雾露之所聚也，其民嗜酸而食胕，故其民皆致理而赤色，其病挛痹，其治宜微针……中央者，其地平以湿，天地所以生万物也众，其民食杂而不劳，故其病多痿厥寒热，其治宜导引按蹻。"可见，早在两千年前，古人就意识到由于地域环境不同，人的体质和疾病情况也不一样。现代医学认为，气象条件、季节更替、各种辐射乃至太阳活动等环境物理因子都会导致一些疾病的发生，环境化学因子也可导致很多健康问题。在我国某些地区，因环境中生命元素缺乏或过剩，导致碘缺乏病、砷中毒病等地方性疾病；因环境污染可导致儿童铅中毒、肿瘤高发、畸胎以及生殖能力下降等。因为地理环境和发展程度不同，其疾病谱、健康类型和保健系统有着明显的差异。因此，养生要根据不同的情况，采取不同的保健和预防措施，使人体与所在的地理环境相适应。

（三）修德正行，适应社会

一旦人与社会的稳态出现失调，既可以导致社会动荡，也可以导致疾病。天灾人祸、经济萧条、生活穷苦、过度劳累、情感不幸等，都会严重损害人之身心健康，导致疾病，影响寿命。现代社会，由于社会发展的工业化和都市化趋势的加快，导致环境污染加重；此外，由于竞争激烈，人们承受的生活、心理压力越来越大，导致生活方式改变，易引发焦虑、抑郁、脂肪肝、高血压、冠心病、癌症等疾病。故养生要做到保护环境，爱惜自身，促进人与社会的和谐统一，同时修德正行，更好地适应社会。

二、养神为先，固护形气

精能化气，气能生精。精气是构成形体的基本物质，是最基本的形。神是人体生命活动的外在表现，依赖体内精气作为物质基础。《黄帝内经》指出："人有五脏，化五气，以生喜怒悲忧恐。"有了健康的形体，才能产生正常的精神情志活动。所以，保形全神、调神安形是养生的重要法则。明代张景岳在《治形论》反复强调保形全神的重要意义，提出"善养生者，可不先养此形以为神明之宅；善治病者，可不先治此形以为兴复之基乎?"说明神依附形而存在，精气充足则神得所养，形健而神旺；反之则形弱神疲，形体衰亡，生命便告终结。五脏是形体活动的中心，五脏精气充盛，功能协调，则神清气足，情志正常；反之，五脏精气不足，功能失调，可出现情志异常。正如《灵枢·本神》指出："肝气虚则恐，实则怒……心气虚则悲，实则笑不休。"对于五脏而言，特别强调调节饮食和调理脾胃来保养，因为人既生之后，形体的生长发育、保持健壮都依赖脾胃运化水谷。因此要注意膳食结构，调理脾胃，以使营养充分被消化吸收，满足生命活动的需要。

神在人体中起统帅和协调的作用，由于神的统帅作用，生命活动才表现出整体特性、整体功能、整体行为、整体规律等。因此中医养生学又特别重视"养神为先，调神安形"，通过"调神"来保养和提升人的内在生命力。调神首先在于"养性"，通过心性道德的修养使情志心理平和。《黄帝内经》指出：心为"五脏六腑之大主也""心者，君主之官，神明出焉。"中医的"五神"（魂、神、意、魄、志）虽为五脏所主，但主要归于心神所管。因此，调神又当从"养心"开始。在正常情况下，神是人体对外界各种刺激的反应。例如，四时更迭、月廓圆缺、颜色、声音、气味、食物等，都可作用于人体，进而影响人体生理活动。正常的情志不仅体现了生命活动中正常的心理活动，而且可以增强体质、抵抗疾病、益寿延年，但如果情志波动过于剧烈或持续过久，超过了生理调节范围，则可伤及五脏，或影响气机，导致多种疾病的发生。中医非常重视精神调养，提倡心神清静，七情平和，喜怒不妄发，名利不妄求，避免耗神伤正，保持精神愉快，才能气机调畅，正气旺盛，体格强健，减少发病。

养生实践中，调神可以从多方面入手。如清静养神，保持精神情志淡泊宁静的状态，减少名利和物质欲望，和情畅志，协调七情活动，使之平和无过极；四气调神，顺应一年四季阴阳之变调节精神，使精神活动与五脏四时阴阳关系相协调；气功练神，通过调身、调心、调息三个主要环节，对神志、脏腑进行自我锻炼；节欲养神，性欲过度伤精耗神，节欲可保精全神；修性怡神，通过多种有意义的活动，如绘画、书法、音乐、下棋、雕刻、种花、集邮、垂钓、旅游等，培养自己的兴趣爱好，使精神有所寄托，并能陶冶情感，从而起到移情养性、调神健身的作用。

第五节　养生康复宜忌

一、节饮食

饮食有节，就是饮食要有节制，进食要定量、定时、多样化。这里所说的节制，包含三层意思：一是指进食的量，二是指进食的时间，三是指进食的多样性。《吕氏春秋·季春纪》云："食能以时，身必无灾，凡食之道，无饥无饱，是之谓五脏之葆。"《黄帝内经》中关于饮食保健的论述也很多："阴之所生，本在五味；阴之五宫，伤在五味"，指明了饮食与五脏的关系。《素问·生气通天论》："高梁之变，足生大丁，受如持虚"，提示过食厚味之害。

（一）定量定时

定量是指进食宜饥饱适中。人体对饮食的消化、吸收、输布，主要靠脾胃来完成。进食定量，饥饱适中，恰到好处，则脾胃足以承受。消化、吸收功能运转正常，人便可及时得到营养供应，以保证各种生理功能活动。反之，过饥或过饱，都对人体健康不利。过分饥饿，则机体营养来源不足，无以保证营养供给。消耗大于补充，就会使机体逐渐衰弱，势必影响健康。反之，饮食过量，在短时间内突然进食大量食物，势必加重胃肠负担，食物停滞于肠胃，不能被及时消化，就影响营养的吸收和输布。脾胃功能因承受过重，亦会受到损伤，气血化生之源不足。其结果都难以供给人体生命所需要的足够营养，必然导致疾病的发生，无益于健康。《管子》说："饮食节……则身利而寿命益""饮食不节……则形累而寿命损"。《千金要方·养性序》进而指出："不欲极饥而食，食不欲过饱；不欲极渴而饮，饮不欲过多。饱食过多，则结积聚，渴饮过多，则成痰澼。"说明人在大饥大渴时，最容易过饮过食，急食暴饮。而此时应缓缓进食，避免身体受到伤害。当然，在没有食欲时，也不应勉强进食，过分强食，脾胃也会受伤。《吕氏春秋·孟春纪》说："肥肉厚酒，务以自强，命曰烂肠之物。"《素问·痹论》说："饮食自倍，肠胃乃伤。"梁代陶弘景在《养性延命录》也指出："不渴强饮则胃胀，不饥强食则脾劳。"这些论述都说明了节制饮食定量的重要养生意义。

定时是指进食宜有较为固定的时间。早在《尚书》中就有"食哉惟时"之论。有规律的定时进食，可以保证消化、吸收功能有节奏地进行活动，脾胃则可协调配合，有张有弛。饮食物则可在机体内有条不紊地被消化、吸收，并输布全身。如果食无定时，或零食不离口，或忍饥不食，打乱胃肠消化的正常规律，都会使脾胃失调，消化能力减弱，食欲逐渐减退，有损健康。我国传统的进食方法是一日三餐，若能经常按时进餐，养成良好的饮食习惯，则消化功能健旺，于身体大有好处。

定量、定时是保护消化功能的调养方法，也是饮食养生的一个重要原则，历代养生家都十分重视这个问题，例如，孙思邈在《千金要方》中指出："食欲数而少，不欲顿而多"，即进食适度的意思。一日之内，人体的阴阳气血因昼夜变化而盛衰各有不同，白天阳气盛，故新陈代谢旺盛，需要的营养供给也必然多，故饮食量可略大；夜晚阳衰而阴盛，多为静息入寝，故需要的营养供给也相对少些，因而，饮食量可略少，这也有利于胃肠的消化功能。所以，自古以来，就有"早饭宜好，午饭宜饱，晚饭宜少"之说。

早饭宜好。经过一夜睡眠，人体得以充分休息，精神振奋，但胃肠经一夜时间，已空虚，此时若能及时进食，则体内营养可得到补充，精力方可充沛。所谓早饭宜好，是指早餐的质量，营养价值宜高一些、精一些，便于机体吸收，提供充足的能量。尤以稀、干搭配进食为佳，不仅摄取了营养，也感觉舒适。

午饭宜饱。午饭具有承上启下的作用。上午的活动告一段落，下午仍需继续进行活动，白天能量消耗较大，应当及时得到补充。所以，午饭要吃饱，所谓“饱”是指要保证一定的饮食量。当然，不宜过饱，过饱则胃肠负担过重，也影响机体的正常活动和健康。

晚饭要少。晚上接近睡眠，活动量小，故不宜多食。如进食过饱，易使饮食停滞，增加胃肠负担，会引起消化不良，影响睡眠。所以，晚饭进食要少一些。也不可食后即睡，宜小有活动之后入寝。《千金要方·道林养性》说：“一日之忌，暮无饱食”“饱食即卧乃生百病”。《黄帝内经》里曾有“胃不和则卧不安”的说法。现代临床营养学也认为，晚餐过食辛辣、油腻等饱腹食物容易导致睡眠障碍。

（二）结构多样化

人依赖膳食从外界摄入养分以维持脏腑功能、保持生命活力。正常人体所需的营养成分种类繁多，而某一种膳食所提供的养分是非常有限的，要靠多样化的膳食结构才能满足人体需要。

《黄帝内经》非常强调多样化饮食，极力反对偏食、偏嗜五味，主张人体正常生命必须以“五谷为养，五果为助，五畜为益，五菜为充，气味合而服之，以补益精气。”（《素问·脏气法时论》）。人只有进食各种的谷、果、肉、菜等多样化饮食，才能使机体获得各种全面而充足的营养物质，以满足生命活动的各种需求。

《黄帝内经》反复倡导“谨和五味”，反对五味偏食偏嗜的观点，实质与现代饮食结构合理、各种营养素平衡的观点不谋而合。正常人体对营养的需求有一定的数量范围，摄入营养过多或过少都有损健康。因此，需要通过权衡膳食来养生。现代研究证明，合理的膳食平衡结构才能满足人体对各类营养素的需要，并且可以防止因某些物质，如动物脂肪、胆固醇、食盐之类摄入过多而导致高血压、冠心病等诸多疾病的发生。

综上，正常情况下，应注意食和五味、食合四时、饮食有节、进食有法，使营养物质全面、合理、稳定、卫生地进入人体发挥滋养作用，保持体内营养均衡、脏腑功能稳定的健康状态。一旦出现体内营养失衡、脏腑功能失调，应立即采取相应的调节手段，或选择恰当的膳食结构，或选择恰当的进食节律，或运用恰当的进食方法，及时恢复健康状态。

二、畅情志

情志即“七情”“五志”的简称。七情包括喜、怒、忧、思、恐、悲、惊；五志指怒、喜、思、悲、恐。情志是人体对客观事物产生的不同反映，属精神活动范围。明·张介宾云：“世有所谓七情者，即本经之五志也。”（《类经·疾病类二十六》）。在一般情况下，情志属于正常的心理活动，是人体脏腑机能的正常体现，如《素问·天元纪大论》说：“人有五脏化五气，以生喜、怒、思、忧、恐”，强调了精神活动是以五脏精气作为物质基础的功能活动。

中医学十分重视情志活动与健康的关系，认为形体与精神是统一的，并把这种关系称为“形神合一”。在正常情况下，情志活动不仅无害于人体，而且有利于调节脏腑的功能活动，对防御疾病，保持健康是有益的；若情志失调，则容易引起人体气机紊乱，脏腑阴阳气血失调，从而导致各种疾病的发生。情志过激会导致人体气机失常，损伤脏腑气血阴阳，损形伤神，不仅是引起疾病的主要因素，而且又是加重病情，使疾病恶化的重要原因。

所以，古今的养生家和医家都非常重视对七情的调摄，以此作为防病保健的手段，避免七情过激。孙思邈在《备急千金要方·养性》中告诫：“莫忧思，莫大怒，莫悲愁……莫大笑，勿汲汲于所欲，勿涓涓怀忿恨……若能勿犯者，则得长生也。”对已产生的七情过激，可运用节制法、疏泄法、转移法和以情胜情法等情志调畅养生法，来消除或减少不良情绪对心理和生理产生的影响。

三、适劳逸

劳和逸，一动一静，具有相互对立、相互协调的辩证统一关系，二者都是人体的生理需要。人一生中总是处于劳动工作或闲逸休息两种状态。人们在生活中，必须劳逸结合，既不能过劳，也不能过逸。适度的劳作和休息有益养生：适度的劳作可调畅气血、促进机体功能；适度的休息可保养精力、促进体能恢复。劳逸过度则有害健康：过度劳累则耗气伤精、机体内伤虚损；过逸则气机郁滞、机体功能衰退。孙思邈《备急千金要方·道林养性》说："养性之道，常欲小劳，但莫大疲及强所不能堪耳。"古人主张劳逸"中和"，有常有节，动静结合，从《黄帝内经》的"不妄作劳"到孙思邈的"养性之道，常欲小劳"，都强调动静、劳逸适度，做到脑力劳动与体力劳动相结合，量力而行，轻重相宜。长期以来的实践证明，劳逸适度对人体养生保健起着重要作用。

（一）避免过劳

劳动与人类起源并行发展，不可忽视，可谓是人类的第一需要。但劳伤过度则可内伤脏腑，成为致病原因。《庄子·刻意》说："形劳而不休则弊，精用而不已则劳，劳则竭。"劳役过度，精竭形弊是导致内伤虚损的重要原因。如《素问·宣明五气》篇说："五劳所伤，久视伤血，久卧伤气，久坐伤肉，久立伤骨，久行伤筋。"李东垣在《脾胃论》中提出，劳役过度可致脾胃内伤，百病由生。《医宗必读》说："后天之本在脾。"因而脾胃伤则气血亏少，诸疾蜂起。《叶天士医案》也记载，过度劳形奔走，驰骑习武，可致百脉震动、劳伤失血或血络瘀痹，诸疾丛集。人到老年，气血渐衰，尤当注意劳逸适度，慎防劳伤。

（二）避免过逸

过度安逸同样可以致病。《吕氏春秋》云："出则以车，入则以辇，务以自佚，命之曰招蹶之机……富贵之所以致也。"过于安逸是富贵人得病之由，清代医家陆九芝说："自逸病之不讲，而世只知有劳病，不知有逸病，然而逸之为病，正不少也。"《黄帝内经》中所提到的"久卧伤气，久坐伤肉"，即指过度安逸而言。张介宾说："久卧则阳气不伸，故伤气；久坐则血脉滞于四体，故伤肉。"缺乏劳动和体育锻炼的人，易引起气机不畅，升降出入失常。升降出入是人体气机运动的基本形式。人体脏腑经络气血阴阳的运动变化，无不依赖于气机的升降出入。过度贪图安逸，不进行适当的活动，气机的升降出入就会郁滞不畅。气机失常可影响到五脏六腑、表里内外、四肢九窍，而发生多种病理变化。根据生物进化理论，用则进废则退，若过逸不劳，则气机不畅，人体功能活动衰退，气机运动一旦停止，生命活动也就终止。可见，贪逸不劳也会损害人体健康，甚至危及生命。

正确处理劳逸之间的关系，对于养生保健起着重要作用。正常情况下，应注意起居有常，使机体的动静与外环境阴阳状态协调一致；做到劳逸适度，使工作高效率、休息高质量，保持人体内部动静协调平衡的健康状态。一旦出现劳逸失度，应立即采取相应的调节手段。如劳累过度者，可运用娱乐休闲、静息打坐等方式来促进休息；闲逸过度者，可运用体育锻炼的方法来增加运动。总之，要主动地纠偏补弊，及时恢复健康状态。劳与逸的形式多种多样，并且劳与逸的概念又具有相对性，应当根据个人的具体情况合理安排。劳与逸穿插交替进行，或劳与逸互相包含，劳中有逸，逸中有劳，只有劳逸协调适度才会对人体有益。

四、慎起居

起居有常，是指顺应自然界的昼夜晨昏和春夏秋冬的变化规律，合理安排日常生活、作息时间和运动锻炼等系列养生措施，并持之以恒。

古人养生，甚重起居。清代名医张隐庵说："起居有常，养其神也；烦劳则张，精绝，不妄作劳，养其精也……能调养其神气，故能与形俱存，而尽终其天年。"起居有常可助调养神气，令人体精力充沛，面色红润，目光炯炯，神采奕奕；反之，长期起居无常，作息失度，会使人精神萎靡，面色萎黄，目光呆滞无神。

起居调摄，应重四时合序。一日的起居有常，是指人体应按照“日出而作，日落而息”的原则安排每天的作息时间。中医认为，一日之内随着昼夜晨昏阴阳消长的变化，人体的阴阳气血也进行相应的调节而与之相适应。人体的阳气在白天运行于外，推动着人体的脏腑组织器官进行各种机能活动，所以白天是学习或工作的最佳时机。夜晚，人体的阳气内敛而趋向于里，则有利于机体休息以便恢复精力。“和于阴阳，调于四时……此盖益其寿命而强者也”“法则天地……分别四时……也可使益寿而有极时。”

现代医学研究也证实，人体内的生物钟与自然界的昼夜规律相符，按照体内生物钟的规律而作息，有利于机体的健康。一年的起居有常，是指人体应按照春夏秋冬四季变化的规律对起居和日常生活进行适当地调整。一年四季具有春温、夏热、秋凉、冬寒的特点，生物体也相应具有春生、夏长，秋收、冬藏的变化。人体在四季气候条件下生活，也应顺应自然界的变化而适当调节自己的起居规律。《黄帝内经》称“春三月……夜卧早起；夏三月……夜卧早起；秋三月……早卧早起；冬三月……早卧晚起。”指四季的作息时间应有所不同，“春夏养阳”宜晚睡早起，而“秋冬养阴”则应早睡早起或早睡晚起。每人可以根据自己的具体情况对作息时间适当调整。

五、戒烟酒

现代科学研究表明，烟草燃烧所产生的烟雾是由7000多种化合物所组成的复杂混合物，其中至少有69种为已知的致癌物。世界前8位致死疾病中有6种疾病（缺血性心脏病、脑血管病、下呼吸道感染、慢性阻塞性肺疾病、结核和肺癌）与吸烟有关。吸烟可能引发肺、喉、肾、胃、膀胱、结肠、口腔和食道等部位的肿瘤，以及慢性阻塞性肺疾病、缺血性心脏病、脑卒中、流产、早产、出生缺陷、阳痿等其他疾病。另有证据表明，二手烟暴露可使成人和儿童患多种疾病，可增加成人患肺癌、心血管疾病和慢性阻塞性肺病的风险，增加哮喘的发病风险，损害肺功能。研究证实，戒烟可明显降低心脑血管病、癌症等疾病的风险。

中国的酒文化由来已久，是中华传统文化的重要组成部分。适当的饮酒对养生康复有益，但酒不可多饮，过度饮酒或不当饮酒，均对养生康复不利。明代李时珍《本草纲目》提到：“痛饮则伤神耗血，损胃亡精，生痰动火。”酗酒对健康损伤很大，容易发生中枢神经系统障碍、酒精性肝炎乃至肝硬化，高度酒对胃黏膜及食道黏膜刺激很大，患有胃炎、食道炎及腹泻者都不应多喝酒。有研究表明，患有高血压、心脑血管疾病、胰腺炎、结石、股骨头坏死等诸多慢性疾病者都不宜多饮酒。

目标检测

答案解析

选择题

A1/A2 型题

1. 下列哪项不属于人的自然生命过程（　）

A. 生　B. 长　C. 病　D. 壮　E. 老

2. 关于《灵枢·天年》中二十岁生理特点，下列表述正确的是（　）

A. 好走　B. 好趋　C. 好步　D. 好坐　E. 好卧

3. 生命阶段起决定性作用的是（　）

A. 心气　B. 肝血　C. 肺气　D. 脾气　E. 肾精

4. 以下哪项不属于中医健康观的维度（　）

A. 形体　B. 心理　C. 道德　D. 社会　E. 地位

5. 人体寿夭的决定性因素是（　）

A. 先天禀赋　B. 地理环境　C. 社会环境　D. 行为方式　E. 疾病损伤

6. 中医学的生命观认为生命的主宰是（　）

A. 精　B. 气　C. 神　D. 形　E. 血

7. 顺应自然的养生方法有（　）

A. 春夏养阳　B. 春夏养阴　C. 秋冬养阳　D. 春秋养阳　E. 夏秋养阴

8. 属于静养的方法是（　）

A. 劳动　B. 导引　C. 按摩　D. 舞蹈　E. 节欲

9. 以下哪项不属于《素问・上古天真论》综合养生康复的范畴（　）

A. 顺四时　B. 慎起居　C. 节饮食　D. 调情志　E. 服方药

10. 下列关于饮食的说法正确的是（　）

A. 早饭宜饱　B. 早饭宜少　C. 午饭宜好　D. 午饭宜少　E. 晚饭宜少

书网融合……

本章小结

题库

第三章　中医养生康复基本方法

PPT

学习目标

知识要求：

1. **掌握**　常用中医养生康复方法的作用。
2. **熟悉**　常用中医养生康复方法的具体方法及应用。
3. **了解**　常用中医养生康复方法的进展。

技能要求：

学会各类中医养生康复方法并能运用于临床。

素质要求：

养成精益求精的大医情怀和逻辑思维，养成善于思考、勤于分析的习惯，灵活将各类中医养生康复方法运用于临床，并培养对患者的同理心。

第一节　中医情志养生康复

情志是指喜、怒、忧、思、悲、恐、惊等七种心理活动，是人体对客观事物产生的不同反映，属于精神活动范围。中医情志养生康复，是在中医理论指导下，通过清静养神、怡情畅神、修性治神等方法和手段，以保护和增强人的心理健康或促进心神康复的一种养生康复方法。它以天人合一、形神统一、调神摄神为宗旨，强调养神与强身统一，主张强身先调神、护形先安神。如《养生论》提到："修性以保神，安心以全身"，《杂病源流犀烛》记载："太上贵养神，其次才养形"，都强调精神调摄的重要性。

情志是精神、饮食、运动等养生活动达成效果的中介变量，调整着个体的全部养生康复活动。情志养生康复被认为是伴随养精神、调饮食、练形体、慎房事、适寒温等养生活动同时发生的。本节侧重于介绍运用中医心理学方法来调摄情志，以达到养生康复的目的。

一、情志调摄的作用

中医学认为，人体是统一的有机整体，人的精神意识、思维活动与五脏功能活动密切相关。"心藏神，在志为喜；肝藏魂，在志为怒；脾藏意，在志为思；肺藏魄，在志为悲；肾藏志，在志为恐。"这就是"人有五脏化五气，以生喜怒悲忧恐。"正常的情志变化，有利于脏腑的功能活动，对于防御疾病、保持健康是有益的。异常的情志变化，如突然、强烈、反复、持久的情志刺激，可使人体气机失调、气血紊乱，甚至导致脏腑功能失调、阴阳失和而发生疾病。因此，中医把调摄情志列为重要的养生防病之，也是疾病康复的重要手段。

（一）延衰防老，益寿延年

七情是机体对内外环境变化所产生的复杂心理反应，以内脏精气为物质基础。七情过激致病可直接伤及内脏，心在志为喜为惊，过喜或过惊则伤心；肝在志为怒，过怒则伤肝；脾在志为思，过度思虑则伤脾；肺在志为悲为忧，过悲则伤肺；肾在志为恐，过恐则伤肾。而七情既可单一情志伤人，又可两种以上情志交织伤人，如忧思、郁怒、惊喜等。数情交织致病，可损伤一个或多个脏腑。如过惊过喜，既可损伤心，又可累及肾；郁怒太过，既可伤肝，又可影响心脾等。此时，七情便成了致病因子。因此，情志调摄在中医养生康复中非常重要。

中医情志调摄主要强调清静养神、怡情畅情、修性治神。临床一些治疗方法，能够调节和改善人持久或失度的不良情绪反应，使心理活动顺情畅达，减少或削弱七情致病因子的影响，从而起到抗老延年益寿的作用。《素问·生气通天论》曰："清静则肉腠闭拒，虽有大风苛毒，不能害。"《红炉点雪》则强调："若能清心寡欲，久久行之，百病不生。"《淮南子·原道训》："静而日充者以壮，躁而日耗者以老。"这说明清静养神，可使正气充聚而不散乱，精气日渐充实，形体随之健壮，可以抗老延年益寿。

（二）防病治病，促进康复

一般情况下，正常范围内的情志变化不会诱发机体功能失调，如适当的喜乐可以使心情愉快，产生舒畅感，是一种有利于健康的良性情绪。当人遭受不公平待遇或者其他令人愤怒的事时，适当的"怒"有助于排解不良情绪，防止心理疾病的产生。但情志反应如果过于强烈、突然或持续不解，超出了人体的适应能力，就会导致脏腑气机失调，甚至导致疾病。《素问·生气通天论》记载："清净则肉凑闭拒，虽有大风疴毒，弗之能害。"临床上，许多疾病如高血压、糖尿病、癌症、产后抑郁等的发生、发展及预后，均与情志因素密切有关。因此，调摄情志在患者的日常护理中起着重要的作用，可以促进患者康复。具体地说，调摄情志在防病治病中的作用主要体现在以下两个方面。

1. 减轻异常的情志反应 外界刺激的时机、性质、强度、持续时间都对七情活动产生影响。人的心理在不同年龄阶段的成熟度是不同的，生命早期往往对不良刺激的耐受力较低，相同的外界刺激发生在生命早期更容易产生情志疾病且有可能对人格的塑造形成较大的影响。负面的、不良的外界刺激易导致人的异常七情，危害人的身心健康而产生疾病，如社会地位、经济状况的大幅度下降，常影响人的情志，从而导致某些身心疾病。调摄情志养生康复法是通过多种具体方法的运用，调摄人的情志，使其对情志刺激因子（如伤病、残疾等）的认识有正确的态度，并能较好地适应环境和社会因素的变化，从而减轻异常情志反应，以利于人们的养生康复。

2. 消除致病性情志因素 中医心理学认为，人的心理疾病主要由七情引起，若五脏精气阴阳出现虚实变化及功能紊乱，气血运行失调，则可出现情志的异常变化。如《素问·调经论》中"血有余则怒，不足则恐。"《灵枢·本神》："肝气虚则恐，实则怒……心气虚则悲，实则笑不休。"同理，情志的过度兴奋或过度抑制，会使人气机紊乱，气血失和，脏腑阴阳失调，因而治病，即所谓"七情内伤"。可见，五脏精气与情志活动密切相关。此外，七情能否治病除与情志本身反应强度、方式有关外，还与个体的心理特征、生理状态有密切的关系。调摄情志，消除致病性因素，当怒则怒，当悲则悲，怒而不过，悲而不消沉，有利于疾病的康复乃至痊愈。

具体到临床实践工作中，不良的情志反应和致病性情志因素常可合并出现或互为因果，因此，调摄情志法对于人们养生保健和康复医疗实践尤为重要。

二、情志调摄的方法

中医学认为，人的精神心理活动状态在决定是否发病方面起着重要的作用。如《灵枢·本脏》曰："志意者，所以御精神、收魂魄、适寒温、和喜怒者也。志意和则精神专直，魂魄不散，悔怒不起，五脏不受邪矣。"《灵枢·本神》曰："是故怵惕思虑者则伤神""怒则气上，喜则气缓，悲则气消，恐则气下，惊则气乱，思则气结。"对已经产生的七情过激，可运用以下方法消除或减少不良情绪对心理和生理产生的影响。

（一）清静法

清静法，是指通过各种可利用的因素来清心静意，怡养心神，促进身心健康的方法。我国历代养生学家都十分强调清静养神，认为其是舒畅情志、防病保健、益寿延年的重要内容。《素问·生气通天论》说："清静则肉腠闭拒，虽有大风苛毒，不能害。"《素问·上古天真论》亦曰："恬淡虚无，真气从之，精神内守，病安从来?"这说明清静养神可使正气充聚而不散乱，致病因素不能侵害人体，即"形与神俱""阴平阳秘"，从而预防疾病的产生。

另外，静养重在养心，心是人的主宰，也是精气神的主宰。炼精、炼气、炼神，都须先从炼心开始。"心静则神清，心定则神凝，心虚则神守，心灭则神存。""养心之要，在养得此心一团寂静恬淡，虚静无为；养得此心一团活泼生机，生趣盎然；养得此心一团廓大无伦性天浑然。"即是在养此天地之真机生趣。

怎样才能使精神达到清静的境地呢？归纳起来有三个方面。一是清心寡欲，保持思想安静，神气清静，而无杂念的状态。《素问·上古天真论》早就指出要"志闲而少欲"，《类修要决》主张"绝私念以养其心"。说明古人充分认识到私心嗜欲太重会扰乱精神的相对清静，从而损害健康。二是安心养神，养成理智与冷静的德性。人生不会没有忧患，问题是要冷静思考，"心安而不惧，泰然处之"的态度，对待一切困境。《寿世青编·养生论》说："未事不可先迎，遇事不可过扰，既事不可留住，听其自来，应以自然，任其自去，忿恐惧，好乐忧患，皆得其正，此养生之法也。"学会控制自己的情绪，避免产生不良情绪，保持心理健康。三是静功锻炼，促进精神内守以致清静。以默坐澄心，呼吸吐纳，导引之术等气功中的静功进行锻炼。静功锻炼时，排除杂念，积极主动地进行自我意识控制，以一念镇万念，意守丹田，凝神不二，思想放松，进入一种"唯一息尚存，万念俱消"的意境。尽管这种意境是短暂的，但只要持之以恒地锻炼，就会达到养神的目的。

（二）悦乐法

心情欢悦，乐而忘忧，是调养精神、排除不良情绪、养生防病的重要因素之一。《遵生八笺》指出："安神宜悦乐。"《管子·内业》："凡人之生也，必以其欢。"据研究发现，胜利者的伤口总是比失败者的伤口愈合得快；心情舒畅的人要比心情抑郁的人得病少；没有精神负担的患者要比有精神压力者痊愈得快；长寿老人中，96%的长寿者的情绪是乐观的，可见"乐观者长寿"是被实践证明了的。正如《素问·举痛论》说："喜则气和志达，荣卫通利。"说明精神乐观可使气血和畅，营卫流通，气血畅达，则生机旺盛，从而有益于身心健康。开朗的性格能较好地调畅情志、滋养精神，对人体健康有很大的促进作用。因此，想要成为一个健康长寿者，就应当有开朗的性格和乐观的精神，从而保持乐观情绪。

如何养成开朗的性格呢？待人接物要有度，心胸要开阔，要有"云水襟怀，松柏气节"，凡事从宽处理，不要"斤斤计较"。要心地坦然，不生闷气。当烦恼与忧愁不能自我解除时，应当及时交谈吐露，听取别人的劝慰，以消除烦恼与忧愁，保持心境平衡。乐观主义精神是保持愉快情绪所必备的。因此，要树立坚定的信念，大无畏的气概，这样才能战胜各种艰难险阻，取得最后胜利，保持心理上的平衡与稳定。此外，还要有"知足"的思想，在生活中不能贪心不止，在生活享受中要有"比上不足，比下有余"的想法，做到"知足常乐"。实践证明，具有开朗性格和乐观主义精神的人，能保持乐观情绪、笑颜常驻，乐而生喜，喜则生情，情则养人，焕发精神，促进人体健康。

现代科学研究认为，保持乐观的精神状态对人体是十分有益的。著名生物家巴甫洛夫曾说过："愉快可以使你对生命的每一跳动，对生活的每一印象，都易于感受，无论是躯体和精神上的愉快都可以使身体发展，身体强健。"乐观者常笑，笑是养生长寿的妙方，是治病的良剂。古今中外不少医生用笑作为治疗手段，并取得良好效果。如《丁福保训》指出："欢笑能补脑髓，活经络，舒血气，消食滞，胜于服食药饵，……口资笑乐，而益身体也。”现代生理学研究证明，笑是一种独特的运动方式，笑能使膈膜、胸腔、心脏、肝、肺受到锻炼；笑能增加肺活量，调整脑部的血液循环，能使肌肉放松，从而促进全身脏器的功能活动。乐观的情绪，能调动机体的潜力，影响内分泌的变化，消除对健康有害的神经紧张感，增强机体抗病能力；愉快的心情能使肾上腺素分泌增加，使血糖增高，碳水化合物代谢加速，肌肉活动能力加强，因此能够促进人体健康。笑可使人健康，乐观可使人长寿。为了健康长寿，应保持欢悦快乐的心情，生活在幽默、风趣、欢乐、轻松的气氛之中，“常怀童心”“常怀乐意”，永葆青春。

（三）情志相胜

情志相胜疗法又称以情胜情疗法，出自《黄帝内经》基于“百病生于气”的理念而构建，是指心理师对求助者施以一种或多种情志刺激，来克制另一种消极情志的方法。该疗法基于中医五行生克制化、阴阳消长互制及气机升降出入等理论。《素问·阴阳应象大论》指出：“怒伤肝，悲胜怒”“喜伤心，恐胜喜”“思伤脾，怒胜思”“忧伤肺，喜胜忧”“恐伤肾，思胜恐。”《儒门事亲》卷三指出：“悲可以治怒，以怆恻苦楚之言感之；喜可以治悲，以谑浪亵狎之言娱之；恐可以治喜，以迫遽死亡之言怖之；怒可以治思，以侮辱欺罔之言触之；思可以治悲，以虑彼志此之言夺之。”后世不少医家对情志的调摄比药石祛疾更加重视。

（1）怒胜思　肝志为怒，脾志为思，肝属木，脾属土，木能克土，故曰怒胜思。王冰注释《素问·五运行大论》时提出：“怒则不思，忿而忘祸，则胜可知矣。思甚不解，以怒制之，调性之道也。”怒胜思的方法就是指设法使患者愤怒，如“以污欺罔之言触之”，或故意违逆其心意，夺其所爱，使其怒发冲冠，以克制其因思所致的情绪障碍及相关的躯体疾病，而达到忘思虑、解忧愁、消郁结的目的。

（2）思胜恐　脾志为思，肾志为恐，脾属土，肾属水，土能克水，故曰思胜恐。张子和在《儒门事亲》中说：“思可以治恐，以虑彼忘此之言夺之。”所以医生在治疗此类病证时，当首先辨清病因，针对其恐惧、畏怯心理，采取诱导方式，开启其思，广其见闻，坚其定识，从而使患者逐渐摆脱惊恐畏惧的心理状态，如可以用各种方法引导患者对有关事物进行思考，以制约患者过度恐惧，或由恐惧引起的躯体障碍，以达到治愈疾病的目的。

（3）恐胜喜　肾志为恐，心志为喜，肾属水，心属火，水能克火，故曰恐胜喜。“恐则精却”“恐则气下”，恐则气怯，骤然施予平素畏惧之事物景观，恰似以水折火，故喜伤心者，可以用恐吓的手段和方法，使患者产生畏惧、惊惶的情感，从而治疗其过喜所致的心气涣散、心神恍惚、嘻笑不休、状若癫狂等证，故为恐胜喜之法。治之以“祸起仓卒之言”或其他方法使之产生恐惧心理，抑其过喜而病愈。

（4）喜胜悲（忧）　心志为喜，肺志为悲，心属火，肺属金，火能克金，故曰喜胜悲（忧）。张子和认为：“忧则气结，喜则百脉舒和”“喜可治悲，以谑浪亵狎之言娱之”，使患者畅怀大笑，一二日后心下块皆散，不药而愈。由此可见，我国古代五情相胜法对于有明显器质性病变的疾病也有很好的疗效。临床在运用喜胜悲（忧）疗法时，首先要考虑患者本身的具体情况，而采用适当的方法，尽量满足患者的需求，从而使患者产生喜悦的心情。而且在治疗过程中，如果医生为了达到治疗目的而采取善意欺骗的措施，其治疗效果是暂时的，需要及时对患者进行劝慰和开导，防止患者出现病情的反复。

（5）悲胜怒　肺志为悲，肝志为怒，肺属金，肝属木，金能克木，故曰悲胜怒。《素问·举痛论》载：“怒则气逆，甚则呕血及飧泄，故气上矣。”过怒则肝气横逆，肝阳上亢，而出现烦躁冲动、面赤目眩、头痛耳鸣、肢体拘急、高声呼叫等症状，甚则吐血、昏厥。“悲则气消”，悲为肺志，肺主宣发肃降，悲志可以消弱、清肃肝气上逆的状态，故曰“悲胜怒”。值患者嗔怒之际，医生晓之以理，动之以情，极尽宽慰劝解之能事，令其感动而泣，随着哭声流泪，使郁结心胸的恚气得以宣泄，从而减轻心理的压力，使某些因情志压抑、愤郁所致的病证随之而愈。治之以“恻怆苦楚之言”诱使患者产生悲伤的情绪，有效地抑制过怒的病态心理。

知识链接

古代医家运用情志相胜理论的医案举例

1. 以怒胜思　《古今医案》记载朱丹溪治疗一女，该女出嫁后，其夫外出经商20年未归，思夫心切而致不思饮食，困卧不动，如痴如呆，服药无效。朱丹溪诊后告诉其父，此为久思气结，单纯药物难于治愈，需情志疗法。嘱其父打了该女几个耳光，并大声责骂。该女被打骂后十分生气，嚎哭叫嚷，朱丹溪又给她施药调理，即能进食，又嘱其父说丈夫来信，不久可归，该女病情大有好转，恢复正常。

2. 以思胜恐　《续名医类案·惊悸》记载了卢不远对沈君鱼的恐死病，沈君鱼终日畏死，龟卜筮数无不叩，名医之门无不造。第一次就诊，卢不远为其诊病开药，并进行劝导，才略觉释然。后来采用思胜恐的五情相胜法，对沈君鱼导谕万言以明其理，参禅百日以使心中安定，最终治愈其病。

3. 以恐胜喜　《儒林外史》记述了范进中举的故事。清代范进连年不中，至年迈中了举人，但大喜伤心而发生癫狂之病。因他平时最惧怕岳父胡屠夫，其岳父狠狠打了他一巴掌，并道："你中了什么？那报录的话是骗你的！"范进听后昏倒，醒后病却。

4. 以喜胜忧　金元朱丹溪曾遇到一年轻秀才，婚后不久突然亡妻，故终日哭泣悲伤，终成疾病。求尽名医，久治无效。朱丹溪为其诊脉后说："你有喜脉，恐有数月。"秀才捧腹大笑，并说："什么名医，男女不分，庸医也！"此后，每想起此事，就会自然发笑，亦常将此事作为奇谈笑料告诉他人，与众人同乐。日久秀才食欲增进，心情开朗，病态消除。这时才告诉他这是以喜乐制胜悲忧的治法。

5. 以悲胜怒　《石山医案》记载杨贲亨治一白内障患者，其性暴多怒，杨贲亨对其言因服药过多，毒已下注左股，旦夕间当暴发。患者因悲而把注意力转到其左股上，久之，目渐愈而毒不作，采用了以悲胜怒的疗法。

（四）行为疗法

行为疗法又称行为矫正疗法，是一类主要根据行为学习理论来认识和治疗临床治疗心理、行为问题的心理治疗方法。采用中医治疗手段帮助患者消除或建立某些适应性行为，从而达到治疗目的的医学技术，称为中医行为疗法。人的情志心理活动与外在行为密切相关，病态心理往往导致出现异常的行为。《韩非子·解老》："欲利甚生忧，忧则疾生，疾生则智慧衰，智慧衰则失度量，失度量则妄举动。"由于病伤、残疾以及由此而造成的社会生活环境不适应，很容易导致各种病态的、不良行为产生。常用的中医行为疗法有以下几种。

1. 行为诱导治疗　又称为模仿法，是指通过他人的特定行为故意对患者施加影响，使患者也趋向于采取同样的行为方式而放弃先前不良行为方式。《儒门事亲·内伤形》记载："项关令之妻，病怒，不欲食。常好叫呼怒骂，欲杀左右。恶言不辍。众医皆处药，几半载尚尔。其夫命戴人视之，戴人曰：此难以药治。乃使二娼，各涂丹粉，作伶人状，其妇大笑。次日又令作角觝，又大笑。其旁常以两个能食之妇，夸其食美，其妇亦索其食，而为一尝之。不数日，怒减食增，不药而瘥。"这是个厌食的案例，张子和采用模仿法治疗因过分生气发怒而导致不欲饮食的患者，让两个食量大、胃口好的妇女在一旁边吃边夸食物可口，对患者施加影响，使这位"病怒不食"的患者胃口好转而开始进食。

2. 厌恶疗法　厌恶疗法使指把可以令患者产生厌恶情绪的感觉刺激与其病态行为紧密结合起来，使患者产生强烈的躲避倾向及明显的身体不适感，从而矫正其病态行为的方法。《世医得效方》记载：

“一男子，自幼喜饮酒，成丁后，日饮一二升不醉，片时无酒，呼叫不绝，全不进饮食，日就衰弱。其父用毛巾缚住其手足，不令动摇，但扶小立，却取复旧，后滴酒不饮矣。”这个案例是运用厌恶疗法，通过强烈的刺激使身体感到不适来治疗症状。

3. 惊者平之疗法 惊者平之疗法指通过反复练习、反复习惯的方式，使受惊敏感的患者对刺激习惯而恢复常态的心理疗法，又称习见习闻法，多用于治疗受惊所致病症，类似现代行为治疗中的系统脱敏法。《素问·至真要大论》曰：“惊者平之。”张子和根据这一治疗原则，指出：“平谓平常也，夫惊以其忽然而遇之也，使习见习闻则不惊矣。”从而明确提出“惟习可以治惊”，巧妙地把致病原因转化为治疗手段，并将其运用于临床。这是最先提出的系统脱敏疗法，让患者习惯接触有害的刺激因素，提高适应能力，使之不再对该刺激因素发生敏感，这实际上是心理治疗中的一个重要步骤，它不仅有治疗的意义，而且可以预防病情的复发。

4. 满灌疗法 满灌疗法是让恐惧症患者瞬时面对大量惧怕的刺激，使个体的恐怖反应逐渐减轻，至消失，它是对系统脱敏法的简化。宋代《二程遗书》中有关满灌疗法的记载为：“目畏尖物，此事不得放过，便与克下。室中率置尖物，须以理胜他，尖必不刺人也，何畏之有。”即一个人如果害怕尖的物品，就要在他的房间里布满带尖的东西，让他一下子面临这样的场景，通过这样的方法来消除对尖物的恐惧。在理论上，西方满灌疗法是依据学习理论，而中医更多地源于对“物极必反”这一哲学观点的认同，并认为该观点同样适用于人的心理治疗。

5. 课业疗法 课业疗法是指通过让患者参加有医疗意义的工作或劳动来治疗心理疾病的一种的方法，即通过行为改变来调整具体的心理状态。课业疗法的一个重要特征是重视患者自身的心理调节能力，通过劳动等方式慢慢调节患者的心理状态，以达到治疗疾病的目的，可用于治疗焦虑症、抑郁症等。《四川医林人物》记载：“肖文鉴，南充人。一室女患郁症，形消骨立，鉴嘱女结伴锄菜园蔓草，日刈草二背。女初不耐，久习为常。如是一百日，体渐强壮，面生华泽。”医生采用结伴割草这种课业疗法来增加患郁症“室女”的活动量，使其通过适度的劳动，循序渐进地改善心情。类似的疗法还有：每天按时练习书法可以调节情绪；长期从事脑力劳动的人适当增加体力劳动等。

（五）文娱法

文娱法是在闲暇业余时间里，有选择性地进行娱乐活动，通过影响人体形神功能而促使身心康复的一类方法。主要有琴棋书画、花木园艺、垂钓旅游等。

1. 五行音乐 中医音乐治疗是以阴阳五行学说为理论依据，以五音应五脏、五脏对五志作为辨证施乐的基础，利用五类调式对人体气机运行的影响，以达到平和阴阳、调理气血的作用。五音是构成音乐的基础元素，分别为角、徵、宫、商、羽，各自对应肝、心、脾、肺、肾五脏。唐代王冰注五音：“角谓木音，调而直也；徵谓火音，和而美也；宫为土音，大而和也；商谓金音，轻而劲也；羽谓水音，沉而深也。”《礼记·乐记》曰：“乐者，音之所由生也，其本在人心之感于物也。”说明音乐是由音构成，是人心对于外界事物的感受。

五音当中，徵音相当于简谱中的“5”，可补心阳，安心神，降心火；角音相当于简谱中的“3”，可疏肝郁，平肝阳，泻肝火；宫音相当于简谱中的“1”，可补脾胃，消积滞，降胃火；商音相当于简谱中的“2”，可补肺气，生肺津，清肺热；羽音相当于简谱中的“6”，可温肾阳，固肾精。根据五行相克的原理，可用所对应的情志去制化，表现在音乐疗法，即以商调来制约肝过亢之狂躁，以羽调来收敛喜乐过度涣散之神气，以角调来激荡思虑过度闭塞之气机，以徵调来开释悲忧过度之萎靡，以宫调来安抚惊恐过度之错乱，五脏“不足”之虚症，则用相同五行属性的音乐补之。《晋书·乐志》曰：“闻其宫声，使人文良而宽大；闻其商声，使人方廉而好义；闻其角声，使人恻隐而仁爱；闻其徵声，使人乐养而好施；闻其羽声，使人恭俭而好礼。”五音在潜移默化中影响人的行为，从而对一些异常的性情、行为进行纠正。

乐能动中，任何事物都有其两面性，音乐治疗中要把握音乐治疗的度，否则物极必反，反而背离治疗初衷，失去治疗价值。另外需要注意的是，中医音乐治疗不仅仅局限于中国古典乐器及其演奏的乐曲，其与流行乐的音符也是一一对应的，也可由现代的各种乐器演奏。现代多数倾向于电子及流行音乐，治疗形式应多样化、个性化，更有利于患者全身心配合音乐治疗以达到最佳疗效。

2. 花木园艺　自古以来，鲜花就以其特有的色、香、韵、姿赢得人们的喜爱。各种不同的花卉具有不同的审美情趣，给人们带来不同的情感体验，而且养花种花能活动筋骨，健体养生。除了养花种花，有条件者还可以于庭前院后置一方田圃，用来栽种蔬菜瓜果，既能调节生活，又可锻炼身体。闲暇之时，在一片菜香水气中，松松土，拔拔草。劳作之余，看看自己以辛劳和汗水换来的劳动成果，心情无比舒畅，亲身感受田园之乐，使自己的生活充满情趣，这对养生延年十分有益。

3. 垂钓旅游　垂钓是一项古老的户外活动，多选择远离市区的郊野，经过一番跋涉，到了湖边河畔，仍要来回走动，察看地形水势，选择钓位，是一种活动筋骨的健身运动。垂钓者静坐河边塘侧，面对旷野村色，呼吸着新鲜空气，静观水面鱼漂的沉浮动静，不愁不忧、悠然自得、烦恼皆无。心情浮躁者变得沉重稳重，情绪低落者使之心胸开阔。钓鱼者需要耐心静心、全神贯注、不急不躁，鱼儿才能上钩。俗话说："人品风浪起，稳坐钓鱼台。"这不光是谈钓鱼，更富有人生哲理，在任何情况下，面对各种困难，都应保持一种冷静沉稳、乐观坚定的心态。

旅游是离开居住地去接触和感受大自然及人类社会这个大千世界的旅行活动。旅游中，人们在领略秀丽山川美景及名胜古迹，或参加不同的体育娱乐活动的同时，不仅锻炼了身体，增强了体魄，而且开阔了眼界，丰富了知识，精神上得到了高层次的享受，是一项有益于身心健康的休闲活动，因此受到了不同年龄、性别、职业以及各社会阶层人们的普遍欢迎。通过旅游活动可以调畅气血、和悦情志、锻炼体魄，以达到健身防病，延年益寿的目的。旅游可以使人的躯体筋骨关节得到活动，尤其是足趾得到充分的运动，对大脑健康十分有益。经常远足郊游，加强足掌足趾的刺激，对促进健康，延缓衰老很有好处。

（六）节制法

节制法即调节、节制感情，防止七情太过，达到心理平衡。《素问·上古天真论》："以酒为浆，以妄为常……不时御神"则将"半百而衰也"，而应"美其食、任其服、乐其俗、高下不相慕"，"以恬愉为务，以自得为功。"《吕氏春秋》："欲有情，情有节，圣人修节以止欲，故不过行其情也。"怒是情志致病的魁首，对人体健康危害极大。怒不仅伤肝，还会伤胃、伤心、伤脑等。高血压、冠心病、脑血管病、消化性溃疡等往往源于怒气所在。因此，在日常生活中，应牢记"息怒""制怒""无故加之而不怒"的警言，遇到可怒之事，首先从养生防病的大道理上考虑，用理性节制情感上的冲动，使怒气渐消。《黄帝内经》指出："喜怒不节，寒暑过度，生乃不固。"其他任何情绪过激，如大喜狂欢、过度悲思、剧烈惊恐，都要有意识地控制自己的情绪，使七情不致过极而引发疾病。

（七）疏泄法

疏泄法是把积聚抑郁在心中的不良情绪通过适当的方式宣达、发泄出去，以尽快恢复心理平衡。宋代周守忠《养生类要》有较多论述："知喜怒之损性，故豁情以宽；知思虑之稍神，故损情而内守；知语烦之侵气，故闭口而不言；知哀乐之损寿，故抑之而不有；知情欲之窃命，故忍之而不为。"《中国养生说辑览》建议："凡遇不如意事，试取其更甚者譬之，心地自然清凉，此降火最速之剂。"如遇到不幸，悲痛万分时，痛痛快快哭一场，让眼泪尽情地流出来，以缓和悲痛情绪。有研究认为，眼泪中含有两种神经传导物质，这两种物质随眼泪排出体外后，可缓和悲伤者的情绪而减轻痛苦。如强忍悲哀、噙住泪水，日久会引起精神障碍、胃溃疡、结肠炎等疾病。另外，运用叫喊疗法，即通过强烈、粗犷、无拘无束的喊叫，也能将内心的郁积发泄出来，从而使精神与心理恢复平衡。总之，遇到不顺心的事或受到挫折、情绪压抑时，可通过哭、喊叫、向朋友倾诉，或写诗作赋、撰写文章抒发感情等方式，把抑郁在心中的不良情绪发泄出来，以尽快地恢复心理平衡。

（八）移情法

移情法是通过一定的方法和措施，改变人的思想焦点，或改变其周围环境，使其与不良刺激因素脱离接触，从而从情感纠葛中解脱出来，或将注意力转移至其他事物。如有升华超脱、移情易性等。孙思邈在《备急千金要方》中指出："弹琴瑟，调心神，和性情，节嗜欲。"清代医学家吴尚先生在《理瀹骈文》序中也提出："七情之病，看花解闷，听曲消愁，有胜于服药者也。"当情绪苦闷或情绪激动时，应转移一下注意力，如练习太极拳、八段锦等养生保健功法，或参加体力劳动，用肌肉的紧张去消除精神紧张。当思虑过度、心神疲惫时，可到郊外旷野去锻炼，让山清水秀的环境去调节消极情绪，陶醉在蓝天白云、花香鸟语的自然怀抱里，能舒畅情怀，忘却忧愁。无论是优雅的环境，还是美妙的音乐，都可以有效地陶冶人的性情，使人的行为发生改变，从而保持良好的心境，有效缓解思想压力，使情志达到平衡状态，促使身心疾患的康复。

（九）暗示法

暗示法是利用言语或其他方式使被治疗者在不知不觉中积极暗示的影响，从而不加主观意志地接受某种观点、信念、态度或指令，以解除其心理上的压力和负担，实现消除疾病症状或加强某种治疗方法效果的目的。《素问·调经论》曰："帝曰：刺微奈何？岐伯曰：按摩勿释，出针视之，曰我将深之。适人必革，精气自伏，邪气散乱，无所休息，气泄腠理，真气乃相得。"医生在患者清醒状态下通过语言、针灸等暗示手段，充分调动患者的积极性，改变患者的精神情绪，激发人体自我调控能力，从而促使机体康复。该方法要求医生在与患者的沟通交流中，掌握语言技巧，充分获得患者的信任，这是实施暗示法的前提，同时应有针对性地对患者因势利导、循循善诱以排除其心理障碍，促进疾病向愈。

一些中药方剂名称的暗示作用体现在直接方面。如复元活血汤，看其名便知其意，其功用是活血祛瘀、疏肝通络，而复原的意思是恢复健康，对人们产生了积极的心理暗示；还有表示美好祝愿的方剂名，如保和丸、逍遥散、返老还童丹等。另外一些则体现在间接方面，即需要我们稍加思考来理解其隐含的意义，如赤芍，赤即红色，红能联想到血，而赤芍正有活血凉血的作用；还有一些类似方，如百合、合欢皮、远志、何首乌等。

由于有些疾病在一定程度上受情绪的影响，而药物的命名恰好在一定程度上使患者产生了心理暗示，由此联想到一些美好的事物，使情绪转好，因而有利于患者恢复健康。再加上人受外界环境或他人行为的刺激易产生暗示作用，患者对医师的信任，能够与医生合理的治疗行为相辅相成，从而在治疗过程中加强药物的作用。这些意义对于中医药治疗疾病起到了非常积极的作用，是中医治疗疾病不可或缺的一部分。相对于西药以化学成分作为药物名称，中药的命名既充满形象性又具有人情味儿，更重要的是，他们对患者的心理起到了积极的暗示作用，促进了疾病向良好的方向转归。

暗示法并不是在任何情况下都能随意使用的，不合理、不正确地使用不仅对于治疗疾病没有价值，还会对患者的生理、心理功能产生不良的影响。在治疗疾病时，要选用专业、经验丰富的医护人员，准确确定出患者的发病机制，密切关注患者的情绪、心理变化，并且应用过程中要慎重选择方法和制订方案，针对其症状进行治疗，不可主观臆想。

（十）导引吐纳法

导引吐纳法，即所谓"气功"，主要在于静心调神，结合调整呼吸，进而调身。该法重视气机的条畅，对患者进行调身、调息、调心。《素问·上古天真论》："外不劳形于事，内无思想之患，以恬愉为务，以自得为功。”导引吐纳法除用于致病外，更多用于强壮身体，同时也是养生和预防疾病的好方法。通过长期的气功锻炼，有助于人体心理活动的健康发展。现代研究表明，练习气功后能使人的情绪稳定性、自制力、动作敏捷性、意志坚强性、思维灵活性和记忆力等得到显著改善。

第二节　中药养生康复

中药养生是按照中医理论，应用强身健体、延缓衰老的中药保养生命的养生方法。我国在汉朝就出现了关于中药养生的研究，《神农本草经》中记录了多达365种药物，而且根据药效的不同将这些药物分为上、中、下三品，其中，上品是相对安全、可以药食同用的药材。汉朝的《博物志》记录了一些抗老化作用的药物。随着我国经济的快速发展，人们的生活质量也有了很大提升，中药养生在预防疾病、促进康复方面的优势变得越发凸显，人们对中药养生康复也越发信赖。

一、中药养生康复法的作用

（一）调整阴阳

阴阳理论是中医学理论的基石，人体生理功能的维持基于阴阳之间的动态平衡，疾病的发生是阴阳失衡的结果。《素问·生气通天论》曰：“阴平阳秘，精神乃治，阴阳离决，精气乃绝。”中药都有其各自独特的气味特点及阴阳属性，《素问·阴阳应象大论》：“阳为气，阴为味……味厚着为阴，薄为阴之阳，气厚着为阳，薄为阳之阴”“咸味涌泄为阴，淡味渗泄为阳。”可见，中药根据自身的药性不同可以调节人体的阴阳平衡，从而预防和治疗疾病。

临床具体用药方面，针对不同病机，借助药物纠正人体气血阴阳的偏颇，或扶正，或祛邪，调节阴阳气血平衡，促使人体回到阴平阳秘的自和稳定生理状态。正如陈士铎所言：“药物未有不偏胜者也，人之阴阳气血，亦因偏胜而始病。用偏胜药以治偏胜之病，则阴阳气血两得其平，而病乃愈。然则其方妙在药之偏胜，不偏胜则不能去病矣。”如寒邪选用性偏温热的药物，热邪使用性偏寒凉的药物。注意有些疾病的本质与其外在症状不符，如出现真寒假热、真热假寒证时，则需采用“热因热用”“寒因寒用”的反治法。

中医认为“正气存内，邪不可干”“邪之所凑，其气必虚”，通过中药调节作用，“损其有余”“补其不足”，最终达到“阴平阳秘”的和谐状态。

（二）未病先防

未病先防源于中医的“治未病”思想，“治未病”最早见于《黄帝内经》，其中《素问·四气调神大论》曰：“是故圣人不治已病治未病，不治已乱治未乱。”这里提出了“治未病”的重要概念，其首要观点是未病先防，即预防疾病的发生。中医临床治疗疾病需遵循这一原则，在病发及病情加重之前提前预防，中药的目的就在于此。例如，利用“冬病夏治”的理论，将中药敷贴在腧穴，使药物沿腧穴、经络、脏腑途径渗透并放大药效，从而增强人体抵抗力的一种疗法，多用于呼吸系统疾病等慢性疾病。

二、中药养生康复法的原则

（一）因人用药

所谓的“因人用药”，是指在临床诊疗中，要根据患者的体质、年龄、心理因素等不同特点，应用相应的中药进行养生康复。

1. 体质　由于每个人的先天禀赋和后天调养不同，个体素质有强弱之分，中药调理的方式也会不同。《素问·无常政大论》曰："能毒者以厚药，不能毒者以薄药。"《灵枢·论痛》记载："人之胜毒，何以知之？少俞曰：胃厚色黑，大骨及肥者，皆胜毒；故其瘦而薄胃者，皆不胜毒也。"具体来说，体质强壮者，气血有余，对药物的耐受力强，治疗时可投以气味厚、药力猛的药物；体质弱者，气血不足，对药物的耐受较差，治疗时可以投以气味薄、性缓和的药物。

2. 年龄 不同年龄的机体生理功能各有所异，气血阴阳变化各有不同。《灵枢·逆顺肥瘦》指出："岐伯曰：年质壮大，血气充盈，肤革坚固，因加以邪，刺此者，深而留之……婴儿者，其肉脆，血少气弱，刺此者，以毫针，浅刺而疾法针，日再可也。"说明年龄不同，治亦不同，虽然未提出具体用药原则，但提示壮年之人体质强壮，用药宜重；小儿体质弱，用药宜轻。

3. 心理因素 《素问·疏五过论》曰："凡未诊病者，必问尝贵后贱，虽不中邪，病从内生，名曰脱营。尝富后贫，名曰失精，五气留连，病有所并。医工诊之，不在脏腑，不变躯形，诊之而疑，不知病名。"说明社会地位贵贱的变化，贫富境遇的更迭，均可致情志郁结，影响脏腑功能活动，损伤精气，引起不同疾病。此类疾病的特点是神伤在前，精亏在后，初起浑然不觉，难于名状，"不在脏腑，不变躯形"，若迁延失治，则会"身体日减，气虚无精"，乃至"身必败亡"。这些是由社会心理因素引起的，属于中医情志病的范畴，临床遇到此类疾病时，要酌情使用调和情志的药物，如用柴胡、川楝子疏肝郁，百合、合欢皮悦心脾。

（二）补勿过偏

进补的目的是调和阴阳，要恰到好处，不可偏颇。如老年人，多为脏腑功能虚弱、阴阳失调、精血耗损的表现，故治疗老年病时不免偏重于补益，但补虚要循序渐进，不可峻补太过，否则会引起偏胜偏衰的病理现象。正如清代名医程钟龄所说："至于病邪未尽，元气虽虚，不任重补，则从容和缓以补之，相其机宜，循序渐进，脉证相安，渐为减药，谷肉菜果，食养尽之，以底于平康。"进补不能急于求成，大剂猛进，要审因进补，补之太过就适得其反。如补气药多甘，一般比较腻滞，多服久服容易胸膈满闷，用药时可加入砂仁、陈皮、枳壳等理气药物；滋补药多黏腻，用量不宜过大，以免碍胃，临床多与健脾药物同用。

（三）用药宜少

养生的药物用量不宜多，多为常人用量的 1/3～1/2 为宜。80 岁以上的老人，用量为常人的 1/5。老年人以慢性病常见，病情比较复杂，服药的时间较长，多以丸散剂为宜，整体调理，缓缓治疗，逐渐收敛。

总之，运用中药养生须谨慎，要注意因人用药，补勿过偏，用药宜少，多以散丸剂为主，因势利导，才能达到延年益寿的功效。

三、中药养生康复常用方法

（一）中药养生康复的内治法

中药内治法是以中医辨证论治和康复治疗的辨证施治为指导，应用中药方剂，针对病伤残者病情进行调治，从而达到调理阴阳、协调脏腑功能、扶正祛邪、延年益寿的目的，促使身心康复的一种疗法。可以固本复原、补养气血、调畅气机、平调阴阳，配合中药外治有良好的康复作用。中药内治在养生康复中应注意以下方面。

1. 因证施宜，补虚疏郁 虚多指脏腑、气血、阴阳的不足。郁指诸种原因引起的气机郁滞不畅。病伤残者多处在疾病的后期，常存在正气亏乏、气机郁滞，或虚郁兼而有之，故补虚疏郁为其基本的治疗法则。遣方用药要辨明主次，虚多则以补虚为主，郁多则以疏郁为先；或先补其虚而疏其郁，或先疏其郁后补其虚，或虚郁并重合方调治，在权衡轻重缓急灵活遣方用药。治疗如单补其虚不治其郁，或以补虚为主，均不仅达不到补虚的目的，反而愈补愈滞，此为康复治疗之大忌。一般情况下，临床上凡虚郁相兼，必以治郁为先。其郁得以疏通，则气顺血和，脏腑功能有望恢复，或其虚迎刃而解；或而后言补，疾病可愈。

辨证论治，即辨别证候，遣方用药，是针对病机治疗，是中医学的理论基础，亦是指导康复临床的重要原则。因证施宜，对病无常法，对证有常方，方随证变，故一病有多方，多方治一病。证候的多样化，反映了个体的差异性。临证当依据病情，以因证施宜为原则。

2. 形神并重，重视体质　“形”是生命活动的物质基础，“神”是生命活动的外在表现，是生命活动的主宰与本质，“形”离不开“神”而生存，“神”也离不开“形”而存在。形为神之舍，形为神之主。有形才有神，有神则形健，形健则神旺，神旺则形安。形与神对立统一，二者直接关系密切而不可分割，形伤必及于神，神伤亦必累于神，即所谓“形神合一”。《素问·上古天真论》云：“故能形与神俱，而尽终其天年，度百岁乃去。”“形神并重”强调，不仅注意形体的保养，而且还要注意精神的调摄。而在康复治疗方面以养形为先；形体是人体生命存在的基础，有了形体，才有生命，才能产生精神活动和具有生理功能。历代传统康复理论极为重视保养形体在康复医疗中的作用，亦可调神为主，辅以治形；如神情异常之证，既要重视精神调治，又须注意形脏虚实，虚者补之，实者泻之。脾为后天之本，中医注重保胃气调饮食以养形体，可以从药食调养方面来增强体质；因形体属阴，治形重在养精血，对于精血不足的患者，以滋阴养血为主。临床用药常用熟地黄、当归、枸杞、菟丝子、山药等之类调之。

形神合一，在形神失调状态的辨治伤，应形神兼顾，既调其神，又治其形，即治神以形，治形以神，各种方法综合应用，以达到形神皆调的目的。同时，养生康复应重视患者体质的差异。

3. 守法守方，丸散尤宜　康复所治多为久病不愈的慢性疾病，病机变化趋于稳定，基本证候相对固定，只要辨证正确，遣方用药基本不变，久病沉疴，绝非一朝一夕能毕其功，大多数患者需要长期服药。康复治疗多以丸、散、膏剂或酒剂为宜，汤药速效而不便保存和取用，许多方药如系久用，可改为丸散等方便使用。《汤液本草·东垣先生用药心法》记载：“丸者，缓也，不能速去之，其用药之舒缓而治之意也。”也就是说，与汤剂相比，丸剂在服用后不是迅速释放，而是延缓释放，这样可以获得平稳持久的疗效，而慢性病的治疗一般需要缓慢释放而逐渐起效，因此，丸剂更适合慢性疾病或久病体弱者。

（二）中药养生康复的外治法

中药外治法是利用中药的各种外治方法对疾病进行康复治疗，以促进患者各种功能更快恢复的疗法。中药外治法作用迅速、疗效显著、毒副作用少、使用方便、操作简单，对各科疾病的康复疗效显著，尤其对老幼虚弱之体，攻补难施之时，或不能服药之人，更有其他疗法所不及的诸多优点。

1. 外治法优点

（1）治法多样，给药方便　外治法治疗途径和方法多样，施治部位广泛。如慢性呼吸系统疾病有多种治疗方法，可用穴位贴敷法、发疱疗法、脐疗、中药雾化吸入等；湿疹可用外洗法、外涂法、湿敷法、熏洗法、熏蒸法等，均能获得满意的效果。

（2）直达病所，定位用药　中药外治法用药局部的药物浓度显著高于血药浓度，局部疗效明显优于内治法，且起效迅速。如用气雾剂治疗平喘，用锡类散灌肠治疗溃疡性结肠炎，关节疼痛用外敷止痛，效果均优于内服药。

（3）适应证广，禁忌证少　中药外治法适应证广泛，能广泛运用于临床各科的多种病症，且治疗作用迅速，尤其对病情轻货单纯性疾病、疾病初起阶段具有明显的优势。

2. 常用中药外治法

（1）热敷疗法　热敷疗法是将药物和适当的辅料进行加热处理后，敷于患部或所取腧穴，并借助其温热之力，使药性通过皮肤毛孔，循经运行，内达脏腑，可收温中散寒、畅通气机、镇痛消肿、调整脏腑阴阳之效，从而解除疾苦的一种外治方法。热敷疗法来自《黄帝内经》中所载的“熨”法，属于药熨，在我国有两千多年的历史。其原理是在辨证论治的基础上，选择合适的中药药材装入布袋中，加热后置于患处皮肤，体表升温促使皮肤毛孔扩张以及皮下毛细血管扩张，帮助药物渗透至皮下发挥药效，发挥促进炎性因子吸收、消除组织肿胀、改善组织局部的血液循环、促进代谢、镇痛、缓解组织粘连及肌肉痉挛的作用。一般选用具有活血化瘀、祛风止痛、舒筋活络等作用的药材，经过加热，常加入黄酒或白醋等有助于药物成分挥发的材料，提高热敷效果。

热敷疗法适用于各种撞击、闪挫等造成的软组织损伤或腰腿疼痛、肌肉劳损、滑膜炎和颈椎病等。应注意，该疗法对有严重的心肝肾及造血、内分泌系统原发疾患，皮肤疾患和传染性疾病，热敷药物有过敏反应等患者禁用。

（2）熏蒸疗法　熏蒸疗法是选用有康复治疗作用的药物煎汤，利用热熏汽熏蒸患处，或利用烧烟熏所产生的温热药气，通过皮肤毛窍作用于机体，起到祛风除湿、疏通气血、活血化瘀、驱邪扶正的一种治疗方法。熏蒸疗法在我国已有数千年之久，马王堆汉墓出土的《五十二病方》中明确提到用中药加热煎煮后产生的热气熏蒸治疗疾病。我国传统节日——端午节，有用苍术、艾叶焚烧或煎煮来驱除瘟疫和所谓“邪恶”的习俗。

熏蒸疗法的治疗原理：中药煎煮后所形成的“药汽”，可直接作用于人体皮肤表面皮损，借助皮肤吸收和渗透功能，使药物透过皮肤角质层及真皮层进入血液循环，而发挥驱逐风寒、疏通瘀滞、祛风止痒的作用，同时又可避免长时间口服西药和外用药膏所产生的毒副作用。药汽的温热刺激可使皮肤毛细血管扩张，血液循环加快，加速组织的再生和细胞活力，促使有害物质排出。此外，中药的温热效应还可降低神经末梢兴奋性，消除皮肤紧张，起到镇静止痒、消除疲劳等疗效。对于恶性肿瘤、癫痫、急性炎症、心功能不全、肺源性心脏病患者及孕妇等禁用此法。

（3）熏洗疗法　熏洗疗法是以中医基本理论为指导，用中药煎煮后，先利用蒸汽熏蒸，再用药液淋洗、浸浴全身或局部患处的一种治疗疾病的方法，是中医外治疗法的重要组成部分。熏洗疗法具有温经散寒、疏风通络、行气活血、祛风除湿、清热解毒、杀虫止痒的作用。该疗法历史悠久，早在《五十二病方》中就有中药熏洗的记载。《医宗金鉴》曰：“洗有荡涤之功……凡肿在四肢者，汤渍之；在腰腹脊背者，淋之；在下部者，浴之。”熏洗疗法常用于康复科的疾病有落枕、颈椎病、腰肌劳损、腰椎间盘突出症、肩周炎、脑卒中后遗症等。

熏洗疗法注意事项及禁忌：①熏洗前应询问患者药物过敏史、既往史，避免不良反应的发生；②熏洗前应保持室内温暖、避风，以防感冒，局部熏洗时室温最好控制在20～22℃，全身药浴时则应保持在25～28℃；③坐浴及全身药浴前，应排空大小便；④熏洗过程中应注意水温，避免温度过高发生烫伤，或温度过低影响疗效；⑤对糖尿病患者、婴幼儿、老年患者，则需要适当降低药液温度；⑥熏洗过程中密切监测患者生命体征，以防出现虚脱、休克、过敏等其他不良反应；⑦熏洗结束后，及时擦干熏洗部位，做好保暖措施；⑧熏洗结束后，应及时补充水分或淡盐水，以免因出汗过多造成脱水；⑨熏洗出汗后，禁用冷水冲洗；⑩熏洗宜在饭后1～2小时进行，禁止空腹或餐前、餐后30分钟内熏洗；⑪在治疗过程中禁食生冷食物；⑫过敏体质、皮肤有破损、伤口未愈合的患者，不宜选用熏洗疗法；⑬女性患者月经期、妊娠期、产褥期、盆腔器官急性炎症期不宜坐浴；⑭跌打损伤出血期、高血压患者血压不稳定或偏高时均不宜采用熏洗疗法；⑮眼部新鲜出血性疾患，或已化脓成局限病灶及恶性肿瘤者禁用眼部熏洗。

（4）敷贴疗法　亦称外敷法，是以中医基本理论为指导，将中药制成丸、散、膏、糊、饼等剂型，施于皮肤，敷贴于患处、孔窍或腧穴等部位的治病方法。敷贴法作为临床最常用的外治方法之一，中药敷贴除了治疗疮疡和皮肤病等传统中医外科疾病，现已广泛应用于内、外、妇、儿科等急慢性疾病，尤其对呼吸系统疾病如哮喘、慢性支气管炎、过敏性鼻炎防治效果显著。敷贴疗法最早源于鲜药的使用，《周礼·天官》记载了疮疡的外敷疗法："疡医掌肿痛、溃疡、折疡、金疡、祝药刮杀之齐。"清代《医宗金鉴》记载：将洋葱捣末，加入麝香粉末，热敷于脐治疗小便癃闭证。

敷贴疗法治疗原理：敷贴疗法以经络学说为基础，作用机制可能为药物对局部的刺激作用，穴位刺激及经络传导，透皮吸收。实验研究认为，药物作用于皮肤，经皮肤吸收，借助血液的运动发挥药物的作用，或通过穴位刺激起到通经舒络、调节气血的作用。从中医整体观、经络学说、腧穴论三方面来看，中药敷贴除经络系统调节外，还涉及各个系统的联系作用，涵盖了整体和局部的结合作用。通过双向调节，促进改善组织器官和免疫功能，间接发挥了治疗作用。

注意穴位贴药时，选穴不宜过多，每穴药量宜少，敷贴面积不宜过大。对敷药有过敏者，应停止使用，严重过敏者可用抗过敏药治疗。小儿皮肤娇嫩，不宜使用刺激性过强的药物，敷药时间不可过长；孕妇禁用芳香走窜类药物外敷，以防流产或影响胎儿；年老体虚者不宜过分使用峻猛之品，以防耗伤正气。发疱疗法要严格消毒，局部避免沾水，防止感染。

（5）膏药疗法　膏药疗法是将外用药膏敷贴于肌肤，以治疗疾病的一种方法。一般膏药包括膏（基质）和药两个部分，膏比较简单，成分也比较固定，药因人因病而异。中药外治的膏药大致可以分为硬膏和软膏。硬膏，通称为"膏药"，是将药物溶解或混匀于适当基质中，摊涂于纸、布或皮上，贴于患处或人体经络穴位上，使药物透皮吸收，进入血液循环，产生局部作用或全身作用，发挥其通经走络、行滞祛瘀、开窍透骨、祛风散寒的功能，从而达到治疗疾病的目的。根据基质组成的不同，可将硬膏分为铅膏药（包括黑膏药和白膏药）、松香膏、橡胶硬膏、巴布膏剂和透皮贴剂。软膏，称"贴"，是用植物油、蜡腊、凡士林或动物脂肪等作基质，加入药物加热后，提取有效成分；或不经加热，研粉掺入所制成的供皮肤或黏膜应用的半固体剂型，具有保护、湿润、润滑或局部治疗作用，俗称"药膏"，又称"油膏"。

膏药所贴患处要严格消毒，并按时更换。贴前应先将患处用温水擦净或用生姜切片擦洗皮肤。贴膏药后，若发生患处皮肤瘙痒，可在膏药外面按摩；或将膏药取下，用酒精涂擦瘙痒患处后，再将膏药加温贴上。患部因贴膏药发生水疱、溃烂，应将膏药取下，用酒精消毒后，再以红汞药水涂擦，纱布包扎，待伤口愈合后还可再贴膏药。有过敏者忌用，皮肤破溃处忌用，皮肤病患者慎用。

四、常用养生方药介绍

（一）养生内治方药及适应证

1. 还少丹（《仁斋直指方》）

方药：山药、牛膝、茯苓、山茱萸各45g，远志、五味子、巴戟天、肉苁蓉、茴香、杜仲、枸杞子、枳实、续断、熟地黄各30g。

制法：上药研末，加蜜成丸如梧桐子大小。一日2～3次，温酒或盐汤送服。

功效：补虚劳，益心肾。用于未老先衰，腰膝酸软，失眠健忘，眩晕倦怠，小便浑浊，遗精阳痿之虚损劳伤，心肾不足之证。

2. 六味地黄丸（《小儿药证直诀》）

方药：熟地黄24g，山茱萸、山药各12g，泽泻、牡丹皮、茯苓各9g。

制法：上药研末，加蜜成丸如梧桐子大小。一日1～2次，温水送服。

功效：滋补肝肾，延年益寿。用于肝肾阴虚之腰膝酸软，头晕耳鸣，骨蒸潮热，盗汗遗精等。

3. 无比薯蓣丸（《备急千金要方》）

方药：山药80g，杜仲、菟丝子各30g，五味子130g，肉苁蓉120g，茯神、巴戟天、牛膝、山茱萸、干地黄、泽泻、赤石脂各30g。

制法：上药研末，加蜜成丸如梧桐子大小。一日2～3次，温酒送服。

功效：健脾补肾。用于脾肾不足之头晕目眩，瘦弱无力，腰膝酸软。

4. 延寿丹（《丹溪心法》）

方药：天冬、远志、山药、巴戟天各90g，牛膝、杜仲、肉苁蓉、菟丝子各120g，赤石脂、车前子、石菖蒲、柏子仁、泽泻、川椒、生地黄、熟地黄、枸杞子、茯苓、覆盆子各60g，当归、人参、五味子、地骨皮各30g。

制法：上药研末，加蜜成如梧桐子大小。一日2～3次，温水送服。

5. 不老丹加减（《儒门事亲》）

方药：苍术、生地黄各2000g，何首乌、地骨皮各1000g，桑葚汁适量。

制法：上药研末，用桑葚汁浸泡，日晒夜露，干透后研磨，加蜜成丸如梧桐子大小。一日2～3次，温水送服。

功效：燥湿健脾，补益肝肾。用于老人脾胃虚弱，肝肾不足之头晕、耳鸣、目眩、须发早白、面色苍白或萎黄，形体消瘦，筋骨酸楚，关节不利。

（二）外治方药及适应证

1. 敷贴类

（1）腰痛膏

主治：祛风散寒止痛。适用于腰肌劳损。

组成：生川乌15g，食盐少许。

制法：上药混合捣融成膏。

选穴：肾俞、命门、腰眼穴等。

用法：将药膏涂于穴处，纱布、胶布固定，每日1次。

（2）生散

主治：祛风逐痰，散寒解毒，通络止痛。适用于跌打损伤肿痛，关节痹痛。

组成：生川乌1份，生南星1份，牛白附子4份，生半夏4份。

用法：共为细末存放待用，用时以蜜糖适量调成糊状外敷患处。用醋调煮外敷亦可。

（3）定痛膏

主治：祛风消肿止痛。适用于跌打损伤肿痛。

组成：芙蓉叶4份，紫荆皮1份，独活1份，生南星1份，白芷1份。

用法：共研细末。用姜汁、水酒调煮热敷；或用凡士林调煮成软膏外敷。

2. 熏洗类

（1）蠲痹汤

主治：活血通络，祛风除湿。适用于风寒乘虚而入者。

组成：羌活6g，姜黄6g，赤芍9g，当归12g，黄芪12g，防风6g，炙甘草3g，生姜5片。

用法：水煎外洗。

（2）五加皮汤

主治：和血定痛舒筋。适用于伤患后期。

组成：当归（酒洗）10g，没药10g，五加皮10g，皮硝10g，青皮10g，川椒10g，香附子10g，丁香3g，地骨皮3g，丹皮6g，老葱3根，麝香0.3g。

用法：水煎外洗（可去麝香）。

（3）八仙逍遥汤

主治：祛风散瘀，活血通络。适用于软组织损伤后瘀肿疼痛，或风寒湿邪浸注，筋骨酸痛。

药物：防风3g，荆芥3g，川芎3g，甘草3g，当归6g，苍术10g，牡丹皮10g，川椒10g，苦参15g，黄柏6g。

用法：水煎熏洗患处。

3. 膏药类

（1）风湿镇痛膏

药物：生川乌、防己等。

主治：镇痛，除寒湿。用于关节肌肉受风寒湿侵袭而引起的疼痛，以及风湿痹痛。关节痛、肩痛、腰酸背痛，神经痛和骨质增生引起的各部位痛等。

常用部位：阿是穴。

（2）风湿膏

药物：生姜汁24ml，牛皮胶12g，乳香12g，没药12g，延胡索0.3g（另研）。先将前两味药放锅内，加热熔化后，再将乳香、没药末加入，搗匀，离火，待稍温时，将药末拌入收膏。

主治：肌肉关节疼痛、肿大，或重着，或游走不定，或痛有定处，关节屈伸不便。

用法：取胶布约8cm^2数块，将药膏摊涂于中间，分别贴敷外膝眼、阳陵泉、风市、环跳，1日或2日一换，消肿止痛甚速。

（3）正骨膏

药物：当归、红花、党参、黄芪、三七、川乌、冰片等。

主治：舒筋接骨，活血止痛。用于筋骨疼痛，跌打损伤，接骨续筋，以及椎间盘突出，软组织损伤，外伤性截瘫，股骨头坏死，陈旧性骨折，静脉炎，静脉曲张等。

常用部位：受伤局部或痛处。

知识链接

中药养生小谚语

枸杞补身还童年，五味提神又保肝，健脾益气用怀山，当归补血又通脉，
人参扶元把气转，白术利湿脾胃健，八仙长寿熟地填，滋补肝肾用续断，
灵芝能把寿命延，泽泻能把血脂减，鹿茸又把精血添，甘草益气毒气减，
菊花明目治头眼，红枣益气健脾健，蜂蜜润肺气还原，红花单身淤血散，
三七活血能扩冠，山楂降脂血压减，头痛天麻与命还，茯苓利水治失眠。

第三节　食疗养生康复

食疗养生康复是我国传统中医药文化的重要组成部分。食疗养生，又作“饮食养生”，是在中医理论指导下，研究食物的性能，根据食物的性味归经及其功能作用，合理地调配膳食，从而达到保健强身、防老抗衰的目的。中医食疗养生历史久远，早在《汤液经》里就主张通过食物烹饪的方法来达到

特定的疾病治疗效果。《灵枢·平人绝谷》记载："平人不食饮七日而死者，水谷精气津液皆尽故也。"指出饮食及摄取对人体健康和正常运行的重要性。唐代孙思邈在其《千金要方·食治篇》指出"不知食宜者，不足以存生也"，强调了饮食宜忌对人体健康的重要作用，其中在该篇中还专门论述了蔬菜、瓜果、谷米、虫鱼、鸟兽等许多食物及食物的气味、药理功用等。合理的饮食养生，不仅能够实现饮食的均衡搭配，也能从人体基本生理调节的角度提高人体机能的免疫力与对周围环境的适应性，对于抗老延衰、延年益寿等有着积极地促进功效。反之，饮食不当容易损伤脾胃，导致一些疾病的发生。

一、中医食疗养生康复的作用

中医食疗养生根据人们不同的体质、年龄、所处地域、患病情况等制定合理的膳食，增强人体的正气，祛病强身，主要通过平衡阴阳、补益气血、滋养五脏、延缓衰老等方面体现。

（一）平衡阴阳

中医认为自然界的一切事物都是阴阳对立的统一体，人体健康也是依靠阴阳变化的动态相对平衡来维持的。《素问·宝命全形论》说："人生有形，不离阴阳。"《素问·生气通天论》指出："阴平阳秘，精神乃治；阴阳离决，精气乃绝。"当阴阳保持相对平衡时，人体则健康；一旦人体的阴阳相对平衡被打破，人体则发病。中医主张"医食同源"，食物的摄入与人的身体健康有紧密的关系，因此中医食疗养生主要以调理体内的阴阳为主，《素问·至真要大论》曰："谨察阴阳所在而调之，以平为期。"即通过饮食调整人体的阴阳偏胜偏衰，使其变化趋于动态平衡。对于阴阳偏衰，表现为正气虚的虚症患者，食养应以"补其不足"为原则，如阳虚畏寒者，宜食韭菜、煨姜炖狗肉、羊肉等温补壮阳的食物；阴虚火旺者，建议吃木耳、龙眼肉炖甲鱼等滋阴润燥的食物。对由于阴阳偏盛，表现为邪盛的实证患者，食养则是"泻其有余"，以"寒者热之，热者寒之"为原则，即用寒性食物助阳热偏盛的人清泄阳热，用温热食物助阴寒偏盛之人温散阴寒。

另外，阴阳相对平衡要求在饮食搭配上注意"和于阴阳"，如枸杞炖狗肉，狗肉属阳，枸杞属阴，阴阳配合可以互补。人们在吃鱼、虾、蟹、甲鱼等寒性食物时应搭配葱、姜、酒等养形食物为调料，以维持人体阴阳的相对平衡。此外，阴阳相对平衡还要求进食时食物要寒热适中。《灵枢·师传》曰："食饮者，热无灼灼，寒无沧沧。寒温适中，故气将持，乃不致邪僻也。"《寿亲养老新书·饮食用暖》："饮食太冷热，皆伤阴阳之和。"过食温热之品，容易损伤脾胃之阴液；过食寒凉之物，容易损伤脾胃阳气，从而使人体阴阳失调。

（二）补益气血

气是构成人体、维持人体生命活动的最基本物质，气来源于先天之精和后天之精，后天之精包括饮食物中的水谷精气和存在于自然界的清气。血是循行于脉中的富有营养的红色液态物质，血液生成包括水谷精微、营气、津液、精髓等，其中水谷精微是血液生成的关键物质。饮食的滋养是机体赖以生存的基础，水谷精微是产生气血的物质基础。《黄帝内经》曰："五谷为养，五果为助，五畜为益，五菜为充，气味合而服之，以补益精气。"明确提出食物是人体不可缺少的营养物质。谷肉蔬菜性能各不相同，不可偏胜，如谷类中含有大量的碳水化合物，是人体热能的直接来源；果蔬中含有丰富的维生素和膳食纤维；肉类能提供大量的蛋白质、脂肪及氨基酸，肉类和果蔬还能提供人体所需的各种微量元素，这些营养物质都是人体生长发育所必需的，只有饮食均衡和多样化，才能保证机体气血生化有源，维持机体正常的新陈代谢。

饮食物不仅是气血生化的必需物质，也是人体气血阴阳失调时促进机体恢复健康的关键物质。通过食疗可以针对人体不同的功能状态，发挥饮食物的滋养和治疗作用，如老人机能减退，气血不足，膳食宜选用宜消化的补益之品；儿童生机旺盛，稚阴稚阳，脾胃虚弱，饮食宜选用性质平和，易于消化，又能健脾开胃的膳食，通过饮食物的滋养，调补气血，促进生长发育。

（三）滋养五脏

饮食之五味，即酸、苦、甘、辛、咸。人体通过五味饮食来获取脏腑之气，维持人体正常的生理活动。五味调则脏腑功能协调，人乃安和。《灵枢·宣明五气》曰："五味所入，酸入肝，辛入肺，苦入心，咸入肾，甘入脾，是为五入。"表明正常情况下饮食五味对脏腑的补养作用具有一定的针对性。《素问·生气通天论》："是故谨和五味，骨正筋柔，气血以流，腠理以密，如是则骨气以精，瑾道如法，长有天命。"说明五味调和，各滋养所属，则骨骼强壮，筋脉柔和不拘急，气血运行正常，腠理致密，正气充盛，邪无所侵。

五味偏嗜，或不遵宜忌，将导致五脏阴阳失衡。《素问·生气通天论》云："味过于甘，心气喘满，色黑，肾气不衡。味过于咸，短肌，心气抑。味过于苦，脾气不濡，胃气乃厚。味过于酸，肝气以津，脾气乃决绝。味过于辛，筋脉沮弛，精神乃央。"人是一个有机的整体，五脏六腑相互联系，各自不衰不盛则功能正常，五味偏嗜，会导致脏腑功能失衡，不能相制相用，内生杂病。

知识链接

食物的四气五味

1. 食物的"四气"，即寒、热、温、凉。

寒凉食物大多具有清热、泻火、解毒、滋阴、生津之功，适用于体质偏热者或暑天食用。如甘蔗、荸荠、梨、西瓜、苦瓜、黄瓜、丝瓜、萝卜、鸭肉、绿豆、甲鱼、银耳等。

温热食物大多具有温中、散寒、助阳、活血、通络之功，适用于体质虚寒者或冬令季节食用，如羊肉、牛肉、鸡肉、荔枝、龙眼、葱、姜、蒜、韭菜、胡椒、辣椒等。

2. 食物的"五味"，酸（涩）、苦、甘（淡）、辛、咸。

酸味食物，具有收敛固涩、生津止渴、涩精止遗之功，多用于肝气升发太过、虚汗、久泻久痢等，如乌梅、柠檬、苹果、葡萄等。

味苦食物，具有清热燥湿、泻下降逆之力，多用于热性体质或热性病症，如苦瓜、杏仁、莲子心等。

甘味食物，具有补虚和中、健脾养胃、滋阴润燥、缓急止痛之效，多用于防治脾胃虚弱、气血不足、阴液亏耗等病证，如白糖、大枣、甘蔗等。

辛味食物，具有散寒、行气、活血之功，多用于感冒、气滞、血瘀、湿滞、痰阻等病证，如生姜、辣椒、花椒、大蒜、洋葱、韭菜、芫荽等。

咸味食物，具有软坚、散结、润下之效，多用于治疗肿瘤、便秘等，如食盐、紫菜、海带、虾等。

（四）延缓衰老

生、长、壮、老、已是人类生命的自然规律，生命的最终衰亡是不可避免的，但是如果注重养生保健，及时消除病因，维持机体功能协调，可延年益寿。食疗养生是长寿之道的重要缓解，历代医家都非常重视利用食疗养生来抗衰防老，益寿延年。合理地调配膳食，注重补益先后天之本，保持机体阴阳协调，是抗衰益寿的关键。如药膳中人参汤圆、茯苓包子可以滋补强身，促进康复；虫草鸭子、银耳汤、杜仲腰花能调理气血，益寿延年的作用。

二、中医食疗养生康复的原则

食物虽然作用平和，仍有一定的偏性，食疗养生需要根据作用对象的身体状况、年龄、疾病等来作出具体选择。换而言之，只有遵循基本的养生原则，选择科学的食疗方法，才能达到治病防病等养生功效。

（一）饮食有节

《黄帝内经》记载：“饮食有节，度百岁乃去”，所谓饮食有节是饮食要有节制，不能随心所欲，要讲究吃的科学和方法。《古兰经》中说：“胃是百病之府，贪食是百病之根，节食是百药之首。”

1. 饮食要定时定量 《论语·乡党》说：“不时不食”“不多食。”孔子主张饮食定时定量。《吕氏春秋·尽数》亦曾指出：“食能以时，身必无灾。”认为定时定量进食，对身体才不会有任何危害。《千金要方·养性序》说：“不欲极饥而食，食不可过饱；不欲极渴而饮，饮不欲过多。饱食过多则结积聚，渴饮过多则成痰癖。”每天早、中、晚三餐，要有固定的进食时间，每次进食要定量，不能大起大落。

2. 提倡饮食要顺应天地阳气的盛衰 《老老恒言》：“午前为生气，午后为死气，释氏有过不食之说，避死气也。”《黄帝内经》曰：“日中而阳气隆，日西而阳气虚。故早饭可饱，午后即宜少食，至晚更必空虚。”中午之前，阳气最旺盛，人体的脾胃阳气借助外界的阳气则功能增强，所以需多食，而午后至夜间，阴气渐渐生长，则人体脾胃的功能也应该处于减少的阶段，如此才能养护脾胃脏腑。

（二）因人而异

每个人的体质不同，又有年龄和性别的差异，《素问·上古天真论》说：“丈夫八岁，肾气实，发长齿更，……七八，肝气衰，筋不能动，天癸竭，精少，肾藏衰，形体皆极。”所以小儿饮食宜选用具有健脾消食功效的食物，老年人应选用具有补益气血功效的食物。性别不同，生理特点不同，饮食亦有所不同。《灵枢·五音五味》提到：“妇人之生，有余于气，不足于血，以其数脱血也。”由于女性特有的生理，日常宜多食红枣、花生、红豆、桂圆等补血之品；而男性以肾为根本，膳食上多选鲈鱼、黑米、黑木耳、栗子等。就体质而言，根据“虚则补之，实则泻之”的原理，阳虚者，食以温阳之品为佳；阴虚者，补阴为要；气血不足者，宜多食补气生血之物；痰湿者，以健脾化湿为原则。

此外，应注意季节不同，饮食结构也不尽相同。孙思邈于《备急千金要方·食治》记载：春“省酸增甘，以养脾气”，夏“省苦增辛，以养肺气”，长夏“省甘增减，以养肾气”，秋“省辛增酸，以养肝气”，冬“省咸增苦，以养心气”。春季饮食应注重补益，同时不可多食收敛固涩之品，以免影响阳气升发，宜多吃的食物有韭菜、山药、大蒜、菠菜等。夏季暑湿之邪易侵袭人体，饮食应该注重清暑化湿，多食西瓜、西红柿、绿豆、芡实、薏苡仁、冬瓜等。秋季燥邪偏胜，宜耗伤津液，饮食应以滋阴润燥为主，多吃梨、银耳、猪肺、白果等，燥邪宜与热邪相兼为病，故秋季饮食应忌辛辣煎炸之品，以免助长燥邪致病，或者内生热邪与燥邪共同侵袭人体。冬季要顾护阳气，常用食物有羊肉、鸡肉、栗子、核桃、龙眼、白薯等。

（三）合理搭配

饮食的合理搭配应注意荤素搭配、寒热搭配。很多人认为吃素可以预防疾病，其实不然，长期吃素会使体内营养物质缺乏，造成营养不良。然而，也不可过食油腻之品，《素问·生气通天论》曰：“高梁之变，足生大疔。”经常食肥甘厚味之品，容易发生疔疮，且饮食过度肥腻会增加心脑血管病的风险。饮食应冷热适度，夏季喜冷饮，冬季好热饮，这是人之常情，但不可过偏。即使是酷暑炎夏，也不能过于嗜食冷饮冷食，否则容易损伤脾胃。同样，热食也要有一定的限度。孙思邈的《千金翼方》记载：

“热食伤骨，冷食伤肺，热食伤肺，热无灼唇，冷无冰齿。”掌握饮食的冷热度很重要，过食生冷之品会损伤脾阳，引起腹泻，甚至泄利不止，牙齿也会受到损伤；过食热食，可灼伤机体组织，或耗伤津液，内生疾病。

（四）饮食宜忌

饮食宜忌要根据疾病的特点和证候属性，原则上阳虚证、寒证应禁忌生冷瓜果及其他凉性食物；阴虚证、热证应禁忌辛辣烟酒及其他热性食物。寒证宜温，可用姜、葱、蒜等，热证宜凉，宜选寒性的瓜果、蔬菜等。在指导患者饮食时，须根据患者的体质及辨病辨证的不同，根据“虚则补之，实则泻之，寒者热之，热者寒之”的原则，选择不同属性的食物，禁忌与疾病不相应的食物。

患者忌暴饮暴食，不偏嗜五味，过食肥腻、煎炸及吸烟、酗酒等；体质虚弱者，如大手术后、贫血、产后等忌不易消化食物，如油炸、油煎的肉类及腊肉、粘糕，并忌一切生冷特别是冷饮、凉菜、生菜等；发热患者，忌辛辣、油腻，如驴肉、马肉、猪肉及葱、蒜、酒类等；气虚患者忌辛辣、香燥食品，如油炸、辣椒、萝卜等；胃病忌食如醋、鱼类、辣椒等食物；腹泻忌生冷、蔬菜、水果；失眠忌浓茶、咖啡等；肾病不食过多盐；疮痈患者忌羊肉、虾蟹、鸡蛋忌辛辣刺激性食物；痢疾者忌过饱食及滑利、生冷、瓜果、动物血等；产后及经期忌寒凉食品；久病忌食鹅肉、鱼腥类、芥麦等发物。

三、中医食疗养生方

食疗养生指专用养生保健或者治病的饮食处方，比较常见的是将食物与食物或食物与药物进行合理的搭配，经过烹调加工而制成。常见的食疗方有以下几种。

（一）春季食养

1. 芫荽汤（《太平圣惠方》）

组成：芫荽 50g。

制作：将芫荽洗净，切成一寸长的段备用，将锅内的水烧开，放入芫荽，5 分钟后即可停火。佐餐食用。

功效：辛温发散，开胃消食。

2. 荠菜粥（《本草纲目》）

组成：荠菜 50g，粳米 100g。

制作：取新鲜荠菜，洗净切碎备用。粳米如常法煮粥，临熟时加入荠菜，煮数沸即成。荠菜质软易烂，不宜久煮。每日 1～2 次代餐。

功效：清肝明目，健脾和胃。

3. 黄芪粥（《太平圣惠方》）

组成：黄芪 10g，粳米 100g。

制作：黄芪挫细，用水适量，先煎黄芪，去渣，取汁煮米为粥。每日 1～2 次。

功效：补中益气，升阳固脱，利水消肿。

4. 乌鸡豆蔻（《中医药膳学》）

组成：乌骨鸡 1 只，豆蔻 50g，草果 2 枚。

制作：乌鸡去毛和内脏，洗净，豆蔻、草果烧存性，放入鸡腹内扎好。煮熟，空腹服之。

功效：益气补虚，健脾止泻。

5. 炒养肝（《食医心镜》）

组成：养肝 250g，鸡蛋 1 个，大葱、生姜、食盐、醋、植物油各适量。

制作：养肝冲洗干净，切成薄片，放入碗中，加鸡蛋清、黄酒、酱油、米醋、葱姜、食盐、白糖，拌匀备用。享有烧至七成热时，放入调制好的养肝，猛火快炒至熟。佐餐食用。

功效：养肝补血，明目，清虚热。

（二）夏季食养

1. 竹叶粥（《太平圣惠方》）

组成：竹叶50片，石膏90g，白糖30g，粳米60g。

制作：将竹叶用清水洗净后，切成长条，再同石膏一起放入锅内，加热水，煎熬20分钟，滗出药汁，滤去渣，澄清后，滗出上层汁备用。将粳米淘洗干净，加入药汁和水煮粥。食用时，加入白糖拌匀即可。每日1次。

功效：清热除烦，益胃生津。

2. 茯苓饼（《本草纲目》）

组成：茯苓200g，面粉100g。

制作：茯苓研成粉末，与面粉混合，水调做饼，烙熟。经常食用。

功效：利水化湿，健脾益气。

3. 翠衣荷叶汤（《广东养生靓汤》）

组成：西瓜皮500g，鲜荷叶60g，丝瓜50g，鲜扁豆60g，鲜竹叶芯15g。

制作：鲜扁豆、鲜荷叶、鲜竹叶芯洗净，浸泡20分钟，西瓜皮、丝瓜洗净，切为块状。然后把西瓜皮、扁豆、荷叶、鲜竹叶芯放入瓦煲内，加入清水2000ml，武火煲沸后，改为文火煲1个小时，加入丝瓜，煲沸片刻，调入适量食盐和少许生油便可。佐餐食用。

功效：清热解暑，利水祛湿。

4. 冬瓜赤小豆煲生鱼汤（《古今济生妙方》）

组成：赤小豆60g，冬瓜750g，生鱼2条，猪瘦肉150g，生姜3片。

制作：赤小豆洗净，冬瓜洗净，连皮切，生鱼洗净，宰净去鳞、内脏，慢火煎至微黄；猪瘦肉洗净，整块不用刀切。与生姜一起放进瓦煲内，加清水2500ml；武火煲沸后改为文火煲2个半小时，调入适量盐、油便可。佐餐食用。

功效：健脾祛湿，消肿解毒。

5. 薏苡仁粥（《福寿丹书》）

组成：薏苡仁60g，粳米100g。

制作：将两者分别淘洗干净，先把薏苡仁倒入锅中，加水煮沸，然后加米煮粥。或者先将薏苡仁洗净晒干，碾成细粉，每次取薏苡仁60g，同粳米共煮成粥。适量温服。

功效：健脾胃，益气，利水湿。

（三）长夏食养

1. 绿豆苡仁粥（民间验方）

组成：绿豆100g，薏苡仁100g。

制作：将绿豆、薏苡仁洗净，放入锅中加入适量清水，大火煮沸后改为小火，煮至豆烂、汤绿停火。每日食用1~2次。

功效：清热解暑，利尿祛湿。

2. 凉拌三皮（民间验方）

组成：西瓜皮200g，黄瓜皮200g，冬瓜皮50g。

制作：将西瓜皮刮去蜡质外皮。冬瓜皮刮去绒毛外皮，与黄瓜皮一起在开水锅内焯一下，待冷切成条状，置盘中，用少许盐，味精拌匀。佐餐食用。

功效：清热，利湿，减肥。

3. 薄荷粥（医余录》）

组成：鲜薄荷30g，粳米100g。

制作：将薄荷洗净，放入锅内，加水适量，煎熬5～10分钟，去渣，留汁待用。将粳米淘洗干净，加入盛有薄荷汁的锅中，清水适量，置武火上烧沸，用文火熬煮至熟即成。每日食用1～2次。

功效：清热解暑，清利咽喉。

4. 山药芡实薏米汤（法古录》）

组成：怀山药15g，芡实15g，炒薏米15g，炒扁豆15g，黄芪12g，白术10g，猪排骨200g。

制作：先用水浸泡怀山药，以去掉硫磺之味。扁豆、薏米用锅炒至微黄，猪排骨洗净血污并切块，芡实、黄芪、白术用清水洗净，然后将全部用料放进汤煲内，用中火煲1.5小时，调味即可。佐餐食用。

功效：健脾益胃，祛湿，抗疲劳。

5. 白煮鲤鱼（养老奉亲书》）

组成：鲤鱼1条，橘皮20g。

制作：将鲤鱼刮鳞、去除内脏后，用清水冲洗干净，放入锅内，加橘皮、葱姜、黄酒、食盐及适量清水，煮沸后去掉汤面上的血沫和浮污，加盖继续炖煮至鱼肉熟烂，汤汁呈乳白色即成。佐餐食用。

功效：健脾理气，利水减肥。

（四）秋季食养

1. 二冬二母膏（脉因证治》）

组成：天冬、麦冬各150g，知母100g，川贝母50g，冰糖200g。

制作：取天冬、麦冬、知母、川贝母置锅内，加水适量，水煎3次，每次文火保持微沸约30分钟，过滤去渣留汁，合并滤液，浓缩煎汁约2000ml止，兑入冰糖，文火收膏，每次服15～20g，日服3次。

功效：滋阴清热，润肺止咳。

2. 银耳枸杞汤（美容营养学》）

组成：银耳10～15g，枸杞5～10g。

制作：银耳泡数小时洗净，加水，文火煎成稠汁再加枸杞。可依据个人口味酌情加入适量冰糖。每日1次，可久服。

功效：滋阴润肺。

3. 百冬灌藕【常用特色药膳技术指南》（第一批）】

组成：生百合、白茯苓、天冬各60g，山药100g，红枣50g，牛奶150ml。蜂蜜20g，鲜藕400g。

制作：将百合、山药、天冬研烂，加蜂蜜再研磨极细，同研磨的白茯苓调匀；将红枣煮熟去核，做成枣泥，加入茯苓粉混合物，调入牛奶至稀稠适中，灌入藕孔中令孔皆满，堵住藕孔，上屉蒸熟即可。每日食用1次。

功效：润肺化痰，止咳平喘。

4. 参麦鱿鱼（《滋补保健药膳》）

组成：党参5g，麦冬6g，五味子3g，百合50g，鱿鱼250g，虾仁20g，菜油、料酒、姜汁、白醋、水淀粉、香油适量。

制作：将党参、麦冬用纱布包好，与五味子同煎，取汁2次，合并2次汁液，过滤2～3次，以文火浓缩至一小碗；水发鱿鱼，改花刀，入开水中焯数秒钟即捞出；虾仁加调料制成虾茸，放入鱿鱼附中；鱿鱼置于盘中，百合置于鱿鱼四周，上笼蒸20分钟；勺内放明油，加党参、麦冬、五味子汁、盐、白醋、水淀粉勾芡，浇于菜肴上。佐餐食用。

功效：益气养阴，滋补强壮。

5. 天门冬膏（《饮膳正要》）

组成：鲜天冬500g。

制作：天冬洗净，去心皮，细捣，绞取汁澄清，以纱布滤去粗渣，将汁入砂锅，文火熬成膏。每服1~2匙，空腹以温黄酒调服。

功效：滋阴润燥，清肺降火。

（五）冬季食养

1. 当归生姜羊肉汤（《伤寒论》）

组成：当归10g，生姜12g，羊肉300g，胡椒粉2g，花椒粉2g，食盐适量。

制作：羊肉去骨，剔去筋膜，入沸水锅内焯去血，捞出晾凉，切成长5cm、宽2cm、厚1cm的条；砂锅内加适量清水，下羊肉，放当归、生姜，武火烧沸，去浮沫，文火炖，至羊肉熟烂，加胡椒粉、花椒粉、食盐调味即成。每周食用2~3次，饮汤食肉。

功效：温阳散寒，养血补虚，痛经止痛。

2. 人参胡桃汤（《济生方》）

组成：人参10g，胡桃5个，生姜5片。

制法：人参切成片，胡桃肉洗净，生姜片洗净备用。人参、胡桃肉放入砂锅内，加入生姜、清水，武火煮开，改用文火煮约20分钟即可。每日1~2次，适量温服。

功效：补气益肾，温阳散寒。

3. 肉苁蓉粥（《药性论》）

组成：肉苁蓉15g，精羊肉100g，粳米50g。

制作：肉苁蓉加水100g，煮烂去渣；精羊肉切片，砂锅内加水200g，煎煮，待肉烂后，再加水300g；将粳米煮至米开汤稠时加入肉苁蓉汁及羊肉，再同煮片刻停火，焖5分钟即可。每日1~2次，适量温服。

功效：补肾助阳，温中健脾。

4. 六味牛肉脯（《饮膳正要》）

组成：牛肉2500g，胡椒15g，荜茇15g，陈皮6g，草果6g，砂仁6g，良姜6g，姜汁100ml，葱汁20ml，食盐100g。

制作：选黄牛腿云花肉，洗净切成小条；将胡椒、荜茇、陈皮、草果、砂仁、良姜研成末，加入姜汁、葱汁、食盐与牛肉相合拌匀，放入坛内，封口，腌制两日；取出牛肉，放入烤炉中焙干烤熟为脯，随意食之。

功效：健脾补虚，温中止痛。

5. 白胡椒炖猪肚【《常用特色药膳技术指南》（第一批）】

组成：白胡椒粒10g，猪肚500g，食盐适量。

制作：将白胡椒粒在微火中煸炒至香味出，加水适量；将猪肚切丝后放入砂锅内，文火炖，至猪肚丝软烂，加食盐调味即可。食肚喝汤，每周1次，连服4次。

功效：温中暖胃，行气止痛。

第四节　针灸养生康复

针灸疗法是中医学理论体系的重要组成部分，是中医养生康复的重要方法之一。它是在中医理论的指导下，运用毫针刺法、艾灸等手段刺激体表经络腧穴，疏通经络，调节气血，调理脏腑功能，以调动人体自身的抗病能力，祛除病邪、恢复健康。它具有适应范围广、疗效显著、应用简便、经济安全等优点。

一、针灸养生康复的作用

针灸养生康复的作用是指针灸在康复过程中所起到的作用。其作用复杂，从总体上可概括为疏通经络、调和阴阳和扶正祛邪三个方面。

（一）疏通经络

疏通经络是指针灸具有祛除经络瘀阻而使其恢复通畅，以发挥其正常生理功能的作用，是针灸最基本和最直接的作用。《灵枢·海论》指出："夫十二经脉者，内属于腑脏，外络于肢节。"运行气血是经脉的主要生理功能之一。经络功能正常时，气血运行通畅，使脏腑器官、四肢百骸及体表肌肤得以濡养而发挥其正常生理功能。当经络功能失常时，气血运行不畅，或气血瘀阻，均会导致经络的病理变化而发病。因此，各种因素引起的经络瘀阻不通是疾病发生的重要病机之一，其临床常常表现为疼痛、麻木、肿胀、青紫或瘀斑等症状。

针灸疏通经络主要是根据经络循行路线，结合病变部位，选择相应的腧穴或部位，采用毫针刺法、艾灸等方法，疏通经络经气运行，达到治疗疾病的目的。

（二）调和阴阳

调和阴阳是指针灸具有调节人体阴阳失衡状态，使其向平衡状态转化的作用，从而恢复脏腑经络的正常功能，是针灸养生康复的最终目标。疾病发生的病理机制极其复杂，但从总体上可概括为阴阳失调。各种致病因素导致人体阴阳偏盛偏衰，打破相对平衡状态，使经络功能失调，从而导致疾病的产生，即"阴胜则阳病，阳胜则阴病"。运用针灸疗法调节阴阳的偏盛偏衰，促使机体恢复"阴平阳秘"的状态，从而达到治愈疾病的目的。正如《灵枢·根结》中所说："用针之要，在于知调阴与阳，调阴与阳，精气乃光，合形与气，使神内藏。"针灸调和阴阳的作用，主要是通过经络阴阳属性、腧穴配伍和针刺手法完成的。

（三）扶正祛邪

扶正祛邪是指针灸具有扶持助长机体正气以消除病邪、恢复健康的作用，是针灸养生康复的作用过程。疾病的发生、发展及转归的过程，实质上是正邪相搏的过程。正能胜邪则病退，邪能胜正则病进。《素问·刺法论》曰："正气存内，邪不可干。"《素问·评热病论》曰："邪之所凑，其气必虚。"这说明疾病的发生，是由于正气相对不足，邪气相对强盛所致。针灸扶正祛邪的作用，主要是通过补虚泻实的原则来实现的。

二、针灸养生康复的原则

针灸养生康复的原则是运用针灸疗法养生康复必须遵循的基本法则，也是确立具体方法的基础。在应用针灸养生康复时，具体的方法多种多样，从总体上把握其原则具有执简驭繁的重要指导意义。具体原则可概括为补虚泻实、清热温寒、治病求本和三因制宜。

（一）补虚泻实

补虚泻实就是扶持助长正气，祛除邪气。正如《素问·通评虚实论》所说：“邪气盛则实，精气夺则虚。”“实”指邪气盛，“虚”指正气不足。实则泻，虚则补。《灵枢·经脉》曰：“盛则泻之，虚则补之……陷下则灸之，不盛不虚，以经取之。”在针灸实践中补虚泻实原则有其特殊的含义。

（二）清热温寒

“清热”就是用“清”法治疗热性病证；“温寒”就是用“温”法治疗寒性病证。正如《灵枢·经脉》所言：“热则疾之，寒则留之。”在临床中可以浅刺疾出或点刺出血，以清泻热毒；可深刺久留针或配合“烧山火”补泻手法或加用艾灸，以达到温经散寒的目的。

（三）治病求本

治病求本就是在养生康复时要抓住功能障碍发生的根本原因，采取有针对性的康复方法。“标”和“本”的概念是相对的，在中医学中具有丰富的内涵，可用以说明病变过程中各种矛盾的主次关系。一般而言，从正邪关系来说，正气为本，邪气为标；从病因与症状来说，病因为本，症状为标；从疾病的先后来说，旧病、原发病为本，新病、继发病为标等。

（四）三因制宜

“三因制宜”是因时制宜、因地制宜、因人制宜的统称，即根据患者所处的时令、地域和个人的具体情况，而制定适宜的养生康复方法。

因时制宜：在应用针灸养生康复时，应考虑所处季节和时辰变化，故春夏宜浅刺，秋冬宜深刺。依人体气血流注盛衰与一日不同时辰的相应变化规律，选择子午流注针法；针对某些疾病的发作或加重规律选择有效的治疗时机。

因地制宜：因地理环境、气候条件及生活习惯不同，人体生理功能的病变特点也会有所区别，在养生康复时应有差异。如在温热地区，灸法宜少用；在寒冷地区，灸法宜多用，且壮数应用较多。

因人制宜：根据年龄、性别、体质等不同特点而制定适宜的养生康复方法。如男女生理差异，妇人多考虑调理冲任二脉等；年龄不同，针刺方法亦不同。体质差异，如体质虚弱、皮肤薄嫩、对针刺较敏感者，手法宜轻；体质强壮、皮肤粗厚、针感较迟钝者，针刺手法可重些。

三、针灸方法

目前，在养生康复实践中，艾灸、拔罐、耳针、刮痧和穴位敷贴运用较为普遍，而毫针刺法受专业和医疗法律法规的约束，护理人员不能在临床中使用，故本节中将不再做具体介绍。历代养生专家从养生康复实践中证明，各种方法各有所长、各有所宜，唯有综合应用、取长补短，效果最佳。

（一）艾灸养生康复法

艾灸养生康复法是指利用艾叶等点燃后在腧穴或患病部位进行烧灼或熏熨，借助灸火的热力给人体以温热性刺激，通过经络腧穴的作用，以达到养生康复目的的一种方法。灸法具有温经散寒、扶阳固脱、消瘀散结、防病保健的作用。《医学入门·针灸》载：“药之不及，针之不到，必须灸之。”

施灸的原料以艾叶加工制作的艾绒为主，气味芳香，性温热，容易燃烧，火力温和，故为施灸佳料。《名医别录》载：“艾叶，味苦，微温，无毒，主灸百病。”选用干燥的艾叶，捣制后去除杂质，即可成纯净细软的艾绒，晒干贮藏，以备应用。

1. 艾灸养生康复法的种类及操作

（1）艾炷灸　将艾炷放于腧穴上施灸，称为艾炷灸。艾炷灸分为直接灸和间接灸。

1）直接灸　是将大小适宜的艾炷直接放于施术部位皮肤上施灸的方法，又称为明灸、着肤灸（图

3－1）。根据施灸的程度不同，若施灸时需将皮肤烧伤化脓，愈后留有瘢痕者，称为瘢痕灸；若不使皮肤烧伤化脓，不留瘢痕者，称为无瘢痕灸。

①瘢痕灸：又称化脓灸。施灸时先在腧穴皮肤上涂以少许大蒜汁，然后将大小适宜的艾炷（一般用中艾柱或大艾柱）黏附在腧穴上，用线香点燃艾炷施灸。待艾炷燃尽，除去灰烬，易炷再灸，待规定壮数灸完为止。施灸时可用手在施灸腧穴周围轻轻拍打，以减轻艾火烧灼皮肤而产生的剧痛。灸后1周左右，施灸部位化脓形成灸疮，5～6周自行痊愈，结痂脱落后留下瘢痕。临床上常用于治疗哮喘、肺痨、瘰疬等慢性顽疾。

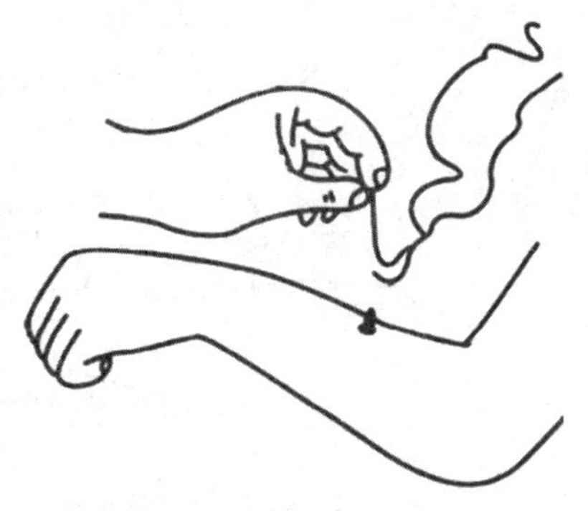
图3－1　直接灸

②无瘢痕灸：施灸时先在所灸腧穴皮肤上涂以少量的凡士林，然后将大小适宜的（约如苍耳子大）艾炷置于腧穴上，用线香点燃施灸，当艾炷燃剩2/5或1/4或患者感到微有灼痛时，即可易炷再灸，待灸满规定壮数为止，一般以局部皮肤出现轻度红晕为度。常见虚寒性疾患，均可采用此法。

2）间接灸　是指将艾炷与施灸腧穴部位的皮肤之间隔以药物或其他材料进行施灸的方法，故又称隔物灸、间隔灸。依据所用间隔药物或材料不同，可分为隔姜灸、隔盐灸和隔附子饼灸等。

①隔姜灸：取鲜姜，切成厚0.2～0.3cm、直径2～3cm的薄片，中间用针穿刺数孔，然后将姜片置于应灸的腧穴部位或患处，艾炷放置姜片中心，用线香点燃施灸（图3－2）。当艾炷燃尽，再易炷施灸，以局部皮肤潮红而不起泡为度。常用于风寒咳嗽，因寒而致的呕吐、腹痛，风寒痹痛等。

②隔蒜灸：用独头蒜或较大蒜瓣，横切成厚0.2～0.3cm的薄片，中间处以针刺数孔（捣蒜如泥亦可），置于应灸腧穴或患处，然后将艾炷放在蒜片上，以线香点燃施灸。待艾炷燃尽，易炷再灸，直至灸完规定的壮数。此法多用于治疗瘰疬、疖肿、肺痨及关节炎等。

③隔盐灸：用干燥纯净的食盐（以青盐为佳）填平脐窝，或于盐上再置一片薄姜，上置艾炷，用火点燃施灸。多用于治疗急性腹痛、泄泻、伤寒阴证或吐泻并作、中风脱证等。

④隔附子饼灸：将生附子研成粉末，用酒调和做成直径1～2cm、厚0.3～0.5cm的附子饼，中间以针刺数孔，上面再放艾炷，在应灸腧穴或患处施灸，直至灸完所规定壮数为止。多用于治疗肾阳虚而致的阳痿、早泄、宫寒不孕、痛经或疮疡久溃不敛等证。

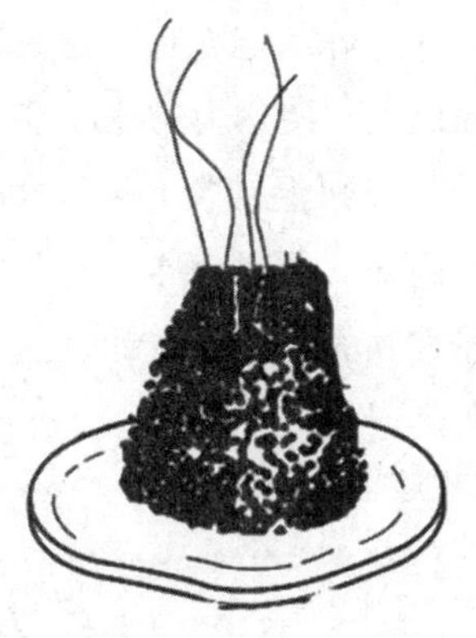
图3－2　隔姜灸

（2）艾条灸　艾条灸又称艾卷灸，是用特制的艾条在穴位上熏烤或温熨的施灸方法。施灸时如将艾条悬放在距离穴位一定高度处进行熏烤，不使艾条点燃端直接接触皮肤，称为悬起灸。若将点燃的艾条隔布或隔绵纸数层按在穴位上，使热气透入皮内，火灭热减后重新点火按灸，称为实按灸。

1）悬起灸　根据操作方式可分为温和灸、雀啄灸和回旋灸。

①温和灸：施灸时，将灸条的一端点燃，对准应灸部位，距皮肤2～3cm，进行熏烤，使患者局部有温热感而无灼痛为宜（图3－3）。一般每处灸10～15分钟，至皮肤出现红晕为度。此法适用于一切灸法主治病证。

②雀啄灸：施灸时，艾条点燃的一端与施灸部位的皮肤之间的距离并不固定，而是像鸟雀啄食一样上下活动（图3－4）。一般每穴灸5分钟，适用于昏厥急救、小儿疾患、胎位不正、缺乳等。

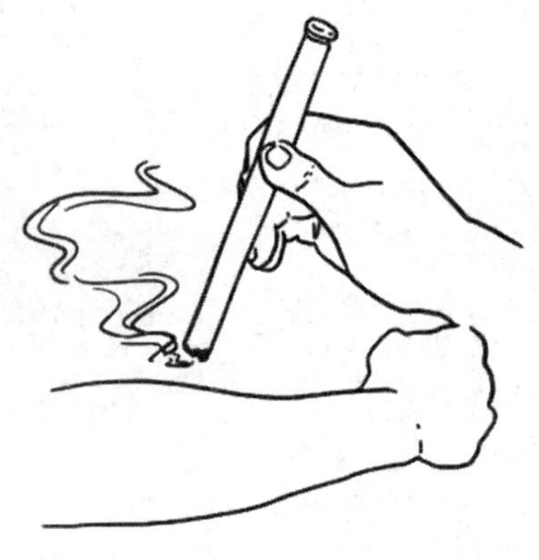

图3-3　温和灸

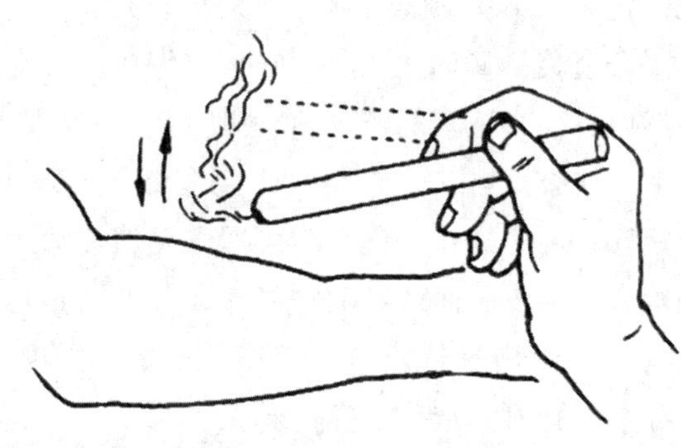

图3-4　雀啄灸

③回旋灸：施灸时，艾条点燃的一端与施灸部位皮肤之间保持一定的距离，但不固定，而是向左右方向移动或反复旋转地施灸，使皮肤温热而不至于灼痛（图3-5）。一般每穴灸10~15分钟，移动范围在3cm左右。适用于风寒湿痹及瘫痪等。

以上诸法对一般应灸的病证均可采用，但温和灸多用于灸治慢性病，雀啄灸、回旋灸多用于灸治急性病。对于晕厥、局部知觉迟钝的患者，医者可将食中二指分开，置于施灸部位的两侧，这样可以通过医者手指的感觉来测知患者局部的受热程度，以便随时调节施灸的距离，防止烫伤。

2）实按灸　多采用药物艾条，因临床需要不同，掺入艾条的药品处方各异，可分为太乙神针、雷火神针等。施灸时，先在施灸腧穴或患处垫上数层布或棉纸，然后将点燃的艾条一端立即紧按于应灸的部位上，使热力透达深部。此法适用于风寒湿痹、痿证及虚寒证等。

（3）温针灸　温针灸是将针刺与艾灸相结合应用的一种方法，一般适用于既需要留针又需要施灸的病证（图3-6）。操作时，将针刺入腧穴得气后，施以适当的补泻手法，将针留在合适的深度，用纯净细软的艾绒捏在针尾上，或将一段长约2cm的艾条插在针柄上，点燃施灸。待艾绒或艾条烧完后除去灰烬，再将针取出。

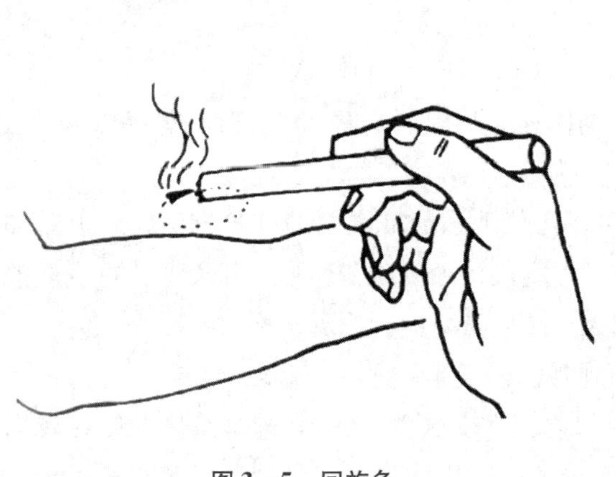

图3-5　回旋灸

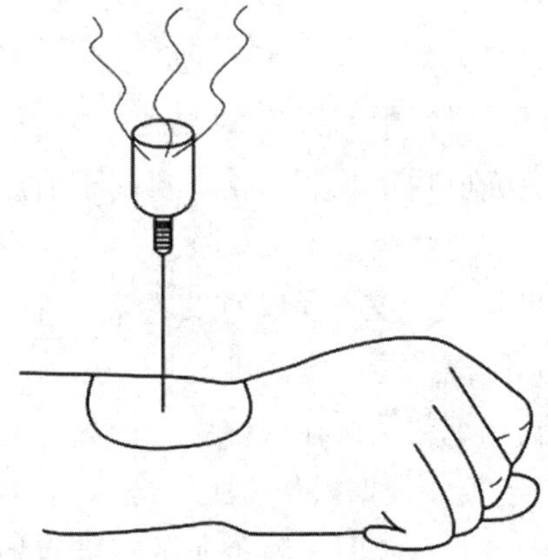

图3-6　温针灸

（4）温灸器灸　温灸器又名灸疗器，是便于施灸的器具，用温灸器施灸的方法称为温灸器灸。临床常用的有温灸盒、温灸筒、灸架等。施灸时，将艾绒或小段艾条，装入温灸器具内，点燃后，将温灸器具置于应灸腧穴或相应部位，直到所灸部位的皮肤红润为度。尤适于儿童、妇女及畏惧灸治者。

2. 注意事项

（1）施灸的先后顺序　一般是先灸上部，后灸下部，先灸阳部，后灸阴部，壮数是先少而后多，艾炷是先小而后大。但在特殊情况下，则可酌情施灸。

（2）施灸的补泻方法　灸法与针法一样，亦有补泻之分，在养生康复实践过程中可根据患者的具体情况，结合腧穴性能，酌情运用。

具体操作方法是，点燃艾炷后，不吹其火，火力微而温和，时间较长，待其缓缓自灭，使真气聚而不散，是为补法。点燃艾炷后，以口速吹旺其火，火力较猛，快燃速灭，当局部灼痛时更换艾炷再灸，促使邪气消散，是为泻法。

（3）施灸的禁忌　对实热证、阴虚发热者，一般不适宜灸疗；对颜面、五官和有大血管的部位以及关节活动部位，不宜采用瘢痕灸；孕妇的腹部和腰骶部也不宜施灸。

（4）灸后的处理　施灸后，局部皮肤出现微红灼热，属于正常现象，无须处理。如因施灸时间过长，灸量过大，导致局部出现小水泡，只要注意不擦破，可任其自然吸收。如水泡较大，可用无菌毫针将其刺破，排出水液，或用注射针抽出水液，再涂以甲紫，并以纱布包敷。如用瘢痕灸者，在灸疮化脓期间，要注意适当休息，加强营养，保持局部清洁，并可用敷料保护灸疮，以防止污染，待其自然愈合。如处理不当，灸疮脓液呈黄绿色或有渗血出现者，可用消炎药膏或玉红膏涂敷。

（二）拔罐养生康复法

拔罐养生康复法是以罐为工具，排出罐内空气造成负压，使之吸附于腧穴或应拔部位的体表，产生刺激，使被拔部位的皮肤充血、瘀血，以达到养生康复目的的方法。古代常以筒形兽角作罐具，故又称“角法”。因其具有适应证广、疗效好、见效快的特点，故广泛应用于各科病证。

1. 罐的种类　罐的种类很多，目前常用竹罐、陶瓷罐、玻璃罐、抽气罐等。

（1）竹罐　用直径3～5cm坚固无损的竹子制成。形如腰鼓，一端留节作底，另一端作罐口。罐口宜光滑平整。优点是取材较容易，做工轻巧，经济易制，不易破碎，适于煎煮。缺点是容易燥裂、漏气，吸附力不大。适用于全身各部位，但由于不透明，难以观察吸拔部位皮肤状态，不宜用于刺血拔罐等。

（2）陶瓷罐　用陶土烧制而成，形如缸状，罐口光整，肚大而圆，口底较小。优点是吸附力大、能耐高温。缺点是质地较重，易于摔碎损坏，且不透明。目前已不常用。

（3）玻璃罐　玻璃罐是在陶罐的基础上，改用耐热质硬的透明玻璃烧制而成，其形如球状。罐口平滑，一般分为大、中、小三种型号，也可用广口罐头瓶代替。优点是吸附力大，易于清洗消毒，质地透明，使用时可以观察所拔部位皮肤充血、瘀血程度，便于随时掌握情况。缺点是容易摔碎损坏，传热较快。适用于全身各部，是目前最常用的罐具之一。

（4）抽气罐　常用抽气罐是用塑料或有机玻璃等材料制成的罐具，带有抽气装置，分为罐体和抽气筒两部分。其吸附力可随意调节，不易破损，不会烫伤；但没有火罐的温热刺激。

2. 罐的吸附方法　根据罐具的不同特点，吸拔方法亦有很多，常用的有以下几种。

（1）火吸法　火吸法是利用火在罐内燃烧时产生的热力排出罐内空气，形成负压，使罐吸附在皮肤上的方法，具体方法有以下几种。

1）闪火法　用镊子或止血钳夹住浸有95%乙醇的棉球，点燃后在罐内绕1～3圈后，将火退出，迅速将罐扣在应拔的部位，即可使罐吸附在皮肤上（图3－7）。此法在罐内无火，比较安全，不受体位限制且吸附力大，是最常用的拔罐方法。但应注意切勿将罐口烧热，以免烫伤皮肤。

2）投火法　用易燃纸片或蘸有酒精的棉球，将其点燃后投入罐内，立即将罐扣在应拔的部位，罐即吸附在皮肤上（图 3－8）。此法由于罐内有燃烧物，落下后容易烫伤皮肤，故多用于身体侧面横拔。

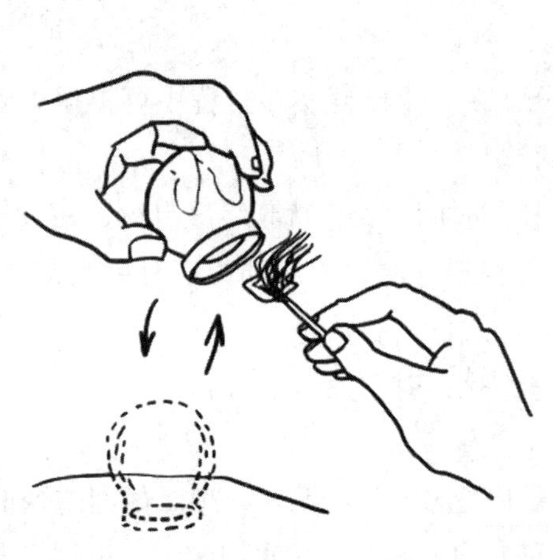

图 3－7　闪火法

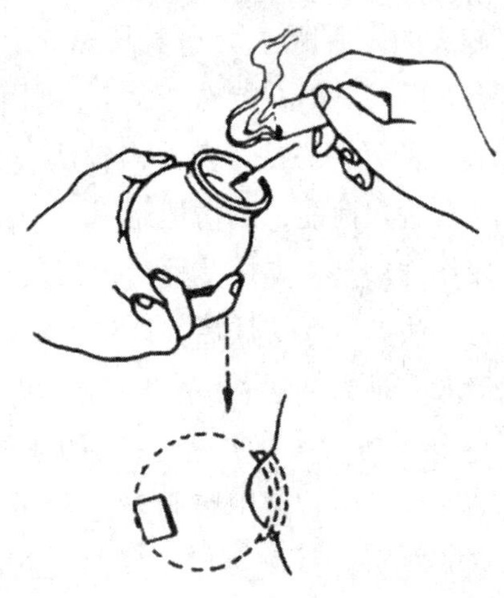

图 3－8　投火法

3）贴棉法　用大小适宜的酒精棉片一块，贴在罐内壁的下 1/3 处，用火将酒精棉片点燃后，迅速扣在应拔的部位。注意酒精不宜浸过多，以免酒精滴下时烫伤皮肤。本法多用于侧面拔罐。

4）架火法　用不易燃烧、传热的物体，如瓶盖、小酒盅等（直径小于罐口），置于应拔部位，然后将 95% 乙醇数滴或酒精棉球置于瓶盖或酒盅内，用火将酒精点燃后，将罐迅速扣下。此法适用于肌肉丰厚而平坦的部位。

（2）煮罐吸法　选用 5～10 枚完好无损的竹罐，放在锅内加水煮沸，然后用镊子将罐夹出，罐口朝下，迅速用湿毛巾紧扪罐口，立即将罐扣在应拔部位，即能吸附在皮肤上。此法适用于任何部位拔罐，但吸附力弱，操作需快捷。还可根据病情需要在锅内放入适量的祛风活血药物，如羌活、独活、当归、红花、麻黄、艾叶等，即称药罐法。

以上方法，一般留罐时间为 10～15 分钟，待拔罐部位的皮肤充血、瘀血时，将罐取下。若罐大而吸拔力强时，需观察罐内皮肤颜色变化，可适当缩短留罐的时间，以免起泡。

3. 拔罐方法　临床拔罐时，可根据不同的养生康复需求，选用不同的拔罐法，常用的拔罐法有以下几种。

（1）留罐　留罐又称坐罐，即将罐吸附在体表后，使罐具吸拔留置于施术部位 10～15 分钟，然后将罐起下。此法是临床常用拔罐方法之一，一般疾病均可应用。

（2）走罐　走罐亦称推罐（图 3－9），即拔罐时先在应拔部位的皮肤或罐口上涂适量凡士林等润滑介质，再进行拔罐，待罐吸牢后，医者用右手握住罐底，使罐后部着力，前方稍提起，慢慢向前推动，来回推动数次，以皮肤潮红为度。此法适宜于面积较大，肌肉丰厚平坦部位，如腰背、大腿等部位。

（3）闪罐　闪罐即将罐拔住后，迅速起罐，如此反复多次地拔住起罐，再拔住再起罐，直至皮肤潮红、充血或瘀血为度。此法多用于局部皮肤麻木、疼痛或功能减退等疾患，尤其适用于不宜留罐的患者，如小儿、年轻女性的面部。

（4）刺血拔罐　刺血拔罐又称刺络拔罐（图 3－10），是拔罐和刺血疗法相结合的方法。即在应拔部位的皮肤消毒后，用三棱针点刺或用皮肤针刺出血后，再将火罐吸拔于点刺的部位，使之出血，以加强刺血治疗的作用。一般刺血后拔罐留置 10～15 分钟，多用于治疗丹毒、扭伤、乳痈等。

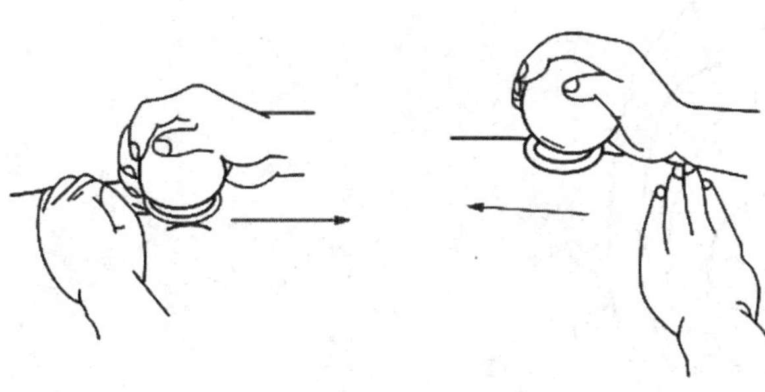

图3－9　走罐

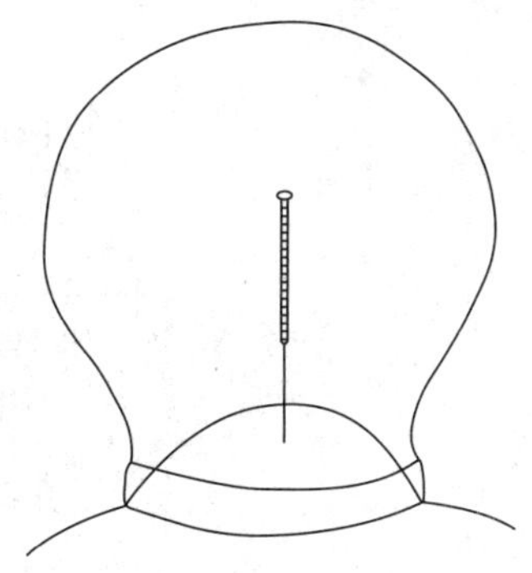

图3－10　留针拔罐

（5）留针拔罐　留针拔罐简称为针罐，在相关腧穴上针刺得气后留针，再以针为中心处拔罐，留罐5～10分钟后将罐起下，然后将针起出。

4. 拔罐的作用和适应范围　拔罐的方法具有疏通经络、祛风散寒、行气活血、消肿止痛等作用。其适应范围较为广泛，多用于风寒湿痹、颈肩腰腿痛、伤风感冒、头痛、咳嗽、哮喘、胃脘痛、腹痛、痛经、中风偏枯、瘀血痹阻等。

5. 起罐方法和注意事项　起罐（图3－11），是指将拔牢的罐取下的方法。

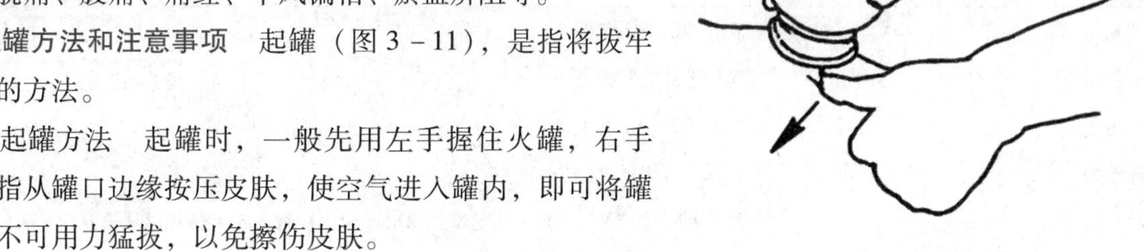

图3－11　起罐

（1）起罐方法　起罐时，一般先用左手握住火罐，右手拇指或食指从罐口边缘按压皮肤，使空气进入罐内，即可将罐取下。切不可用力猛拔，以免擦伤皮肤。

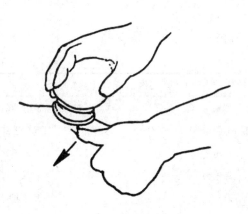

（2）注意事项

1）拔罐时，应选合适的部位和体位，一般选取肌肉丰厚的部位。若所选部位骨骼凹凸不平或体位不当、移动等，火罐容易脱落，均不适用。

2）拔罐时，要根据所拔部位的面积大小而选择适宜的罐。操作时应动作敏捷，吸附有力。

3）初次接受拔罐的患者以及老年、儿童与体质虚弱的患者，施罐数量宜少，留罐时间宜短。

4）皮肤有过敏、溃疡、水肿及心脏、大血管分布部位，不宜拔罐。高热抽搐者以及孕妇的腹部、腰骶部，亦不宜拔罐。

5）进行针罐操作时，要防止肌肉牵拉而造成弯针、折针或针深入体内伤及重要脏器。

（三）耳针养生康复法

耳针养生康复法是在耳穴上用压豆、针刺或其他方法刺激，达到养生康复目的的一种方法。该方法操作方便，治疗范围较广，对疾病的诊断也有一定的参考意义。

早在《灵枢·五邪》篇中有记载："邪在肝，则两胁中痛……取耳间青脉，以去其掣。"《灵枢·厥病》篇记载："耳聋无闻，取耳中。"耳针是运用耳穴进行诊治疾病。唐代孙思邈所著《千金要方》中有用耳中穴治疗黄疸等病的记载。历代医家均有针、灸、按摩、耳道塞药、吹药等方法刺激耳廓，以防治疾病的记载。

1. 耳廓表面解剖　耳廓分为耳前和耳背，耳前为凹面，耳背为凸面。耳廓解剖位置详见图3－12和表3－1。

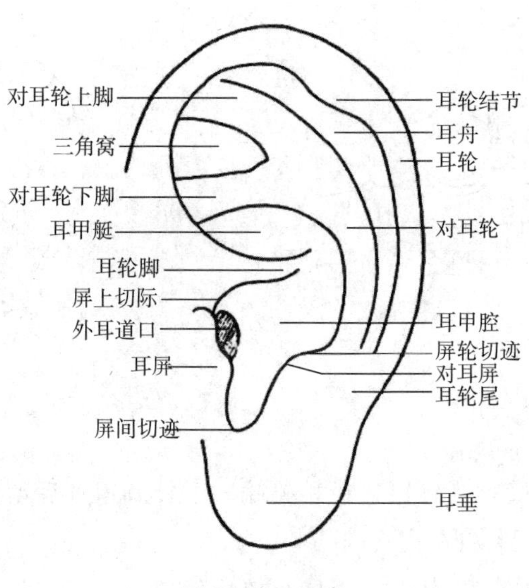

图3－12　耳廓

表3－1　耳廓解剖位置详解

名称	解剖位置
耳轮	耳廓卷曲的游离部分
耳轮结节	耳轮后上部的膨大部分
耳轮尾	耳轮向下移行于耳垂的部分
耳轮脚	耳轮深入耳甲的部分
对耳轮	与耳轮相对呈“Y”字形的隆起部，由对耳轮体、对耳轮上脚和对耳轮下脚三部分组成
对耳轮体	对耳轮下部呈上下走向的主体部分
对耳轮上脚	对耳轮向上分支的部分
对耳轮下脚	对耳轮向前下分支的部分
三角窝	对耳轮上、下脚与相应耳轮之间的三角形凹窝
耳舟	耳轮与对耳轮之间的凹沟
耳屏	耳廓前方呈瓣状的隆起
屏上切迹	耳屏与耳轮之间的凹陷处
对耳屏	耳垂上方与耳屏相对的瓣状隆起
屏间切迹	耳屏和对耳屏之间的凹陷处
轮屏切迹	对耳轮与对耳屏之间的凹陷处
耳垂	耳廓下部无软骨的部分
耳甲	部分耳轮和对耳轮、对耳屏、耳屏及外耳门之间的凹窝，由耳甲艇、耳甲腔两部分组成
耳甲腔	耳轮脚以下的耳甲部
耳甲艇	耳轮脚以上的耳甲部
外耳门	耳甲腔前方的孔窍

2. 耳穴的分布特点　耳穴，即分布在耳廓上的一些特定区域，与人体组织器官、脏腑经络和四肢躯干相互沟通。其分布有一定的规律，形似倒置的胎儿，头部朝下，臀部朝上，因此具有如下分布特点（图3－13和表3－2）。

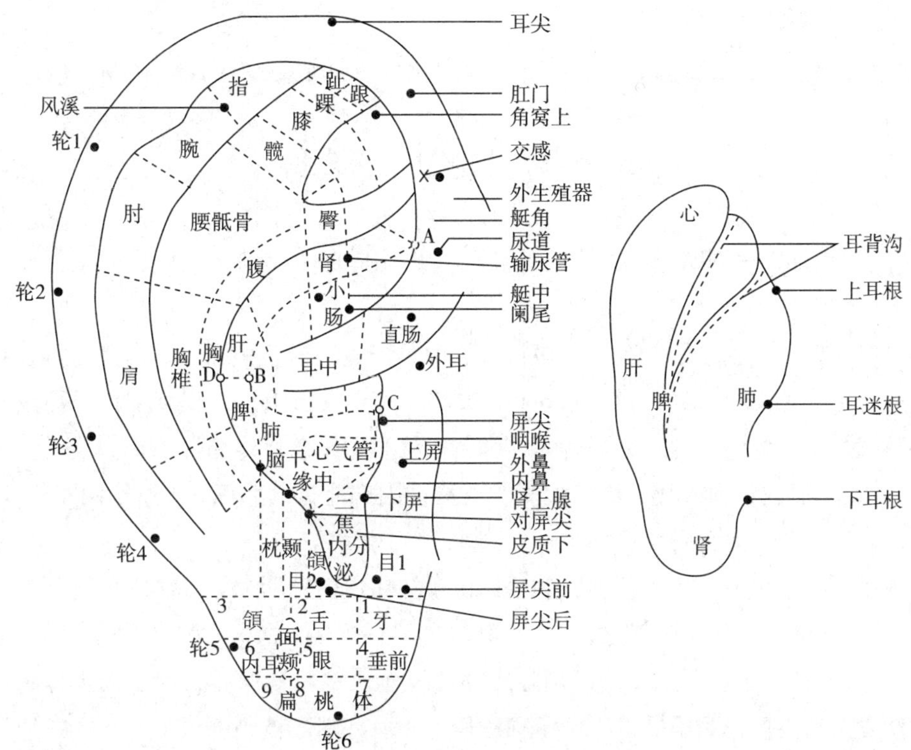

图3-13 耳穴

表3-2 耳穴分布特点

耳穴部位	对应位置
耳垂	头面
耳舟	上肢
对耳轮体	躯干
对耳轮上、下脚	下肢
耳甲艇	腹腔
耳甲腔	胸腔
耳轮脚周围	消化道

3. 临床应用

（1）适应证耳针养生康复法适用范围广泛，常用于偏瘫、截瘫、耳聋、失语、聋哑、青盲、高血压、心肌梗死、慢性阻塞性肺疾病、糖尿病、肥胖症、尿失禁、胃下垂等患者的康复治疗。

（2）选穴原则

1）按脏腑辨证选穴 依据脏腑理论，可按各脏腑的生理功能和病理反应进行辨证取穴。如脱发取“肾”穴，皮肤病取“肺”、“大肠”穴等。

2）按经络辨证选穴 依据十二经脉循行和其病候选取穴位。如坐骨神经痛取“膀胱”或“胰胆”穴，牙痛取“大肠”穴等。

3）按相应部位选穴 当患者机体患病时，在耳廓的相应部位上有一定的敏感点，它便是本病的首选穴位。

4）按西医学理论选穴 耳穴中部分穴名是根据西医学理论命名的，如“交感”“肾上腺”“内分泌”等。这些穴位的功能基本上与西医学理论一致，故在选穴时应考虑其功能，如月经不调取“内分泌”穴。

5）按临床经验选穴　临床实践发现有些耳穴具有治疗本部位以外疾病的作用，如“外生殖器”穴可以治疗腰腿痛。

（3）操作方法　耳穴的刺激方法较多，如毫针法、电针法、埋针法、压丸法、耳穴刺血法、灸法、按摩法和穴位注射法，本书仅介绍一些对本专业有可操作性的方法。

1）压丸法　即在耳穴表面贴敷压丸的一种疗法。此法具有持续刺激穴位、安全无痛、无副作用等作用，临床中应用广泛。

压丸所选材料就地取材，常用的有王不留行籽、油菜籽、小米、小绿豆、白芥子等，临床现多用王不留行籽。应用时，将王不留行籽贴附在0.6cm×0.6cm大小胶布中央，程度视情况而定，轻刺激法一般用于儿童、孕妇、年老体弱、神经衰弱者等，强刺激法可用于急性疼痛性病证。

2）埋针法　是将皮内针埋入耳穴治疗疾病的方法，因其能持续刺激，故常用于慢性疾病和疼痛性疾病，以达到巩固疗效和预防复发的目的。

使用时，押手固定常规消毒后的耳廓，刺手用镊子挟住皮内针柄，轻轻刺入所选耳穴，再用胶布固定。留置1~3天后取出，消毒埋针部位。

3）刺血法　操作前宜推揉耳廓以使所刺耳穴部位充血。常规消毒后，押手固定耳廓，刺手持针点刺耳穴，挤压使之出血。操作完毕后以无菌干棉球压迫止血并消毒被刺部位。

4）按摩法　一般包括全耳按摩、耳轮按摩和提捏耳垂等法。按摩时间一般为15~20分钟，以双耳充血发热为度。

5）穴位注射法　一般使用1ml注射器配以26号针头，依据病情需要辨证选取相应药物，押手固定耳廓，刺手持注射器刺入耳穴的皮内或皮下，行常规皮试操作，缓缓推入0.1~0.3ml药物，使皮肤呈小皮丘，耳廓有痛、胀、红、热等反应，完毕后用消毒干棉球轻轻压迫针孔，隔日1次。

4. 注意事项

（1）严格消毒，防止感染。因耳廓暴露在外，表面凹凸不平，针刺操作前必须严格消毒，有创面和炎症部位禁针。针刺后如针孔发红、肿胀，应及时涂以碘伏，防止化脓性软骨膜炎的发生。

（2）压丸或埋针留置时间应酌情把握，特别是湿热天气时，留置时间不宜过长。留置期间应防止胶布脱落、过敏或污染等情况发生。

（3）左右两侧耳穴多交替使用。

（4）妊娠期妇女应慎用耳针。

（5）有脓肿、溃破和冻疮的耳穴禁用耳针，有凝血障碍患者禁用耳穴刺血法。

（6）耳针治疗时亦应注意防止晕针，一旦发生应及时处理。

（四）刮痧养生康复法

刮痧养生康复法是以中医基础理论为指导，运用刮痧器具施术于体表的一定部位，形成痧痕，从而达到养生康复目的的一种外治法。刮痧养生康复法具有疏通经络、行气活血、调整脏腑等重要功能。

1. 刮痧工具的种类　刮痧工具包括刮痧板和介质，实践中需根据不同的养生康复需求选择不同的刮痧板和介质，工具的选择将直接关系到养生康复的效果。

（1）刮痧板种类　常用的有牛角类刮痧板、玉石类刮痧板和木竹类刮痧板。其中，牛角刮痧板是目前最常用的刮痧工具，玉石类刮痧板最常用于美容、保健。

（2）刮痧介质　为减轻刮痧时的疼痛，避免皮肤损伤，增强疗效，操作之前应给刮痧部位涂上适量的润滑剂，即刮痧介质。

刮痧介质有刮痧专用油，因其渗透性强、润滑性好，故是目前最常用的刮痧介质；乳膏制剂，冬青膏是较常用的乳膏制剂；还包括植物油、白酒、水、滑石粉及日常生活中常用的一些质地细腻、润滑的物质如润肤霜等。

2. 操作方法

（1）体位　体位的选择应以术者能够正确取穴、操作方便，患者感到舒适并能持久配合为原则。

（2）施术部位　主要依据经络的主治特点及范围，根据局部或远端取穴原则选择合适的刮痧部位，包括以下几个方面：①选择功能障碍部位相关腧穴或经脉进行刮痧；②选择距离功能障碍部位较远的经穴进行刮痧；③根据临床经验选择特定腧穴进行刮痧；④按照神经分布部位进行刮痧。

3. 消毒　对刮痧部位先用热毛巾擦洗干净，再用75%乙醇进行常规消毒。同时，根据刮具的不同而使用不同的消毒方法，如高压蒸汽消毒法、煮沸消毒法及75%乙醇溶液消毒法等。

4. 操作方法

（1）持板方式　握住刮痧板，将刮痧板底边横靠在手掌心，大拇指及另外四指呈弯曲状，分别放于刮痧板两侧。

（2）刮板方式

1）直接刮法　患者取坐位或俯伏位，术者用热毛巾擦洗操作部位的皮肤，均匀地涂上刮痧介质，持刮痧器具，直接在患者体表的特定部位沿一个方向进行反复刮拭，直至皮下出现紫红色痧痕。

2）间接刮法　患者取坐位或俯伏位，在将要刮拭的部位铺一层薄布，然后用刮痧器具以每秒2次的速度，朝一个方向在布上快速刮拭，每处刮20～40次，直到刮拭至局部皮肤发红，出现痧痕为止。此法适用于儿童、年老体弱者及某些皮肤病患者。

（3）刮拭顺序与方向　刮拭的顺序，总的原则是由上而下、由前而后、由近及远，即先刮拭面部、胸腹部，再刮拭头部、肩部、背腰部；先刮拭上肢，再刮拭下肢。刮拭的方向一般为由上而下，由内而外，由左及右。

（4）补泻手法

1）补法　刮拭按压力度小，速度较慢，作用浅，刺激时间长，痧痕点数少，刮拭多顺着经脉循行方向。常用于年老体弱、久病重病或形体羸瘦之虚证患者。

2）泻法　刮拭按压力度大，速度较快，刺激时间短，痧痕点数多，刮拭多逆着经脉循行方向。多用于年轻体壮或新病急病的实证患者。

3）平补平泻法　按压力中等，速度适中。常用于保健或虚实兼见的患者。

5. 禁忌证

（1）新发生骨折患者不宜刮痧，需待骨折愈合后方可在患部刮拭。

（2）有出血倾向的疾病，如血小板减少性疾病、过敏性紫癜、白血病等忌用或慎用此法。

（3）急性传染病、心力衰竭、肾功能衰竭者及肝硬化腹水者的腹部、全身重度水肿等危重病证。

（4）局部有疖肿、瘢痕、溃烂、痈疮、传染性皮肤病等疾病。

（5）小儿囟门未闭合时，头颈部禁用刮痧手法；孕妇、妇女经期，禁刮下腹部。

（6）颜面部位以及大血管显现处，禁用此法。

（五）穴位贴敷养生康复法

穴位贴敷养生康复法是指在特定的穴位上贴敷药物，通过药物和腧穴的共同作用以达到养生康复目的的一种方法。

1. 贴敷药物　凡是在临床应用中有效的汤剂、丸剂均可熬膏或磨粉用于穴位贴敷。大多使用开窍活络、通经走窜之品，如麝香、冰片、丁香、肉桂、花椒、白芥子、生姜、葱白、大蒜、细辛、白芷、皂角、穿山甲、王不留行等；亦多选用气味厚重、药性猛烈、口服有毒之品，如生南星、生半夏、川乌、草乌、巴豆、斑蝥、甘遂、马钱子等。

在确定用药的基础上，选择适当的溶剂调和，利于充分发挥药物疗效。常用的溶剂有酒、醋、油和姜汁等；还可以用蒜汁、蜂蜜、蛋清、凡士林、水等；亦可依据病情选择药物的浸剂作为溶剂。

2. 常用剂型 目前穴位贴敷的常用剂型有膏剂、饼剂、丸剂、散剂、熨帖剂、鲜药剂和泥剂、糊剂、膜剂、锭剂、浸膏剂、水（酒）渍剂等其他剂型。

3. 操作方法

（1）选穴处方　穴位贴敷的选穴是以脏腑经络学说为基础，依据疾病的病因病机，辨证选取要贴敷的穴位，具有如下特点：①在病变局部穴位贴敷药物；②在阿是穴上贴敷药物；③在经验穴上贴敷药物；④在神阙和涌泉穴上贴敷药物，称为脐疗、足心疗法。

（2）贴敷方法

1）施术前准备　根据所选穴位，采用适当体位，以患者舒适、医者便于操作的体位为宜，并使药物能贴敷稳妥。定准穴位，用温水将穴位局部清洗干净，再用75%乙醇或0.5%～1%碘伏棉球或棉签在施术部位消毒。

2）施术方法

①贴法：将制备好的药物直接贴压于穴位，然后外裹医用胶布固定；或先将药物置于胶布粘面正中，再对准穴位进行粘贴。若用硬膏剂，则可直接将硬膏中心对准穴位贴牢即可。

②敷法：将制备好的药物敷在穴位上，外覆医用防渗水敷料贴并医用胶布固定即可。若使用膜剂，可将膜剂固定于穴位上或直接涂于穴位上成膜。若用水（酒）浸渍剂，可用棉垫或纱布浸蘸，然后敷于穴位上，外敷医用防渗水敷料贴，再以医用胶布固定。

③填法：将制备好的药膏或药粉填于肚脐中，外覆纱布并用医用胶布固定。

④熨帖法：将熨帖剂加热后外敷于穴位上。或将熨帖剂贴敷穴位上之后，再用艾灸或其他热源在药物上温熨。

（3）贴敷时间　根据疾病种类、药物特性以及身体状况而确定贴敷时间。

1）一般情况下，老年人、儿童、病轻者、体质偏虚者贴敷时间宜短，出现皮肤过敏，如瘙痒、疼痛者，应立即取下。

2）刺激性小的药物每次贴敷4～8小时，可每隔1～3天贴治1次。

3）刺激性大的药物，如蒜泥、白芥子等，应视患者的反应和发泡程度确定贴敷时间，数分钟至数小时不等（多在1～3小时）；如需再贴敷，应待局部皮肤基本恢复正常后再敷药，或改用其他有效腧穴交替贴敷。

4）敷脐疗法：每次贴敷的时间在3～24小时不等，隔日1次，所选药物不应为刺激性大及发泡之品。

5）冬病夏治腧穴贴敷：从每年夏日的初伏到末伏，一般每7～10天贴1次，每次贴3～6小时，连续三年为1个疗程。

（4）施术后处理

1）换药　贴敷部位无水泡、破溃者，可用消毒干棉球或棉签蘸温水、植物油或液状石蜡清洁皮肤上的药物，擦干并消毒后再贴敷。贴敷部位起水泡或破溃者，应待皮肤愈合后再贴敷。

2）水泡处理　小水泡一般无需特殊处理，任其自然吸收。大的水泡可用消毒针具从其底部挑破，排出液体后消毒，以防感染。破溃的水泡应做消毒处理后，外用无菌纱布包扎，防止感染。

4. 临床应用　本法适用范围很广，主要包括：颈痛、肩痛、腰痛、膝痛等各类痹证；呼吸系统疾病，如感冒、急慢性支气管炎、支气管哮喘；妇科疾病，如子宫脱垂、乳腺增生、脱肛；儿科疾病，如小儿遗尿、厌食、流涎；其他，如失眠、面神经炎、慢性腹泻、咽喉炎、鼻衄等病证。

5. 注意事项

（1）凡用溶剂调敷药物时，调制好后应立即贴敷，以防蒸发。若用膏药贴敷，应注意温化膏药要适度，避免烫伤或贴不牢。

（2）如有对胶布过敏者，可选用防过敏胶布或绷带固定贴敷药物。

（3）能引起皮肤发泡的药物不宜贴敷面部和关节部位。

（4）贴敷药物后注意局部防水。

（5）对久病体弱、消瘦及有严重心、肝、肾脏病者，用药量宜少，时间不宜过长。对孕妇、幼儿应避免使用刺激性强、毒性大的药物。

（6）选用药物中，如含有刺激性强、毒性大的药物，如斑蝥、马前子等，贴敷药量与穴位宜少、面积宜小、时间宜短，防止药物中毒。

（7）贴敷后应注意观察贴敷部位的反应，若皮肤出现色素沉着、潮红、微痒、烧灼感、疼痛、轻微红肿、轻度出水泡等现象属于穴位贴敷的正常皮肤反应。但贴敷后若出现范围较大、程度较重的皮肤红斑、水泡、疹痒现象，应立即停药，并进行对症处理；对于出现全身性皮肤过敏症状者，应及时到医院就诊。

四、常用养生康复腧穴

（一）手太阴肺经

常用手太阴肺经穴位如下（图 3－14）。

1. 中府

定位：在胸外上方，前正中线旁开 6 寸，平第一肋间隙处。

主治：咳嗽、气喘、胸满痛和肩背痛等的康复。

2. 尺泽

定位：在肘横纹中，肱二头肌腱桡侧凹陷处。

主治：咳嗽、气喘、咯血、咽喉肿痛等呼吸系统疾患和肘臂挛痛等的康复。

3. 列缺

定位：桡骨茎突上方，腕横纹上 1.5 寸，拇长展肌腱与拇短伸肌腱之间。

主治：咳嗽、气喘、咽喉肿痛等呼吸系统疾患和头痛、齿痛、项强、口眼歪斜等头项疾患的康复。

4. 太渊

定位：在腕横纹桡侧，桡动脉的桡侧凹陷中。

主治：咳嗽、气喘和腕臂痛的康复。

5. 鱼际

定位：在手外侧部，第 1 掌骨桡侧中点赤白肉际处。

主治：咳嗽、哮喘、咽喉肿痛、失音等呼吸系统疾患的康复。

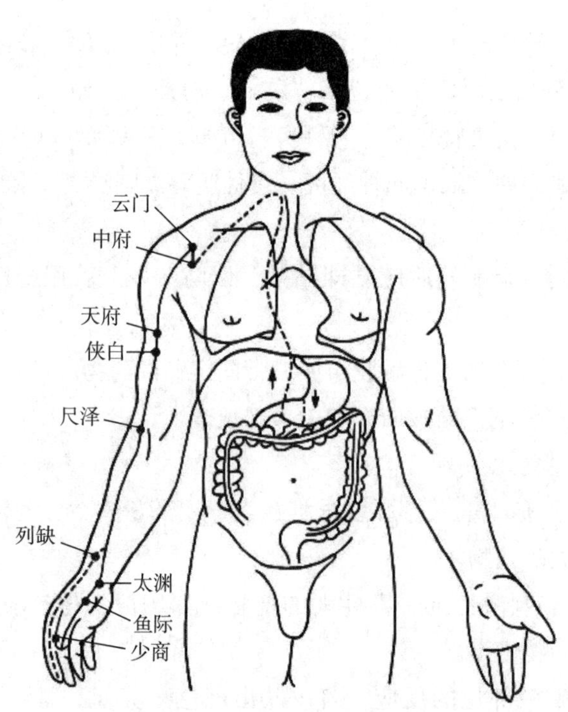

图 3-14　手太阴肺经穴位示意图

（二）手阳明大肠经

常用手阳明大肠经穴如下（图 3-15）。

1. 合谷

定位：在手背，第 1、2 掌骨间，第 2 掌骨桡侧的中点处。

主治：痛证、失音、咽喉肿痛、口眼歪斜、耳鸣耳聋、汗证、月经病、腹痛、中风偏瘫等多种疾病的康复。

2. 曲池

定位：在肘区，尺泽与肱骨外上髁连线中点处。

主治：中风偏瘫、痛证、神志病、眩晕、皮肤病、高血压等的康复治疗。

3. 肩髃

定位：在三角肌区，肩峰外侧缘前端与肱骨大结节两骨间凹陷中。屈臂外展或向前平伸时，肩峰外侧缘呈现前后两个凹陷，前下方的凹陷即是。

主治：肩臂疼痛、上肢不遂、手臂挛急、皮肤病等的康复。

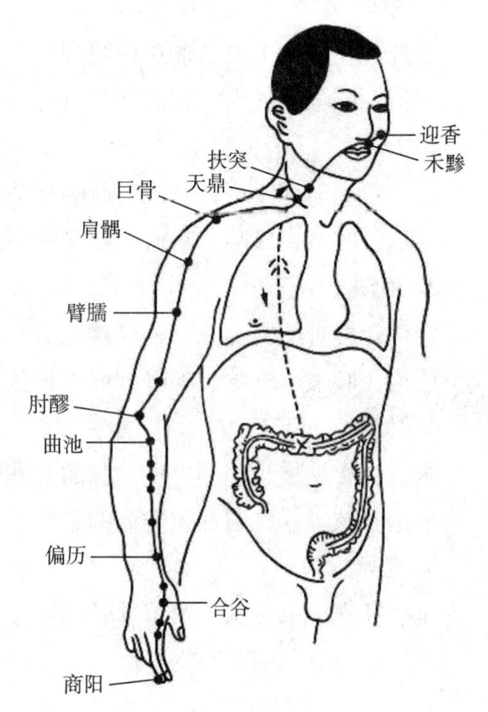

图 3-15　手阳明大肠经穴位示意图

（三）足阳明胃经

常用足阳明胃经穴位如下（图 3-16）。

1. 地仓

定位：在面部，口角旁开约 0.4 寸。

主治：口角歪斜、流涎、疼痛等面口疾病的康复。

2. 下关

定位：在面部，颧弓下缘中央与下颌切迹之间凹陷中。

主治：口眼歪斜、耳鸣耳聋、下颌关节痛、齿痛、面痛等颜面部疾患的康复。

3. 天枢

定位：在腹部，横平脐中，前正中线旁开 2 寸。

主治：胃肠疾病、月经病等疾患的康复。

4. 髀关

定位：在股前区，股直肌近端、缝匠肌与阔筋膜张肌三条肌肉之间凹陷中。

主治：下肢功能障碍的康复。

5. 足三里

定位：在小腿外侧，犊鼻下 3 寸，胫骨前缘外 1 横指处。

主治：养生保健要穴，胃肠系统疾患、下肢功能障碍、各种虚证、高血压、中风、神志病等的康复。

6. 丰隆

定位：小腿外侧，外踝尖上 8 寸，胫骨前肌外缘 2 横指处。

主治：痰湿体质患者的养生要穴，用于神志病、头痛头晕、呼吸系统疾患和下肢痿痹等疾病的康复。

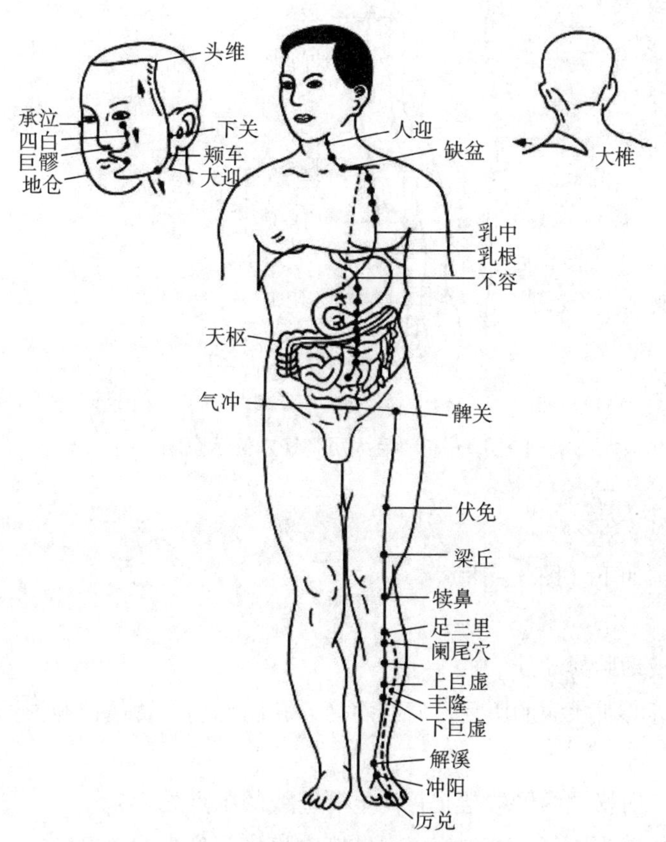

图 3－16　足阳明胃经穴位示意图

（四）足太阴脾经

常用足太阳脾经穴位如下（图 3－17）。

1. 三阴交

定位：在小腿内侧，内踝尖上 3 寸，胫骨内侧缘后缘。

主治：用于脾胃功能失调所致的泌尿生殖系统和皮肤病的康复，还可用于心血管系统、下肢功能障碍和阴虚证的康复。

2. 阴陵泉

定位：胫骨内侧髁下方凹陷处。

主治：腹胀、腹泻、水肿、黄疸、小便不利和膝痛等的康复。

3. 血海

定位：在股前区，髌底内侧端上 2 寸，股内侧肌隆起处。

主治：膝关节疾病的康复，月经病、皮肤病等疾患的康复。

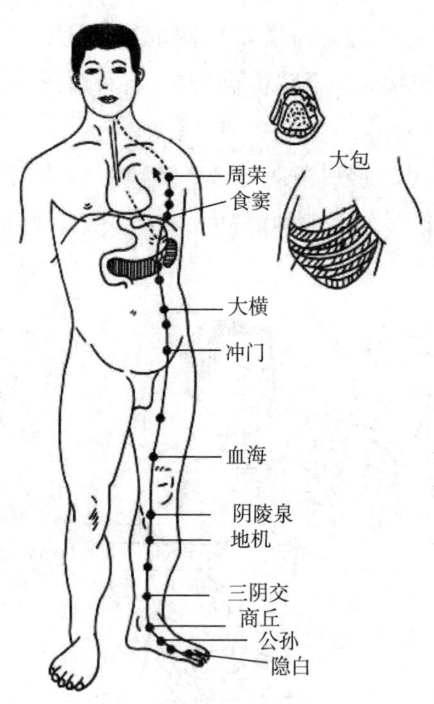

图 3－17　足太阴脾经穴位示意图

（五）手少阴心经

常用手少阴心经穴位如下（图 3－18）。

1. 极泉

定位：腋窝正中，腋动脉搏动处。

主治：心痛、心悸等心脏疾病的康复，肩臂疼痛、胁肋疼痛、臂丛神经损伤等的康复。

2. 少海

定位：屈肘成直角，肘横纹内侧端与肱骨内上髁连线的中点处。

主治：心血管疾患的养生康复，神志病、上肢麻木疼痛等疾患的康复。

3. 神门

定位：腕横纹尺侧端，尺侧腕屈肌腱的桡侧凹陷处。

主治：心痛、心烦、惊悸、怔忡、健忘、失眠、痴呆、癫狂痫等心与神志病变等康复，胸胁痛的康复。

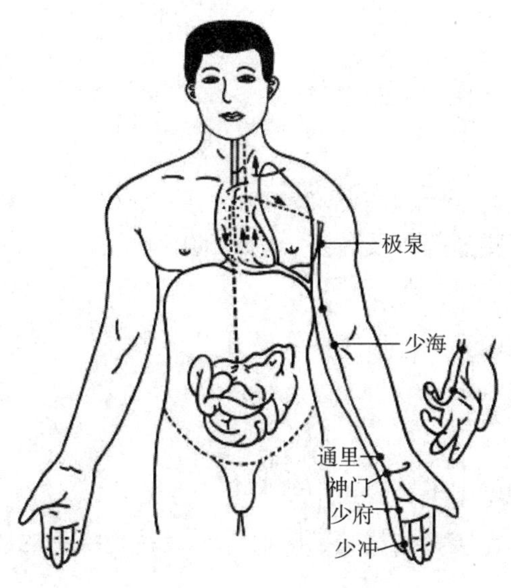

图 3-18 手少阴心经穴位示意图

（六）手太阳小肠经

常用手太阳小肠经穴位如下（图 3-19）。

1. 后溪

定位：微握拳，第 5 掌指关节近端尺侧，远侧掌横纹头赤白肉际处。

主治：头项强痛、腰背痛、手指及肘臂挛痛的康复，耳聋、目赤和癫狂痫的康复。

2. 肩贞

定位：肩关节后下方，腋后纹头上 1 寸。

主治：肩臂疼痛和上肢不遂的康复。

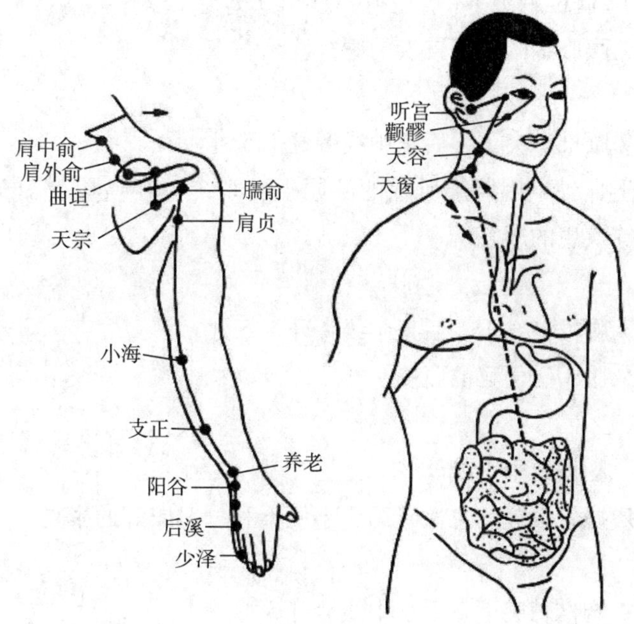

图 3-19 手太阳小肠经穴位示意图

（七）足太阳膀胱经

常用足太阳膀胱经穴位如下（图 3－20）。

1. 天柱

定位：后发际正中直上 0.5 寸（哑门穴），旁开 1.3 寸，斜方肌外缘凹陷中。

主治：后头痛、项强、肩背腰痛等以及鼻塞、热病的康复。

2. 肺俞

定位：在脊柱区，第 3 胸椎棘突下，后正中线旁开 1.5 寸。

主治：肺系疾患的养生康复。

3. 心俞

定位：在脊柱区，第 5 胸椎棘突下，后正中线旁开 1.5 寸。

主治：心脏疾患的养生康复，咳嗽、气喘、咯血等呼吸系统疾患的康复。

4. 膈俞

定位：在脊柱区，第 7 胸椎棘突下，后正中线旁开 1.5 寸。

主治：各种血虚、血瘀、出血等证的养生康复，咳嗽、气喘、吐血、盗汗、皮肤病等疾患的康复。

5. 肝俞

定位：在脊柱区，第 9 胸椎棘突下，后正中线旁开 1.5 寸。

主治：肝脏的养生康复，目赤、视物不明、夜盲、血证、眩晕、神志病等的康复。

6. 脾俞

定位：在脊柱区，第 11 胸椎棘突下，后正中线旁开 1.5 寸。

主治：脾胃的日常养生康复，水肿、黄疸、咳嗽痰多、背痛等疾患的康复。

7. 胃俞

定位：在脊柱区，第 12 胸椎棘突下，后正中线旁开 1.5 寸。

主治：胃脘痛、呕吐、腹胀、肠鸣等胃疾的康复。

8. 肾俞

定位：在脊柱区，第 2 腰椎棘突下，后正中线旁开 1.5 寸。

主治：肾脏的日常养生保健，因肾虚所致的泌尿生殖系统、耳鸣耳聋、气喘少气、诸虚劳损、消渴、泄泻、下肢功能障碍等疾患的康复。

9. 大肠俞

定位：在脊柱区，第 4 腰椎棘突下，后正中线旁开 1.5 寸。

主治：腰腿痛和腹胀、腹泻、便秘的康复。

10. 委中

定位：在膝关节后方，腘横纹中点处。

主治：腰背痛、下肢痿痹，腹痛、急性吐泻、小便不利、遗尿等的康复。

11. 膏肓

定位：在脊柱区，第 4 胸椎棘突下，后正中线旁开 3 寸。

主治：养生保健要穴。咳嗽气喘、盗汗、失眠健忘、头晕目眩、遗精、羸瘦、肩背痛等疾患的康复。

12. 承山

定位：在小腿后区，腓肠肌两肌腹与肌腱交角处，当伸直小腿或足跟上提时，腓肠肌肌腹下出现尖角凹陷处。

主治：痔疾、便秘、下肢功能障碍等疾患的康复。

13. 昆仑

定位：外踝尖与跟腱之间的凹陷中。

主治：眩晕头痛、腰腿痛及神志病的康复治疗。

14. 申脉

定位：外踝直下方凹陷中。

主治：头痛、眩晕、癫狂痫、失眠和腰腿酸痛等的康复。

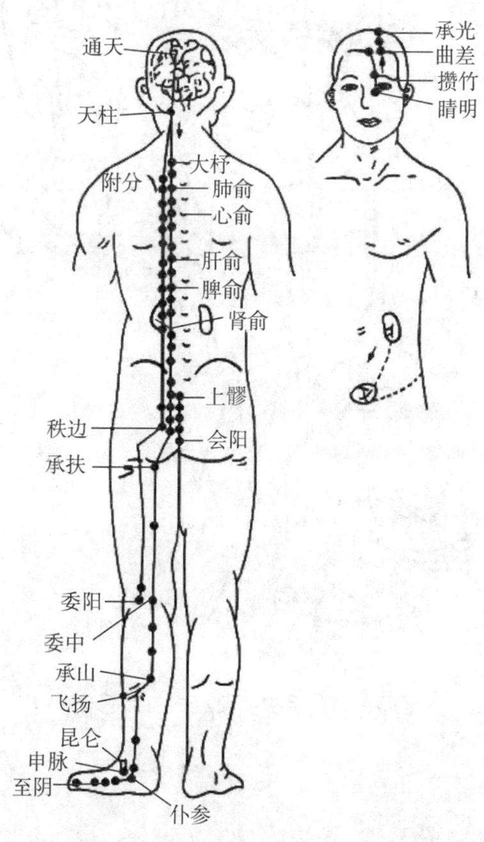

图 3－20 足太阳膀胱经穴位示意图

（八）足少阴肾经

常用足少阴肾经穴位如下（图 3－21）。

1. 涌泉

定位：在足底，屈足卷趾时足心最凹陷中（当足底第 2、3 趾蹼缘与足跟连线的前 1/3 与后 2/3 的交点处）。

主治：肾精不足所致的各种虚证、便秘、小便不利、咽喉肿痛、舌干、失音等疾患的康复。

2. 太溪

定位：在踝区，内踝尖与跟腱之间的凹陷中。

主治：肾虚所致的泌尿生殖系统疾患、头晕目眩、耳病、齿痛、咽喉肿痛、失眠健忘、咳喘咯血、下肢功能障碍等疾患的康复。

3. 照海

定位：内踝高点正下缘凹陷处。

主治：失眠、癫痫等神志病，咽喉干痛，目赤肿痛和月经不调、带下、阴挺、小便频数、癃闭等泌尿生殖系统疾病的康复。

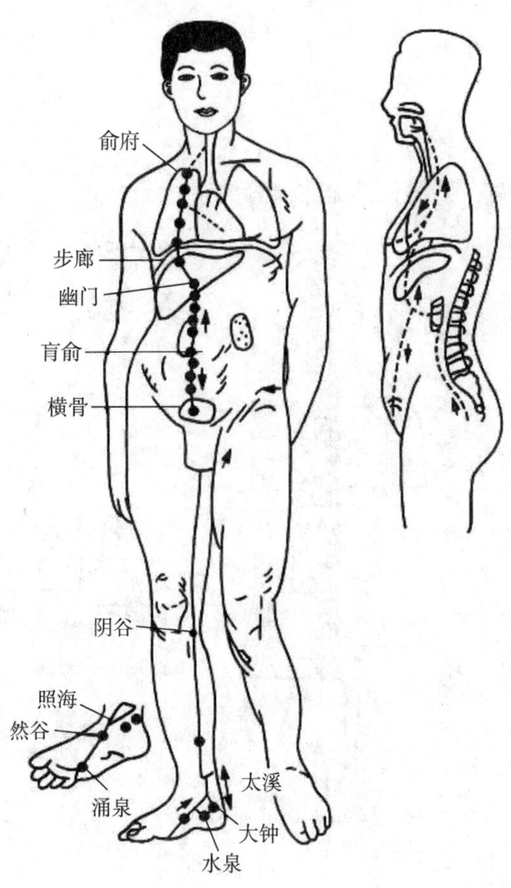

图3－21　足少阴肾经穴位示意图

（九）手厥阴心包经

常用手厥阴心包经穴位如下（图3－22）。

1. 郄门

定位：腕横纹上5寸，掌长肌腱与桡侧腕屈肌腱之间。

主治：心痛、心悸、心烦胸痛等心脏疾患，咯血、呕血、衄血等血证和癫痫等的康复。

2. 内关

定位：在前臂前区，腕掌侧远端横纹上2寸，掌长肌腱与桡侧腕屈肌腱之间。

主治：心血管系统的养生保健，心脏、脾胃、肝胆疾患及中风、失眠、眩晕、神志病和肘臂痛证等的康复。

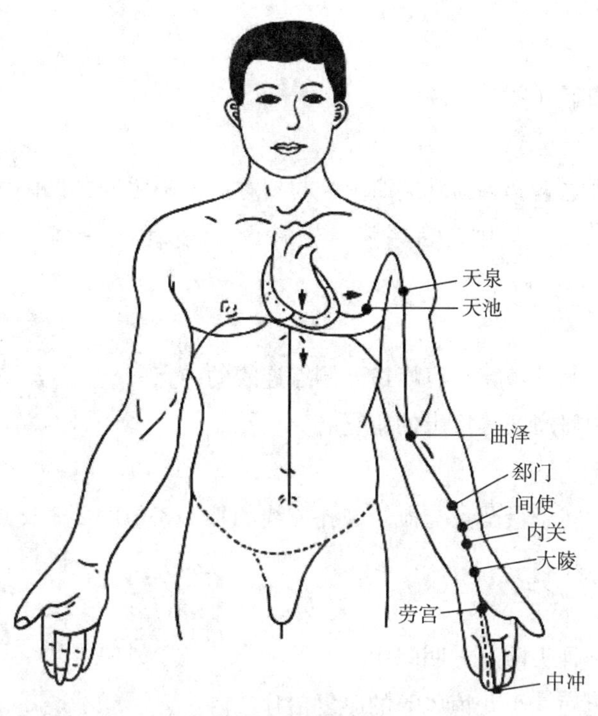

图 3－22 手厥阴心包经穴位示意图

（十）手少阳三焦经

常用手少阳三焦经穴位如下（图 3－23）。

肩髎

定位：肩峰后下方，肩峰角与肱骨大结节两骨间凹陷中。

主治：肩臂挛痛不遂的康复。

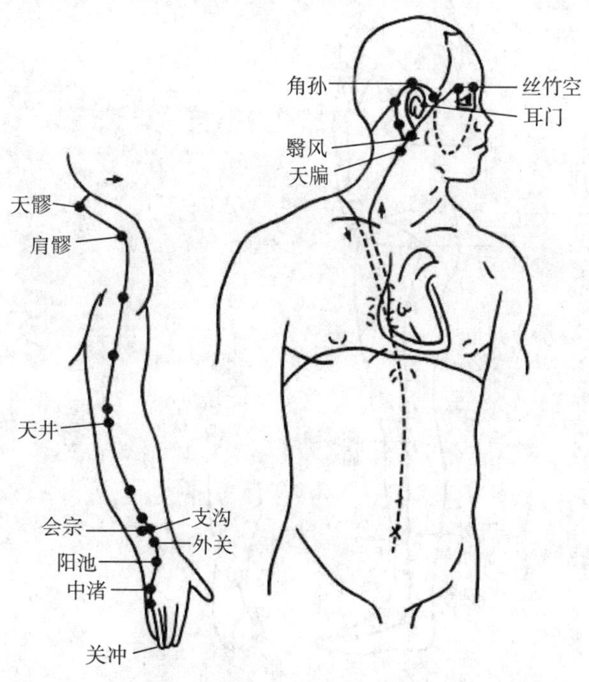

图 3－23 手少阳三焦经穴位示意图

（十一）足少阳胆经

常用足少阳胆经穴位如下（图 3－24）。

1. 风池

定位：在颈后区，枕骨之下，胸锁乳突肌上端与斜方肌上端之间的凹陷中。

主治：中风、头痛、眩晕、失眠、目系病、鼻病、耳病、咽喉肿痛、感冒和颈项强痛等疾患的康复。

2. 肩井

定位：在肩胛区，第 7 颈椎棘突与肩峰最外侧点连线的中点。

主治：头痛、眩晕、颈肩痛证等疾患的康复。

3. 环跳

定位：在臀区，股骨大转子最凸点与骶管裂孔连线的外 1/3 与内 2/3 交点处。

主治：腰腿病的康复治疗。

4. 阳陵泉

定位：在小腿外侧，腓骨头前下方凹陷中。

主治：下肢病变、肝胆病、小儿惊风等的康复治疗。

5. 悬钟

定位：在小腿外侧，外踝尖上 3 寸，腓骨前缘。

主治：髓海不充所致的头目疾患康复，以及肝胆病、下肢功能障碍的康复治疗。

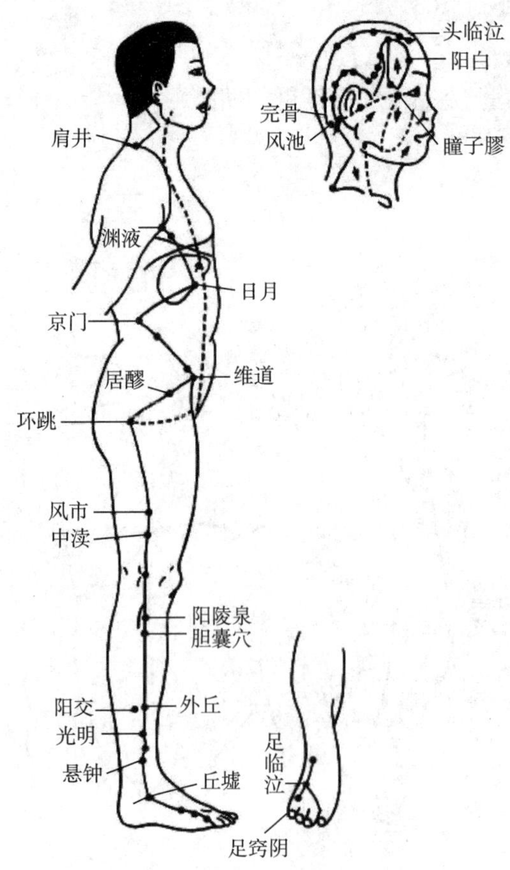

图 3－24　足少阳胆经穴位示意图

（十二）足厥阴肝经

常用足厥阴肝经穴位如下（图3－25）。

1. 太冲

定位：在足背，第1、2跖骨间，跖骨底结合部前方凹陷中，或触及动脉搏动处。

主治：中风、神志病、头目疾患、月经病、肝胆病、泌尿系统疾病和下肢功能障碍的康复治疗。

2. 四神聪

定位：百会穴前后左右各1寸，共4穴。

主治：头痛、眩晕、失眠、健忘、癫痫和目疾等的康复。

3. 夹脊

定位：在背腰部，当第1胸椎至第5腰椎棘突下两侧，后正中线旁开0.5寸，一侧17穴，左右共34穴。

主治：适应范围较广，其中上胸部的穴位治疗肺部疾患、上肢疾病；下胸部的穴位治疗胃肠疾病；腰部的穴位治疗腰腹及下肢疾病。

4. 胃脘下俞

定位：在背部，当第8胸椎棘突下，后正中线旁开1.5寸。

主治：胃痛、腹痛、胸胁痛和消渴的康复。

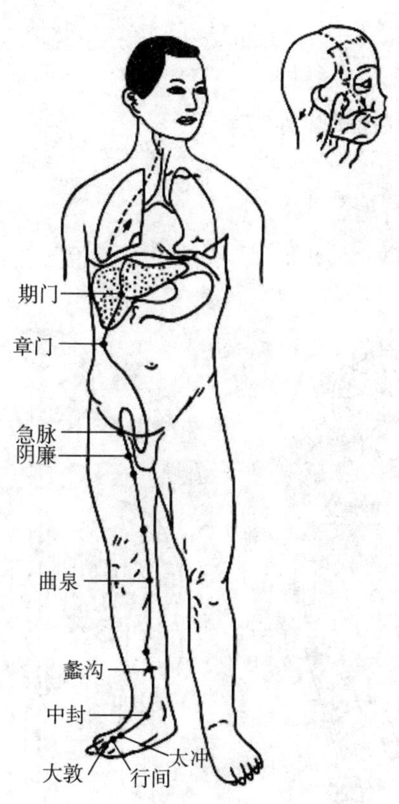

图3－25　足厥阴肝经穴位示意图

（十三）督脉

常用督脉穴位如下（图3－26）。

1. 命门

定位：在腰部，后正中线上，第2腰椎棘突下凹陷中。

主治：腰肾养生，各种虚寒证、虚损证，泌尿生殖系统疾病的康复。

2. 至阳

定位：在背部，后正中线上，第7胸椎棘突下凹陷中。

主治：心胸和脾胃的养生，心胸、脾胃、脊背功能失调的康复。

3. 大椎

定位：在项部，后正中线上，第7颈椎棘突下凹陷中。

主治：日常养生，各种虚寒证、虚损证、体虚感冒、流感、发热、骨蒸潮热、颈椎病等的康复。

4. 风府

定位：在颈后区，枕外隆凸之下，两侧斜方肌之间凹陷中。

主治：各种表证、神志类疾患康复。

5. 百会

定位：在头部，前发际正中直上5寸。

主治：日常养生，头痛、高血压、眩晕、失眠、健忘、痴呆、瘫痪、内脏脱垂等的康复。

6. 上星

定位：在头部，前发际正中直上1寸。

主治：头痛、目痛、鼻病、热证、神志病等的康复。

7. 水沟

定位：在人中沟的上1/3与下2/3交界处。

主治：急救、头面五官疾患和闪挫腰痛等的康复。

8. 印堂

定位：在前额部，两眉头的中间。

主治：头痛、眩晕、鼻衄、鼻渊、小儿惊风、失眠等的康复。

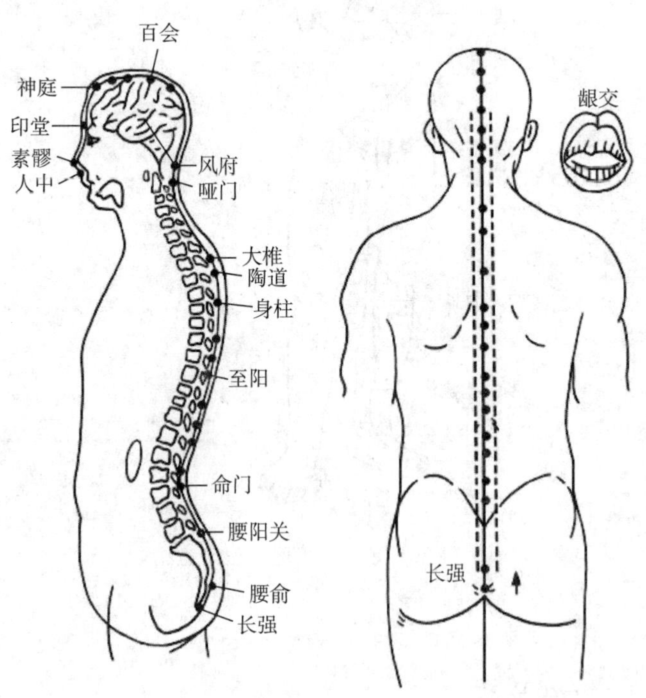

图3－26　督脉穴位示意图

（十四）任脉

常用任脉穴位如下（图3－27）。

1. 关元

定位：在下腹部，前正中线上，肚脐下3寸。

主治：日常养生保健要穴，各种虚弱、泌尿生殖系统疾患及脏腑虚损等的康复。

2. 气海

定位：在下腹部，前正中线上，肚脐下1.5寸。

主治：日常养生保健要穴，元气虚衰导致的各种疾病的康复治疗。

3. 神阙

定位：在肚脐中央。

主治：养生保健要穴，元气虚衰、中气不足所致的各种疾病的康复。

4. 中脘

定位：在上腹部，前正中线上，脐上4寸。

主治：脾胃病的预防养生，以及各种消化系统疾患的康复。

5. 膻中

定位：在胸部，前正中线上，横平第4肋间隙。

主治：各种由于气机不利所致疾病的康复。

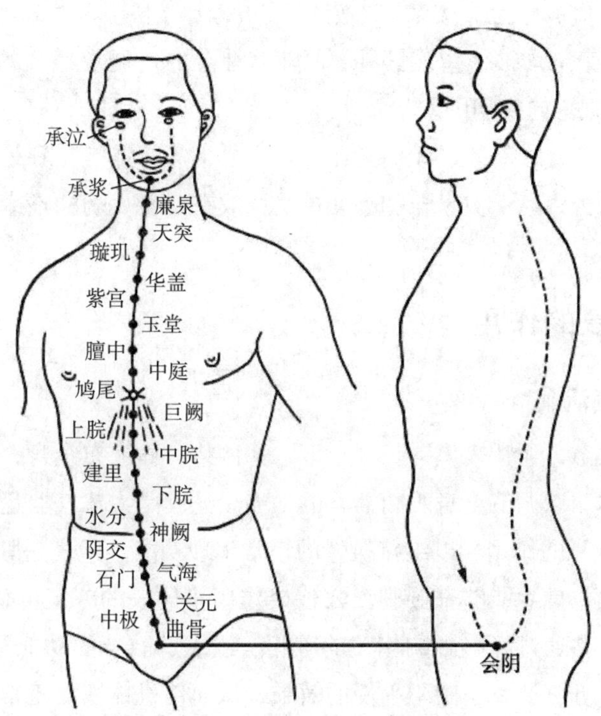

图3－27　任脉穴位示意图

第五节　推拿养生康复

案例引导

案例　患者，男，4岁，因“5天前无明显诱因发热”收治入院，体温波动于37.5～38.5℃。经系统诊查后，给予对症处理，2天前体温下降至37.1℃，但患儿自入院以来一直不思饮食，饮食摄入量少。为进一步降低体温并改善饮食、大便，昨日在常规输液、口服药物的基础上，由护理人员对患儿进行补脾经、摩腹、清大肠等小儿推拿操作。今日推拿后患儿意欲进食，体温进一步下降至36.8℃。

讨论　为该患儿进行推拿操作的目的是什么？

分析　患儿因发热入院，同时并见纳差症状，输液及摄入药物可能会对脾胃产生一定的刺激，不利于疾病的康复。补脾经、摩腹、清大肠等小儿推拿手法能够增强脾胃消化吸收功能并促进糟粕的排出，不仅有利于提高食欲，还能辅助退热。

推拿是指施术者用手或肢体的其他部位，或借助一定的器具实现手功能的延伸，在受术者体表一定部位施以特定的操作，使经脉疏通，气血和调，从而促使其身心健康的一种疗法。它是中国古代最早的防治疾病和养生保健的方法之一，是中医学的重要组成部分，属于中医外治法范畴。

推拿疗法历史悠久，古代被称为“按摩”“按蹻”“乔摩”“挢引”“案扤”等。“推拿”一词始见于明代，而后“推拿”“按摩”均被代指该学科。但随着社会的发展及经济的进步，“按摩”常被用于日常的养生保健，“推拿”则偏向疾病的防治及康复。

推拿疗法具有操作简便、行之有效、无痛无创、安全易学等特点。尤其是在儿科护理领域，小儿推拿疗法的应用能免除针药之苦，易于被家长和小儿接受，故在儿科疾病的临床护理及儿童日常养生保健中应用已较为普及。

一、推拿养生康复的作用

（一）疏通经络，行气活血

经络内属脏腑，外络肢节，通达表里，贯穿上下，如网络一样遍布全身，将人体的组织器官、四肢百骸联络成一个有机的整体，以调节全身脏腑器官的功能。尤其是人体气血运行的通道，具有“行气血而营阴阳，濡筋骨，利关节”的作用，以维持机体的正常生理功能。经气是脏腑生理功能的动力，其盛衰直接反映脏腑功能的强弱。推拿能够直接刺激穴位或作用于体表的一定部位，引起局部的经穴反应，起到激发和推动经气运行，并通过经络影响相关的脏腑、组织、肢节的功能活动，以调节机体的生理、病理状况，达到百脉通利、五脏调和、阴阳平衡的效果，从而使机体恢复正常的生理功能。疏通经络的推拿操作，主要是循经取穴，采用擦法、点法、按法、揉法、叩击法等手法进行操作。

气血是维持人体生命活动的基本物质，是脏腑、经络、组织器官进行生理活动的重要基础。气血周流全身运行不息，血具有营养及滋润的作用，气促进人体的生长发育和新陈代谢。推拿行气活血的作用主要通过以下途径来实现：一是对气血的生成有促进作用。推拿可调节脾胃的功能。中医认为，脾胃为“后天之本”“气血生化之源”。脾主运化并运输水谷精微，而饮食水谷是气血生化的重要物质基础。推拿可通过促进脾胃的运化功能，从而增强气血的化生。二是通过疏通经络和加强脏腑的疏泄功能，促进气机的调畅。气机调达舒畅，则气血调和而不易瘀滞。三是推拿能够推动气血的循行以活血化瘀。促进气血流通的推拿操作众多，除了㨰膀胱经、按揉四肢外，常用的有推脊柱、擦督脉、摩腹等。

（二）舒筋缓急，滑利关节

中医所说的“筋”，并非专指肌腱，其泛指肌肉、肌腱、筋膜、腱鞘、韧带、关节囊、滑膜、椎间盘、关节软骨盘等各类软组织，但其主要以骨骼肌、肌腱为主。肌肉等软组织受到伤害性刺激后，在发出疼痛信号的同时，还会引起保护性的肌肉收缩乃至痉挛，日久不愈，会造成挛缩（如腰肌劳损）。古代有筋急、筋缩、筋挛、筋短之称，筋伤大致相当于软组织损伤。筋骨关节受损，必累及气血，致脉络损伤，气滞血瘀，从而发生肿痛，影响肢体的关节活动范围。推拿具有明显的舒筋缓急作用，一方面是运用拔伸手法，拉长紧张、痉挛的肌肉而直接缓解肌痉挛；另一方面通过刺激压痛点能够消除痛源而间接解除肌紧张。

推拿滑利关节主要体现在纠正骨的错缝、关节的脱位及其功能失衡。推拿滑利关节除使用放松关节周围软组织的㨰法、按揉法以外，常用的手法有屈伸法、拔伸法、扳法、旋转法、摇法、抖法及关节松动法等配合患者的关节被动运动。

（三）调整脏腑，扶正祛邪

脏腑是化生气血，通调经络，主宰人体生命活动的主要器官。推拿具有调整脏腑功能的作用，其通过刺激相应的部位（如腧穴、压痛点），并通过和经络的连属传导，对内脏功能进行双向调节达到防治疾病、养生保健的目的。

疾病的发生、发展及转归的全过程，是正气和邪气相互斗争、盛衰消长的结果。“正气存内，邪不可干”，只要机体有充分的抗病能力，致病因素就不起主导作用；“邪之所凑，其气必虚”，疾病的发生、发展多因机体的正气处于相对劣势，病邪乘虚而入。而推拿治疗通过对脏腑功能的调整，使机体处于良好的功能状态，有利于激发人体的正气，扶正祛邪，增强机体的抗病能力。

二、推拿养生康复的原则

（一）治病求本

治病求本是指在治疗疾病的时候，必须针对疾病发生的根本原因进行治疗。在临床应用治病求本这一原则时，必须正确处理“治标与治本”“正治与反治”之间的关系。

1. 治标与治本

（1）急则治标　是指当标病处于紧急的状况下，首先要治疗标病，其目的是抢救生命或缓解急迫症状，为治疗疾病创造有利的条件。如小儿惊风发作时，首先要治其标，立即掐人中或十宣穴，待病情稳定后再审证求因。

（2）缓则治本　主要用于慢性病和急性病恢复时期，针对其发病原因进行根治性治疗。

（3）标本同治　是指在标本俱急的情况下，应该采取标本同治的方法。

2. 正治与反治

（1）正治　是通过分析临床证候，辨明寒热虚实，然后分别选用“寒者热之”“热者寒之”“虚则补之”“实则泻之”等不同的治疗方法。正治法是推拿临床中最常用的方法之一。如寒邪所致的疼痛，可采用擦法、摩法以达到温热散寒的作用。

（2）反治　是顺从疾病证候而治。主要是针对临床证候与病变性质不相符的情况。这是临床中在特殊情况下所采取的治法。临床常用的主要有“通因通用”“塞因塞用”“热因热用”“寒因寒用”。如小儿湿热泄泻，不能用固涩止泻之法，因湿热之邪会因此而稽留不去。所以，当用清大肠、退六腑、推下七节骨等清下之法，开门祛邪，此所谓“通因通用”。

（二）扶正祛邪

疾病的过程，从某种程度而言，是正气与邪气矛盾双方互相斗争的过程，正胜则邪退。因此，扶正祛邪的实质是改变邪正双方的力量对比，是疾病向痊愈方向转化。扶正的目的是为了使正气加强，以抵抗和祛除病邪。祛邪主要是祛除病邪对人体的侵犯、干扰和对正气的损伤，其目的也是为了保存正气。扶正是使用补法，祛邪主要是使用泻法。一般而言，具有兴奋生理功能、作用时间长、手法轻柔、顺指针、向心、顺经脉的推拿刺激为补；具有抑制生理功能、作用时间短、手法较重、逆指针、离心、逆经脉的推拿刺激为泻。临床亦可见扶正祛邪并用，适用于虚实夹杂的复杂病症。在扶正与祛邪并用时，应注意扶正而不留邪，祛邪而不伤正。

（三）调整阴阳

疾病的发生机制极其复杂，但总体可归为阴阳的失调。因此，调整阴阳，恢复阴阳的相对平衡是推拿治疗的原则之一。

阴阳偏盛，即阴邪或阳邪的过盛。治疗时应采取“泻其有余”的方法。阴阳偏虚，即正气中阴或阳的不足，为阴虚或阳虚。阴虚阳亢以滋阴之法，如高血压属阴虚阳亢者，除使用常规手法外，可采用补肾经的方法，即自太溪穴沿小腿内侧面推至阴谷穴，或按揉涌泉穴。阳虚阴盛治以温阳之法，如阳虚而致五更泄泻，可摩揉关元穴，擦肾俞、命门。若阴阳两虚，则应阴阳双补。由于阴阳是相互依存的，故在治疗阴阳偏衰时，还应该注意“阴中求阳”“阳中求阴”，即是在补阴的同时，辅以温阳；温阳的同时，适当配以滋阴。

（四）三因制宜

三因制宜，即因时、因地、因人制宜，是指治疗疾病要根据季节、地区以及人体的体质、年龄、性别等不同来制定相应的治疗方法。特别要注意根据患者的性别、年龄、体质等不同特点来制定合适的治疗方法。如患者体质强，施术部位在腰臀部、四肢部，病位深层的，手法刺激量宜大；患者体质弱，小儿患者，操作部位在头面、胸腹，病变部位表浅的，手法刺激量宜轻。

（五）治未病

从《黄帝内经》开始，“治未病”一直是中医防治疾病、养生康复的指导思想，为历代医家所推崇。

1. 未病先防 指在未患病之前或周期性发作的间期进行的一系列预防性的养生保健活动，以达到强身健体、预防疾病的目的。其在推拿领域主要体现在中医保健推拿和自我导引按摩两个方面。前者是在中医理论指导下的预防保健性的推拿，与一般的肢体放松按摩有本质的区别。后者是在中医养生思想指导下，运用自我操作的传统导引或养生按摩方法。

2. 既病防变 已经得病之后，除了针对性地及时治疗以外，还应预见性地预测疾病可能发展方向，积极采取预防性治疗措施，截断其发展传变途径，避免病情加重恶化。

3. 瘥后防复 瘥后，是指疾病初愈到完全康复的一段时间。处于这一阶段的患者，疾病之炉烟虽熄，灰火尚存，正虚邪恋，阴阳未和。如果调养不当，往往导致疾病复起，或滋生新疾，称为复病。推拿治病，不应仅满足于减轻症状，还应致力于治疗引起疾病的原发因素，是预防瘥后复病的根本。

三、常用推拿手法及在护理中的应用

用手或肢体其他部位或手持器具，按各种特定的技巧动作，在体表做有规律、有节奏的操作，以达到防治疾病和养生保健的方法，称为手法。施术时一般以手部操作较多，也可因需要而用除手以外的腕、肘、膝、足等部位进行操作，甚至借助一定的工具（如采用桑枝进行击法）延伸手的功能。因其以手的操作较多，故名手法。

手法要求“持久、有力、均匀、柔和、深透”，其中持久、有力、均匀、柔和是手段，而深透才是目的。持久：要求一种手法在正确操作的前提下持续一定的时间，才能保证达到一定的治疗作用。有力：要求每种手法操作要有一定的力度和功力。这个“力”是有技巧的力而不是蛮力。由于疾病的不同，体质、性别、年龄、治疗部位各异，手法的力度是不一样的。这种技巧的“力”，要靠实际操作，逐步积累摸索而成。“力”的适度能够直接影响治疗的效果。均匀：要求手法在保持一定压力的情况下，手法操作的节奏、速率等能够保持均匀一致，不可忽快忽慢、时轻时重，只有保持良好的节奏，才能保证治疗的作用。柔和：指手法作用在患者肢体时，虽然要求要保持一定的压力，但应在患者感到轻柔缓和的情况下完成治疗。不可伤及局部皮肤、皮下组织甚至更深层组织。深透：手法操作时，只有掌握住持久、有力、均匀、柔和，才能保证手法深入皮内，深达皮下深层及脏腑组织，适达病所。深透是指“力”达到所要治疗的部（穴）位，也就是古人所指的“适达病所”，过之与不及均不可取，“轻而不浮，重而不滞”更是精辟地概括了手法的要求。“轻”手法的操作应使手法的治疗力作用到所要治疗的深度，而不能浮在肌肤的表面；“重”手法的操作不可滞留在非治疗部位，而应达到所需治疗的机体深层。

手法在操作过程中，尤其在穴位上操作时也应有类似针灸“得气”的感觉。除患者本身可出现麻、胀的感觉外，有时还可有舒适、糅合、酸胀等感觉。施术者在手法操作中，也可感到舒顺、畅快，这就是常说的“手感”。手感出现与否，可直接影响治疗效果。古人对推拿手法的要求十分重视，如《医宗金鉴·正骨心法要旨》有言：“法之所施，使患者不知其苦，方称为手法也。”要达到如此熟练精妙的程度，必须刻苦练习，不断实践，直至得心应手，做到“一旦临证，机触于外，巧生于内，手随心转，法从手出”。

（一）常用推拿手法

根据手法的动作形态及受术者的不同，推拿手法分型众多。一指禅推法、㨰法作为最重要的两个基础手法，能够增强肩、肘、腕、掌、指的协调性以及腕、掌、指的灵活性，能够增强推拿的疗效，同时预防施术者姿势不当造成的自身劳损。常用的推拿手法可以分为以下几类。

1. 一指禅推法　用拇指螺纹面、指端或拇指桡侧偏峰着力，通过前臂的主动摆动来带动腕关节的往返摆动，通过拇指持续地作用于受术部位的手法，称为一指禅推法（图3－28）。一指禅推法是一指禅推拿流派的代表手法，可演化为偏峰推法、屈拇指推法和缠法三种。一指禅推法接触面小，刺激偏弱或中等，非以力取胜，而是讲究内功、内劲。施术者需保持功法锻炼，方能起到较好的疗效。

操作时拇指伸直，其余各指的关节自然屈曲呈空拳状，以拇指端或螺纹面着力于体表的特定部位或穴位上，以肘关节为支点，前臂做主动摆动，通过腕关节的内、外变动带动拇指的掌指关节或指间关节做连续的、节律的运动，使产生的力持续地作用于治疗部位或穴位上。

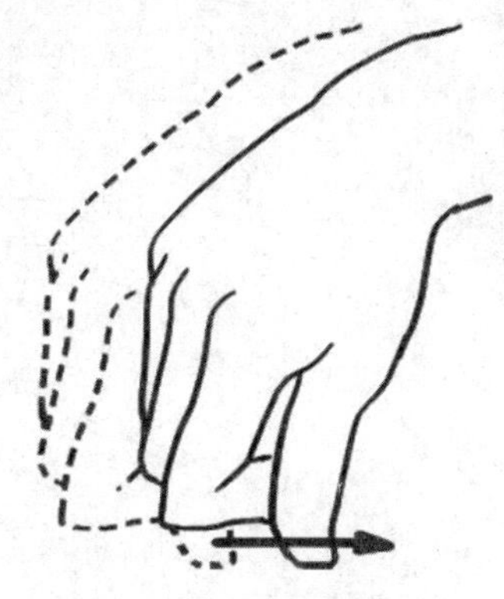

图3－28　一指禅推法

一指禅推法要求“沉肩”肩部自然放松，不可耸肩；“垂肘”肘关节屈曲下垂（不可高于腕关节）；“悬腕”腕关节放松自然屈曲，使拇指垂直于受术部位；“掌虚”手握成空拳，四指及掌均应放松；“指实”着力部位要吸定在治疗部位上；“紧推慢移”紧推是指腕部的摆动频率较快，120～160次/分，慢移是指拇指在受术部位上移动的速度要慢，指下不可出现滑动或摩擦；“蓄力于掌，发力于指”力应从掌而发，通过手指作用于患者的体表。

一指禅推法作用于不同的受术部位能够发挥开窍醒脑、舒筋活络、祛瘀消肿、调和营卫、健脾和胃及调节脏腑功能等众多作用。适用于全身各部位，尤以经络穴位为佳，即所谓循经络，推穴道。常用于治疗内、外、妇、伤各科的多种病证，如头痛、胃脘痛、面瘫、高血压、冠心病、近视、牙痛、便秘、腹泻、月经不调、痛经、颈椎病及关节酸痛等。

2. 㨰法 以手背小指侧面着力，通过前臂旋转及腕关节的屈伸相结合，是手背在受术部位进行连续往返运动的手法，称为㨰法（图 3－29）。可分为小鱼际㨰法、掌指关节㨰法、小指掌指关节㨰法等。其以滚动之力作用于体表，作用面大，刺激平和，安全舒适，易于被人接受，具有良好的行气活血作用。

操作时手背近小指侧部分或第 2～5 掌指关节背侧部分贴附于一定的部位，利用腕关节的屈伸和前臂内外旋转的有节律的连续动作，来带动手背做往返的滚动。手法频率为 120～160 次/分。

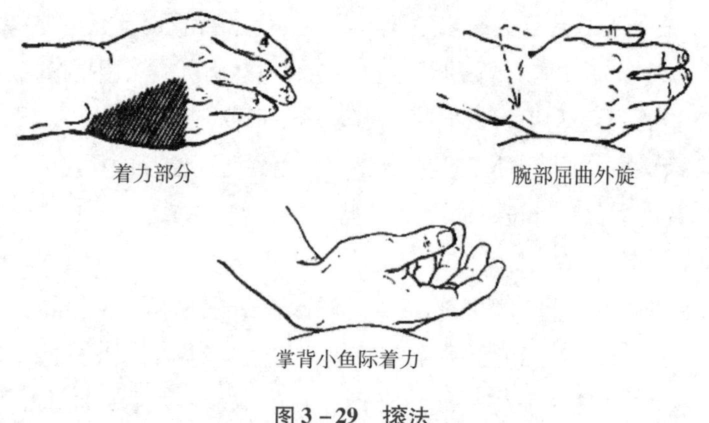

图 3－29　㨰法

㨰法亦要求“沉肩”“垂肘”，同一指禅㨰法。

㨰法具有舒筋活血、温通经络、滑利关节、散寒止痛等作用。适用于身体肌肉面大、较丰厚的部位，如肩背部、颈部、腰骶部、臀部、四肢部等。可用于颈椎病、肩关节周围炎、腰椎间盘突出症、各种运动损伤、运动后疲劳、偏瘫、截瘫等多种病症。也是常用的养生保健推拿手法之一。

3. 揉法 用手指螺纹面、掌根或手掌鱼际着力吸定于一定治疗部位或某一穴位上，做轻柔缓和的环旋运动，并带动该处的皮下组织一起揉动的方法，称为揉法（图 3－30）。根据肢体操作部分的不同可分为指揉法和掌揉法。指揉法用指腹部（拇指或中指或食指、中指、无名指）贴附一定部位或穴位上，做轻缓旋揉的节律性动作。操作时腕部放松，摆动前臂，带动腕和掌指，揉动时需蓄力于指，吸定在操作部位。掌揉法是指用大鱼际或掌根着力贴附一定部位或穴位上做环旋摆动。

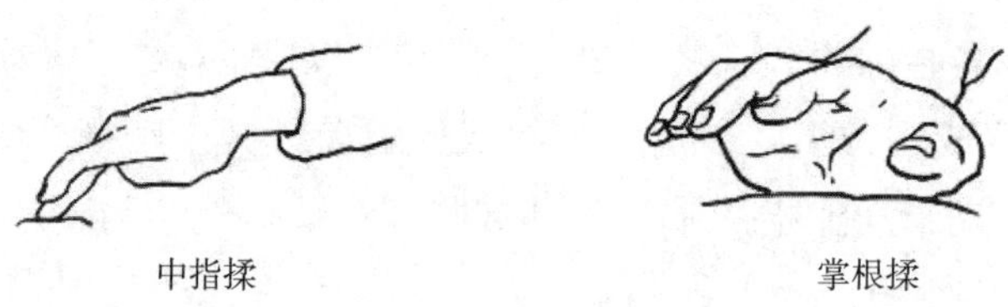

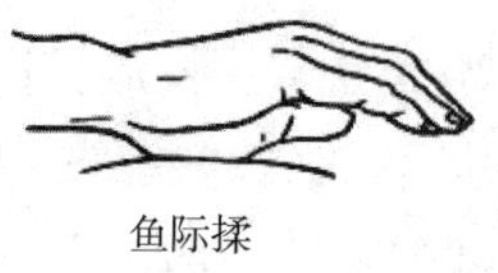

图 3－30　揉法

揉法接触面可大可小，刺激平和舒适。指揉法接触面小，力弱，适用于头面部；大鱼际揉法通过腕部的旋转、摆动，使大鱼际部产生揉压动作，适用于腹部、面部、颈项及四肢；掌根揉法面积大，力沉稳适中，多用于腰背、臀及躯干。

揉法能够温经理气、活血祛瘀、消肿止痛，用于胃脘痛、便秘、头痛、颈椎病、软组织损伤、骨折后康复、小儿斜颈等。

4. 摩法　用手掌掌面或食、中、环三指相并，指面附着于穴位或治疗部位上，腕关节做主动环形有节律的按摩运动的手法，称为摩法（图 3－31）。摩法分为指摩法和掌摩法两种，常配合揉法、推法应用。若未达到满意的治疗效果，还可以用滑石粉、姜葱汁、松节油、按摩乳等作为辅助药物。

指摩法是用指面贴附一定的部位做有节律的环转动作，肘应微屈，腕部放松，以腕关节为中心，连动掌指来完成，动作宜轻缓柔和。掌摩法是用掌根部（或大、小鱼际）或全掌贴附一定的部位，通过连动前臂、腕关节做环旋运动，动作应和缓协调。操作时肘关节自然屈曲，腕关节放松，掌指自然伸直，动作要协调缓和，使被操作部位有明显环形抚摩的感觉。摩法具有宽胸理气、和中健脾、消积导滞、调节胃肠功能及消瘀散结的作用。摩法刺激轻柔缓和，属于轻刺激手法，常用于头面、胸腹部操作，可治疗胃脘痛、胸胁胀满、消化不良、泄泻、便秘及外伤肿痛等。

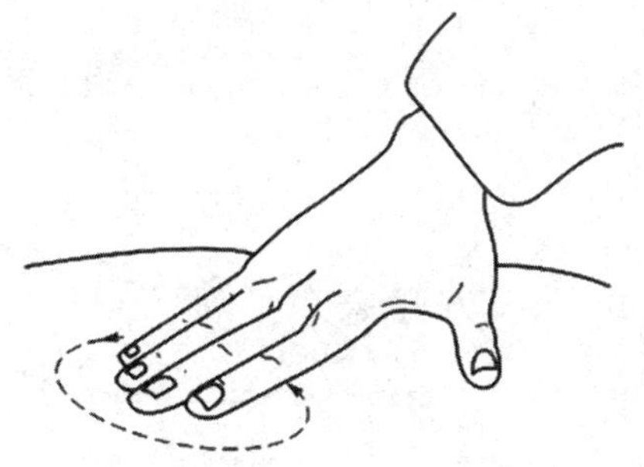

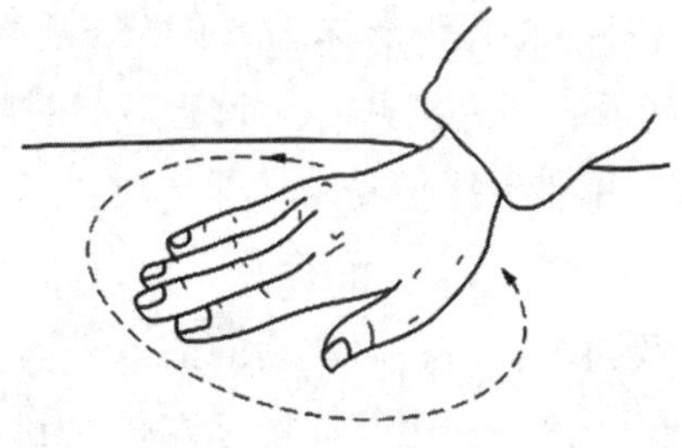

图 3－31　摩法

5. 擦法　用手掌、鱼际等部位紧贴体表一定的治疗部位，做直线来回摩擦，使产生的热能渗透到深层组织的手法，称为擦法（图 3－32）。根据治疗部位或临床治疗需要，可分为掌擦法、大鱼际擦法和小鱼际擦法三种。擦法一般都是在治疗的最后应用，操作时可以配合使用具有润滑、发热性质的药物，帮助润滑皮肤、透达热力，以提高疗效。一般而言，掌擦法适用于肩背、胸腹部；大鱼际擦法适用于四肢部；小鱼际擦法适用于肩背、脊椎两侧及腰骶部。运用擦法能使局部产生温热感，具有行气活血、温通经络、祛风散寒、祛瘀止痛、宽中理气及健脾和胃的作用。可用于治疗胃脘痛、消化不良、腰背酸痛、肢体麻木、风湿痹痛及软组织损伤等。

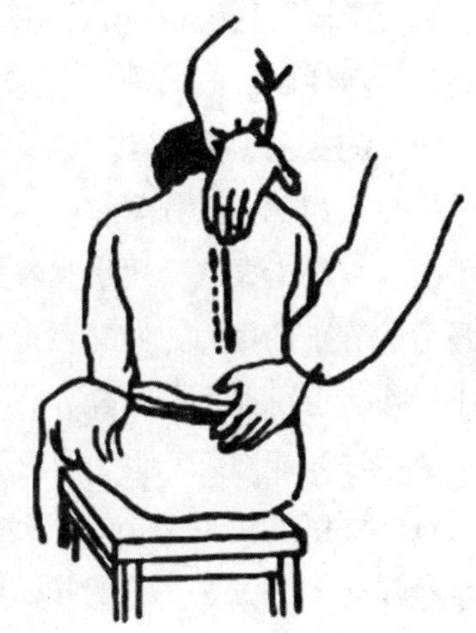

图 3－32　擦法

6. 推法　以指或掌、肘等部位着力于施术部位上，做单向直线推动，称推法，又称平推法（图 3－33）。推法一般分为拇指平推法、掌平推法、拳平推法和肘平推法四种。施术时着力部要紧贴体表，推进的速度宜缓慢均匀，压力平稳适中，要单方向直线推进。

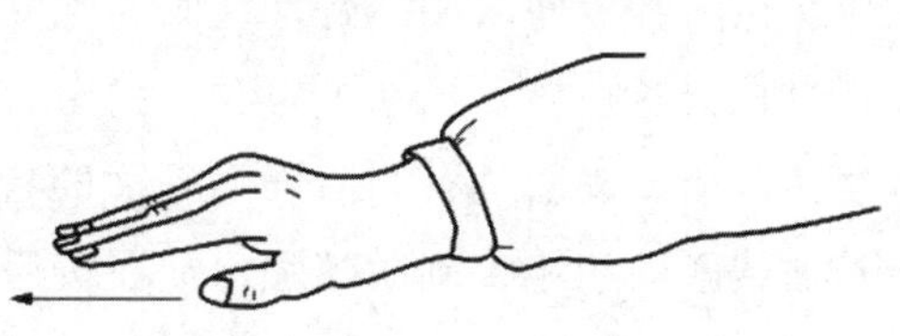

图 3－33　推法

推法具有疏通经络、理筋散结、宽胸理气、活血止痛、缓解痉挛等作用。拇指平推法多用于头面部、颈部及肢体远端，用于治疗头痛、落枕、肌腱炎、腱鞘炎等，是小儿推拿中运用最多的一种手法。掌平推法适用于腰背、胸腹及四肢等，用于治疗腰背酸痛、四肢肌肉痉挛、麻木、胸腹胀痛等；拳平推法刚劲有力，推进面较宽，刺激量较强，能深透深层组织，适用于腰、背、臀及四肢肌肉丰厚处操作；肘平推法刺激性较强，多施于腰背两侧或臀部，可用于治疗风湿痹痛、腰肌劳损等病症。

7. 搓法 用双手掌面夹住受术者一侧肢体，做动作协调的交替搓动或往返搓动的手法，称为搓法。以双手夹搓形如搓绳而得名。《厘正按摩要术》曰："搓以转之，谓双手相合，而交转以相搓也。或两指合搓，或两手合搓，各及运动之妙，是以摩法生出者。"操作时搓动要快，移动要慢，用力均匀，不能夹搓太紧，以免造成手法呆滞。搓法具有行气活血、疏筋松肌、调和气血、疏肝理气、松动关节等作用，适用于胁肋、四肢部位操作。常用于胸胁痛、肢体酸痛、关节活动不利及胸胁屏伤、肝郁气滞等。常作为治疗后的辅助手法或上肢操作的结束手法。

8. 抹法 用单手或双手螺纹面或掌面紧贴皮肤，做上下、左右、弧形、曲线或任意往返推动的手法，称为抹法。抹法可分为指抹法和掌抹法两种。操作时手指螺纹面或掌面要紧贴于施术部位的皮肤，用力要适中、均匀、动作要缓和、灵活，做到轻而不浮、重而不滞。抹法轻柔舒适，适用于头面、颈项、胸背、手足部的操作。抹法具有舒筋活络、安神醒脑、开窍明目、行气活血的作用，主要用于感冒、头痛、眩晕、耳鸣、失眠、面瘫、肋间神经痛及肢体酸痛等。

9. 抖法 用双手握住受术者的上肢或下肢远端，用力做连续的小幅度的上下颤动的手法，称为抖法（图3-34）。操作时两前臂同时施力，做连续的上下抖动，使抖动所产生的抖动波似波浪一样由肢体的远端传递到近端，被抖动的肢体产生舒适感。抖动时幅度要小，频率要快，上肢约250次/分，下肢约100次/分。抖法具有疏通经络、通利关节、行气活血、松解粘连的作用。临床上常与搓法配合，作为治疗的结束手法。用于肩关节周围炎、颈椎病及疲劳性四肢酸痛等。

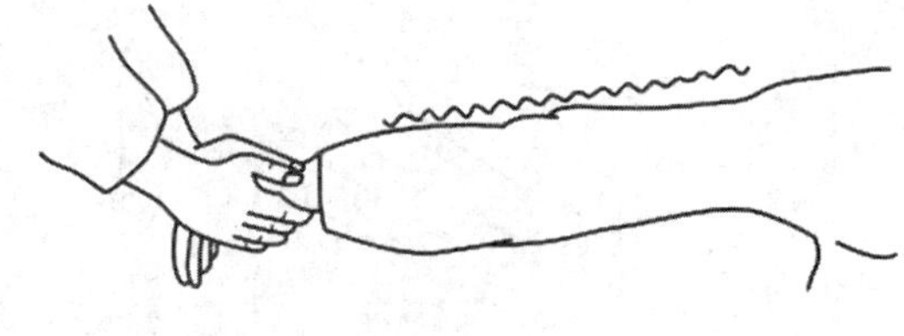

图3-34 抖法

10. 振法 以掌或指附着于体表部位，施以高频率的快速震颤动作的方法，称为振法，也称震颤法。一般认为，振法频率较高，而颤法频率稍低，但在操作时很难区别。振法有掌振法和指振法两种。用手指着力称指振法，用手掌着力称掌振法。以手掌面按压在体表的一定部位或经络穴位上，掌、臂肌肉强力的静止性用力，做有意识的连续不断的快速震颤，使深部组织有震动感和温热感。本法一般常用单手操作，也可双手同时操作，适用于全身各部位和穴位。该手法较为耗气，需以长期功法锻炼为基础，该手法才能熟练掌握。具有祛瘀消积、和中理气、消食导滞、调节肠胃功能等作用。

11. 按法 用拇指端或指腹按压受术部位，称指按法。以指或掌按压体表的方法，称为按法（图3-35），分为指按法和掌按法两种。用单掌或双掌，也可用双掌重叠按压体表，称掌按法。按法常与揉法相结合，组成按揉复合手法。按法操作时着力部位要紧贴体表，不可移动，用力要由轻而重，不可用暴力猛然按压。按法具有刺激强而舒适的特点，易被患者接受。指按法接触面积小，刺激较强，常在按后施以揉法，形成规律的按后予揉的连续手法操作。按法适用于腰背肌筋膜炎、颈椎病、肩周关节炎、腰椎间盘突出症、偏瘫等

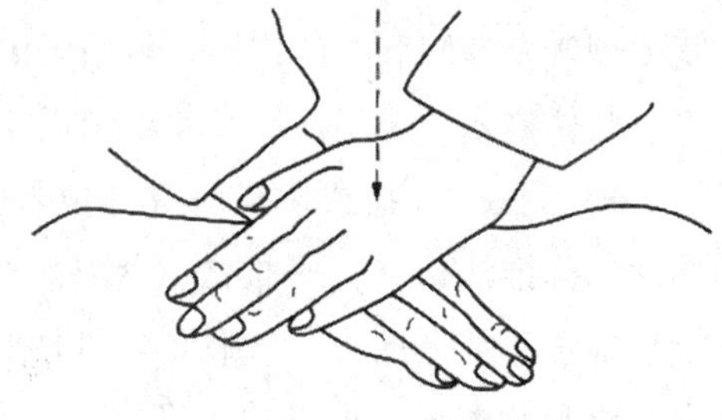

图3-35 按法

多种病症。

12. 点法 以指端或关节突起部点压施术部位或穴位的手法，称点法。点法主要包括指点法（拇指端点法、屈拇指点法、屈示指点法）和肘点法。点压取穴要准，用力要稳。操作时垂直向下点压，压力由轻到重逐渐增加，用力平稳持续，掌握轻－重－轻的原则，使刺激充分达到深部组织，从而获得手法治疗所特有的“得气”效果。点压结束时常辅以揉法，以缓解点压不适感。点法具有较明显的舒筋活络、解痉止痛作用，对各种疼痛性疾病有较好的治疗作用。

13. 捏法 用拇指与其他手指相对用力，在施术部位做对称性的挤捏肌肤手法，称为捏法。根据拇指与相对用力的手指数量，可分为五指捏法、三指捏法和二指捏法三种，操作时相对用力，挤压动作时要循序移动，均匀而有节律性。本法具有疏松肌筋、健脾和胃、消食导滞、疏通经络、行气活血等作用。适用于脊背、头部、颈项部、四肢，常用于消化系统、妇科等慢性疾患的治疗。捏脊疗法作为小儿推拿最常见的手法之一，在临床疾病的防治及日常养生保健中得到广泛使用。

14. 拿法 拇指螺纹面与其余手指指面相对用力，提捏或揉捏肌肤或肢体，称为拿法。根据拇指与相对用力的手指数量，可分为五指拿法、四指拿法、三指拿法和二指拿法四种。操作时，用劲要由轻而重，不可突然用力，动作要缓和而有连贯性。拿法具有舒筋通络、解表发汗、活血行气、开窍醒神、镇静止痛的作用，常用于颈项部及四肢部位。临床常配合其他手法适用于颈项、肩部和四肢等部位。用于颈椎病、肩周围关节炎、肢体麻木等。

15. 捻法 用拇、食指相对捏持治疗部位，适度用力，进行快速的捏揉捻搓动作，称为捻法。本法具有理筋通络、消肿止痛、滑利关节等作用，主要适用于四肢小关节部位的操作或作为辅助治疗手法。用于治疗指间关节扭伤、类风湿关节炎、四肢小关节肿胀疼痛、屈伸不利、屈指肌腱腱鞘炎等。

16. 拨法 以指、肘等部位深按于治疗部位，进行单方向或来回拨动的手法，称为拨法，又称“指拨法”或“拨络法”。拨法可分为拇指拨法、屈拇指拨法、三指拨法和肘拨法四种。本法具有舒筋通络、消瘀散结、解痉止痛、松解粘连等作用。一般多适用于华佗夹脊穴、肩胛骨内侧缘、肱二头肌长头肌腱及短头肌腱、腋后的肩贞穴、第三腰椎横突、腰肌侧缘、环跳、曲池等穴位或部位。用于治疗落枕、颈椎病、肩周炎、腰背筋膜炎、第三腰椎横突综合征、腰椎间盘突出症、梨状肌损伤综合征等软组织损伤引起的肌肉痉挛、疼痛。

17. 拍法 用虚掌拍打体表一定的受术部位，称拍法（图3－36）。操作时，手指自然并拢，掌指关节微屈，平稳而有节奏的拍打患部。拍法具有舒筋通络、行气活血、宽胸理气的作用。用于肩背、腰臀及下肢部。对风湿酸痛、腰背筋膜劳损、腰椎间盘突出症及局部感觉迟钝或肌肉痉挛等症，常用本法配合其他手法治疗。

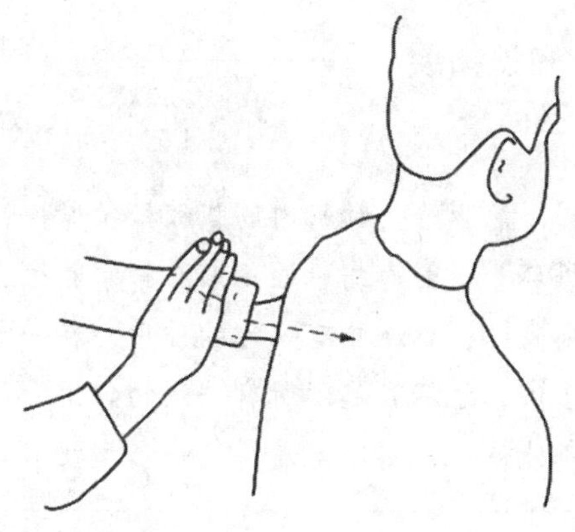

图3－36 拍法

18. 击法 用拳背或掌根、掌侧小鱼际、指尖及桑枝棒等击打体表受术部位，称为击法。击法可分为拳击法、掌击法、侧击法、指击法和棒击法五种（图3－37至图3－40）。击法具有宣通气血、舒筋通络、活血止痛的作用，用于治疗肢体疼痛、麻木不仁、风湿痹痛、疲劳酸痛等。

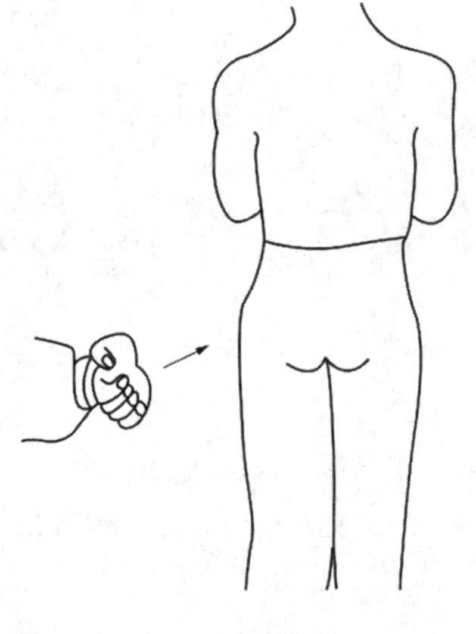
图 3－37　掌根击法

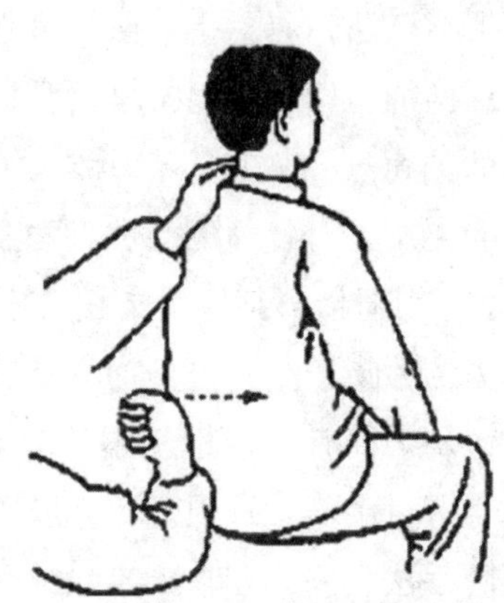
图 3－38　掌背击法

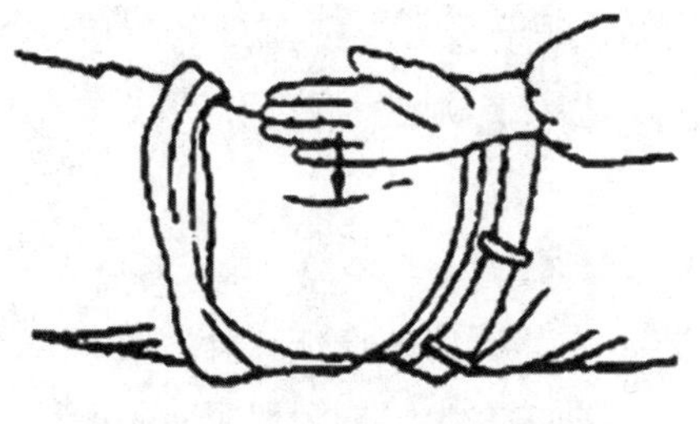
图 3－39　侧击法

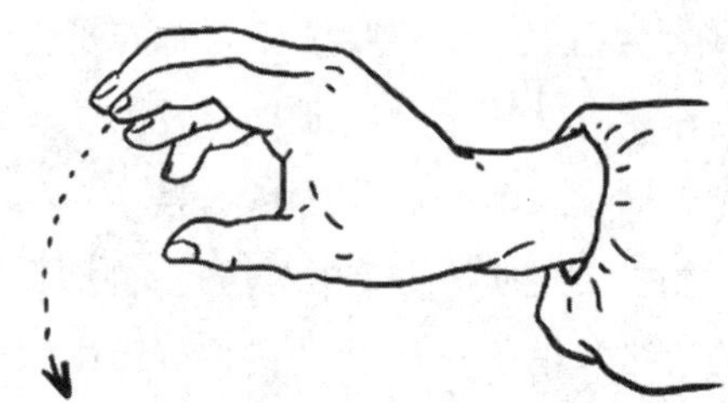
图 3－40　指击法

19. 叩法　以小指的尺侧或空拳的底部击打受术者体表一定部位的手法，称为叩法。叩法具有舒筋活络、行气活血的作用。适用于头颈肩部及四肢部，用于治疗头痛头晕、颈项强痛、四肢酸痛等。

20. 弹法　施术者以一手指的指腹紧压某一手指的指甲，用手指连续弹击施术部位的手法，称为弹法。弹法具有舒筋通络、活血止痛、祛风散寒的作用。适用于全身各部，尤以头面、颈项部最为常用。用于治疗头痛、头晕，颈项强痛、关节酸痛及消除精神紧张等。

知识拓展

筋膜枪疗法

筋膜枪全称肌肉筋膜放松按摩枪，其通过高频震动的形式能够松解肌肉黏连，促进局部血液循环，缓解疼痛。近年来在推拿养生康复领域得到广泛的使用。其对于慢性劳损性疾病导致的肌肉硬结、黏连具有一定的作用，在一定程度上解放了双手。但需知，筋膜枪并不能完全替代推拿手法，也不能起到所有手法的作用。筋膜枪有着明确的适应证、禁忌证，且并非全身各处的肌肉都能使用，需理性看待这一新型技术。

（二）推拿疗法在护理中的应用

推拿疗法因其所特有的简便性、无创性特点，适合护理人员的学习及使用，在内、外、妇、儿、骨伤等领域均适用。尤其是在儿科领域，越来越多的医院将小儿推拿作为儿科护理的一项常规操作。

1. 推拿疗法按人群分类在护理中的应用

（1）成人推拿　成人推拿治疗的范围广泛，包含内科的呼吸系统、消化系统、心血管系统、神经系统、内分泌系统、免疫系统疾病；伤科的四肢关节部、头颅部、颈项部、胸胁部、腰骶部疾病的治疗，以及周围神经卡压综合征、周围神经损伤、常见关节脱位、骨折后康复；妇科、五官科、急症等各个方面。成人推拿穴位以十二条正经及任督二脉为主。成人推拿需要拥有一定的功力才会有好的效果，常用的手法有一指禅推法、㨰法、拿法、摩法、擦法、揉法、捻法、抹法、拍法、抖法、振法、摇法、拔伸法、点按法、弹筋法等。成人的身体机能已经发育较为完善，推拿的时间可以较长，一般30～45分钟为宜。常规推拿操作如下。

1）头面部推拿　受术者取仰卧位，直推前额，分推前额，刮揉眼眶，揉太阳、攒竹、风池穴，揉睛明穴、四白穴，揉擦迎香穴；搓手浴面：先将两手搓热，然后掌心紧贴前额用力向下擦至下颌，连续10～20次；揉耳搓耳揪耳垂。

2）项背部推拿　受术者取坐位，拿揉斜方肌、肩井穴，以一手的掌根和四指指腹相对，拿捏对侧的斜方肌、肩井穴周围组织，拿揉20～30次，再换另一侧；拿捏项部，以一手的掌根和四指指腹相对，拿捏项背的两侧10～20次，指揉颈后五条线，以一手的食指、中指、无名指，按揉项部的棘突线、棘突旁线和颈部的侧方，逐条线放松可以找到酸胀的压痛点，可用指腹部弹拨痛点，重点弹拨肌肉结节、条索处；点揉项背部风池穴、肩井穴、天髎穴、肩外俞。

3）肩部推拿　受术者取坐位，拿捏肩部，以一手拇指与其余四指相对，呈钳形捏拿对侧肩关节前、后、外侧的肌肉，以三角肌为主，拨揉肩前、肩后，一手拇指与其余四指相对，四指轻扶肩侧后方，拇指指腹及大鱼际施力于前侧肌肉，其余四指指腹部施力于肩后侧肌肉，力度由轻到重。点揉肩部穴位，肩前穴、肩髃穴、肩髎穴、臑俞穴。

4）胸部推拿　受术者取坐位，搓摩胁肋，左掌贴于受术者右侧胁肋部，右掌贴于左胁肋部，自上而下环形摩动，使局部有温热感。

5）腹部推拿　受术者取仰卧位，双掌重叠，环形摩腹；双掌重叠，轻柔揉腹。重点点揉腹部气海、关元、中脘、天枢、水道穴，以食指、中指、无名指点揉穴位，上手压于下手指背上以加力，重复摩腹或揉腹。

6）腰部推拿　受术者取俯卧位，按揉腰部肌肉，弹拨腰部膀胱经穴位，重点弹拨肌肉结节，点揉肾俞、志室、大肠俞、腰眼。

7）臀部推拿　受术者取俯卧位，按揉弹拨，掌揉臀大肌，弹拨梨状肌。重点点揉秩边穴、环跳穴、居髎穴。

8）上肢推拿　受术者取坐位，拿捏上臂，用拇指与其余四指的掌面成钳形，捏拿上肢的肱二头肌、肱三头肌。拿捏前臂，用拇指与其余四指掌面捏拿前臂肌肉，先内侧后外侧。按揉曲池穴、合谷穴，以局部酸胀为度。

9）下肢推拿　受术者取坐位，下肢放松，拿揉髌骨，以一手拇指螺纹面及食指屈成弓状，拿捏或揉按髌骨；摇踝关节，一手抓踝上，一手抓脚，做旋转动作10～30次；擦涌泉穴，用小鱼际紧贴足心，用力擦，擦热为度，左右交替进行。

（2）小儿推拿　在中医基础理论和相关临床知识指导下，根据小儿的生理病理特点，在其体表特定的穴位或部位施以手法，以防治疾病、助长益智的一种外治法。小儿推拿的主体是14周岁以下的儿童，以6岁以前效果较佳，年龄越小效果越好。小儿推拿主要治疗范围是以小儿内科、筋伤疾病为主，如发热、咳嗽、厌食、腹泻、便秘、遗尿、肌性斜颈等。

小儿处于生长发育中，其穴位不同于成人，多集中于上肢掌指部，部分穴位与成人相同。小儿脏腑娇嫩、形气未充、肌肤柔弱，因此操作手法与成人不同。推拿动作要“轻、快、柔和”，适达病所。常用手法有推法、揉法、按法、摩法、掐法、捏法、运法等。施术时，适当配合使用一些润滑剂，如葱姜水、爽身粉、润肤露、蛋清、麻油等，既能保护小儿皮肤，防止皮肤破损，又可增强手法的疗效。敏感皮肤、易过敏小儿宜使用温开水。

小儿推拿手法不同于成人，如最常用的推法，以大拇指朝内，其余四指朝外，手掌分开成八字形，沿着直线进行单方向推动。推小儿五指的五经穴时，向心推为“补”，离心推为“清”“泻”。推小儿胸部主要用拇指沿肋间隙向外推，并辅以揉膻中、天突穴，两侧多采用搓摩法。而到腹部时，要紧贴着皮肤，一般而言，需补时做顺时针推摩法，需止泻时方用逆时针摩法，遇到小穴位用指揉法，要用指尖、指腹来点揉，遇到大面积的穴位可用掌心和掌根来按揉。由于小儿的皮肤较为娇嫩，所以推拿的时间不宜太长，一般以 15～20 分钟为宜。

知识拓展

小儿捏脊

小儿捏脊疗法是小儿推拿常用手法之一，具有疏通经络、调整阴阳、促进气血运行、改善脏腑功能以及增强机体抗病能力等作用。因该法治疗小儿疳积有特效，故又称为捏积法。施术时患者的体位以俯卧位或半俯卧位为宜，务使卧平或卧正，以背部平坦松弛为目的；年纪较小的患儿亦可采用家长抱立位进行操作。施术者自患者龟尾穴开始用双手沿背部督脉和两侧膀胱经，自下而上边捏边连续不断地向上推移，到大椎穴停止。捏脊的具体操作方法有两种：一种是用拇指指腹与食指、中指指腹对合，挟持肌肤，拇指在后，食指、中指在前。然后食指、中指向后捻动，拇指向前推动，边捏边向大椎穴推移。另一种是手握空拳，拇指指腹与屈曲的食指桡侧部对合，挟持肌肤，拇指在前，食指在后。然后拇指向后捻动，食指向前推动，边捏边向项枕部推移。上述两种方法可根据施术者的习惯和使用方便而选用。

施术时可根据患儿证候进行脏腑辨证，在相应的背俞穴部位上用力挟提，以加强针对性治疗作用。如厌食提胃俞、脾俞、大肠俞穴；呕吐提胃俞、脾俞、肝俞、膈俞穴；腹泻提大肠俞、脾俞、三焦俞穴；便秘提大肠俞、胃俞、肝俞等穴。提捏后宜采用揉法作用于相应背俞穴，以舒张皮肤，缓解疼痛感觉。脊柱部皮肤破损或患有疖肿、皮肤病者，不宜施用本法。伴有高热、心脏病或有出血倾向者慎用。

（3）自我推拿　是指通过用自己的双手按摩自身经络腧穴或其他体表部位以强身防病的推拿方法，又称自我按摩。自我推拿有多种形式，并可配合气功和肢体运动一起进行。自我推拿应在医生指导下，在掌握常用穴位的取穴方法及基本推拿手法的基础上实施。

2. 推拿疗法按疾病分类在护理中的应用

（1）头痛

1）取穴　印堂、头维、太阳、鱼腰、百会、风池、风府、天柱等穴。

2）手法　一指禅推拿、揉法、按法、拿法。

3）操作　患者取坐位，用一指禅推法从印堂向上沿前额发际至头维、太阳穴，往返 3～4 遍，并配合按揉印堂、鱼腰、太阳、百会等穴；再用拿法从头顶至风池穴，往返 4～5 遍；最后用弹法从前发际至后发际及头两侧，往返 2～3 遍，时间约为 5 分钟。

（2）胃痛

1）取穴　中脘、气海、足三里、天枢、梁丘、肝俞、脾俞、胃俞、内关、合谷及胁肋部穴位。

2）手法　一指禅推法、揉法、按法、拿法、搓法。

3）操作　患者取仰卧位，施术者坐于患者右侧，先用一指禅推法、摩法在胃脘部治疗，使热量渗透于胃腑；然后按揉中脘、气海、天枢等穴，同时配合按、揉足三里穴，治疗约 10 分钟。患者取俯卧位，用一指禅推法，从背部脊柱两旁沿膀胱经顺序而下至三焦俞，往返 4～5 遍；然后用按、揉法治疗肝俞、脾俞、胃俞、三焦俞，治疗约 5 分钟。患者取坐位，拿肩井穴，循臂肘而下 4～5 遍，在手三里、内关、合谷等穴做强刺激，然后再搓肩臂及两胁部，由上而下往返4～5遍，治疗5分钟。

（3）便秘

1）取穴　中脘、天枢、大横、肝俞、脾俞、胃俞、大肠俞、上巨虚、下巨虚、足三里等穴。

2）手法　一指禅推法、摩法、按法、揉法。

3）操作　患者取仰卧位，施术者坐于患者前方，用按法和揉法在中脘、天枢、大横穴位处治疗5～6遍，然后按顺时针方向摩腹10分钟；患者取俯卧位，用一指禅推法沿脊柱两侧从肝俞由上而下进行往返治疗3～4遍；再用按、揉、摩法在肾俞、上巨虚、下巨虚、足三里等穴处治疗，往返3～4遍，治疗5分钟。

（4）失眠

1）取穴　睛明、印堂、攒竹、率谷、太阳、迎香、风池、百会、安眠、神门、足三里等穴。

2）手法　一指禅推法、按法、推法、摩法、揉法。

3）操作　患者取仰卧位，施术者坐于患者前方，用按法和揉法在睛明穴治疗5～6遍；再用一指禅推法从印堂向两侧沿眉弓至太阳穴往返5～6遍，并点按印堂、攒竹、率谷、太阳等穴。施术者用指推法从印堂向下沿鼻两侧至迎香，再沿颧骨至耳后风池、安眠穴，往返2～3遍。术者用指推法从印堂沿眉弓向两侧推至太阳穴，往返2～3遍；再搓推脑后及颈项部两侧，点按两侧风池穴，往返2～3遍；最后点按百会、神门、足三里穴，治疗约10分钟。患者取仰卧位，施术者按顺时针方向摩腹，并点按中脘、气海、关元穴，治疗约5分钟。

（5）小儿发热

1）取穴　肺经、大肠经、肾经、内劳宫、天河水、脊柱、肺俞、大肠俞、肾俞、肩井等穴。

2）手法　推法、揉法、拿法。

3）操作　患儿取仰卧位或坐位，施术者坐于患儿侧方。用拇指推法向外推肺经、大肠经400次；向内推肾经200次；食、中二指向内推天河水400次；揉内劳宫3分钟。患儿取俯卧位，施术者坐于患儿侧方。以食、中二指蘸取凉开水，自大椎穴推至龟尾穴200次；揉肺俞、大肠俞、肾俞穴各2分钟。患儿取坐位，施术者坐于患儿后方，用双手拇、食、中三指拿患儿肩井9次。

（6）小儿厌食

1）取穴　脾经、胃经、板门、内八卦、肝经、肺经、大肠经、腹、脊柱、脾俞、胃俞、肝俞、肺俞、大肠俞、肩井等穴。

2）手法　推法、揉法、运法、摩法、捏法、拿法。

3）操作　患儿取仰卧位或坐位，施术者坐于患儿侧方。用拇指推法向内推脾经、胃经、肺经400次；向外推肝经、大肠经100次；揉板门200次，顺时针运内八卦200次。患儿取仰卧位，施术者坐于患儿侧方。施术者顺时针摩患儿腹部5分钟。患儿俯卧位，施术者坐于患儿侧方。自龟尾穴至大椎穴捏脊3遍；揉脾俞、胃俞、肝俞、肺俞、大肠俞各半分钟。患儿取坐位，施术者坐于患儿后方，用双手拇、食、中三指拿患儿肩井9次。

（7）小儿脑瘫

1）取穴　脾经、肝经、肺经、肾经、二人上马、总筋、腹、关元、气海、脊柱、脾俞、肝俞、肺俞、肾俞、肩井等穴。

2）手法　推法、揉法、摩法、捏法、拿法。

3）操作　患儿取仰卧位或坐位，施术者坐于患儿侧方。用拇指推法向内推脾经、肺经、肾经400次；向外推肝经200次；揉二人上马400次，揉总筋200次。患儿取仰卧位，施术者坐于患儿侧方。施术者顺时针摩患儿腹部5分钟，中指揉关元、气海穴各1分钟。患儿取俯卧位，施术者坐于患儿侧方。自龟尾穴至大椎穴捏脊3遍；揉脾俞、肝俞、肺俞、肾俞、关元俞、气海俞各半分钟。患儿坐位，施术者坐于患儿后方，用双手拇、食、中三指拿患儿肩井 9 次。

知识链接

《幼科推拿秘书·推拿小儿总诀歌》

推拿小儿如何说，只在三关用手诀。掐在心经与劳宫，热汗立至何愁雪，不然重掐二扇门，大汗如雨便休歇。若治痢疾并水泻，重推大肠经一节，侧推虎口见工夫，再推阴阳分寒热。若问男女咳嗽诀，多推肺经是法则，八卦离起到乾宫，中间宜手轻些些。凡运八卦开胸膈，四横纹掐和气血，五脏六腑气候闭，运动五经开其塞。饮食不进儿着吓，推展脾土就吃得。饮食若进人事瘦，曲指补脾何须歇，直指推之便为清，曲指推之为补诀。小儿若作风火吓，多推五指指之节。大便闭塞久不通，盖因六腑有积热，小横肚角要施工，更掐肾水下一节，口出臭气心经热，只要天河水清澈，上入洪池下入掌，万病之中都去得。若是遍身不退热，外劳宫上多揉些，不问大热与小炎，更有水底捞明月，天门虎口斗肘诀，重揉顺气又生血，黄蜂入洞医阴病，冷气冷痰俱治得，阳池穴掐心头痛，一窝风掐肚痛绝，威灵总心救暴亡，精宁穴治打逆噎，男女眼若往上翻，重掐小天心一穴，二人上马补肾经，治得下来就醒些，男左女右三关推，上热退下冷如铁，寒者温之热者清，虚者补之实者泄，仙人留下救儿诀，后学殷勤谨慎些。

小儿特定穴较多，故本章节未全部列出。

四、小儿常用养生康复腧穴

穴位名称	定位	主治	操作手法
脾经	屈曲拇指桡侧边缘	食欲不振、消化不良、黄疸等	直推法
肝经	食指掌面指尖至指根	惊风、抽搐、注意缺陷多动障碍等	直推法
肺经	无名指掌面指尖至指根	咳嗽、感冒、发热等	直推法
肾经	小指掌面指尖至指根	遗尿、生长发育迟缓、夜啼、癃闭等	直推法
大肠经	食指桡侧缘，自食指尖至虎口成一直线	便秘、泄泻、腹胀、脱肛等	直推法
胃经	在大鱼际桡侧，赤白肉际处	腹胀、呕吐、嗳气、纳差、消化不良等	直推法
板门	手掌大鱼际平面	腹胀、纳差、呕吐、泄泻等	指揉法
内劳宫	将中指屈曲时，指尖所对的位置	低热、口舌生疮、烦躁不安等	指揉法
内八卦	手掌面，以掌心为圆心，从圆心至中指根距离约 2/3 为半径作圆	腹胀、纳差、便秘、呕吐、咳嗽有痰等	旋推法
总筋	掌后腕横纹中点	惊风抽搐、肌肉痉挛、夜啼、口舌生疮等	揉法
二人上马	手背无名指及小指掌指关节后陷中	生长发育迟缓、夜啼、遗尿等	揉法
天河水	前臂正中，总筋至曲泽成一直线	发热、惊厥抽搐等	直推法
腹	肋骨下缘至髂骨上缘的整个腹部	便秘、腹泻、厌食、呕吐、腹胀等	摩法
脊柱	龟尾至大椎成一条直线	气血不和、脏腑不调、经络瘀滞等。	捏法
七节骨	第二或四腰椎至尾椎骨端成一直线	便秘、泄泻、痢疾等	直推法
龟尾	尾椎骨端	便秘、泄泻、痢疾等	揉法
天门	两眉中间至前发际成一直线	发热、头痛、咳嗽、夜啼等	直推法
坎宫	自眉头起沿眉向眉梢成一横线	发热、头痛等	分推法
耳后高骨	耳后入发际高骨下凹陷中	感冒、头痛、夜啼、惊风等	揉法
天柱骨	项后发际正中至大椎穴成一直线	呕吐、发热、头痛等	直推法

第六节　传统功法养生康复

案例引导

案例　患者，男，56岁，1天前无明显诱因下出现恶心、呕吐、腹泻，血糖29.74mmol/l。遂来院就诊，10年前无明显诱因下出现口干、多饮、多尿，每日饮水3L，尿量增加，具体不详，饭量稍增加，患者入院后经检查，诊断为“2型糖尿病”，对症治疗后出院。为增强体质，求进一步康复治疗。

讨论　结合本节所讲授内容，思考传统功法在治疗疾病、促进身体健康方面的作用。

中华民族有着五千多年的悠久历史，在漫长的历史发展中，积累了丰富的健身养生益寿的经验，形成了集理论体系、健身方法为一体的具有民族特色的传统养生功法，养生功法的锻炼是通过调整姿势、锻炼呼吸、控制意念，将身心融为一体，达到增强人体各部分机能，诱导启发人体内在潜能，从而起到防病治病、健体延年的作用。传统功法在古代就已经包含在“导引”之内了。《素问·异法方宜论》云：“其民食杂而不劳，故其病多痿厥寒热，其治宜导引按跷。”《庄子·刻意》篇曰：“吹呴呼吸，吐故纳新，熊经鸟申，为寿而已矣。此道引之士，养形之人，彭祖寿考者之所好也。”导引，又被称作“道引”，是指肢体通过屈伸俯仰，呼吸吐纳以及活动关节，达到防病保健的一种方法。道教依据古人提出的“流水不腐，户枢不蠹”的道理，认为人体也应该适当的运动。通过运动，可以促进消化功能和血液循环，并使关节通利，从而达到延年祛病的目的。

我国古代人民一贯重视体育锻炼。早在远古时期，人们就通过舞蹈的形式来舒展筋骨，祛邪除病。《吕氏春秋·古乐》曾记载：“昔陶唐之始，阴多滞伏而湛积，水道壅塞，不行其原，民气郁阏而滞着，筋骨瑟缩不达，故作为舞以宣导之。”汉代名医华佗所提倡的“五禽戏”是我国最具有代表性的运动疗法，唐宋时期形成的“八段锦”对后世影响也较大，这些功法的姿态矫健优美，引人入胜，其在康复、医疗作用方面也被日益重视，并为人类健康做出了贡献。

一、传统功法养生的主要内容

我国传统功法养生的内容及形式多种多样，常用的有操术、拳术和械术等。操术包括五禽戏、八段锦、易筋经、体功等。拳术包括舒缓柔和的太极拳、刚健有力的少林拳、动作简练的形意拳等。械术主要包括刀、剑、枪、棍等。本章将重点介绍简便灵活、老少皆宜的传统功法——操术和拳术，如五禽戏、六字诀、八段锦、太极拳、易筋经等。

传统功法具有刚柔相济、内外兼修、动静结合的特点。动则有利于气血通调，强筋壮骨利关节；静则收心纳意、培育正气。在传统养生功法中动以养形，静以养神，动中有静，静中有动。所谓“动中有静”，就是在运动的过程中要保持精神的宁静，全神贯注。“静中有动”就是要保持呼吸流动顺畅。中医将精、气、神称为三宝，与人体生命活动息息相关。传统养生功法贯穿了这三个环节，强调通过调意以养神；以意领气，调呼吸以练气，以气行推动血行，周流全身；以气导行，通过形体、筋骨关节运动，条畅周身经脉，营养机体组织。只有通过动静相结合，才会使意、气、体三者配合紧密，达到内养气血脏腑，外壮皮肉筋骨。使得机体达到“阴平阳秘”的状态，进而增进机体健康，保持旺盛的生命力。

二、传统功法的基本理论和健身原则

（一）传统功法的基本理论

传统功法理论是以中医理论为基础，通过传统体育运动的功法功理，探讨治疗疾病的原理，包括脏腑精气理论、阴阳五行理论以及经络气血理论等。这些传统理论与现代科学中的理论模型相类似，它从不同的角度对人体生命现象、生理病理以及自然宇宙的形成等方面进行了描述。本章侧重介绍传统功法的操作和运用，对于脏腑的协调统一、气血精津的运行以及动静的结合尤其要注意。传统健身功法须遵循着调节脏腑功能、疏通精气、形神共养、动静相宜的原则，只有如此才能达到外练筋骨，内练精气，从而使整个机体得到全面锻炼，达到提高健康、祛病延年的目的。

1. 调和脏腑 人体是一个有机的整体，脏腑之间在生理上是互相协调、互相促进的，在病理上则是互相影响、互相关联的。当某一脏腑发生病变时，通常会累及到其他脏腑，并使其功能失常。传统功法尤为重视脏腑间的统一协调，传统功法通过动静结合，形神共养，进行身体锻炼，达到内养精气，外练筋骨，调理脏腑阴阳，使脏腑功能趋于调和。

（1）阴阳五行调和脏腑 传统功法以阴阳五行作指导，以脏腑经络为基础，通过肢体活动促使脏腑功能的调和。

1）阴阳平衡调和脏腑 传统医学认为，人体脏腑阴阳的正常协调关系遭到破坏从而导致疾病的产生，即脏腑功能紊乱。刘河间云："殊不知一阴一阳之谓道，偏阴偏阳之谓疾。阴阳以平为和，而偏为疾。"所以养生的目的就在于调节脏腑阴阳的偏盛偏衰，使其趋于平衡，恢复到正常状态。也就是在脏腑学说的基础之上"谨察阴阳所在而调之，以平为期。""以平为期"就是补其不足，损其有余，使脏腑阴阳恢复到平衡状态。

2）五行学说调和脏腑 五行学说是通过五行的相生相克规律来概括人体的五脏生理功能。后世医家根据这个理论制定了"滋水涵木""培土制水""培土生金""抑木扶土"等法。传统功法也经常用五行学说来指导各种锻炼，因为传统功法一般都有明确的健身目的，即某一个动作可以选择性地作用在某脏腑上。比如八段锦，它是将形体的活动同呼吸运动相结合的一种运动方式，通过躯体的俯仰、伸展，肢体的屈伸动作，伴随着呼吸来加强脏腑的功能性锻炼。每一式都有其重点，即将重点作用在某一脏腑上。如八段锦中的"双手托天"式，即将双手上举，伸展躯体，此式对调理三焦有一定的作用。因肺在上焦，有宣发肃降的能力；脾在中焦，有清升浊降之效；肾属下焦，主纳气藏精，肺、脾、肾三者相结合，则气机运转。两手上举，手、足三阳三阴经络得到舒展，从头到足、足到胸、胸至手、手至头形成环状，伴随着呼吸运动，三焦气机得到通畅，并对五脏也起到了一定的按摩调节作用。像"摇头摆尾去心火""调理脾胃需单举"等，都是通过不同的动作达到锻炼的效果。健身运动把五行生克乘侮作为功法选择的一个依据，除了有针对性地选择健身防病的动作外，也可运用五行学说理论，防止疾病传变。比如肝有病时，需知肝传脾，预培脾土，增强脾胃的生理功能，防止肝病传变及脾，运动时，可选择一些锻炼脾胃的动作进行练习，这也体现了中医治"治未病"的思想。

（2）脏腑调和，注重脾肾 脾在人体生命活动占据着重要的地位，脾有腐熟受纳水谷精微之功，水谷精微又是生成气血的主要物质基础，故有脾为"后天之本""气血生化之源"之称。肾具有贮存、封藏精气的生理功能，精是构成人体和维持人体生命活动的物质基础，是生命之源，故肾有"后天之本"之称。因此，传统功法在调和脏腑的时候，尤重视脾肾的调理。《寿世保元·饮食篇》记载："养生之道，不欲食后便卧，及终日稳坐，皆能凝结气血，久即损寿。"说明运动不单单能使肢体矫健，对脾胃的消化、气血的荣卫以及人体的健康都有一定的裨益。如五禽戏中的鹿戏就是依靠腰、胯部的旋转去带动手臂的旋转，并且意守尾闾，此作用有益肾强腰之效，且对肾脏疾病也有一定的防治作用。现代医学认为，肾和垂体、下丘脑、免疫系统等关系密切，肾脏功能失常会导致其功能出现紊乱，影响机体其他方面的功能，引起脏器病理改变并且出现早衰的现象。如肾气得到调补，则可以调和其他脏腑的阴阳，使系统功能达到协调统一。同理，脾胃的生理功能与多个系统广泛联系，脾胃失常会引起多个系统功能的失调，所以脾胃的调理也可使整个机体得到调整。

2. 精气流通 精气是生命活动的基本物质，得精则生，失精则衰。生命本源来自于于精气的升降出入，《素问·六微旨大论》曰："出入废则神机化灭，升降息则气力孤危。故非出入，则无以生、长、壮、老、已；非升降，则无以生、长、化、收、藏。是以升降出入，无器不有。"说明人之生命，无非是精气的升降出入而已。精气、血脉的流通是人体五脏功能正常的表现。精气血脉发生郁滞，可产生疾病，影响人体健康。《吕氏春秋》载："流水不腐，户枢不蠹也。形气也然，形不动则精不流，精不流则气郁。郁处头则为风，处耳则为聋，处目则为盲，处鼻则为窒，处腹则为胀，处足则为痿。"说明人的生命是需要运动的，只有通过运动才会使精气流行通畅，运行无阻碍，因此传统功法对于精气的流通有着推动及协调作用，对于精气的郁滞有着一定的防治作用。

3. 形神共养 形神共养是传统功法遵循的重要原则。形体是人类生命活动的基础。历代医家十分重视形体的保健及康复，张景岳云："形伤则神气为之消"，"善养生者，可不先养此形以为神明之宅；善治病者，可不先治此形以为兴复之基乎。"传统功法以活动四肢，形体锻炼为主，通过对筋骨的锻炼，由外至内，使得身体阴阳达到平衡，起到调节脏腑的作用。同时，传统功法对形体的保养也尤为注重，以练形作为其要务。生命在于运动，四肢的活动，可使体内气血运行通畅，精气充沛，神识内守，形神达到和谐统一。临床上，疾病复杂多变，病人体质存在差异，并非单一的动形或者调神静息所能及，必须动静相结合，形与神兼顾，才会更有利于养生健身。

4. 动静结合

（1）动静关系 自然界物质运动存在着两种不同形式，即动与静，《思问录》中记载："太极动而生阳，动之动也；静而生阴，动之静也。""静者静动，非不动也"。说明动静是两个不可分割的矛盾统一体，在绝对的运动中包含着相对的静止，在相对的静止中又蕴含着绝对的运动，并以此作为基础，形成动与静相对的动态平衡。人体生理功能以及病理过程，是动和静相结合的具体表现。动与静必须有机结合，才会使人体的健康得到维持。因此《增演易筋洗髓·内功图说》云："人身阴阳也。阴阳，动静也，动静合一，气血和畅，百病不生，乃得尽其天年。"

（2）形动和神静互相结合 传统功法提到的动静，多指形体的动和静以及心神的动和静。形体的动和静强调形体的运动，只有通过运动才能使精气畅通，气血运行达到调和，气机升降才会有序，只有这样，才能达到强身健体、祛病延年的目的。心神的动静则是强调心神安静内守，情绪平和稳定。心主神明，为一身之主宰，统帅五脏六腑，因此称"心为五脏六腑之大主"。守神，即为静养心神，得神则生，失神则死；病则神弱，健则神守。《医述·医学溯源》云："欲延生者，心神恬静而无躁扰。"说明人可以养神，保持神志的清静，"神守则身强"。这样不仅有利于减少疾病的产生，也有利于疾病的恢复。

传统功法强调心神是宜静的，而形体则是宜动的。然而，实质上心神宜静与形体宜动是紧密联系、不可分割的，只有动静兼修、动静结合（肢体运动与调神养心相结合），形与神共养，才符合生命的运动规律，才能保持身心的健康，从而达到强身和防病之功。

（二）传统功法的健身原则

在习练各种传统功法时，必须遵循基本的操作要求和应用原则。理解并掌握练功的要领，是学会和掌握传统功法的重要因素之一，同时也是影响练功效果的原因之一。如对练功要领和应用原则掌握不熟，则易产生不良的反应和偏差。

1. 因时制宜、因人而异 我国的传统功法因流派、功法以及练功的作用特点各不相同，所以在练习过程中，要遵循因时制宜、因人而异的原则。否则，不仅对身体无益，还会产生严重的副作用。

（1）因时制宜 练习传统功法时需顺应四时的变化，人与自然环境相协调，加强人适应自然的能力，使之达到健康。春季因阳气升发，具有化生气血津液的作用，故运动时要选择具有一定运动量、能够舒筋活血的项目进行锻炼，比如太极拳、五禽戏等。但需注意的是，不能进行剧烈的运动，尤其是情绪急躁、肝火旺盛的人，要以轻缓舒柔的健身功法为主。夏季因其气候较炎热，运动应该以练气为主，使身体内的阳气宣发于外，与阳盛的自然相适应。此时练功要防止过大的运动量，因为过多的出汗，容易消耗人体的津液引起中暑。在时间的选择上，以晨起凉爽的时候为宜。秋冬季节，因为阴气日盛，阳气逐渐衰退，选择的功法应以收气敛神，益肾固精为主。秋季选择静功为主，配合一些有一定运动量的功法。而冬季以动功为主，通过运化人体阳气来抵抗外界的寒凉之气，此时练功要避开阴寒之邪，不能在风、雾、雪天锻炼。因时制宜同时要注意一天的晨昏昼夜的变化。早晨的时候可适当增强一定的运动量，以通利关节，运布阳气，室外锻炼为佳；日中则以吐纳练息为宜；晚饭后不可做剧烈的运动，应该以吐纳、养神、固精为主，或者按揉腹部，以健脾胃，利消化。

（2）因人而异 进行传统功法锻炼时，要依据人的体质强弱、禀赋差异、年龄的大小以及是否身患疾病等，有选择、有针对性地进行锻炼，称之因人而异。肥胖之人一般多属痰湿体质，体胖懒动，稍劳易疲，怕热，锻炼多以练神形为主。形瘦之人一般多见于阴虚体质，肝火亢盛，情绪易躁，锻炼时以练意为主。青年人因其身体旺盛，锻炼时可以选择较大运动量以练形为主的功法。中年人由于机体渐衰，锻炼应以激发潜在功能、调和阴阳、提高脏腑功能的运动功法为主。老年人因其气血虚衰，此时锻炼应以运动量小、怡养精气神的功法为主，同时要注意气血的固护，并要养神敛精。脑力劳动者，应该以放松性的运动为佳，并适当的增加运动量，以此来使阴阳达到平衡，气血经络得以畅通；而体力劳动者的功法锻炼，则以调整强壮的方法为主。

2. 自然松静，灵活准确 所谓自然，指法归于自然，也就是意念、呼吸和肢体的活动要符合生理的自然属性。以腹式呼吸为例，呼吸时不能勉强用力拉长呼吸，应该通过锻炼去逐步的加深。所以在练功的过程中操作上要做到不忘、不助、不贪、不求。

松和静不仅仅是传统功法的基本要求，也是最基本原则，是指神与形、心与身的放松。放松法包括内与外，外松表现为消除身体肌肉的紧张；内松则是消除呼吸、意念等方面的紧张。一般来讲，外松的掌握要比内松容易。所谓静，多指在练功的过程中要保持心境的宁静，但是此时的静是相对的，并不是绝对的。练功所提出的静，包含内环境的静，也就是思想的宁静和意念的集中，以及外环境的静，即悄然无声、万籁沉寂。练功的时候，要以内静为主，外静为辅。松和静是互相关联、互相促进的，放松可以使人静，而当人静时又有助于放松。只有做到真正人静时，才能得到完全的放松。

自然松静是练功过程中最基本的要领，正确的姿势动作有利于获得最佳的自然松静效果。不端正的姿势，不但会影响身体的放松，同时也会使练功的效果欠佳，严重的会导致损伤或出现偏差。练功姿势的准确，并不是一板一眼的模仿，而是保证形式不走样的同时，做到勿僵、勿滞，举止要灵活。因此练习的时候要结合练功人自身的生理特点和心理特点，因时、因地、因人制宜，灵活地去调整所练功法的难度和强度，才能够有效的提高动作姿势的准确性，并且使神形得到自然放松，反之则易产生紧张和疲劳。

3. 持之以恒，循序渐进 传统功法要求锻炼者要有坚定的信心与毅力，要持之以恒，坚持不懈，因为这不仅仅是身体方面的锻炼，同时也是意志力的锻炼。初学者要在一种功法练得娴熟时，才可以深入研习，不应朝三暮四。已经熟练掌握各种锻炼方法的人，也应该在一定的稳定时期内，以练某种功法为主，同时可以辅以其他。持之以恒并不是刻板不能变通的，如果在锻炼的过程中产生某些不良反应时，也可减少锻炼量，或者更改训练计划，甚至于可以暂停锻炼，等待机体恢复到正常时再进行锻炼。

传统功法的锻炼，忌急于求成，应循序渐进，尤其是气功锻炼的功法，不是一朝一夕能够奏效的。过于急于求成，盲目地增加运动量，或者是强行吞气闭息，并过于静思凝神，很容易造成肢体的损伤，引发痼疾，即使日久练习，也会是一无所得。在功法的选择上，应该从简到繁，先易后难。

4. 练养相兼，着重“三调”　练养相兼是指练功同休养和调养要并重，即练中有养、养中有练，这对体质较差的病患来说尤为重要。练是指在练功的过程中合理的去选择练功方法、练功的强度以及练功的周期。养，一方面指经过练功身体所产生的功能状态的改善；另一方面指在传统功法的锻炼后，要进行身心调护，休养生息，不应该无休止地练功。此外，初接触气功的人在练功后可能会产生疲劳，消耗能量，因此需要适当的增加一些营养物质，这也是养的另外一层含义。只有将练和养结合起来才能更好地调节神形，发挥传统功法的养生作用。

所谓“三调”，是指形、气、意的调节，是练习传统功法须注意的三大要素。调形，是指练功时肢体的运动、自我的按摩；调气，是呼吸的吐纳、鼻息的调整；调意，是安定心神、排除一切杂念。对于形的调节虽然传统功法种类很多，肢体的运动较复杂，但也存在着一定的规律。动作要领方面，可以用圆、灵、匀、柔、正来概括。圆，即运动圆活；灵，即动作轻虚灵活；匀，即动作均匀平和；柔，即动作柔和有力；正，即运动姿势端正稳定。在调气方面，主要指呼吸的吐纳，对于一些不强调呼吸的功法，可以让呼吸顺其自然；对呼吸有要求的功法，应按照要求采用相对应的呼吸方法。总体上，要求呼吸通畅顺达、柔和，升降相应，开合有序。调意方面，要求意念与运动要相互结合。练功时要聚气凝神，意守丹田，思想内收，神与体相合。

“三调”相互间联系密切，无论练习哪种功法，都不应强调某一方面而忽略其他方面。传统功法依靠“三调”的整体性来发挥其效果。姿势的正确与否、是否达到舒松自然，都为调意和调气提供了先决条件；自然松静的呼吸与意念，又有助于姿势得到舒畅。三者相融为一体，就构成了传统功法的主要内涵，也是其发挥养生作用的根基。

三、传统功法的注意事项

传统功法练习时要注意练功前后的准备，身心活动的整理，它们可以起到与日常生活状态和传统功法练功状态过渡作用的一个衔接。

1. 练功前　练功前半个小时要停止一系列的体育和文娱活动。做好练功前准备，抛开烦恼，安定情绪。衣宽合体，色柔料软。摘去帽子、眼镜及手表等物；练功前做一些准备活动，利于气血的运行。如感觉疲劳或有不适可稍事休息，或者进行自我按摩拍打。如局部出现明显的疼痛和不适等症状影响到练功，可以先采取一些治疗措施，待症状缓解后再练功；过饥或过饱时不宜于练功，以免胃肠出现不适。练功前可以饮适量温开水，这样有助于气血的运行；练功前要保持愉快的情绪，大喜、大怒、过于兴奋或者烦恼都不宜于立即练功，否则会因心理与生理的不良反应，影响到“三调”；选择整洁、幽静的环境练功，避免在风口练功。

2. 练功后　练功结束后，要认真做好收功。功法不同，收功方式也不同。收功的基本原则为，无论意守于何处，都要把意守转移到丹田，逐渐恢复到自然呼吸，再做一些自我的按摩保健，并慢慢地睁开双眼；练功后不能进行冷水洗浴，因为练功时大量的血液流向皮肤肌肉，受冷后可引起皮肤肌肉中的血管骤然收缩，使回心血流量增加，加重心脏的负担。练功后，也不能立即饮用冷水或者食用冷饮，以免引起胃肠中血管的突然收缩，从而导致肠胃紊乱，引起腹痛和腹泻。

四、常用的传统功法

（一）八段锦

八段锦是一套易学易练、动作简单的传统功法。“八段”即练功动作共有八节，“锦”即“织锦”，有华美典雅的意思，取其珍贵之意。八段锦最早见于宋朝洪迈编写的《夷坚志》中。其在我国的民间流传甚广，并且在长期实践中不断地被修改和创新，又演变成岳飞八段锦、自摩八段锦、床功八段锦等多种形式，各有特长。在此重点介绍的是由国家体育总局健身气功管理中心收集并整编的“健身气功·八段锦”。

八段锦具有健骨柔筋、壮力养气、活血行气、调和脏腑的功能，男女老幼皆宜。现代研究证实，此套功法可以改善神经体液的调节功能、加强血液的循环，对神经、心血管、消化、呼吸以及运动器官有着良好的调节作用。其动作要点如下。

1. 动作

（1）预备势

动作要点一：两脚并立；两臂自然垂于体侧；身体中正，目视前方。

动作要点二：随着松腰沉髋，身体重心移至右腿；左脚向左侧开步，脚尖朝前，约与肩同宽；目视前方。

动作要点三：两臂内旋，两掌分别向两侧摆起，约与髋同高，掌心向后；目视前方。

动作要点四：接前一动作，两腿膝关节稍屈；同时，两臂外旋，向前合抱于腹前呈圆弧形，与脐同高，掌心向内，两掌指间的距离约10cm；目视前方。

（2）第一式　两手托天理三焦。

动作要点一：接上一式。两臂外旋微下落，两掌五指分开在腹前交叉，掌心向上；目视前方。

动作要点二：上动不停。两腿徐缓挺膝伸直；同时，两掌上托至胸前，随之两臂内旋向上托起，掌心向上；抬头，目视两掌。

动作要点三：上动不停。两臂继续上托，肘关节伸直；同时，下颏内收，动作略停；目视前方。

动作要点四：身体重心缓缓下降；两腿膝关节微屈；同时，十指慢慢分开，两臂分别向身体两侧下落，两掌捧于腹前，掌心向上；目视前方。

本式的托举、下落各为一遍，共做6遍。

操作提示：两掌上托要舒胸展体，略有停顿，保持抻拉。两掌下落，松腰沉髋，沉肩坠肘，松腕舒指，上体中正。

（3）第二式　左右开弓似射雕。

动作要点一：接上式。身体重心右移；左脚向左侧开步站立，两腿膝关节自然伸直；同时，两掌向上交叉于胸前，左掌在外，两掌心向内；目视前方。

动作要点二：上动不停。两腿徐缓屈膝半蹲成马步；同时，右掌屈指成“爪”，向右拉至肩前；左掌成八字掌，左臂内旋，向左侧推出，与肩同高，坐腕，掌心向左，犹如拉弓射箭之势；动作略停；目视左掌方向。

动作要点三：身体重心右移；同时，右手五指伸开成掌，向上、向右划弧，与肩同高，指尖朝上，掌心斜向前；左手指伸开成掌，掌心斜向后；目视右掌。

动作要点四：上动不停。重心继续右移；左脚回收成并步站立；同时，两掌分别由两侧下落，捧于腹前，指尖相对，掌心向上；目视前方。

动作要点五至动作要点八：同动作一至动作四，唯有左右相反。

本式一左一右为一遍，共做 3 遍。第三遍最后一动作时，身体重心继续左移；右脚回收成开步站立，与肩同宽，膝关节微屈；同时，两掌分别由两侧下落，捧于腹前，指尖相对，掌心向上；目视前方。

操作提示：侧拉之手五指要并拢屈紧，肩臂放平。八字掌侧撑需沉肩坠肘，屈腕，竖指，掌心涵空。年老或体弱者可自行调整马步的高度。

（4）第三式　调理脾胃须单举。

动作要点一：接上式。两腿徐缓挺膝伸直；同时，左掌上托，左臂外旋上穿经面前，随之臂内旋上举至头左上方，肘关节微屈，力达掌根，掌心向上，掌指向右；同时，右掌微上托，随之臂内旋下按至右髋旁，肘关节微屈，力达掌根，掌心向下，掌指向前，动作略停；目视前方。

动作要点二：松腰沉髋，身体重心缓缓下降；两腿膝关节微屈；同时，左臂屈肘外旋，左掌经面前下落于腹前，掌心向上；右臂外旋，右掌向上捧于腹前，两掌指尖相对，相距约 10cm，掌心向上；目视前方。

动作要点三、四：同动作一、二，唯有左右相反。

本式一左一右为一遍，共做 3 遍。第三遍最后一动时，两腿膝关节微屈；同时，右臂屈肘，右掌下按于右髋旁，掌心向下，掌指向前；目视前方。

操作提示：力在掌根，上撑下按，舒胸展体，拔长腰脊。

（5）第四式　五劳七伤往后瞧。

动作要点一：接上式。两腿徐缓挺膝伸直；同时，两臂伸直，掌心向后，指尖向下，目视前方。然后上动不停。两臂充分外旋，掌心向外；头向左后转，动作略停；目视左斜后方。

动作要点二：松腰沉髋。身体重心缓缓下降；两腿膝关节微屈；同时，两臂内旋按于髋旁，掌心向下，指尖向前；目视前方。

动作要点三：同动作一，左右相反。

动作要点四：同动作二。

本式一左一右为一遍，共做 3 遍。第三遍最后一动时，两腿膝关节微屈；同时，两掌捧于腹前，指尖相对，掌心向上；目视前方。

操作提示：头向上顶，肩向下沉。转头不转体，旋臂，两肩后张。

（6）第五式　摇头摆尾去心火。

动作要点一：接上式。身体重心左移；右脚向右开步站立，两腿膝关节自然伸直；同时，两掌上托与胸同高时，两臂内旋，两掌继续上托至头上方，肘关节微屈，掌心向上，指尖相对；目视前方。

动作要点二：上动不停。两腿徐缓屈膝半蹲成马步；同时，两臂向两侧下落，两掌扶于膝关节上方，肘关节微屈，小指侧向前；目视前方。

动作要点三：身体重心向上稍升起，而后右移；上体先向右倾，随之俯身；目视右脚。

动作要点四：上动不停。身体重心左移；同时，上体由右向前、向左旋转；目视右脚。

动作要点五：身体重心右移，成马步；同时，头向后摇，上体立起，随之下颏微收；目视前方。

动作要点六至动作要点八：同动作三至动作五，左右相反。

本式一左一右为一遍，共做 3 遍。做完 3 遍后，身体重心左移，右脚回收成开步站立，与肩同宽；同时，两掌向外经两侧上举，掌心相对；目视前方。随后松腰沉髋，身体重心缓缓下降。两腿膝关节微屈；同时屈肘，两掌经面前下按至腹前，掌心向下，指尖相对；目视前方。

操作提示：马步下蹲要收髋敛臀，上体中正。摇转时，颈部与尾闾对拉伸长，好似两个轴在相对运转，速度应柔和缓慢，动作圆活连贯。年老或体弱者要注意动作幅度，不可强求。

（7）第六式　两手攀足固肾腰。

动作要点一：接上式。两腿挺膝伸直站立；同时，两掌指尖向前，两臂向前、向上举起，肘关节伸直，掌心向前；目视前方。

动作要点二：两臂外旋至掌心相对，屈肘，两掌下按于胸前，掌心向下，指尖相对；目视前方。

动作要点三：上动不停。两臂外旋，两掌心向上，随之两掌掌指顺腋下向后插；目视前方。

动作要点四：两掌心向内沿脊柱两侧向下摩运至臀部；随之上体前俯，两掌继续沿腿后向下摩运，经脚两侧置于脚面；抬头，动作略停；目视前下方。

本式一上一下为一遍，共做6遍。做完6遍后，上体立起；同时，两臂向前、向上举起，肘关节伸直，掌心向前；目视前方。随后松腰沉髋，身体重心缓缓下降；两腿膝关节微屈；同时，两掌向前下按至腹前，掌心向下，指尖向前；目视前方。

操作提示：反穿摩运要适当用力，至足背时松腰沉肩，两膝挺直，向上起身时手臂主动上举，带动上体立起。年老或体弱者可根据身体状况自行调整动作幅度，不可强求。

（8）第七式　攒拳怒目增气力。

接上式。身体重心右移，左脚向左开步；两腿徐缓屈膝半蹲成马步；同时，两掌握固，抱于腰侧，拳眼朝上；目视前方。

动作要点一：左拳缓慢用力向前冲出，与肩同高，拳眼朝上；瞪目，视左拳冲出方向。

动作要点二：左臂内旋，左拳变掌，虎口朝下；目视左掌。左臂外旋，肘关节微屈；同时，左掌向左缠绕，变掌心向上后握固；目视左拳。

动作要点三：屈肘，回收左拳至腰侧，拳眼朝上；目视前方。

动作要点四至动作要点六：同动作一至动作三，唯左右相反。

本式一左一右为一遍，共做3遍。做3遍后，身体重心右移，左脚回收成并步站立；同时，两拳变掌，自然垂于体侧；目视前方。

操作提示：马步的高低可根据自己的腿部力量灵活掌握。冲拳时要怒目瞪眼，注视冲出之拳，同时脚趾抓地，拧腰顺肩，力达拳面；拳回收时要旋腕，五指用力抓握。

（9）第八式　背后七颠百病消。

动作要点一：接上式。两脚跟提起；头上顶，动作略停；目视前方。

动作要点二：两脚跟下落，轻震地面；目视前方。

本式一起一落为一遍，共做7遍。

操作提示：上提时脚趾要抓地，脚跟尽力抬起，两腿并拢，百会穴上顶，略有停顿，要掌握好平衡。脚跟下落时，咬牙，轻震地面，动作不要过急。

（10）收势

动作要点一：接上式。两臂内旋，向两侧摆起，与髋同高，掌心向后；目视前方。

动作要点二：两臂屈肘，两掌相叠置于丹田处（男性左手在内，女性右手在内），目视前方。

动作要点三：两臂自然下落，两掌轻贴于腿外侧；目视前方。

2. 应用　八段锦不仅有强身健体、舒筋活络的作用，对疾病也有一定的治疗作用。比如胸闷、急躁易怒、两胁胀痛、头晕耳鸣表现为肝郁气滞症状的患者可选择练习一、二式。脘腹胀痛、食少纳呆、恶心呕吐、消化不良等有脾虚气滞表现者，可练习二、三式。健康的人可以全套锻炼。

（五）易筋经

易筋经是我国原古时代流传下来，被广大人民群众所喜爱的一种健身功法。易筋经相传为达摩所创。本节介绍的易筋经，将科学性与普及性融于一体。动作连贯，注重拔骨伸筋，刚柔并济；在呼吸方面力求自然，动与息相融；以形导气，意随形动；易练学，健身效果显著。

1. 功法

（1）预备势

动作要点一：两脚并拢站立，两手自然垂于体侧；下颏微收，百会虚领，唇齿合拢，舌自然平贴于上腭；目视前方。

动作要点二：全身放松，身体中正，呼吸自然，目光内含，心平气和。

（2）第一式　韦驮献杵第一式。

动作要点一：左脚向左侧开半步，约与肩同宽，两膝微屈，成开立姿势；两手自然垂于体侧。

动作要点二：两臂自体侧向前抬至前平举，掌心相对，指尖向前。

动作要点三、四：两臂屈肘，自然回收，指尖向斜前上方约30°，两掌合于胸前，掌根与膻中穴同高，虚腋；目视前下方。

操作提示：要求松肩虚腋。两掌合于胸前，应稍停片刻，以达气定神敛之功效。

（3）第二式　韦驮献杵第二式。

动作要点一：接上式。两肘抬起，两掌伸平，手指相对，掌心向下，掌臂约与肩呈水平。

动作要点二：两掌向前伸展，掌心向下，指尖向前。

动作要点三：两臂向左右分开至侧平举，掌心向下，指尖向外。

动作要点四：五指自然并拢，坐腕立掌；目视前下方。

操作提示：两掌外撑，力在掌根。坐腕立掌时，脚趾抓地。自然呼吸，气定神敛。

（4）第三式　韦驮献杵第三式。

动作要点一：接上式。松腕，同时两臂向前平举内收至胸前平屈，掌心向下，掌与胸相距约一拳；目视前下方。

动作要点二：两掌同时内旋，翻掌至耳垂下，掌心向上，虎口相对，两肘外展，约与肩平。

动作要点三：身体重心前移至前脚掌支撑，提踵；同时，两掌上托至头顶，掌心向上，展肩伸肘；微收下颏，舌抵上腭，咬紧牙关。

动作要点四：静立片刻。

操作提示：两掌上托时，前脚掌支撑，力达四肢，下沉上托，脊柱竖直，同时身体重心稍前移。年老体弱者可自行调整两脚提踵的高度。上托时，意想通过“天门”观注两掌，目视前下方，自然呼吸。

（5）第四式　摘星换斗。

1）左摘星换斗式

动作要点一：接上式。两脚跟缓缓落地；同时，两手握拳，拳心向外，两臂下落至侧上举；随后两拳缓缓伸开变掌，掌心斜向下，全身放松；目视前下方；身体左转；屈膝；同时，右臂上举经体前下摆至左髋关节外侧“摘星”，右掌自然张开；左臂经体侧下摆至体后，左手背轻贴命门；目视右掌。

动作要点二：直膝，身体转正；同时，右手经体前向额上摆至头顶右上方，松腕，肘微屈，掌心向下，手指向左，中指尖垂直于肩髃穴；左手背轻贴命门，意注命门；右臂上摆时眼随手走，定式后目视掌心；静立片刻，然后两臂向体侧自然伸展。

2）右摘星换斗式　与左摘星换斗式动作相同，方向相反。

操作提示：转身以腰带肩，以肩带臂；目视掌心，意注命门，自然呼吸；颈、肩病患者，动作幅度的大小可灵活掌握。

（6）第五式　倒拽九牛尾式。

1）右倒拽九牛尾式

动作要点一：接上式。双膝微屈，身体重心右移，左脚向左侧后方约45°撤步；右脚跟内转，右腿屈膝成右弓步；同时，左手内旋，向前、向下划弧后伸，小指到拇指逐个相握成拳，拳心向上；右手向前上方划弧，伸至与肩平时小指到拇指逐个相握成拳，拳心向上，稍高于肩；目视右拳。

动作要点二：身体重心后移，左膝微屈；腰稍右转，以腰带肩，以肩带臂；右臂外旋，左臂内旋，屈肘内收；目视右拳。

动作要点三：身体重心前移，屈膝成弓步；腰稍左转，以腰带肩，以肩带臂，两臂放松前后伸展；目视右拳。

重复动作二至动作三3遍。

动作要点四：身体重心前移至右脚，左脚收回，右脚尖转正，成开立姿势；同时，两臂自然垂于体侧；目视前下方。

2）左倒拽九牛尾式　与右倒拽九牛尾式动作、次数相同，方向相反。

操作提示：以腰带肩，以肩带臂，力贯双膀。腹部放松，目视拳心。前后拉伸，松紧适宜，并与腰的旋转紧密配合。后退步时，注意掌握重心，身体平稳。

（7）第六式　出爪亮翅式。

动作要点一：接上式。身体重心移至左脚，右脚收回，成开立姿势；同时，右臂外旋，左臂内旋，摆至侧平举，两掌心向前，环抱至体前，随之两臂内收，两手变柳叶掌立于云门穴前，掌心相对，指尖向上；目视前下方。

动作要点二：展肩扩胸，然后松肩，两臂缓缓前伸，并逐渐转掌心向前，成荷叶掌，指尖向上；瞪目。

动作要点三：松腕，屈肘，收臂，立柳叶掌于云门穴；目视前下方。

重复动作二至动作三，3～7遍。

操作提示：出掌时身体正直，瞪眼怒目，同时两掌运用内劲前伸，先轻如推窗，后重如排山；收掌时如海水还潮。注意出掌时为荷叶掌，收掌于云门穴时为柳叶掌。

（8）第七式　九鬼拔马刀式。

1）右九鬼拔马刀式

动作要点一：接上式。躯干右转；同时，右手外旋，掌心向上；左手内旋，掌心向下；随后右手由胸前内收经右腋下后伸，掌心向外；同时，左手由胸前伸至前上方，掌心向外；躯干稍左转；同时，右手经体侧向前上摆至头前上方后屈肘，由后向左绕头半周，掌心掩耳；左手经体左侧下摆至左后，屈肘，手背贴于脊柱，掌心向后，指尖向上；头右转，右手中指按压耳廓，手掌扶按玉枕；目随右手动，定式后视左后方。

动作要点二：身体右转，展臂扩胸；目视右上方，动作稍停。

动作要点三：屈膝；同时，上体左转，右臂内收，含胸；左手沿脊柱尽量上推；目视右脚跟，动作稍停，重复动作二至动作三3遍。

动作要点四：直膝，身体转正；右手向上经头顶上方向下至侧平举，同时，左手经体侧向上至侧平举，两掌心向下；目视前下方。

2）左九鬼拔马刀式　与右九鬼拔马刀式动作、次数相同，方向相反。

操作提示：动作对拔拉伸，尽量用力；身体自然弯曲转动，协调一致。扩胸展臂时自然吸气，松肩合臂时自然呼气。两臂内合、上抬时自然呼气，起身展臂时自然吸气。高血压、颈椎病患者和年老体弱者，头部转动的角度应小，且轻缓。

（9）第八式　三盘落地式。

左脚向左侧开步，两脚与肩同宽，脚尖向前；目视前下方。

动作要点一：屈膝下蹲；同时，沉肩、坠肘，两掌逐渐用力下按至约与环跳穴同高，两肘微屈，掌心向下，指尖向外；目视前下方；同时，口吐“嗨”音，音吐尽时，舌尖向前轻抵上下牙之间，终止吐音。

动作要点二：翻掌心向上，肘微屈，上托至侧平举；同时，缓缓起身直立；目视前方。

重复动作一至动作二 3 遍。第一遍微蹲；第二遍半蹲；第三遍全蹲。

操作提示：下蹲时，松腰、裹臀，两掌如负重物；起身时，两掌如托千斤重物。下蹲依次加幅度。年老和体弱者下蹲深度可灵活掌握，年轻体健者可半蹲或全蹲。下蹲与起身时，上体始终保持正直，不应前俯或后仰。吐“嗨”音时，口微张，上唇着力压龈交穴，下唇松，不着力于承浆穴，音从喉部发出。瞪眼闭口时，舌抵上腭，身体中正安舒。

（10）第九式　青龙探爪式。

1）左青龙探爪式

动作要点一：接上式。左脚收回半步，约与肩同宽；两手握固，两臂屈肘内收至腰间，拳轮贴于章门穴，拳心向上；目视前下方；然后右拳变掌，右臂伸直，经下向右侧外展，略低于肩，掌心向上；目随手动。

动作要点二：右臂屈肘、屈腕，右掌变“龙爪”，指尖向左，经下颏向身体左侧水平伸出，目随手动；躯干随之向左转约 90°；目视右掌指所指方向。

动作要点三：“右爪”变掌，随之身体左前屈，掌心向下按至左脚外侧；目视下方；躯干由左前屈转至右前屈，并带动右手经左膝或左脚前划弧至右膝或右脚外侧，手臂外旋，掌心向前，握固；目随手动视下方。

动作要点四：上体抬起，直立；右拳随上体抬起收于章门穴，拳心向上；目视前下方。

2）右青龙探爪式　与左青龙探爪式动作相同，方向相反。

操作提示：①伸臂探“爪”，下按划弧，力注肩背，动作自然、协调，一气呵成。②目随“爪”走，意存“爪”心。③年老体弱者前俯下按或划弧时，可根据自身状况调整幅度。

（11）第十式　卧虎扑食式。

1）左卧虎扑食式

动作要点一：接上式。右脚尖内扣约 45°，左脚收至右脚内侧成丁字步；同时，身体左转约 90°；两手握固于腰间章门穴不变；目随转体视左前方。

动作要点二：左脚向前迈一大步，成左弓步；同时，两拳提至肩部云门穴，并内旋变“虎爪”，向前扑按，如虎扑食，肘稍屈；目视前方。

动作要点三：躯干由腰到胸逐节屈伸，重心随之前后适度移动；同时，两手随躯干屈伸向下、向后、向上、向前绕环一周；随后上体下俯，两“爪”下按，十指着地；后腿屈膝，脚趾着地；前脚跟稍抬起；随后塌腰、挺胸、抬头、瞪目；动作稍停，目视前上方。

动作要点四：起身，双手握固收于腰间章门穴；身体重心后移，左脚尖内扣约 135°；身体重心左移；同时，身体右转 180°，右脚收至左脚内侧成丁字步。

2）右卧虎扑食式　与左卧虎扑食式动作相同，方向相反。

操作提示：用躯干的涌动带动双手前扑绕环。抬头、瞪目时，力达指尖，腰背部成反弓形。年老体弱者可根据自身状况调整动作幅度。

（12）第十一式　打躬式。

动作要点一：接上式。起身，身体重心后移，随之身体转正；右脚尖内扣，脚尖向前，左脚收回，成开立姿势；同时，两手随身体左转放松，外旋，掌心向前，外展至侧平举后，两臂屈肘，两掌掩耳，十指扶按枕部，指尖相对，以两手食指弹拨中指击打枕部7次（鸣天鼓）；目视前下方。

动作要点二：身体前俯由头经颈椎、胸椎、腰椎、骶椎，由上向下逐节缓缓牵引前屈，两腿伸直；目视脚尖，停留片刻。

动作要点三：由骶椎至腰椎、胸椎、颈椎、头，由下向上依次缓缓逐节伸直后成直立；同时两掌掩耳。十指扶按枕部，指尖相对；目视前下方。

重复动作二至动作三3遍，逐渐加大身体前屈幅度，并稍停。第一遍前屈小于90°，第二遍前屈约90°，第三遍前屈大于90°。

操作提示：体前屈时，直膝，两肘外展；体前屈时，脊柱自颈向前拔伸卷曲如勾；后展时，从尾椎向上逐节伸展；年老体弱者可根据自身状况调整前屈的幅度。

（13）第十二式　掉尾式。

接上式。起身直立后，两手猛然拔离开双耳（拔耳）。手臂自然前伸，十指交叉相握，掌心向内；屈肘，翻掌前伸，掌心向外；然后屈肘，转掌心向下内收于胸前；身体前屈塌腰、抬头，两手交叉缓缓下按；目视前方。年老和体弱者身体前屈，抬头，两掌缓缓下按可至膝前。

动作要点一：头向左后转，同时，臀向左前扭动；目视尾闾。

动作要点二：两手交叉不动，放松还原至体前屈。

动作要点三：头向右后转，同时，臀向右前扭动；目视尾闾。

动作要点四：两手交叉不动，放松还原至体前屈。

重复动作一至动作四，3遍。

操作提示：转头扭臀时，头与臀部做相向运动。

（14）收势

动作要点一：接上式。两手松开，两臂外旋；上体缓缓直立；同时，两臂伸直外展成侧平举，掌心向上，随后两臂上举，肘微屈，掌心向下；目视前下方。

动作要点二：松肩，屈肘，两臂内收，两掌经头、面、胸前下引至腹部，掌心向下；目视前下方。

重复动作一至动作二，3遍。

两臂放松还原，自然垂于体侧；左脚收回，并拢站立；舌抵上腭；目视前方。

2. 应用　易筋经是强身健体基本功法。此功法的练习，可以激活人身气机，提高正气的敏感性。它不仅可以练气，还佐以练力，坚持练功可以使气力倍增，且此功法还有使经络疏通，气机运行，健身防病的作用。此功每天可练习1～2次。初练者先要熟练姿势，然后配合呼吸、意念与姿势的锻炼，最后达到三调合一。可根据个人的体质和体力情况灵活的掌握练功的运动量，逐渐增加运动量，切勿操之过急。中老年人练此功时，不能向上提气，提足跟的动作也可以不做，避免引起血压骤然升高、头痛等。心脑血管系统疾病患者练习功法时宜少用力多用意，每一式都应量力而行。

（三）五禽戏

五禽戏，相传是依据《吕氏春秋》所说的“流水不腐，户枢不蠹，动也；形气亦然”的理论和《淮南子》中的五种动物的动作由东汉末年名医华佗及其弟子吴普创编而成。此功法以肢体的运动为主，辅助吐纳呼吸和意念的配合的功法。其是模仿五种动物——虎、鹿、熊、猿、鸟的动作而编创的功法。

1. 功法

（1）熊戏

预备势：身体自然站立，两脚平行分开与肩同宽，两臂自然下垂，两眼平视前方，凝神定气。

操作：重心右移，右腿屈膝，左脚收至右脚内侧，左足尖点地，左脚向左前方迈出一步，脚跟先着地，然后重心前移成左弓步，左肩向前下方下沉，身体随重心前移由右至左晃动两圈，重心再后移至右腿，收左脚踏实。提右脚，右脚尖点于左脚内侧，右脚向右前方跨一步，接行右式，方向相反。一左一右为 1 次，共做 6 次。

操作提示：练习时应将自己意想成熊，因熊的外形是很笨拙的，所以要表现出其浑憨特性。所以此功法应以缓慢沉稳为主，不宜过快。靠肩的晃动带动肩、肘、腕及髋、膝、踝甚至内脏等，使其得到锻炼。同时肢体要尽量放松，呼吸要均匀柔和。

（2）虎戏

预备势：脚跟并拢成立正姿势，松静站立，两臂自然下垂，两眼平视前方。

左式：①两腿屈膝下蹲，重心移至右腿，左脚虚步，脚掌点地靠于右脚内踝处，同时两手握拳提至腰两侧，拳心向上，眼看左前方。②左脚向左前方斜进一步，右脚随之跟进半步，重心坐于右腿，左脚掌虚步点地，同时两拳沿胸部上抬，拳心向后，抬至口前两拳相对翻转变掌向前按出，高与胸齐，掌心向前，两掌虎口相对，眼看左手。

右式：①左脚向前迈出半步，右脚随之跟至左脚内踝处，重心坐于左腿，右脚掌虚步点地，两腿屈膝，同时两掌变拳撤至腰两侧，拳心向上，眼看右前方。②与左式相同，左右相反。

操作提示：本节功法练习时要注意，收脚及出脚时要沉稳，推掌时要刚劲威猛但又不失弹性，寓柔于刚。

（3）猿戏

预备势：脚跟并拢成立正姿势，两臂自然下垂，两眼平视前方。

左式：①两腿屈膝，左脚向前轻灵迈出，同时左手沿胸前至口相平处向前如取物样探出，将达终点时，手掌撮拢成钩手，手腕自然下垂。②右脚向前轻灵迈出，左脚随至右脚内踝处，脚掌虚步点地，同时右手沿胸前至口平处时向前如取物样探出，将达终点时，手掌撮拢成钩手，左手同时收至左肋下。③左脚向后退步，右脚随之退至左脚内踝处，脚掌虚步点地，同时左手沿胸前至口平处向前如取物样探出，最终成为钩手，右手同时收回至右肋下。

右式：动作与左式相同，左右相反。

操作提示：本节功法主要锻炼的是灵巧性，模仿猿的灵巧机敏。练习时手和脚的动作要轻灵，要保持全身的协调性。此功可反复练习。

（4）鹿戏

预备势：身体自然直立，两臂自然下垂，两眼平视前方。

左式：①右腿屈膝，身体后坐，左腿前伸，左膝微屈，左脚虚踏；左手前伸，左臂微屈，左手掌心向右，右手置于左肘内侧，右手掌心向左。②两臂在身前同时沿逆时针方向旋转，左手绕环比右手大些，同时要注意腰胯、尾闾部的逆时针方向旋转。久之，过渡到以腰胯、尾闾部的旋转带动两臂的旋转。

右式：动作与左式相同，方向左右相反，绕环旋转方向亦有顺逆不同。

操作提示：本节的功法动作柔和舒缓，体现出鹿的柔顺温良。操作时要柔和缓慢，缓缓伸展至极处，使得脊柱充分的伸展和锻炼。

（5）鸟戏

预备势：两脚平行站立，两臂自然下垂，两眼平视前方。

左式：①左脚向前迈进一步，右脚随之跟进半步，脚尖虚点地，同时两臂慢慢从身前抬起，掌心向上，与肩平时两臂向左右侧方平举，随之深吸气。②右脚前进与左脚相并，两臂自侧方下落，掌心向下，同时下蹲，两臂在膝下相交，掌心向上，随之深呼气。

右式：同左式，左右相反。

操作提示：鸟戏主要模仿的是鸟类飞翔的动作，做的时候要表现出鸟类振翅凌云之势。练时要注意放松肩臂、动作要柔和，两臂和身体的动作要相互协调，同时要与呼吸相配合。

2. 应用 锻炼五禽戏的时候要做到：全身放松，意守丹田，均匀呼吸，神形合一。进行熊戏锻炼时要将沉稳与轻灵相结合；练习虎戏时要表现出虎的威武勇猛之神态，柔中带刚，刚中带柔；练习猿戏的时候要模仿猿的灵活敏捷；鹿戏练习时要表现出其怡然静谧的姿态；鸟戏练习时要将鸟的凌云展翅之势体现出来，形神融为一体。

模仿动物不同的形态动作以及气势，结合意念活动，对强健脏腑、疏通经络、肢体关节的灵活有一定作用。五禽戏既可整套进行锻炼，也可分节选取合适的动作进行锻炼，既可以按次数练习，又可以不限次数进行锻炼，但应掌握程度适中。

（四）六字诀

六字诀是一种以吐纳为主要锻炼的导引功法，呼气吐字是其功法操作的核心内容，并且有六种变化，称作“六字诀养生法”。六字分别是呬（肺金）、嘘（肝木）、吹（肾水）、呵（心火）、呼（脾土）、嘻（三焦）。明代冷谦著有《修龄要旨》，其歌诀为：“春嘘明目木扶肝，夏至呵心火自闲，秋呬定收金肺润，肾吹唯要坎中安，三焦嘻却除烦热，四季长呼脾化餐，切忌出声闻口耳，其功尤胜保神丹。”

1. 功法 预备势：两脚平站与肩同宽，头正项直，百会朝天，内视小腹，轻合嘴唇，舌抵上颚，沉肩坠肘，两臂自然下垂，两腋虚空肘微屈，含胸拔背，松腰塌胯，两膝微屈，全身放松，头脑清空，呼吸自然平稳，切勿用力，应头空、静心、正身、松肉。每次练功的时候预备之势可以稍多站一会儿，待到自然松静，气血得以和顺的时候再开始练习。

（1）嘘字功可平肝气

发音：嘘（xū）。

口型：两唇微合，有横绷之力，舌尖向前并向内微缩，舌两边向中间微微卷起，牙齿露有微缝，向外吐气。

动作：吸气自然，呼气时足大趾轻轻点地。两手由带脉穴处起，手背相对向上提，经章门、期门上升入肺经之中府、云门，两臂如鸟张翼，手心向上向左右展开，两眼反观内照。两臂上升开始呼气并念“嘘”字，两眼随呼气之势尽力瞪圆。呼气后放松，恢复自然吸气，屈臂，两手经面前、胸腹前徐徐下落，垂于体侧。可做短暂的自然呼吸，稍事休息，再做第二次吐字。此动作做6次为一遍，然后调息，恢复预备势。

操作提示：“嘘”字音，属于牙音。发音吐气时嘴角后引，槽牙上下平对，稍留缝隙，牙与舌边亦有空隙。发声吐字时，气从牙、舌两边的空隙中呼出。采用自然呼吸，先呼后吸，并逐步调整成腹式呼吸。吸气的时候腹部隆起，横膈下降，气深入腹，肌肉放松，思想安静。呼气时吐字，提肛收腹敛臀，会阴上提，横膈上升，重心后移到足跟，读字时足趾轻点地，气吐尽胸腹空。

（2）呵字功可补心气

发音：呵（hē）。

口型：口半张，舌尖抵下腭，腮稍用力后拉，舌边靠下牙齿。

动作：吸气自然，呼气念呵字，足大趾轻轻点地。两手掌心向里自冲门穴处起，循脾经上提，至胸部膻中穴处，向外翻掌，掌心向上托至眼部。呼气尽吸气时，翻转手心向面，经面前，胸腹前，徐徐下落，垂于体侧。稍事休息，再重复做，共做6次，然后调息，恢复到预备势。

操作提示："呵"字为舌音，发声吐气时，舌体上拱，舌边轻贴上槽牙，气从舌与上颚之间缓缓呼出。采用自然呼吸，先呼后吸，并逐步调整成腹式呼吸。吸气的时候腹部隆起，横膈下降，气深入腹，肌肉放松，思想安静。呼气时吐字，提肛收腹敛臀，会阴上提，横膈上升，重心后移到足跟，读字时足趾轻点地，气吐尽胸腹空。

（3）呼字功可培脾气

发音：呼（hū）。

口型：撮口如管状，唇圆似筒，舌放平向上微卷，用力前伸，这个口型动作，能牵引冲脉上行之气喷出口外。

动作：吸气自然，呼气念呼字，足大趾轻点地。两手由冲门穴处起，向上提，至章门穴翻转手心向上，沉肩左手外旋上托至头顶，同时右手内旋下按至冲门穴。呼气尽吸气时，左臂内旋变为掌心向里，从面前下落，同时右臂回旋变掌心向里上穿，两手在胸前相叠，左手在外右手在里，两手内旋下按至腹前自然下垂于体侧。稍事休息，再以同样要领右手上托，左手下按做第二次呼字功。左右手交替，共做6次为一遍，然后调息，恢复到预备势。

操作提示："呼"字为喉音，发声吐气时，舌两侧上卷，口唇撮圆，气从喉出后，在口腔形成一股气流，经撮圆的口唇呼出。呼吸操作同前。

（4）呬字功可补肺气

发音：呬（sī）。

口型：两唇微向后收，上下齿相对，舌尖抵两齿缝内，由齿向外发音。

动作：吸气自然，两手由急脉穴处向上提，经过小腹，渐转掌心向上，抬至膻中穴时，两臂外旋翻转手心向外成立掌，指尖与喉平，然后左右展臂，宽胸推掌如同鸟张翼，同时开始呼气念呬，足大趾轻点地。呼气尽，随吸气之势两臂自然下落，恢复到预备势。

操作提示："呬"字为齿音。发声吐气时，上下门牙对齐，留有狭缝，舌尖轻抵下齿，气从齿间呼出。呼吸操作要点同前。

（5）吹字功可补肾气

发音：吹（chuī）。

口型：口微张，两嘴角稍向后引，舌微向上翘并微向后收。

动作：自然吸气，呼气时读吹字。两臂从体侧提起，两手经长强、肾俞向前划弧，沿肾经至俞府穴处，两臂撑圆如同抱球，两手指尖相对；然后，身体下蹲，两臂随之下落，呼气尽时两手落于膝盖上部。在呼气念字的同时，足五趾抓地，足心呈空，如行泥地，引肾经之气从足心上升。下蹲的时候身体要保持正直，下蹲的高度一直到不能提肛为止。呼气尽，随吸气之势慢慢站起，两臂自然垂于身体两侧。稍事休息后，恢复到预备势。

操作提示："吹"字为唇音。发声吐气时，舌体、嘴角后引，槽牙相对，两唇向两侧拉开收紧，气从喉出后，从舌的两边绕舌下，经唇间缓缓呼出。呼吸操作同上。

（6）嘻字功可补三焦

发音：嘻（xī）。

口型：两唇微启稍向里扣，上下相对但不闭合，舌微伸而有缩意，舌尖向下。

动作：呼气时念“xī”，两手如捧物状，由耻骨处抬起，过腹至膻中穴处，两臂外旋翻转，手心向外，并向头部托举，两手心转向上，指尖相对。吸气时，两臂内旋，两手五指分开由头部循胆经路线而下，拇指经过风池穴，其余四指过侧面部，再经渊腋，以意送至足四趾端之窍阴穴。恢复到预备势。

操作提示：“嘻”字为牙音。发声吐气的时候，舌尖要轻抵下齿，嘴角稍后引并上翘，牙齿上下轻咬合，呼气的时候使气从牙的空隙中经过。呼吸操作同上。

2. 应用 依据中医学整体辨证治疗理论，以五行相生为原则，进行六字诀全套练习，每个字吐纳6次，共36次，称之小周天；早晚各练3遍，假如某一脏器有病，相应的字诀可以加练1~3倍。但不可以只单练一个字，避免引起不适。六字诀功法的疗效一般以泻实为主，多适用于脏腑的实证。六字诀在临床上的范围为：“呵”诀属心，多适用于心神的烦躁、口舌生疮以及热痛；“呼”诀属脾，治疗饮食成痰、泻痢肠鸣；“呬”诀属肺，治疗咳嗽痰涎、胸膈烦躁上焦火旺之症；“嘘”诀属肝，用于多泪等症；“吹”诀属肾，治疗耳鸣等症；“嘻”诀属三焦，有清利三焦火旺的作用。脏腑虚损之证，可以按照五行的生克规律，以泻为补。如肺气不足之人，可以增加“呵”的功法练习次数以补肺气，其原理就是通过火能克金、泻其克己的一方，达到助己扶己的作用。

（五）太极拳

太极拳是我国武术的一种，是强身健体的著名养生导引功法之一。关于太极拳的起源和创始人，众说纷纭。1956年，原国家体育运动委员会组织太极拳专家，以杨式太极拳作为动作素材，编成易记、易练、易学的“简化太极拳”，此套太极拳动作保持了杨式太极拳的风格，充分展现了太极拳动作的柔和、缓慢、自然、协调的特点，同时也体现出太极拳健身、养生、防病的特有功效。

1. 动作

（1）起势

①身体直立，两脚与肩同宽，脚尖向前；两臂自然下垂，两手放在大腿的外侧；意守丹田，双眼向前平视。

②两臂缓慢向前平举，两手抬高与肩平，并与肩同宽，手心向下。

③上体保持正直，两腿屈膝下蹲；同时两掌轻轻下按，两肘下垂与两膝相对；两眼平视前方；全脚着地。

（2）野马分鬃

①上体微向右转，身体重心移至右腿；同时右臂收到胸前平屈，手心向下，左手经体前向右下划弧放在右手下，手心向上，两手心相对成抱球状；左脚随即收到右脚内侧，脚尖点地；眼看右手。

②上体微向左转，左脚向左前方迈出，右脚跟后蹬，右腿自然伸直，成左弓步；同时上体向左转，左右手随转体慢慢分别向左上、右下分开，左手抬高与眼平此时手心斜向上，肘微屈；右手落在右胯旁，肘也微屈，手心向下，指尖向前；眼看左手。

③上体慢慢后坐，身体重心移到右腿，左脚尖翘起，微向外撇45~60°，随后脚掌慢慢踏实，左腿慢慢前弓，身体左转，身体重心再移至左腿；同时左手翻掌向下，左臂收在胸前平屈，右手向左上划弧放在左手下，两手心相对成抱球状；右脚随即收到左脚内侧，脚尖点地；眼看左手。

④右腿向前方迈出，左腿自然伸直，成右弓步；同时上体右转，左右手随体分别慢慢向左下、右上分开，右手高与眼平，手心斜向上，微屈肘；左手落在左胯旁。肘微屈，手心向下，指尖向前；眼看右手。

⑤与③同解，左右相反。

⑥与④同解，左右相反。

(3) 白鹤亮翅

①上体微向左转，左手翻掌向下，左臂平屈至胸前，右手向左上划弧，手心转向上，与左手成抱球状；眼看左手。

②右脚跟进半步，上体后坐，身体重心移至后腿，上体先向右转，面向右前方，眼看右手；然后左脚稍向前移，脚尖点地，成左虚步，同时上体再微向左转，面向前方，两手随转体慢慢向右上左下分开，右手上提停于额上，左手落于左胯前，手心向下，手指尖向前；目平看前方。

(1) ~ (3) 为第一组。

(4) 左右搂膝拗步

①右手从体前下落，由下向后上方划弧至右肩外，手与耳同高，手心斜向上；左手由左下向上，向右下划弧至右胸前，手心斜向下；同时上体先微向左，再向右转；左脚收至右脚内侧，脚尖点地，眼看右手。

②上体左转，左脚向前稍偏左迈出成弓步；同时右手屈回由耳侧向前推出，与鼻尖平，左手向下由左膝前搂过落于左胯旁，指尖向前；目看右手手指。

③右腿缓慢屈膝，上体后坐，身体重心移至右腿，左脚尖翘起向外撇，随后脚掌慢慢踏实，左腿前弓，身体左转，身体重心移至左腿，右脚收到左脚内侧，脚尖点地；同时左手向外翻掌，由左后向上划弧至左肩外侧，肘微屈，手与耳同高，手心斜向上；右手随转体向上，向左下划弧落于左胸前，手心斜向下；目看左手。

④与②同解，左右相反。

⑤与③同解，左右相反。

⑥与②同解，左右相反。

(5) 手挥琵琶　右脚跟前进半步，上体后坐，身体重心转到右腿上，上体半面向右转，左脚稍提起移向前，变成左虚步，脚跟着地，脚尖翘起，微屈膝部；同时左手由左下向上挑举，高度与鼻尖相平，掌心向右，微屈臂；右手收回放在左臂肘部里侧，掌心向左；眼看左手食指。

(6) 左右倒卷肱

①上体右转，右手翻掌，手心向上，经腹前由下向后上方划弧平举，微屈臂，左手随即翻掌向上；双眼视线随之向右转体，先向右看，再转向前方看左手。

②右臂屈肘向前，右手从耳侧向前推出，手心向前，左臂屈肘后撤，手心向上，撤到左肋外侧；同时左腿轻轻提起向后，偏左退一步，脚尖先着地，然后全脚慢慢踏实，身体重心移至左腿上，成右虚步，右脚随即转体以脚掌为轴扭正；眼看右手。

③上体微向左转，同时左手随转体向后上方划弧平举，手心向上，右手随之翻掌，掌心向上；眼随转体先向左看，再转向前方看右手。

④与②同解，左右相反。

⑤与③同解，左右相反。

⑥与②同解。

⑦与③同解。

⑧与②同解，左右相反。

(4) ~ (6) 为第二组。

(7) 左揽雀尾

①上体稍向右转，右手随转体向后上方划弧平举，手心向上，左手放松，手心向下；目视左手。

②身体继续向右转，左手自然下落，逐渐翻掌经腹前划弧到右肋前，手心向上，右臂屈肘，手心转

向下，收到右胸前，两手相对成抱球状；同时身体重心落到右腿上，左脚收至右脚内侧，脚尖点地；眼看右手。

③上体稍向左转，左脚向左前方迈出，上体继续向左转，右腿自然蹬直，左腿屈膝，成左弓步；同时左臂向左前方掤出，左臂平屈成弓形，用前臂外侧和手背向前方推出，与肩平，手心向后；右手向右下落放于右胯旁，手心向下，指尖向前；眼看左前臂。

④身体稍向左转，左手随即前伸翻掌向下，右手翻掌向上，经腹前向上向前伸到前臂的下方；然后两手下捋，上体向右转，两手经腹前向后上方划弧，直至右手手心向上，与肩平齐，左臂平屈于胸前，手心向后；身体重心移至右腿；眼看右手。

⑤上体稍向左转，右臂屈肘折回，右手附于左手腕里侧距离约有5cm，上体继续向左转，双手同时向前慢慢挤出，左手心向后，右手心向前，左前臂要保持半圆；同时身体重心逐渐前移变成左弓步；眼看左手腕。

⑥左手翻掌，手心向下，右手经左腕上方向前、向右伸出，与左手齐，手心向下，两手左右分开，与肩同宽；随后右腿屈膝，上体慢慢后坐，身体重心移至右腿上，左脚尖翘起；同时两手屈肘回收到腹前，手心向前下方；眼向前平看。

⑦上一式不停，身体重心慢慢前移，同时两手向前、向上按出，掌心向前；左腿前弓成左弓步；眼平视前方。

（8）右揽雀尾

①上体向后坐并向右转，身体重心移到右腿，左脚尖向里扣；右手向右平行划弧到右侧，然后由右下经腹前向左上划弧到左肋前，手心向上；左臂平屈到胸前，左手掌向下与右手成抱球状；同时身体重心移到左腿上，右脚收到左脚内侧，脚尖点地；目视左手。

②与“左揽雀尾”③同解，左右相反。

③与“左揽雀尾”④同解，左右相反。

④与“左揽雀尾”⑤同解，左右相反。

⑤与“左揽雀尾”⑥同解，左右相反。

⑥与“左揽雀尾”⑦同解，左右相反。

（7）（8）为第三组。

（9）单鞭

①上体向后坐，身体重心渐逐移到左腿上，右脚尖向里扣；同时左转上休，两手左高右低，向左画弧形运转，直至左臂平举，伸到身体左侧，手心向左，右手经腹前运到左肋前，手心向后上方；目视左手。

②身体重心逐渐移到右腿上，上体向右转，左脚向右脚靠拢，脚尖点地；同时右手向右上方划弧，手心由里转向外，到右侧上方时变成勾手，臂与肩同平；左手向下，经腹前向右上划弧停到右肩前，手心向里；目视左手。

③上体稍向左转，左脚向左前方迈出，右脚跟后蹬，成左弓步；身体重心移向左腿的时候，左掌随着上体的继续左转慢慢翻掌向前推出，手心向前，手指与眼相平，臂微屈；目视左手。

（10）云手

①身体重心移到右腿上，身体逐渐向右转，左脚尖向里扣；左手经腹前部向右上划弧到右肩前，手心斜向后，同时右手变掌，手心向右前；目视左手。

②上体缓慢向左转，身体重心随之左移；左手由脸前向左侧运转，手心逐渐转向左方；右手由右下经腹前向左上划弧到左肩前，手心斜向后；同时右脚靠近左脚，成小开步，两脚距离10～20cm；目视

右手。

③上体接着向右转，同时左手经腹前向右上划弧到右肩前，手心斜向后；右手向右侧运转，手心翻转向右；随之左腿向左横跨一步；目视左手。

④与②同解。

⑤与③同解。

⑥与②同解，云手左右各3次。

（11）单鞭

①上体向右转，右手随之向右运转，到右侧上方时变成勾手；左手经腹前向右上划弧到右肩前，手心向内；身体重心落在右腿上，左脚尖点地；目视左手。

②上体稍向左转，左脚向左前侧迈出，右脚跟后蹬，成左弓步；身体重心移向左腿的同时，上体继续左转，左掌慢慢翻转向前推出，成“单鞭”式。

（9）~（11）为第四组。

（12）高探马

①右脚跟进半步，身体重心后移到右腿；右手由勾手变成掌，两手心翻转向上，两肘稍屈；身体微向右转，左脚跟逐渐离地；目视左前方。

②上体稍微向左转，面向前方；右掌经右耳旁向前推出，手心向前，手指与眼同高；左手收至左侧腰前，手心向上；同时左脚微向前移，脚尖点地，成左虚步；目视右手。

（13）右蹬脚

①左手的手心向上，前伸到右手腕背面，两手相互交叉，随即向两侧分开并向下划弧，手心斜向下；同时左脚提起向左前侧迈步，脚尖外撇；身体重心前移，右腿自然蹬直，成左弓步；目视前方。

②两手由外圈向里划弧，两手交叉合抱于胸前，右手在外，两手手心向后；同时右脚向左脚靠拢，脚尖点地；眼睛平看右前方。

③两臂左右划弧分开平举，肘部稍屈，两手手心向外；同时右腿屈膝提起，右脚向右前方缓慢蹬出；目视右手。

（14）双峰贯耳

①右腿收回，屈膝平举，左手由后向上、向前下落到体前，两手心均翻转向上，两手同时向下划弧，分落在右膝盖两侧；目视前方。

②右脚向右前方落下，身体重心渐前移，成右弓步，面向右前方；同时两手下落，慢慢变拳，分别从两侧向上、向前划弧到面部前方，成钳形状，两拳相对，高度与耳齐，拳眼斜向内下，两拳中间距离10~20cm；目视右掌。

（15）转身左蹬脚

①左腿屈膝向后坐，身体重心移到左腿，上体向左转，右脚尖向里扣；同时两手由拳变掌，由上向左右划弧分开平举，手心向前；目视左手。

②身体重心再移到右腿，左脚收到右脚内侧，脚尖点地；同时两手由外圈向里圈划弧合抱于胸前，左手在外，手心均向后；眼睛平看左方。

③两臂左右划弧分开平举，肘部稍屈，手心均向外；同时左腿屈膝提起，左脚向左前方慢慢蹬出；目视左手。

（12）~（15）为第五组。

（16）左下式独立

①左腿收回平屈，上体右转；右掌变成勾手，左掌向上、向右划弧下落，立于右肩前，掌心斜向

后；目视右手。

②右腿缓慢屈膝下蹲，左腿由内向左偏后伸出，成左仆步；左手下落掌心向外，向左下顺左腿内侧向前穿出；目视左手。

③身体重心向前移，左脚跟为轴，脚尖向外撇，左腿前弓，右腿后蹬，右脚尖向里扣，上体微向左转并向前起身；同时左臂继续向前伸出立掌，掌心向右，右勾手下落，勾手尖向后；目视左手。

④右腿缓慢提起平屈，成左独立式；同时右勾手变成掌，并由后下方顺右腿外侧向前弧行摆出，屈臂立于右腿上方，肘与膝相对，手心向左；左手落于左胯旁，手心向下，指尖向前；目视右手。

（17）右下式独立

①右脚下落于左脚前，脚掌着地，然后以左脚前掌为轴，脚跟转动，身体随之左转；同时左手向后平举变成勾手，右掌随着转体向左侧划弧，立于左肩前，掌心斜向后；目视左手。

②与“左下式独立”②同解，左右相反。

③与“左下式独立”③同解，左右相反。

④与“左下式独立”④同解，左右相反。

（16）（17）为第六组。

（18）左右穿梭

①身体稍向左转，左脚向前落地，脚尖外撇，右脚跟离地，两腿屈膝成半坐盘式；同时两手在左胸前成抱球状，左上右下；然后右脚收到左脚的内侧，脚尖点地；眼睛看左前臂。

②身体向右转，右脚向右前方迈出，屈膝弓腿，成右弓步；同时右手由脸前向上举，并翻掌停在右额前，手心斜向上；左手先向左下再经体前向前推出，高度与鼻尖相平，手心向前；目视左手。

③身体重心稍向后移，右脚尖略向外撇，随即身体重心移至右腿，左脚跟进，停于右脚内侧，脚尖点地；同时两手在右胸前成抱球状，右上左下；眼睛看右前臂。

④与②同解，左右相反。

（19）海底针　右脚向前跟进半步，身体重心移到右腿，左脚微向前移，脚尖点地，成左虚步；同时身体微向右转，右手下落，经体前向后、向上提抽到肩，上耳旁，再随身体向左转，由右耳旁斜向前下方插出，掌心向左，指尖斜向下，同时，左手向前、向下划弧落于左胯旁，手心向下，指尖向前；目视前下方。

（20）闪通臂　上体微向右转，左脚向前迈出，屈膝弓腿成左弓步；同时右手由体前上提，屈臂上举，停于右额前上方，掌心翻转，斜向上，拇指朝下；左手上起，经胸前，向前推出，高度与鼻尖相平，手心向前；目视左手。

（18）~（20）为第七组。

（21）转身搬拦捶

①上体向后坐，身体重心移到右腿上，左脚尖向里扣，身体向右后转，然后身体重心再移到左腿上；同时，右手随着转体向右、向下变拳，经腹前，划弧到左肋旁，拳心向下；左掌上举至头前，拳心斜向上；目视前方。

②向右转体，右拳经胸前，向前翻转，撇出，拳心向上；左手下落到左胯旁，掌心向下，指尖向前；同时右脚收回后，切勿停顿或脚尖点地，即向前迈出，脚尖外撇；目视右拳。

③身体重心移到右腿上，左脚向前迈一步；左手上起，经左侧，向前上划弧拦出，掌心向前下方；同时右拳，向右划弧收到右腰旁，拳心向上；目视左手。

④左腿前弓成左弓步，同时右拳向前打出，拳眼向上，高度与胸相平，左手附于右前臂里侧；目视右拳。

(22) 如封似闭

①左手由右腕向前伸出，右手由拳变掌，两手心逐渐翻转，向上并慢慢分开回收；于此同时身体向后坐，左脚尖翘起，身体重心移到右腿；目视前方。

②两手在胸前翻掌，向下经腹前，再向上、向前推出，腕部同肩相平，手心向前；左腿屈膝前弓，成左弓步；目视前方。

(23) 十字手

①微屈右膝向后坐，身体重心移到右腿，左脚尖向里扣，向右转体；右手随着转体动作向右平摆划弧，与左手成两臂侧平举，掌心向前，肘部稍屈；与此同时，右脚尖随着转体，向外撇，成右侧弓步；目视右手。

②重心再缓慢移到左腿，右脚尖向里扣，随即向左收回，两脚与肩同宽，两腿逐渐蹬直，成开立步；与此同时，两手向下，经腹前，向上划弧，交叉合抱于胸前，两臂撑圆，腕抬高同肩平，右手在外，成十字手，手心向后；目视前方。

(24) 收势　两手向外翻掌，手心向下，两臂缓慢下落，停于身体两侧；目视前方（结束）。

(21) ~ (24) 为第八组。

2. 应用　简化太极拳因其动作轻柔缓慢，简便易学，被广泛地流传下来，如能坚持练习，可使脏腑调和，气机调畅，阴阳平衡，身体强壮，具有良好的保健作用。本功法主要适合中老年及以上人群练习，特别适合冠心病、高血压等慢性疾病的保健。此外，进行太极拳锻炼时，要注意以下要领：①动作要柔和连贯，劲力要均匀。②呼与吸相配合，集中意念，以意导动。③锻炼时保持体位，用身体带动臂，自如舒展。④动作要协调，刚中有柔，柔中有刚，刚柔并济。总之，太极拳要做到手、眼、头、脚的配合，动作要做到沉匀、连缓，姿势要柔和自如。对于每一式动作的图解以及掌握的要点，可以参考相关太极拳著作。

知识链接

五禽戏

"五禽戏"功法，由东汉名医华佗所创立，融体育、音乐为一体，在治疗风湿病、肩周炎、骨质增生、颈椎病等方面疗效显著，具有平衡阴阳、调和气血、养神强身、祛病延年之效。

第七节　自然养生康复

案例引导

案例　患者，男，46岁，反复出现多关节疼痛10余年，加重1个月，关节疼痛以双膝、双肘及踝关节明显，活动时症状加剧，偶有发热，伴晨僵，持续1~2小时后自行缓解，无头痛，无恶心呕吐，10年来症状反复发作，逐渐加重，且出现肘关节屈曲畸形，遂来院就诊，"行类风湿因子"定量示：类风湿因子107.5IU/ml。诊断为"类风湿"。

讨论　结合本节所讲授内容，思考自然疗法在治疗疾病、促进身体健康方面的作用。

自然康复法是以实现增强人类体质、预防疾病、延长寿命为目的的实用科学，是传统医学的养生康复技术与方法。它奠基于中国五千年文明史之上，具有独特的东方色彩和民族风格。它所采用的康复措施主要应用自然的物理和化学因子，如日光、气候、海水、矿泉水、治疗泥、树木及森林、花卉、景观等，以影响机体，促进疾病的痊愈和身心健康的一种方法。其中利用自然之物如矿泉、泥土、砂石的康复治疗作用，侧重于治病；利用天然环境如日光、空气、森林、海水、洞穴，侧重于疗养，适宜于老弱病残者。

自然养生康复的发展历史源远流长，应用自然界力量治病的方法源于古希腊。东汉王充《论衡·谈天篇》有云："天地，含气之自然也。"《黄帝内经》提出："人以天地之气生，四时之法成。"说明人与自然息息相通，已认识到人的生存与自然环境的密切关系，人们借助自然界中具有治疗意义的天然之物，针对某些康复期病证进行疗养，可以达到防病、治病和养病的目的。如明代医学家李时珍《本草纲目·水部》所言："人乃地产，资禀与山川之气相为流通，而美恶寿夭，亦相关涉。金石草木，尚随水土之性，而况万物之灵者乎。"

一、日光疗法

日光疗法又称日光浴疗法，是一种利用日光进行锻炼或防治慢性病的方法，古时称为"晒疗"，主要是让日光照射到人体皮肤上，引起一系列理化反应，以达到健身治病目的。日光浴常和冷水浴、空气浴结合运用。

利用阳光健身治病在我国自古以来就极为重视，并积累了丰富的经验。公元前468至前376年成书的《墨经》已有关于光学性能，如光的直线行进、反射等描述，被认为是世界上最早的光学理论。

《素问·四气调神大论》中有利用日光防病治病、进行养生的记载，记载有夏天要"夜卧早起，无厌于日"，冬天要"早卧晚起，必待日光"等。唐代著名医学家孙思邈在《千金要方·卷五》中写到："凡天和暖无风之时，令母将儿于日中嬉戏，数见风日，则血凝气刚，肌肉牢密，堪耐风寒，不致疾病。若常藏在帷帐之中，重衣温暖，譬犹阴地之草木，不见风日，软脆不堪风寒也。"指出日光能强身健魄，防病治病。清代医家赵学敏《本草纲目拾遗·卷二》中专门列了"太阳火"一节来论述日光浴疗法的作用，说其能"除湿止寒，舒经络。痼冷以体曝之，则血和而病去。"故以天然之阳气补益人体阳气是日光疗法的根本机制。

（一）功效原理

日光按其波长不同，有三种射线可用来锻炼身体，分别是红外线、可见光线和紫外线。上述三种射线，对人体的作用各有不同。

日光有肉眼看不见的、具温热作用的红外线，有起化学作用的紫外线及可见光线。紫外线能将皮肤中的7-脱氢固醇变成维生素D，可改善钙、磷代谢，防治佝偻病和骨软化症，促进各种结核灶钙化、骨折复位后的愈合及防止牙齿松动等。此外，日光中的可见光线，通过视觉和皮肤对人有振奋情绪的作用，能使人心情舒畅。日光也是一种天然的消毒剂，各种微生物在紫外线的照射下很快失去活力。

（二）操作方法及分类

日光疗法主要分背光浴、面光浴和全身日光浴三种。

1. 背光浴 是指以阳光照晒患者背部的方法。患者体位或坐或卧位，以吸早晨日光之精为佳。

2. 面光浴 患者仰面，让日光照晒面部，闭目或戴上墨镜，每次适度为限。

3. 全身日光浴 即全身晒法，不时变换体位，以上下、左右通身依次吸收日光热气为法。日光疗法前需备好木椅、布单、卧垫、有色眼镜、草帽等。

（三）适应证

适用于阳气虚弱患者，尤其是肾阳不足、久病虚寒病证，如肾虚腰痛、头痛、健忘、眩晕、五迟五软、鸡胸、龟背等，也可用于面部痤疮。

（四）注意事项

1. 风湿病患者采用日光照射，宜在夏天中午时局部照射；伴有活动性肺结核、系统性红斑狼疮、光过敏者、心力衰竭及发热性疾病时禁用日光浴疗法。

2. 一年四季均可进行日光浴，夏季一般在上午 8～10 时为宜；冬季以中午 11～13 时为宜；春、秋季以上午 9～12 时，下午 14～16 时为宜。日光浴的地点宜选择阳光充足、空气清新的海滨、湖畔、林间、阳台等地。

3. 日光浴最好在饭后 30 分钟进行，不应于空腹、饱食、疲劳时进行；日光浴时头部要注意遮挡，以免引起头晕、头痛；长时间日照对皮肤有害，甚至致癌，所以日光浴的时间不宜过长；照射中或照射后，如有恶心、呕吐、眩晕、体温上升等症状时，需立即停止照射，每次照射后要补充足够的水分进行预防。

4. 日光浴数日后，如发生全身不适、疲劳、失眠、食欲不振等，可能是日光的蓄积作用和刺激过强的反应，应暂停日光浴治疗。

5. 在进行日光浴治疗时，应遵照循序渐进的原则，照射量由小到大。如皮肤红肿，则为烧灼特征，应终止治疗。此外，患有严重心脏病、高血压、甲亢、有出血倾向者，均不宜进行日光浴。

二、矿泉疗法

矿泉疗法是指应用一定温度、压力和不同成分的矿泉水，促进人体疾病痊愈和身心康复的方法。泉水有冷、热两种，冷泉常属饮用水，热泉多用于入浴。由于沐浴的矿泉水多有一定的温度，故矿泉浴又称为温泉浴，古书中温泉为汤、沸泉。矿泉不同于井水和一般泉水，它是一种由地壳深层自然流出或钻孔涌出地表、含有一定量矿物质的地下水。与普通地下水相比，具有温度较高，含有较高浓度的化学成分和一定的气体等特点。

我国利用水和温泉进行医疗保健有悠久的历史。本疗法起始于远古时期，据称“神农尝百草之滋味，水泉之甘苦，令民知所避就……”。《黄帝内经》中有“行水之”“摩之浴之”的治疗方法。北周庚信《温泉碑文》中记录了温泉治病的作用。东汉文学家张衡在其所著的《温泉赋》中提出：“有疾疠兮，温泉汩焉”，并认为温泉浴可以防衰老，助长寿。至唐代，如陈藏器《本草拾遗》中载述“温汤……下有硫黄，即令小热……主诸疮”，“诸风筋骨挛缩及肌皮顽痹，手足不遂、无眉发、疥癣诸疾，在皮肤骨节者，入浴”。明代李时珍《本草纲目》书中则以矿泉分为热泉、冷泉、甘泉、苦泉等，记载了饮用水和药用水达 43 种，描述了选择饮用水对机体健康的重要性，总结了应用矿泉水防治疾病的方法和经验。

由于本疗法简便易行，有一定的防病治病和保健功效，一直为人们所珍视。矿泉水性味甘平，多有补养之功。《本草纲目・水部》说：“盖水为万化之源，土为万物之母，饮资于水，食之于土。饮食者，人之命脉也，而营卫赖之。”人体脏腑气机的升降出入赖于水以濡润，则营卫和，阴阳调，故《本草纲目・水部》又提出“人赖水土以养生”，如饮用矿泉水“令人体润，毛发不白”，并以此养生、延年、益智。

（一）功效原理

矿泉水对患者的自然养生康复治疗意义主要体现在两个方面：第一是化学作用，是由矿泉水本身的性味功效所决定的。如泉质气味甘平，“人饮之者，痼疾皆除”。外浴泉水，气味辛热，“其水温热若汤，能愈百病”。矿泉水所含的矿物质不同，对机体的影响亦异，且泉质“性从地变，质与物迁”，而具有不同的治疗意义。如“泉虽温而不离其母气，唯下有朱砂泉者气最正，廉可愈风湿之疾”（《本草纲目·水部》)，说明水土不同，疗效各异，矿泉水中的阴阳离子、游离气体、微量元素及放射性物质，不断地刺激体表及体内的感受器官，改善中枢神经的调节功能。第二是物理作用，矿泉水的温度、水压、浮力等自然物理因子刺激人体，鼓动阳气，温经通络，流畅气血，怡神畅志，促进疾病的痊愈和身心的康复。物理作用可分为温度和机械作用。温度作用即温度对皮肤、心血管系统、呼吸系统、胃肠功能、免疫机制等有益刺激。机械作用即静水压、浮力及矿泉水中液体微粒运动对皮肤的按摩作用。这些综合作用促使大脑皮层逐渐形成正常的协调活动，抑制并逐渐代替紊乱机体的病理过程，从而使慢性疾病缓解或痊愈。

（二）矿泉的种类

我国古代关于矿泉浴健身防病的文献记载很多，对矿泉的分类也做过很多探索。李时珍在《本草纲目》中对我国600多处矿泉做了记载和分类，记述其不同作用。他将当时的矿泉分为硫黄泉、朱砂泉、雄黄泉、矾石泉、砒石泉等。现代的矿泉分类方法目前尚不完全一致，一般做以下分类。

1. 按温度分类

（1）冷泉　水温在25℃以下，手浸有寒凉感，具有滋阴清热的作用。

（2）微温泉　水温在26～33℃，手浸有温感，具有安神镇静、镇痛等作用。微温泉对兴奋性神经症及脑出血后遗症引起的瘫痪等有一定疗效。

（3）温泉　水温在34～37℃，手浸有温暖感，具有镇心安神、疏通经络、温经散寒的作用。温泉适用于坐骨神经痛、复发性神经根炎、脑血管意外后遗症、神经衰弱、精神分裂症、慢性类风湿关节炎、腰肌劳损、肩关节周围炎、高血压、动脉炎、静脉炎、冠心病、动脉硬化症、内分泌功能障碍、支气管哮喘、支气管炎、糖尿病、胃及十二指肠溃疡等。

（4）热泉　水温在38～42℃，手浸有热感，具有温通经络、活血化瘀、杀虫解毒的作用。热泉常用于慢性风湿病、肌肉劳损、各种神经炎、皮肤病、压疮、下肢溃疡、湿疹、牛皮癣、皮肤瘙痒症、慢性附件炎、慢性盆腔炎、不孕症、慢性前列腺炎、慢性附睾炎等。

2. 按化学成分分类

（1）单纯泉　指水温在25℃以上，水中游离二氧化碳和固体成分含量在每升1000mg以下的泉水。这种泉水主要靠热产生医疗作用，有镇痛和加快物质代谢的作用，对精神和神经系统疾患有一定疗效。如广东从化温泉、陕西临潼华清池、云南安宁温泉等均属此类。

（2）碳酸泉　一般是指含游离二氧化碳每升在1000mg以上，含固体成分每升不足1000mg的地热水。此水无色、透明且味道爽口，具有调理气血、降血压、强心的作用，作为饮水使用能健脾除湿。

（3）碳酸土类泉　指水中含二氧化碳和固体成分的总量在每升1000mg以上的泉水。其主要阴离子成分是碳酸根离子，阳离子是钙、镁离子，具有清热杀毒、活血化瘀的作用。

（4）碱泉　指水中含碳酸氢钠每升1000mg以上，水无色透明，味道良好。泉水有类似肥皂的作用，可使皮脂乳化，使皮肤显得光滑。且浴后体温易放散，有清凉感，故常有人称其为“冷水浴”。

（5）食盐泉　是指地热水中含食盐量每升在1000mg以上的泉水，依含盐量多少可分为弱盐泉、食盐泉、强盐泉。浴后温暖感很强，这是由于钠、钙、镁等的氯化物附着在皮肤上形成一个保温层，可阻止体温放散。食盐刺激皮肤，活血化瘀，可增进体表气血运行，增强脾胃运行。食盐泉常用于神经痛、慢性风湿病等疾病的治疗。

（6）硫黄泉　水中主要含硫化氢，具有活血化瘀、祛痰止咳、杀虫解毒的作用，常用于脑血管意外后遗症、冠心病、动脉硬化症、高血压、咳喘及疥、癣等皮肤病的治疗。此水不可饮用。

（7）铁泉　地热水中含有重碳酸低铁，当此水与空气接触即可产生氧化铁，发生红色沉淀物，使水呈红色。地热水中的铁，多是以离子形式存在的，饮用后易于吸收利用。吸收后的铁可供血红蛋白和呼吸酶利用，也可储存起来备用。

（8）明矾泉　泉水中主要含硫酸铝的铝离子和硫酸离子。该泉水对皮肤和黏膜有消炎作用，对溃疡和湿疹有疗效。除做浴用之外，也可作为吸入或含漱使用。

（9）酸性泉　是指水中含有多量矿酸。浴用时一般只能浸泡1～3分钟。因其刺激性强，在腋窝等处易发生溃疡。用此水洗浴可使血液中白细胞、吞噬细胞数量增加，并有增强血液杀菌的作用。

（10）放射性泉　水中含镭、氡在3.5ME以上时称为放射性泉。放射性泉有刺激作用，特别对细胞分裂旺盛的组织起控制作用。此外，对贫血和骨病也有疗效，并且有增加白细胞的作用。

（三）操作方法

矿泉疗法在康复治疗应用上有外浴、内饮、含漱和喷雾吸入四种方法。

1. 矿泉浴法

（1）浸浴法

1）全身浸浴法　矿泉浴中最常用的沐浴法。浴者可静静地仰卧于浴盆或浴池中，水面不要超过乳头水平，可配合浴中训练或浴中按摩。全身浸浴是实施肢体活动自我训练的好方法，康复疗效显著，可分为低温浴、微温浴、温浴和高温浴四种。

2）半身浸浴法　淋浴时下半身浸泡在矿泉水中，水面平脐或腰，上身用大毛巾覆盖以免着凉，可视病情采用冷浴、温浴、热浴，加水下按摩。该法具有强壮、振奋阳气和镇静安神的功效。

3）局部浸浴法　将人体某一部分浸泡在矿泉中，如坐浴、足浴、手臂浴等。根据局部病变情况，分别选用冷、温、热或冷热交替的方法，每次15～20分钟。局部浸浴对治疗机体某一局部病变，有良好的舒筋活络、缓解疼痛效果。

（2）其他矿泉浴　具有清洁皮肤、强壮体质作用，但不如浸浴疗效好。

1）淋浴　利用淋浴设施，用矿泉水分冷、热或冷热交替淋浴。淋浴适于体质弱者，可润泽肌肤、强壮体质。

2）喷浴　属传统水渍方法中的淋射法，现代多用特制水管（水压适中）喷射患者特定部位。舒筋活血者多选用温泉水，消肿止血者等多用冷泉水。

3）肠浴　是用泉水灌肠，以治疗肠道疾病的方法。

2. 矿泉饮法　饮用泉水进行养生康复的方法称矿泉饮法。泉质是养生康复的关键，以醴泉、井泉水、乳穴泉水为上品。如《本草纲目·水部》指出："常饮醴泉，可除痼疾。""温泉……主治筋骨挛缩，及肌皮顽痹，手足不遂，无眉发，脱落以及各种疥癣等症……即可烹茶，洗浴亦好。"可见泉水内服能治疗多种疾病。具体应用时，李时珍《本草纲目·水部》则主张："治病以新汲水为好。"饮用优质泉水素有养生妙药之称，故嵇康《养生论》主张"润以醴泉"，以此养生长寿。凡有此种功效者，民间则称"长寿泉"。饮用的泉水大多性味甘平无毒副作用，饮之甘美爽口，故人们称之为清泉、甘泉。

（1）冷饮法　医者根据患者体重、病情处方，一般饮用100～300ml新汲优质冷泉水较为适度。若肠胃疾病，可选用优质井泉水，以消肠胃积邪。

（2）温饮法　多用于脾胃虚寒者，方法是将冷泉水加温，饮用适量。

（3）煮食法　用优质泉水作日常饮水、泡茶和康复食疗用水，或煎中药用水，多有滋补强壮作用。

3. 含漱疗法　取温热泉水盛入杯中漱口，每天3次，每次含漱2～3分钟，漱后吐出。

4. 喷雾吸入疗法　用一般喷雾器，患者张口对准喷射出的雾状泉水气流，嘴离喷出口为10～15cm，做深呼吸。每天1～3次，或每隔2～3小时1次，每次吸入10～15分钟。呼吸困难者，每次5分钟，10～15次为1个疗程。

（四）适应证

矿泉疗法的适应证较为广泛，有文献记载的多达百余种疾病。矿泉疗法主要用于呼吸系统、消化系统、心血管系统、外科、皮肤科和妇科疾病的治疗。除严重心脏病，心动过速，极度虚弱，急性炎症期，恶性肿瘤，结核活动期，妇人妊娠、月经期、子宫出血等，严重急性消化道出血，重症高血压，严重水肿，慢性肾炎，各种原因引起的明显水肿，肝硬化合并腹水，各种热性病，严重呕吐者等，可根据病情需要选择应用。

（五）注意事项

1. 矿泉疗法是一项复杂的治疗方法，如选择矿泉、浴疗时间和温度、饮食疗法的饮水量等，都要因人、因病而异，切不可把矿泉疗法看成一般的洗澡和饮水而草率行事，应事前经医生做全面检查，针对不同的情况选择矿泉和具体疗法。

2. 施用矿泉浴疗和饮疗初期（3～5 天内），往往会在全身或局部出现一过性（一般数天）健康状态低下或疾病加重的现象，称为矿泉反应。矿泉反应的全身症状主要有疲劳、不快感、睡眠不良、精神不安、心悸、眩晕、沉默、头昏、头痛以及偶尔发热、吐泻、皮疹、上呼吸道感染、哮喘发作等；局部症状主要有局部病灶疼痛加剧、活动受限、局部肿胀、局部发热等。矿泉反应强度和具体症状因泉质、泉温、体质不同而异。如选用硫化氢泉、硫酸盐泉和进行温热浴时易出现；风湿性疾病、慢性湿疹等体质过敏者也易出现。反应症状轻微时，可服用或注射肾上腺皮质激素和维生素 C；反应稍重可暂停几天矿泉治疗；如反应重或持续时间较长，则不属矿泉反应，而是不适宜此法而使病情恶化的指征，须及时停止施用矿泉疗法。

3. 到矿泉疗法地后，先适当休息几天，再开始浴疗。

4. 空腹入浴易引起虚脱、眩晕及恶心，故浴疗前要进食，但不宜过饱。

5. 入浴前要消除恐惧心理，并排解大小便。

6. 用棉球塞住外耳道，以防浴水进入耳道引起中耳炎。

7. 遇下列情况应暂停治疗：一是暴怒后及彻夜失眠后；二是体温超过 37℃；三是月经前 1～2 天及月经后 3 天内；四是恶心、过劳、心悸。

8. 年老或心血管疾病患者，应先进行部分浴（1/2 浴、3/4 浴），再做全身浴。因为突然将全身浸入浴池，会使心脏负担陡然加重，或血压急剧升高，容易发生意外。

9. 应注意控制浴温及入浴时间，宜从较低温到较高温，从较短时到较长时。

10. 入浴中如出现恶心、心慌、头晕等现象，应缓慢出浴，静卧休息片刻。入浴时，心前区应露出水面，以免出现心慌、胸闷等不适感。体弱者不宜进行冷水淋浴。

11. 选择矿泉浴法的温度宜从较低温到较高温。

三、沙浴疗法

沙浴疗法是将身体的局部或大部浸埋在热沙之中，利用热沙的温度和机械作用来治疗疾病的一种方法，海滨和江河流域地区均可使用本法。唐代著名医学家孙思邈在《千金要方》中对沙浴疗法做了详细介绍，另外一位著名医学家陈藏器也在《本草拾遗》中说明了沙浴疗法的具体步骤。由此可见沙浴在当时非常普及。沙浴流传到气候干旱的少数民族地区，受到当地人民的喜爱。维吾尔族人利用当地沙漠的自然条件进行沙浴疗法，历千年而不衰。《本草纲目·石部》载有："风湿顽痹不仁，筋骨挛缩，冷风瘫痪，血脉断绝。六月取河沙，烈日曝令极热，伏坐其中，冷即易之，取热彻通汗，随病用药，切忌风冷劳役。"沙浴疗法方便经济，简单易行，且疗效较好，故一直为民间所乐用。据科学家研究，沙里含有二氧化矽、三氧化二铁、三氧化二铝、氧化钙、氧化镁和钠盐、镁盐等，治疗用的干沙有疏松、吸附性能强、热容量大、传热性能好和吸湿能力强等特点。沙浴通过温热和机械的综合作用，能增强机体的代谢过程，促进排汗，同时也使血液循环和呼吸功能加强，促进骨组织的生长。

（一）功效原理

由于沙疗地区气候干热，高温的砂粒通过压力向人体组织的深部传导，加快血流量，促进血液循环，从而扩张末梢血管，调整全身的生理反应，进而激活与恢复神经功能，改善患病部位的新陈代谢，活跃网状内皮系统功能，调节机体的整体平衡，以此达到治病的效果。故沙浴疗法具有促进血液循环、加快新陈代谢、增进皮肤健康等多种功效。

西医学还认为，沙含有原磁铁矿微粒，患者在接受沙疗的同时，也接受着一定的磁疗。据有关部门检测，新疆的沙漠中，蕴藏着含量很高的磁铁矿。加之气候干热、高温和充足的红外线，使灼热的细沙集磁疗、理疗、放疗、光疗、推拿与按摩等综合疗效于一体，被患病康复的人誉为有神奇的疗效。

（二）操作方法及分类

在进行沙浴疗法之前，要先准备沙，一般选择直径为0.25mm的沙粒最好。选好后要过筛晾干或晒干，清理干净后加热沙子。沙子的加热方法有天然加热法和人工加热法两种。天然加热法宜在天气炎热、日光充足的夏天进行，在干燥平坦的土地上或石板上或木板上铺上布单，将选好的沙子平摊在布单上，放在阳光下暴晒，当沙子的温度达到40～45℃时，即可用于治疗。人工加热的方法很多，少量的可用柴草点火烘熏加热，或用大铁锅炒沙加热。用量较大时，可用土坑加热，冬天有暖气的房间，也可在暖气片上加热。

1. 按沙浴部位分类　沙疗有全身浴法、局部浴和沙袋敷法三种。

（1）全身沙浴疗法　患者卧在热沙上，身上再覆5～10cm厚的热沙，头、颈、胸露在外面，腹部沙应薄一些，外生殖器用白布遮盖，头部及心前区冷敷，最后用布单将剑突以下部位盖起来。初次进行全身沙浴时，沙的温度不宜太高，一般以40～47℃为宜，以后逐渐增至50～55℃，但最高不超过55℃。治疗时间第一次也不宜过久，一般以10～15分钟为宜，以后逐渐增至30～40分钟。治疗结束后，用37℃的温水冲洗，卧床休息30分钟。隔日治疗1次，或连治2天休息1天。全身沙浴法适用于全身多关节肿痛的寒性痹证。

（2）局部沙浴疗法

1）四肢局部沙浴　将上肢或下肢放入热沙上，再用热沙覆盖，最后用棉被或毛毯盖好保温。治疗结束后，用37℃的温水冲洗。每日或隔日治疗1次，每次2小时，30次为1个疗程。

2）腰部沙浴　患者仰卧位，腰部放在热沙上，再依次将油布、床单、棉被、布单裹在患者身上。治疗温度为50～60℃，每次治疗时间为30～40分钟，每日治疗1次。治疗结束后，用37～40℃温水冲洗，15～20次为1个疗程。

3）沙袋敷法　将沙加热至55～60℃，装入沙袋中，将口扎好，覆盖在身体患处，每日2～4次，每次5～10分钟。沙袋用粗棉布或厚毛料缝合而成，缝线要稠密而结实，以免热沙流出烫伤皮肤。

2. 按沙浴环境分类　沙疗有自然沙浴疗法和人工沙浴疗法两种。

（1）自然沙浴疗法　是指在室外的自然的环境中，利用各种天然的沙滩进行浴疗的方法。

1）沙滩的选择　主要是海滨沙滩和绿化较好的沙漠沙地。我国适宜沙浴的海滨沙滩资源丰富，几乎所有的沿海旅游胜地均可进行沙浴治疗，比较著名的有北戴河、黄金海岸、青岛、北海等。此外，大江大河的岸边、温泉地带的沙滩亦可开展沙浴疗法。无论哪种沙地均应要求沙质纯净、不含泥土、颗粒均匀、自然环境优美怡人。

2）浴前准备　行浴前先做几分钟空气浴或日光浴，戴好墨镜及草帽，以防太阳辐射对眼睛与头部造成损害。行浴时，每个人占有的沙滩面积不应小于4m×6m。

3）行浴时间　选择光照时间较长、阳光充足的时节行浴，以夏季最为理想。每日行浴时间应安排在上午10时至下午4时之间。

（2）人工沙浴疗法　是指对沙子进行人工筛选与处理，并在室内特定的容器中或治疗床上所进行的沙浴疗法。此疗法的特点是不受环境、气候条件限制，任何季节均可进行。

1）选沙用筛子对自然沙进行筛选，去除尘土、石块等杂质，将选好的沙子洗净、晾干备用。

2）加热将选好的沙子放入大铁锅中搅拌加热，加热后的沙子自然冷却到所需温度，也可加入凉沙拌匀到所需温度。

（三）适应证

沙浴疗法适用于疲劳、肢体酸困、慢性腰腿痛、坐骨神经痛、脉管炎、慢性消化道疾病、肩周炎、软组织损伤、风寒湿痹证、寒湿腰痛、四肢麻木不仁等病证。

（四）注意事项

1. 本法只适用于寒痹患者，热痹者、体质极度虚弱者慎用。

2. 沙子的温度要适中。温度过高，超过患者耐受程度，会出现头晕、恶心、出汗多、心慌等；温度过低，疗效不佳。

3. 治疗的时间要适当，时间过长也容易出现上述反应；时间过短，疗效较差。

4. 当出现头晕、恶心等反应时，应降低沙子的温度，或缩短治疗时间，或暂停治疗。在温暖清爽的地方，安静地休息30～40分钟上述反应会逐渐消失。

5. 沙浴一般会出汗，故治疗后要适当休息，饮一些果汁、糖盐水或白开水。注意不要在治疗后立即用凉水冲洗并谨防休息时受凉。

四、泥浴疗法

泥浴法是指将有矿物质、有机物、微量元素等的泥类，经过加温后，敷于身体，或在泥浆里浸泡以达到健身祛病的养生保健法，属于温热疗法。具有治疗和保健价值的泥类有淤泥、腐殖泥、煤泥、黏土泥、矿泉泥、火山泥等，其中，最常用的是淤泥和矿泉泥。各种泥土的气味、功效以及使用方法不同，对疾病的康复治疗效果也不同。

（一）功效原理

治疗泥中富含微量元素、胶体物质、有机物质等，有良好的黏附性和可塑性，其导热性低、散热慢、保温时间长。泥浴时在温热、化学、机械刺激的综合作用下，能促进人体的血液循环，增强新陈代谢，调节神经系统的兴奋和抑制过程，并具有良好的抗炎、消肿、镇静、止痛和提高免疫功能等作用。根据中医学五行康复原理，脾配五行属土，故凡脾所主疾病，医用泥疗多有效。他脏之疾，亦可通过脏腑五行关系而产生疗效。

（二）操作方法及分类

泥浴包括浸浴和泥包裹两种方法。浸浴又分为全身、半身、局部浸浴，根据需要使用。一般从37℃开始，逐渐达到治疗所需温度，时间10～20分钟，每日1次或隔日1次，疗程据病情而定，浸浴后用水冲洗干净，稍作休息后离开。泥包裹多用于局部治疗，取4～6cm厚垫泥，白布包裹，置于患处，泥温46～52℃，时间15～20分钟，每日一次，15次为1个疗程。

（三）适应证

泥浴疗法适用于各种关节痛、风湿性关节炎、痛风、外伤后遗症及某些神经系统疾病。

（四）注意事项

（1）泥浴前要充分休息，切勿空腹或酒醉后进行。

（2）入浴前应该进行必要的体检，如测体温、脉搏、血压、体重等，有心脏病史的患者要考虑行心脏检查。

（3）泥浴过程中可以用冷毛巾敷住头部，如果出现头晕、恶心、大汗等身体不适症状，应立即停止泥浴，请医护人员帮助检查。

（4）泥浴当天应该避免剧烈运动和强烈的日光浴。

（5）破损的皮肤在治疗过程中有刺痛感属正常现象。

（6）出浴后注意休息，补充水、糖分及盐分，适当进食高蛋白质、高热量食物，如蛋、肉、水果等。

五、海水浴疗法

海水浴是指利用海水的温度、化学成分对人体特殊的影响，促进疾病痊愈和身心康复，从而达到养生长寿的目的。

海水浴的同时也可接受日光浴，还可兼做海砂浴。李时珍在《本草纲目》中记载的碧海水浴是取海水加热到一定温度，放入盆池中进行沐浴以治疗各种皮肤病的方法。

（一）功效原理

海水的温度和它对机体的静水压力、浮力和海浪的冲击作用，都能直接影响人体的产热和散热过程，激发酶促反应，促进物质代谢和能量交换，提高人体对环境温度变化的适应能力，并能显著地引起循环、呼吸、神经、骨骼、肌肉、内分泌代谢及血液成分的变化。海水中富含大量无机盐类及多种微量元素，如氯化钠、氯化钙、硫酸镁、碳酸钙、碳酸镁、氡、铀、镭等微量元素。这些化学成分对人体有多方面的作用和影响。经常进行海水浴可增强体质，锻炼身体。

（二）操作方法及分类

1. 全身浸浴法　适用于健康人及无禁忌证者。

2. 半身浸浴法　将人体腰部以下或膝关节以下浸泡在海水里，适用于体弱者。

3. 浅水坐浴法　坐在海边浅水，用海水冲洗，按摩身体各部，适用于老年人及体弱者。在开始进行海水浴时，时间宜短，每次15～20分钟。最长不超过30分钟。每日1次，或隔日1次，以不觉疲劳为宜。

（三）适应证

海水浴适用于神经衰弱、慢性支气管炎、早期高血压、慢性关节炎、腰腿痛、术后恢复及营养型肥胖症、胃肠功能障碍等病证。

（四）注意事项

（1）在进行海水浴之前，应做全面体格检查，严格掌握海水浴的适应证和禁忌证，对海水有过敏史者禁用。

（2）空腹或饱餐后不宜进行海水浴，以餐后1～1.5小时为好。

（3）入浴前做好准备活动，如体表多汗，擦干后再入浴。

（4）在海水浴休息时，要用遮阳伞等防晒用具，防止强光长时间暴晒人体，发生日光性皮炎或烫伤。

（5）在进行海水浴时要具有安全设施。

（6）身体过度虚弱、2 级以上高血压、脑血管意外、心脏病、肝炎、妇女月经不调、癔症、癫痫及各种精神病患者，禁止应用海水浴疗法。

六、森林浴疗法

森林浴疗法是指在森林公园、森林疗养院地或人造森林中较多地裸露身体，尽情地呼吸，利用森林中洁净的空气和特有的芳香物质，以增进健康和防治疾病的一种方法。

（一）功效原理

森林浴的主要作用有：①空气的洁净作用。森林中树木的枝干、叶片大量吸附尘粒，能使空气中的飘尘减少 50% 以上。每 $10000m^2$ 阔叶林每日可制造出 36 万升的氧气，可供 1000 多人呼吸氧气需要。树叶还能大量吸收、处理二氧化碳、氟化氢、氮气等有害气体。②消除噪音。繁茂的树叶可以减弱、消除声波，能消除或改善由于长期生活在噪声环境中所产生的中枢神经和自主神经功能紊乱的各种病症。③森林中特有的芳香类物质作用。森林植物的叶、干花等散发的一种称为芬多精的挥发性物质，可以杀死空气中的细菌、微生物及防止害虫、杂草等外来生物侵害树林，也可减少病原菌。④负离子对人体的生理效应。大森林中还含有大量的负离子，人体吸收的负离子，通过肺通气和肺换气，进入血液循环，输送到全身各部位的组织细胞中，可有效地促进新陈代谢，恒定血压，使大脑皮质的功能得到改善，调节中枢神经系统的兴奋和抑制性，提高机体免疫能力，间接治疗高血压、神经衰弱、心脏病、呼吸系统疾病等。

（二）操作方法及分类

森林浴可将多种自然因素作用于人体而发挥效应，方法简单，容易掌握。根据地理环境和森林状况灵活应用，可取得防治疾病的效果。

进行森林浴最理想的时间是 5～10 月份的夏、秋季节。在这个时间，太阳辐射强，树木的光合作用好，且森林中的气温、温度也适宜。每日的行浴时间，以阳光灿烂的白天最为理想，一般以上午 10 时为宜。

行浴时，要求穿宽松衣服，先在林中散步 10 分钟左右，做深长舒缓的呼吸运动以增加肺活量。而后在机体适应的情况下，逐渐脱去外衣，最大的裸露面积是穿短衣、短裤。因林中见不到太阳，故不宜全裸。行浴方式，既可采用卧于床榻或躺椅上的静式森林浴，也可采用做一般体育活动式森林浴。

1. 山区森林浴　是在海拔 1000～2000m 的山地森林中洗浴。山地气候的特点是风大气温低，大气温度、大气压与氧分压降低，对人体刺激性较大，生埋反应也十分明显。

2. 平原森林浴　即在海拔 500m 以下的平原或丘陵地带的森林中洗浴。平原林区的气候特点是风力小，气温凉爽，空气中含氧丰富，且湿润宜人，对人体作用比较缓和，故适用范围非常广泛。无论是山区森林还是平原森林，第一次行浴时间为 20 分钟，其中裸体状态的时间不宜超过 10 分钟，半裸以后每次增加 5～10 分钟。随着时间的推移，逐步达到每次 60～90 分钟，每日 1～2 次，一个月为 1 个疗程。

（三）适应证

森林浴适用于瘥后诸症、慢性宿疾，如咳喘、胸痹、消渴、心痛、眩晕等，尤以肺痨为宜。亦用于神经情志疾患等。

（四）注意事项

（1）最好选择一大片森林，森林越开阔，空气的质量就越高。

（2）在森林中步行至少 3 小时以上，直到身体微微出汗，毛孔扩张，才能到达健身效果。

（3）在森林中多做深呼吸，尽量将体内废气排出。

（4）衣着以吸汗、透气材质为佳，穿得太厚或太薄都容易感冒。

（5）因森林中树叶的覆盖，太阳辐射不易达到地面。因此，长期进行森林浴者，应穿插日光浴。因森林中的花粉比较多，对花粉过敏者不宜进行森林浴。

知识链接

温泉浴的作用

温泉浴能够促进血液循环，利于加速胃部消化作用。此外，温泉浴中的硫磺泉能够起到软化角质，亦可起到软化肌肤的作用。露天温泉浴利用光线的照射作用，可以触发人体皮肤中的7-脱氢胆固醇产生前维生素D_3进而利用皮肤温度最终转化为维生素D_3，同时，由淋巴等转运作用而吸收入血，进一步利用肝肾中的羟化酶产生活性维生素D，而此时的活性维生素D能够提高磷、钙吸收作用，进而利于提高骨量，减少骨缺失，起到预防骨质疏松症的效果。

第八节　娱乐养生康复

案例引导

案例　患者，女，18岁，失眠2周，伴有恶心呕吐，食欲减退，面色苍白，肢乏无力，大便溏薄，自述数月前因与家人争吵导致情绪不佳，生气易怒，有时欲哭，舌红，苔白腻，脉细滑。遂来院就诊，中医诊断为“肝郁脾虚”，对症治疗后出院。

讨论　结合本节所讲授内容，思考娱乐疗法在治疗疾病促进身体健康方面的作用。

娱乐养生康复法是选择性地利用具有娱乐性质的活动，通过对人体形、神的影响，发挥养生保健和康复医疗作用的方法。

娱乐养生康复方法内容丰富多彩，诸如音乐歌舞、琴棋书画、风筝钓鱼、戏剧游戏等，均有怡心志、畅神明、练形体、通气血之功效，古往今来，已成为人们喜闻乐见的养生康复方法。

娱乐养生康复法与调摄情志法不尽相同。前者畅娱神情，练形宜体，亦即形神兼顾；后者偏重于摄养精神，调节情志。而且娱乐活动是生活中不可缺少的内容，根据人们喜好、性格等具体情况，有选择地安排有关项目即可达到养生康复目的。其特点是把身心调摄及康复医疗置于人们的日常生活活动中，充分发挥人们自身的主观能动性和自我调节能力。

一、音乐疗法

音乐疗法是让人通过欣赏音乐，以达到养生保健，促进身心康复的方法。早在二千多年前，《乐记》就有关于音乐能增进健康的记载。北宋王安石在《临川先生文集·礼乐论》曰：“礼者，天下之中经；乐者，天下之中和；礼乐者，先王所以养人之神，正人气而归正性也。”古人把“乐”看得和“礼”同等重要。20世纪40年代以来，音乐逐渐成为一种医疗手段，在一些疾病的康复医疗中收到了独特的效果，如调节情志、减轻疼痛、增进智力、催眠等。

音乐的养生康复作用，主要由曲调的节奏、旋律、响度以及和声等因素决定，其中又以节奏、旋律最为关键。音乐对人体的作用有心理和生理两方面。

心理方面：音乐通过艺术感染力影响人们的情绪和行为，以情导理，调摄情志。如节奏鲜明的音乐能使人振奋，旋律柔和优美的音乐能使人轻松愉快和平静，深沉哀愁的音乐能使人抑郁忧愁。中医学认为，人与自然万物同处于世界的五行结构之中。“天有五音，人有五脏；天有六律，人有六腑……此人与天地相应也。”由此提出“五脏相音”学说，宫、商、角、徵、羽五音，分别与肝、心、脾、肺、肾五脏相应。古人认为不同的音阶有着不同的作用：如闻其宫声，使人温良而宽大；闻其商声，使人方廉而好义；闻其角声，使人恻隐而仁爱；闻其徵声，使人乐养而好施；闻其羽声，使人恭俭而好礼。

生理方面：音乐是一定频度的声波振动，它作用于人体，使各器官节奏协调一致，这种协调一致是利于身心健康的。音乐还可通过听器官和听神经影响机体肌肉、血液循环以及脏器活动。总之，音乐能控制和增进人体各脏器系统的正常活动，进而调摄情志，协调脏腑功能，促进气血正常运行，以达到身心康复的目的。

目前，我国在众多康复医院和疗养院中开展了音乐疗法，主要是针对人的心理特征及患者病证等具体情况，根据娱乐康复的原则，选择与其相应的音乐曲目，开列音乐处方，以促使人们的身心健康与康复。现介绍一些常用的音乐处方，以供临床选用。

（一）调节情志方

本类处方是根据情志相胜理论，通过施用不同曲目，以情制情，帮助人们调摄情绪、养生保健和康复医疗。具体又可分为四种。

1. 开郁方 本方乐曲节奏明快，旋律流畅，曲调欢乐，优美动听，具有开畅胸怀、舒解郁闷之功效，如《流水》《阳关三叠》《桃叶歌》《黄莺吟》，唢呐独奏《百鸟朝凤》，笛子独奏《百鸟行》《荫中鸟》，笙独奏《孔雀开屏》《穿帘燕》《柳底莺》，高胡独奏《鸟投林》，打击乐曲合奏《八哥洗澡》以及《步步高》《喜洋洋》《莫愁啊，莫愁》《金水河》《假日的海滩》等。这些乐曲可用于调畅人们的抑郁情绪，使之精神、心理趋于常态，并用于情志郁结所致的各种病证。

2. 安神方 本方乐曲节奏缓慢，旋律柔绵婉转，曲调低吟悠然，清幽和谐，具有安神宁心、镇静除烦之功效，如《幽兰》《梅花三弄》，二胡独奏《病中吟》《空山鸟语》，古筝独奏《春江花月夜》《平沙落雁》以及《平湖秋月》《姑苏行》《雨打芭蕉》《烛影摇红》《江南好》等。这些乐曲可用于消除人们紧张焦虑、急躁易烦的情绪，并用于与情志焦躁烦恼有关的各种病证。

3. 激昂方 本方乐曲节奏鲜明有力，旋律高亢激昂，曲调雄壮或悲壮，具有激昂情绪、增强胆力、振奋勇气之功效，如《离骚》《满江红》《霹雳行》《国际歌》《松花江上》《义勇军进行曲》《黄河大合唱》《大刀进行曲》等。这些乐曲可用于减轻人低沉消极、悲观失望的情绪，并用于与此有关的各种病证。

4. 制怒方 本方乐曲节奏缓慢，旋律低沉，曲调凄切悲凉，具有抑制狂躁、愤怒，减轻情绪亢奋之功效。如《小胡笳》《哀乐》《葬花》《天涯歌女》《汉宫秋月》《二泉映月》等。制怒方的乐曲可用于情志偏激易怒以及喜笑不休、狂躁证者。

（二）减轻疼痛方

音乐减轻疼痛古已有之，如金元医家张子和《儒门事亲》中记载，笛鼓应之，可以治人之忧而心痛者。

1. 止心绞痛方 若患者表现为抑郁寡欢，可选择轻松愉快、流畅动听的曲子（见“开郁方”）；若患者以焦虑烦躁为主，则选悠然缓慢、清丽婉转的乐曲（见“安神方”）。

2. 止头痛方 主要适用于情志所伤而致的头痛。如恼怒所致的头痛，可选旋律缓慢的 E 调乐曲，使人安定。还可以根据“悲胜怒”的原则，选择一些悲哀低沉的曲子（见“制怒方”）。若属人体阳气不振，气血不能上荣所致头痛，则选一些节奏鲜明，能振奋阳气的乐曲，如《秦王破阵乐》及激昂方等，令人热血沸腾，阳气振奋。

（三）增进智力方

《乐记》曰："乐者，心之动也"。张景岳认为音乐"通神明"，妥善行之，自能增进智力。如儿童多听健康向上的音乐，能促进大脑发育；老人经常聆听幽雅的古今乐曲，能增强记忆，延迟大脑的老化；孕妇经常聆听优美动听的音乐，不仅可使胎儿大脑发育良好，而且可以消除孕妇怀孕期间的诸多不适感，并有助于顺利分娩，减少疼痛。下面介绍几类临床常用的增智音乐处方。

1. 小儿增智方　少年儿童时期采用音乐益智，可促使智窦早开，国内外的研究都证明了这一观点。常用的乐曲有《小桃红》《娱乐升平》《细雨飞花》《鸟夜啼》《水仙操》《赛马》《快乐的罗索》《梦幻曲》《新疆之春》《小天鹅舞曲》《杜鹃圆舞曲》《春风杨柳》等。这些乐曲还可用于弱智、智残、痴呆症的康复医疗。

2. 中老年增智方　本方的特点是选听幼时和年轻时熟悉或喜欢的乐曲，如民歌、历史歌曲等，边听边回忆。这可推迟中老年人大脑记忆功能的衰退，唤起失去的记忆，尤其适合早期痴呆病人的康复。常用的乐曲如《康定情歌》《牧羊曲》《茉莉花》《浏阳河》《兰花花》《牧歌》《草原之夜》《绣荷包》《十送红军》《大刀进行曲》《生产大合唱》《八月桂花遍地开》《嘉陵江上》《南泥湾》《年轻的朋友来相会》《难忘今宵》等。

除了上述音乐处方外，通过不同配伍，音乐还可用于催眠、通便、降压等。上述处方，数量不多，只是举例而已，实际运用中可根据不同人的喜好及人群的实际情况，举一反三，灵活选用。

在开具音乐处方时，还应注意疗程、音量、医疗方式及医疗环境等有关事项。一般音乐处方的疗程是每日 2～3 次，每次 30～90 分钟，30 日为一疗程。音量要适中，通常不超过 60 分贝。音乐疗法的方式分集体和个人两种，前者多采用多功能音疗机，用立体声耳机收听；后者可根据个人喜好、具体情况予以实施，因人、因时制宜。医疗环境应雅静舒适，没有噪音干扰。在条件许可的情况下，可配以相应的灯光、色彩、花卉等，以增强效果。音乐疗法开始时，可先由医务人员介绍选听乐曲的有关背景知识作语言诱导，以便于人们进入"乐境"。

二、歌咏疗法

歌咏疗法即通过歌唱和吟咏，以促进身心健康的养生康复方法。歌唱是音乐与文学的综合，即是将诗歌配上音乐，通过吟唱表达来激发人们感情的一种娱乐形式。它是音乐和文学的综合体，具有很强的解郁、畅情作用。古今中外，歌唱这种娱乐活动都深受人们喜爱。《乐论·乐象》篇说："歌，咏其声也……本乎心，然后乐气从之。"吟咏，专指念诵诗歌，它其实也是唱歌的一种，因为诵诗也是有音调、旋律、节奏的，朗诵诗歌即是"唱诗"。而优美的散文或散文诗，在语言形式上也含有类似诗歌的韵律，因而也可以通过朗诵获得美感和快乐。

歌唱和吟咏对健康的促进作用，是通过以下两方面的机制来实现的。

（一）调节情志

歌唱或吟咏，首先要求进入音乐作品的意境之中，这样就可以进入一种精神上的自我诱导状态，容易产生类似于催眠状态的效果。因此，对音乐作品的选取非常重要。格调高雅，意境悠远，思想性、艺术性俱佳的诗歌，给人以青春、活力、和谐与激情，吟诵之余，回味无穷，不但给人以美的享受，唤起人们对生活的热爱、对美的追求，学会用理性的、艺术的眼光看待世界，忘记一切世俗杂念，还能调动积极向上的健康情趣，并借此抒发情感，排遣烦恼，释放内心的压抑。自古诗坛便有杜甫诗能除病的传说。南宋胡仔的《苕溪渔隐》中说："盖其辞意典雅，读之者悦然，不觉疴之去体也"，这说明艺术作品的意境改变了歌唱者、吟咏者的精神面貌，使人进入一个有益于身心的和谐境界。

对于患有疾病的人来说，疾病过程中的恐惧与沮丧情绪，会导致体内免疫系统功能下降，加速病情恶化。而歌咏可以怡养性情，改善情绪，除却忧郁和悲伤，增强患者抗病信心和勇气，精神情绪的振作则又可以提高机体抗病能力。因此，凡伤病、残疾之后情绪抑郁、消极者以及与这种不良情绪有关的各种病证，均可采用歌咏调畅情志，所谓“长歌以抒怀也”。

（二）调息聚气

古人认为，歌咏与气功有相似之处，如气功要求调心、调形、调气；而歌咏同样需要集中注意力和想象力，以便进入意境，同时须调节身体姿势，以得发声。除此之外，歌咏更讲究调息运气，调气而发出声音，像传统演唱中强调气沉丹田。要唱好一首歌、朗诵好一首诗词，歌咏时就必须注重呼吸吐纳、气息的掌握、音量高低的调节、感情的投入、呼吸肌及其他肩背部肌肉的协同运动，这是一项全身心的运动，是对内脏器官的全方位按摩。

经常练习歌咏的人，会自觉地练习并运用腹式呼吸。腹式呼吸锻炼的是丹田之气，真气藏于丹田，歌咏锻炼了真气，真气又能使歌咏发声产生最佳共鸣效果，两者相辅相成，形成良性循环。声情并茂的演唱和抑扬顿挫地吟诵，长期训练，可改善人的呼吸功能，这对呼吸道疾病患者尤为有助。如对于以咳嗽咯痰、气流不畅为主要症状的慢性支气管炎、支气管哮喘等慢性病患者，经常唱歌或吟诵，一方面有助于练习腹式呼吸，另一方面可畅通气道，有助于痰涎的排出，对缓解症状、改善肺功能都有较好的帮助。在实际运用中，歌咏时，要有意识地逐步加深呼吸、拉长音调（一般为15～25秒），这样效果较好，但老年人要注意避免过度憋气。相比之下，歌咏疗法更适合小儿哮喘。

此外，歌咏的调息作用，加上调节情志的功效，可使得人体内气机升降有序，开合有度，则更易于产生疏肝理气、畅通气血的健康效应。

三、舞蹈疗法

舞蹈疗法是通过参加舞蹈活动，促进身心健康的方法。舞蹈疗法，源远流长。据史书记载，我国大禹治水时代，人们就利用“大舞”以愈病。金元张子和《儒门事亲》亦载：“治人之忧而心痛者”，则以“杂舞治之”。人们进行舞蹈疗法，或在旁观赏，或亲身参加，以达到形神并调。

舞蹈的养生康复作用及其应用主要有二：一是娱情畅志，用于情志病证，如情绪忧郁、悲伤、烦恼者，或弱智、痴呆、神经衰弱者，可不必追求形体美和技巧性的舞蹈艺术，而只求悦心畅怀，摆脱不良情绪的困扰；二是舒筋活血，用于形体病证，诸如筋骨拘挛、关节屈伸不利、偏瘫、痿症、痹症、五软、伤筋的康复期以及肥胖症、骨质疏松症和废用综合征均可采用舞蹈疗法，以改善运动功能障碍，恢复肢体、关节的运动功能。

所选舞蹈一般有民族舞蹈和流行舞蹈。民族舞蹈有汉族的秧歌舞、龙舞、狮子舞、剑舞、扇舞、绸舞、腰鼓舞等，少数民族的新疆舞、蒙古舞、西藏舞、高山族“做田”舞、苗族“跳月”舞等。流行舞蹈则可根据人们兴趣爱好选择不同形式的交谊舞或体育舞蹈等。不同的舞蹈，其节奏和动作也有所不同，故应根据每一个人的具体情况及关节运动功能灵活选择舞蹈。

四、琴棋书画疗法

（一）琴棋疗法

琴棋疗法是指通过弹琴、弈棋，促进人们身心健康，达到养生康复目的的方法。

1. 弹琴　“弹琴”可以引申为所有乐器的演奏。通过演奏乐器而达到养生康复目的，称为“弹琴疗法”。

宋代欧阳修在《琴枕》中说：“昨因患两手中指拘挛，医者言法，唯数运动以导其气之滞者，谓之弹琴可为。”可见弹琴对手指关节不利有裨益。西汉窦公，年幼双目失明，便开始学琴，并长年坚持做导引，结果活到180岁。嵇康在《养生论》中认为，窦公并没有服什么长寿药物，却能活到180岁，这完全是靠长年鼓琴的结果，并认为鼓琴是长寿的有效措施之一。

弹琴的养生康复原理，古人用二个极简的词做了概括，即“调神”和“练指”。此外，通过安定情志和手指运动可以更好地发挥大脑的功能。

（1）调气养神　弹琴时的专心致志和恬愉优美的音乐享受，使人心情舒畅，轻松愉快，有调气宁心、畅娱神情的作用。演奏者要平心静气，进入一种淡泊的境界。在生理学上，宁静能使大脑处于一种最安静、最有序的状态，进而使生理、心理节奏与大自然的节律相互融汇。长期处于这种良好的环境中，人的大脑就会变得聪明，对全身的协调作用也会加强。其次，“调神”使身体的内环境保持稳定和平衡，能加强抵御致病因素侵害的能力。调神时的心身运动，能对机体的组织器官起到自我按摩、疏通气血的保健作用；可以调节心肺及胃肠功能，防止动脉硬化，抵抗早衰，促进健康长寿。

古代对弹琴时入静和调神的要求尤为严格。明末虞山派的著名琴家徐上瀛在《山琴况》中指出：弹琴功夫，一在调气，一在练指；只有涵养较深，心胸开阔，情操高尚，处世淡泊，心志安宁，没有丝毫杂念的人，手指才有灵感与力量。道家对弹琴有“大音希声”之说，所谓“希声”，就是指内心宁静至极，完全化入自然，犹如进入虚无缥渺的茫茫宇宙，此精神状态宛若超尘出世，只有在这样的状态下，才能弹出绝佳的音乐之声。

（2）练指、运脑　一方面，弹琴时双手十指的协调活动，具有练习指间关节和掌指关节，使之灵活自如，帮助手指关节恢复活动功能的功效。因此，卒中后遗症、痿症、痹症、烧伤、伤筋等病证所致手指拘挛、屈指不利等，亦可通过弹琴以改善手指的功能障碍。

另一方面，弹琴时手指的协调活动对大脑的训练是综合性的。由于历史的局限，古人只认识到演奏乐器可以利手指，实际上音乐演奏是对人们视、听、触、运动觉能力的综合性训练过程。在这个过程中，手指的触觉、运动觉的反应要与视觉对乐谱各种符号及强弱等的把握相一致，而听觉则马上检验这三者的准确程度，这是一种多感官同时产生反应、相互配合、协调运动的过程，这个过程极为复杂、快速，其结果是对大脑的一种有效的综合性锻炼，因而专家们把弹琴形象地比喻为“大脑在长跑”。

此外，无论是民族乐器中的拉弦乐或弹拨乐、打击乐，还是西洋的各种乐器，左手的经常运用都非常突出。左手的经常运用和灵敏可以大大促进大脑右半球的发展，提高脑的储存与传递信息的能力，提高思维通路的运动速度和增大容量。而双手的运动对提高整个大脑皮质的兴奋性都极为有益，能促进两个大脑半球的能力发展，利于开发智力，延缓大脑功能衰退，预防痴呆的发生。

2. 弈棋　即通过弈棋达到养生康复目的的方法。

棋的种类很多，常见的有中国象棋、国际象棋、围棋、跳棋、军棋等。跳棋、军棋等棋类不需要复杂的心神活动，游戏作用大于思维活动，对儿童和青少年比较适宜；围棋、中国象棋及国际象棋等棋类，都需要很复杂和强烈的心神活动，思维活动大于游戏作用，是成年人喜欢的棋类。

弈棋的养生康复功效主要表现在以下几个方面。

（1）启智　棋类的作用首先在于开启智力。棋局的变化犹如战场，盘面的严谨构思及奥妙变化，必须经过大脑周密的思索才能应对。因此，弈棋可以用于正常儿童的智力开发，亦可作为先天智力迟钝和后天智力减退者的康复措施，尤其适用于小儿和老人。

（2）安神　弈棋之时，心神集中，意守棋局，杂念尽消，故棋类作为病后疗养时的运动和养生长寿的手段，历来为医家所推崇，认为弈棋可使人“至老嗜欲不衰”“善弈者长寿”。对疾病患者来说，弈棋是天然的“镇静剂”；对常人而言，弈棋则是怡情养性，修身治心的养生之法。此外，对于注意力分散、精力不易集中的人群，弈棋亦是很好的选择。

（3）养性　弈棋除了能启智、安神外，还能加强人的道德修养，即所谓的“养性”。弈棋者在棋盘上的修养称为“棋品”，棋品、人品，总是相互衬映的。棋品低下者，无人与之对阵；人品卑劣者，无人与之交友。棋艺高者，人品一般都好，这也是中国特有的“道德养生”理论的具体体现。

综上所述，弈棋不仅通过比赛的方式给人带来欢乐，对人的情绪具有良好的调节作用，而且还有益智健脑的功效，是一种高雅的养生康复方法，所以棋坛谚语称：弈棋养性，延年益寿。

（二）书画疗法

书画疗法是让人通过观看、习练书画，促进身心健康，达到养生康复目的的方法。练书画与练气功、太极拳的原理一样，作书画之前，先要排除杂念，然后调节呼吸，运气于指、腕、臂、腰，调动全身之力于笔端，故实际上已内蕴调心、调息、调形之义。其养生康复的作用及应用，主要有两个方面。

1. 调摄情志 观赏书画和习练书画都是自娱性很强的活动，能陶冶性情，寄托情怀，舒发郁气，怡情移性，愉心畅志，故凡情绪烦躁、愤怒、抑郁者，或七情为病者，均要择此而行。以下举不同字体的书法为例说明。

（1）楷书除烦 楷书有静气安神、消除烦恼和急躁情绪的作用，适用于性情急躁、易怒的人群。

（2）隶书恬静 隶书凝重稳健，清幽恬静，易使人产生沉稳安定的情绪，故常与楷书配合使用，以静制动。

（3）行草舒郁 行书、草书潇洒活泼，似行云流水，其竖笔如流星，横笔如挥云，点如高峰坠石，捺如千钧弩发，秉笔运书，自能使人情绪高昂，激情奔放，勇气倍增，胸怀舒畅，故对情志抑郁低沉之人尤为适宜。

2. 运动肢体 书画的过程亦是活动、锻炼肢体的过程。挥毫书画时，要求执笔时提肘悬腕，臂开足稳，不但要用指力与腕力，而且要用到臂力和腰力，集诸多之力于笔端，刚柔相济，蜿蜒盘旋，跃然纸上，使骨骼肌肉与关节得到良好的锻炼，起到调畅气血、舒筋活络之效。挥毫时的运指、转腕、悬肘、牵臂等动作，对手腕、肘、臂等关节肌肉拘挛麻木、屈伸不利的病证，尤为有效。临床可用于肢体功能障碍的康复治疗，如卒中后遗症、痿症、痹症、烧伤、伤筋等。

另外，书画还能通过集中思维、巧运手指而达到激发灵感、增进智力的目的，弱智儿童、老年健忘、痴呆等可进行书画疗法。但是，书画的养生康复功能只能是潜移默化，不能立竿见影，需要持之以恒，锲而不舍。

五、戏剧影视疗法

戏剧影视疗法是指人们通过观看戏剧影视作品或参加戏曲影视小短剧的表演，达到促进身心健康目的的养生康复方法。

戏剧影视与歌舞有不同之处，前者有角色、有情节，更容易感人肺腑，动人心灵。它既可使人捧腹大笑，又可使人悲哀涕泣；既可使人情绪激昂，又可使人心境恬愉，故长于调摄情志。

传统的戏曲和曲艺是演员通过舞台表演来获得娱乐效果，受时空条件的限制。现代的录音和电影、录像等现代电子音像制品，为戏曲和曲艺在养生康复方面的应用提供了极大的便利。如今影像艺术已成为当代最有影响的一门综合艺术，它集文学、戏剧、音乐、美术、摄影、舞蹈等艺术形式为一体，凭借动作、语言、音乐、旋律来抒发人们的各种感情，加上线条、光影、色彩、造型等空间显现，给人一种身临其境的真实感受，令人忘记自己的客观环境，产生愤怒、欢乐、思念、悲哀、惊恐等多种情感活动，给人以充分的娱乐，起到调节情绪的作用。

在我国戏曲和曲艺的种类繁多。越剧、昆剧、粤剧、黄梅戏的唱腔和表演柔和，剧情缠绵；京剧、秦腔的唱腔和表演刚劲，剧情雄壮，有阳刚之美。就剧情而言，喜剧宜情绪悲忧者观赏；悲剧易引起悲伤情绪，对性格急躁易怒者有较好作用。就剧种而言，凡情绪抑郁、消沉的人，应选择轻松愉快，或热烈激昂的剧种作品，如滑稽戏、喜剧、相声、秦腔等；而烦躁、亢奋的人，则应选择恬静优雅的戏剧影视作品，如越剧、昆剧、黄梅戏等剧种作品。

戏剧、曲艺、影视艺术虽然有很强烈的艺术感染力和很好的调节情绪的效果，但是，人们在欣赏之际，切勿忘记适度这个原则，否则将会走向反面。当代疾病谱中新添的电视综合征，就是对“过度”者的惩罚。

六、风筝疗法

风筝疗法是通过放风筝这一娱乐活动，以促进身心健康的养生康复方法。宋《续博物志》认为，放风筝“张口仰视，可以泄热”。清《燕京岁时记》又认为其“最能明目”“牵一线而动全身”。

放风筝时，在宽阔的广场、郊野，沐浴着阳光，呼吸着新鲜空气，仰望蓝天，风筝翩翩，迎天顺气，凝神拉线，随风筝飘移而运动形体，能使人心旷神怡，气血和顺，而忧虑、烦恼自能置之度外。放风筝外练形体，内娱心志，故能“随风送病，百病皆去”。因此，颈椎病、视力减退（尤其是近视眼）、关节活动欠利、高血压病、肥胖症、性情忧郁者均可采用本法。

放风筝以春秋冬三季较为适宜。最好选风和日丽，天朗气清之时，每日一次，每次1～2小时，以微汗为度，不宜过累。

七、垂钓疗法

垂钓疗法是通过钓鱼活动，促进身心健康的养生康复方法。其养生康复作用及其应用，主要有以下方面。

1. 怡情强身　野外垂钓，青山绿水，交相辉映，和风徐来，微波荡漾，环境之优美令人赏心悦目。鱼儿未上钩时，必凝神静气，严肃以待，一旦鱼儿上钩，那欢愉之情，油然而生。此时内无思虑之患，外无形疲之扰，有张有弛，其乐无穷，无疑是怡情爽神、遣怀畅志的好方法。所谓“湖边一站病邪除，养心养神胜药补”。李时珍亦认为垂钓可除“心脾燥热”。钓鱼对抑郁寡欢，烦躁易怒，神情损伤者以及失眠、高血压、慢性肝炎等人群有良好的养生康复作用。

2. 增进智力　把竿垂钓必须全神贯注，这就为集中注意力、增进智力提供了良好的条件。现代社会人们所承受的社会及家庭压力较大，容易疲劳，失去创造力，而钓鱼正可使人之思维得到积极休息，进而“积思生智”。故凡脑力疲劳，智力衰退者，都可酌情采用本法，只是要注意安全。

知识链接

五音六律

五音：中国古人把音乐按音调高低分为五等，即“宫、商、角、徵、羽”。声音按照高低排列，由低到高，开成五声音阶，相当于现代的首调唱名：1.2.3.5.6。这就是我们通常所说的“五音”。后来加上变宫、变徵（4. 和7.），就形成了和现代完全相同的七声音阶。明末之前，五音一直是中国音乐的基本音。

六律：“律”，是测量声音高低所用的方法，是用来调节、规范声音高低。

第九节　物理养生康复

一、冷疗法

冷疗法属于低温疗法当中的一种，指利用低于体温与周围空气温度、但在0℃以上的物理因子（冷水、冰等）治疗疾病的方法。

（一）作用

镇痛、解痉、止血、降低体温等。

（二）适应证

1. 疼痛和痉挛性疾病　如颈肩腰腿痛、落枕、残肢痛、偏头痛、偏瘫或截瘫后痉挛。

2. 软组织损伤　如运动损伤早期急救处理和恢复期的消肿止痛。

3. 内脏出血　如肺出血、消化道出血以及出血性脑卒中急性期头部冷敷等。

4. 烧烫伤的急救治疗。

5. 早期虫蛇咬伤的辅助治疗。

6. 其他　如高热、中暑患者物理降温；类风湿关节炎、神经性皮炎亚低温治疗、由冷引起的支气管哮喘、寒冷性荨麻疹脱敏治疗。

（三）禁忌证

1. 内科病　如高血压、心肺肾功能不全等。

2. 过敏　冷变态反应者，对冷过度敏感者。

3. 局部感觉及血液循环障碍　动脉血栓、雷诺病、系统性红斑狼疮、血管炎、动脉硬化、皮肤感觉障碍等。

4. 其他　言语、认知功能障碍慎用。老年人、婴幼儿、恶病质者慎用。

（四）注意事项

1. 在治疗前需向患者说明正常感觉及可能出现的不良反应。

2. 注意掌握治疗时间，观察局部情况，防止过冷引起冻伤。

3. 非治疗部位注意保暖，观察全身反应。如出现寒战，可在非治疗部位进行温热治疗或停止治疗。

4. 对冷过敏，局部瘙痒、红肿疼痛、荨麻疹、关节痛、血压下降、虚脱时，应立即停止治疗。

二、热疗法

以各种热源为媒介，将热直接传至机体达到治疗作用的方法，称为热疗法，也称传导热疗法。常用的热源有石蜡、地蜡、泥、热空气、酒、坎离砂、醋等。热疗法种类主要有石蜡疗法、湿热敷疗法、蒸汽熏蒸疗法等。

（一）石蜡疗法

石蜡疗法是利用加热溶解的石蜡作为媒介，将热能传导至机体，以预防和治疗疾病的方法。石蜡的热容量大、蓄热性好、导热性小，且具有较好的可塑性和黏滞性，该疗法是临床常用的传导热疗法之一。

1. 作用

（1）改善局部血液循环，促进水肿、炎症消散，加速组织修复、缓解痉挛。

（2）加速组织修复，润滑皮肤，软化瘢痕。

2. 适应证

（1）软组织挫伤、腱鞘炎、肩周炎、慢性非特异性关节炎。

（2）外伤或术后瘢痕、软组织粘连、关节挛缩等。

（3）神经炎、周围神经损伤、神经痛、神经性皮炎、肌炎等。

（4）慢性胃肠炎、胃肠神经官能症、慢性胆囊炎、慢性盆腔炎。

3. 禁忌证

（1）皮肤对石蜡过敏者、感觉障碍者。

（2）心肾功能衰竭、恶性肿瘤、有出血倾向、结核、急性化脓性感染、创面渗出未停止者及妊娠妇女、1 岁以下婴儿等。

4. 注意事项

（1）石蜡易燃，保存和加热需注意防火，且加热时不得直接加热溶解以免烧焦。

（2）石蜡治疗时需严格掌握温度，并嘱患者不得随意活动治疗部位，避免烫伤。

（二）湿热袋敷疗法

湿热袋敷疗法是利用热袋中的硅胶加热后散发出的热和水蒸汽作用于机体局部的一种物理疗法，其温热作用较深且持久。

1. 作用

（1）改善局部血液循环，促进代谢，改善组织营养。

（2）增高毛细血管通透性，促进渗出液吸收，消除局部组织水肿。

（3）降低末梢神经的兴奋性，减低肌张力，缓解疼痛。

（4）软化、松解瘢痕组织和肌腱挛缩。

2. 适应证　软组织扭挫伤恢复期、肌纤维组织炎、慢性关节炎、关节挛缩僵硬、坐骨神经痛等。

3. 禁忌证　同本节石蜡疗法的禁忌证。

4. 注意事项

（1）加热前先检查湿热袋有无裂口，以免加热后的硅胶颗粒漏出导致烫伤。

（2）勿将湿热袋压在患者身体的下面进行治疗，以免挤压出带内水分导致烫伤。

（三）蒸汽熏蒸疗法

蒸汽熏蒸疗法是利用蒸汽作用于身体来防治疾病和促进康复的一种物理疗法。常用方法包括局部熏疗法和全身蒸汽浴疗法。

1. 作用

（1）改善局部血液循环，增强细胞通透性，利于血肿吸收和水肿消散。

（2）蒸汽气流中的微小固体颗粒对局部可起到按摩、摩擦、刺激等机械治疗作用。

（3）降低末梢神经的兴奋性，减低肌张力，缓解疼痛。

（4）软化、松解瘢痕组织和肌腱挛缩。

（5）可根据病情结合不同的中药配方进行治疗，以达到镇痛、消肿、消炎等治疗作用。

2. 适应证　感冒、神经衰弱、风湿性关节炎、扭挫伤、腰肌劳损、瘢痕、关节挛缩僵硬、急性支气管炎、皮肤瘙痒症、结节性红斑、荨麻疹、慢性盆腔炎、功能性闭经等。

3. 禁忌证　严重心血管疾病、活动性肺结核、高热、孕妇、恶性贫血、月经期、急性化脓性炎症等。

4. 注意事项

（1）治疗体位应舒适，治疗前调整好适宜的蒸汽温度，以免过热引起烫伤。

（2）严格掌握蒸汽熏蒸疗法适应证，治疗室备有急救药品，以防治休克、虚脱等意外。

（3）对初治患者治疗前应说明注意事项及常见的不良反应，治疗中应随时观察询问患者反应，如有心慌、头昏、恶心等不能忍受者，应立即停止蒸疗，给予静卧等对症处理。

（4）急性扭伤有出血倾向时，最好在24小时后再做治疗。

三、水疗法

以水为介质，利用其温度、静压、浮力及所含成分，以不同的方式作用于人体来防治疾病和促进康复的方法，称为水疗法。

（一）作用

1. 解痉、镇痛、发汗、促进炎症消散。

2. 促进肢体功能恢复。

（二）适应证

1. 脊髓不全损伤、脑血管意外偏瘫、肩-手综合征、肌营养不良等。

2. 骨折后遗症、骨性关节炎、强直性脊柱炎等。

3. 早期动脉硬化、疲劳综合征、类风湿关节炎、慢性阻塞性肺疾患、肥胖、神经衰弱等。

4. 闭经、卵巢功能不全、慢性盆腔疾患等。

（三）禁忌证

精神意识紊乱或失定向力、恐水症、严重的动脉硬化（特别是脑血管硬化）、心力衰竭、活动性肺结核、肾功能代偿不全、恶性肿瘤、恶病质、身体极度虚弱和各种出血倾向等。

（四）注意事项

1. 治疗中应随时观察病人的反应，当出现头晕、心悸、面色苍白、呼吸困难等应立即停止治疗，帮助患者出浴，并进行必要的处理。

2. 进行全身浸浴或水下运动时，防止溺水。

3. 冷水浴时，温度由30℃逐渐降低，治疗时须进行摩擦或轻微运动，防止着凉。注意观察皮肤反应，出现发抖、口唇发绀时，应调节水温或停止治疗。

4. 患者如有发热、全身不适或遇月经期等应暂停治疗，空腹和饱食后不宜进行治疗。

5. 如有膀胱、直肠功能紊乱者应排空大、小便方可入浴。

6. 进行温热水浴时如出汗较多可饮用盐汽水。

四、电疗法

（一）直流电疗法

直流电是指方向固定、强度不随时间改变而变化的电流。以直流电治疗疾病的方法称为直流电疗法。借助直流电将药物离子导入人体内以治疗疾病的方法称为直流电药物离子导入疗法。

1. 直流电疗法

（1）作用

1）下行电流或以阳极为主的电极可催眠、抗炎、镇痛和缓解痉挛；上行电流或以阴极为主的电极具有改善局部营养、软化瘢痕、松解粘连等作用。

2）兴奋作用。局部治疗时，阴极可提高组织兴奋性，阳极可降低组织兴奋性。全身治疗时，上行电流起兴奋作用、下行电流起镇静作用。

3）调节自主神经和内脏神经。

（2）适应证

1）三叉神经痛、坐骨神经痛、面神经麻痹、末梢神经炎、肌无力、肌痉挛、偏头痛、神经衰弱等。

2）慢性胃炎、胃肠痉挛、慢性结肠炎、高血压、关节炎和关节痛等。

3）淋巴管炎、淋巴结炎、慢性乳腺炎、术后粘连、肌炎和肌痛等。

4）功能性子宫出血和慢性附件炎等。

5）结膜炎、角膜炎、视神经炎、眼肌麻痹、慢性下颌关节炎等。

（3）禁忌证　恶性肿瘤、高热、昏迷、活动性出血、心力衰竭、妊娠、急性化脓性炎症、急性湿疹、局部皮肤破损、金属异物局部、体内植入心脏起搏器者以及对直流电不能耐受者等。

（4）注意事项

1）治疗前检查治疗部位皮肤是否清洁完整，感觉是否正常。如有破损，贴以胶布或以小块塑料薄膜覆盖，防止烧伤。

2）多次直流电治疗后，由于电解产物的刺激，可出现局部瘙痒、皲裂及皮疹反应，嘱患者勿用手抓，注意保护局部，必要时使用护肤剂。若发生直流电灼伤，无须特殊处理，注意预防感染，用2%甲紫溶液涂患处。

3）根据治疗部位选择适宜的电极，电极需用75%乙醇浸泡，以免交叉感染。衬垫要分开消毒，单独使用，以免离子竞争导入。

4）电极与衬垫必须平整，尤其在治疗体表弯曲不平的部位时，必须使衬垫均匀接触皮肤，通电时电流得以均匀作用于皮肤，不致电流集中于某点。

5）治疗中患者不得任意挪动体位，以免电极衬垫位置移动、电极脱落直接接触皮肤而发生烧伤。

2. 直流电药物离子导入疗法

（1）作用

1）具有直流电和导入药物离子的双重作用。

2）药物离子导入体内后，直接作用到病变局部。

3）病变局部形成高浓度离子堆，适用于浅表病灶的治疗。

（2）适应证　周围神经系统疾病、自主神经功能紊乱、高血压、关节炎、慢性炎症浸润、慢性溃疡病、血栓性静脉炎、瘢痕、粘连、慢性盆腔炎等。

（3）禁忌证　对拟导入的药物过敏者禁用；其余与直流电疗法相同。

（4）注意事项

1）禁用于对导入药物过敏者，可能发生过敏的药物应在治疗前进行过敏试验。

2）配制导入液的溶剂一般多采用蒸馏水、无离子水、乙醇和葡萄糖等。

3）配制的药液应放在玻璃瓶内保存，避光的药液放入棕色玻璃瓶内，瓶盖盖紧，保存期限一般不超过1周。

（二）低频电疗法

应用频率在1kHz以下的脉冲电流治疗疾病的方法称为低频电疗法或低频脉冲电疗法。常用的低频电疗法包括经皮神经电刺激疗法、神经－肌肉电刺激疗法和功能性电刺激疗法。

1. 经皮神经电刺激疗法　通过皮肤将特定的低频脉冲电流输入人体，刺激神经达到镇痛、治疗疾病目的的方法。

（1）作用　镇痛、改善作用部位血液循环、改善缺血心肌血供、加速骨折愈合、加速慢性溃疡的愈合、缓解痉挛。

（2）适应证

1）各种急慢性疼痛，如头痛、偏头痛、颈肩背腰腿痛、神经痛、关节痛、术后伤口痛、癌痛、幻肢痛等。

2）骨折后愈合不良、慢性溃疡等。

3）中枢性瘫痪后感觉运动功能障碍等。

（3）禁忌证　安装有人工心脏起搏器者、刺激颈动脉窦、妊娠妇女下腹部及腰骶部、认知障碍者禁用。

2. 神经－肌肉电刺激疗法　应用低频脉冲电流刺激神经或肌肉使其收缩，以恢复运动功能的方法，主要刺激失神经肌、痉挛肌和平滑肌，以及废用性肌萎缩。

（1）作用　延迟病变肌肉的收缩，抑制肌肉纤维化，改善动静脉和淋巴循环，防止肌肉痉挛。

（2）适应证　主要应用于下运动神经元损伤所致的肌肉萎缩和肌麻痹，病程在3个月内者可延缓肌肉萎缩。病程在3个月到1年者可预防肌纤维化。

（3）禁忌证　上运动神经元伤病引起的痉挛性瘫痪、安装有人工心脏起搏器者禁用。

3. 功能性电刺激疗法　应用低频脉冲电流，按编定的程序以一定强度刺激已丧失功能或功能异常的器官或肢体，以产生的即时效应来替代、矫正这些器官或肢体功能的治疗方法。

（1）作用　是下运动神经元结构完整，上运动神经元病损所致中枢性瘫痪最有效的治疗手段，有助于皮层兴奋痕迹的建立，持久性改善肢体的步态。

（2）适应证

1）中枢性瘫痪，如偏瘫、脑瘫、截瘫等。

2）呼吸、排尿功能障碍，脊柱侧弯等。

3）帕金森病、小脑病变引起的运动功能失调等。

（3）禁忌证　配有心脏起搏器者，肌萎缩性侧索硬化症、多发性硬化症病情恶化者，肢体挛缩畸形、骨折未愈合、下运动神经元损伤、意识不清者禁用。对刺激反应不灵敏者应慎用。

4. 低频电疗法注意事项

（1）根据疾病的性质、疾病的不同阶段选择恰当的低频电疗种类。

（2）治疗时衬垫可薄些，但要浸湿，才能和皮肤紧密接触，以防增加皮肤电阻，影响治疗效果。

（3）严禁治疗时电流直接通过心脏，心脏病患者采用电刺激疗法时应慎重。

（4）瘫痪肌肉在进行电刺激治疗时，应同时积极配合主动和被动训练及按摩治疗，以提高疗效。

（三）中频电疗法

采用1k～100kHz频率的电流治疗疾病的方法称中频电疗法。常用的有等幅中频电疗法、干扰电疗法、正弦调制中频电疗法。

1. 等幅中频电疗法　指应用频率为1000～5000Hz的等幅正弦电流治疗疾病的方法。因此，电流处于音频段，又称为音频电疗法。

（1）作用

1）提高痛阈，具有显著的镇痛作用。

2）改善局部血液循环及营养，起到抗炎、消肿、促进组织再生及神经功能恢复的作用。

3）松解粘连和软化瘢痕。

（2）适应证　瘢痕、术后粘连、挛缩、炎症后浸润、注射后硬结、肩周炎、血栓性静脉炎、慢性盆腔炎、慢性咽喉炎、风湿性肌炎、关节炎、神经炎、神经痛等。

（3）禁忌证　急性感染性疾病、恶性肿瘤、出血性疾病、局部金属异物及带有心脏起搏器者。心前区、孕妇腰腹部。

2. 静态干扰电疗法　同时使用两路频率分别为4000Hz与（4000±100）Hz的中频正弦电流，交叉地输入人体，在交叉处发生干扰而“内生”差频为0~100Hz的低频调制中频电流，用于治疗疾病的一种电疗方法。

（1）作用

1）良好的镇痛作用。

2）促进局部血液循环且持续时间较长。

3）对运动神经和骨骼肌有兴奋作用，可引起肌肉收缩。

4）增加内脏平滑肌的张力，促进血液循环，改善内脏的功能。

5）调节自主神经。

6）促进骨痂形成，加速骨折愈合。

（2）适应证　周围神经损伤或验证所致神经麻痹和肌肉萎缩、颈椎病、肩周炎、关节炎、肌纤维组织炎、术后肠粘连、肠麻痹、胃下垂、弛缓性便秘、尿潴留压迫性张力性尿失禁、失用性肌萎缩、妇科慢性炎症等。

（3）禁忌证　急性感染性疾病、恶性肿瘤、出血倾向、局部金属异物及带有心脏起搏器者。心前区、孕妇腰腹部。

3. 调制中频电疗法　采用低频电流调制的中频电流治疗疾病的方法，又称脉冲中频电疗法。

（1）作用

1）镇痛，锻炼骨骼肌、提高骨骼肌及平滑肌张力。

2）兴奋神经肌肉，调节自主神经功能。

3）促进血液循环及淋巴回流，抗炎，对非化脓性、非特异性炎症有效。

4）松解粘连，软化瘢痕。

（2）适应证

1）颈椎病、肩周炎、关节炎、肌肉劳损、扭挫伤、肌纤维组织炎、腱鞘炎、滑囊炎。

2）血肿机化、注射后硬结、瘢痕增生、肌萎缩、缺血性肌挛缩等。

3）神经炎、神经痛。

4）胃及十二指肠溃疡、输尿管结石、弛缓性便秘、术后肠麻痹、尿潴留。

（3）禁忌证　急性感染性疾病、恶性肿瘤、出血性疾病、局部金属异物及带有心脏起搏器者。心前区、孕妇腰腹部。

（四）高频电疗法

采用100k~300GHz的高频电流治疗疾病的方法，称为高频电疗法。根据波长、频率分为长波、中波、短波、超短波、微波5个波段。近年临床上广泛应用的多为短波、超短波和微波疗法。

1. 作用　高频电疗法作用于人体时产生热效应和非热效应。

（1）热效应的治疗作用

1）改善血液循环，抗炎。

2）降低感觉神经兴奋性，镇痛。

3）降低运动神经兴奋性，解痉。

4）大剂量短波所产生的高热可以杀灭肿瘤细胞或者抑制其增殖。

（2）非热效应的治疗作用

1）增强白细胞的吞噬功能，控制炎症。

2）促进纤维结缔组织再生，加速组织愈合。

3）促进神经纤维的再生。

2. 适应证

（1）用于感染和非感染性炎症，如疖、痈、乳腺炎、淋巴腺炎、肺炎、胆道炎、膀胱炎、盆腔炎、中耳炎、副鼻窦炎、齿槽周围脓肿等。

（2）神经炎、神经痛；肌肉、肌腱、筋膜、关节、韧带等损伤及炎症。

（3）脉冲短波、大功率超短波可用于皮肤癌、乳腺癌、恶性淋巴瘤、宫颈癌、膀胱癌、直肠癌等。

3. 禁忌证　高热、结核、出血性疾患、心功能不全、严重高血压、带心脏起搏器者及治疗部位感觉障碍者等。

4. 注意事项

（1）治疗时必须用木制床、椅，取下患者身上的金属物，包括手表。

（2）治疗前要检查皮肤有无破损，皮肤有无感觉障碍。有感觉障碍者不宜用温热量治疗。

（3）对睾丸、卵巢、骨髓、眼部等敏感部位治疗时应慎重，大剂量可使精子和卵子发育受抑制，晶状体变性混浊。

五、超声波疗法

应用超声波作用于人体治疗疾病的方法，称为超声波疗法。一般常用频率为 800k～1000kHz。超声波作用于人体时引起机械效应、温热效应及多种理化效应。

（一）作用

1. 改善血液、淋巴循环，抗炎、镇痛，改善组织营养，促进损伤恢复。
2. 调节神经－体液反应，调节自主神经。
3. 软化瘢痕，松解粘连、挛缩。
4. 小剂量超声波促进骨痂生长、刺激卵巢功能。

（二）适应证

软组织损伤、血肿机化、瘢痕组织、肌肉劳损、颈肩腰类骨关节病、神经痛、脑卒中、脑瘫、慢性支气管炎、功能性便秘、尿路结石、慢性盆腔炎、带状疱疹、雷诺病等。

（三）禁忌证

1. 带有心脏起搏器、心脏支架者，严重心脏病的心前区和交感神经节及迷走神经部位。
2. 恶性肿瘤（一般剂量禁忌）、出血倾向、严重支气管扩张、活动性肺结核、消化道大面积溃疡、急性化脓性炎症、持续高热等。
3. 孕妇下腹部、小儿骨骺部、放射线或同位素治疗期间及治疗后半年内等。

（四）注意事项

1. 治疗时，先将声头接触治疗部位，再调节输出，切忌声头空载；治疗中声头应紧贴皮肤、不得有空隙。
2. 当超声波作用于缺少血液循环的组织时，如角膜、玻璃体、睾丸等应十分注意，避免过热发生损害。

3. 治疗部位过热或疼痛，应暂停治疗，寻找原因，避免灼伤。

知识链接

超声的吸收

超声在介质中传播时，部分超声能量被吸收变为热能，强度随其传播距离而减弱。超声的吸收与介质的密度、黏滞性、导热性及超声的频率等有关。超声在气体中被吸收最大，其次为液体中，固体中吸收最小。所以在治疗中声头下避免间隙以免出现空气泡。

在实际工作中常用半吸收层来表明一种介质对超声波的吸收能力。半吸收层是指超声波在某种介质中衰减至原来能量的一半时的厚度。半吸收层厚度大，表示吸收能力弱。不同组织对同一频率的超声波其半吸收层值不同，如频率300kHz的超声波，肌肉半吸收层值为3.6cm，脂肪为6.8cm，肌肉加脂肪为4.9cm。同一组织对不同频率的超声波吸收也不同，超声频率愈高吸收愈多，穿透愈浅。目前常用于理疗的超声波频率为800k～1000kHz，穿透深度为5cm左右。

六、磁疗法

应用磁场作用于人体穴位、局部或全身以治疗疾病的方法，称为磁疗法。

（一）作用

1. 改善血液循环和组织营养，镇痛作用显著。
2. 抗渗出及轻度抑制炎症发展，有一定抗炎、消肿作用。
3. 对中枢神经系统有抑制作用，镇静、催眠。
4. 对自主神经功能有调节作用，对早期高血压有降压作用。
5. 促进组织修复，软化瘢痕。

（二）适应证

软组织损伤、外伤性血肿、腱鞘囊肿、神经炎、神经痛、关节炎、神经衰弱、高血压、颈椎病、肩周炎、面肌抽搐、乳腺小叶增生、颞颌关节炎、支气管炎、哮喘、视网膜炎、痛经、术后痛等。

（三）禁忌证

高热、出血倾向、心力衰竭、极度虚弱、磁过敏严重者及孕妇等。

（四）注意事项

1. 正确使用磁片，避免相互撞击和加热，以免磁性分子排列紊乱，磁性相互抵消，而使磁性消失。
2. 直接贴敷法应注意检查皮肤。局部皮肤溃破、出血避开或隔纱布贴敷。
3. 头、颈、胸等磁疗时，应采用小剂量或弱磁场，时间不宜过长。
4. 密切观察磁疗不良反应的出现。常见不良反应有头晕、恶心、嗜睡或失眠、心率加快及治疗区皮肤瘙痒、皮疹等。不良反应的发生率与磁场强度成正比，0.1T以下的磁场很少发生不良反应。发生不良反应后，只要停止治疗，症状即可消失。

七、非侵入脑部刺激技术

非侵入脑部刺激技术是指不依靠外科手术等有创操作，利用磁场或电场作用于大脑特定部位，从而起到调节大脑皮层神经元活动的技术。临床上，常见的非侵入脑部刺激技术主要包括经颅直流电刺激

（transcranial direct current stimulation，tDCS）和经颅磁刺激（transcranial magnetic stimulation，TMS）两种。

（一）经颅直流电刺激

经颅直流电刺激（tDCS）指利用一对电极将恒定的、低强度的直流电（1～2mA）作用于特定脑区，从而实现调节大脑皮层神经活动的技术。因其有效性和无创性，且操作简便、安全可靠，目前在临床工作中得到广泛应用。刺激方式包括阳极刺激、阴极刺激和伪刺激。

1. 作用

（1）tDCS可作用于特定脑区，引起大脑皮层兴奋性改变，调节局部皮层和脑网联系。阳极刺激能增强刺激部位神经元兴奋性；阴极刺激则降低刺激部位神经元兴奋性；伪刺激多作为一种对照刺激。研究发现，tDCS对于脑卒中后肢体运动障碍、认知障碍、失语症、阿尔茨海默病、帕金森病及脊髓神经网络兴奋性的改变都有不同的治疗或调节作用。

（2）研究表明，tDCS对于正常人的经颅直流电刺激可以增强学习能力，并且其作用具有长效性。其影响持续时间从几十分钟、几小时甚至长达6～12个月。

（3）另有研究证实，tDCS联合康复治疗共同使用可以提高常规康复治疗的效果。近年来的研究还发现，tDCS对于纤维肌痛综合征、神经痛、外伤性脊柱损伤、精神障碍、下背痛、幻听等也有一定的治疗作用。

tDCS技术作为一种新的非侵入脑部刺激技术，在神经康复领域中的应用逐渐得到推广，但其相关作用和机制仍处在不断研究中。目前为止，尚未把tDCS作为一项常规的康复治疗技术使用，未来仍需更多基础和临床研究证据支持其疗效和作用机制。

2. 适应证

（1）神经系统疾病　脑卒中、脊髓损伤、癫痫、帕金森病、肌张力异常及抽动障碍及其他疾病，如运动功能障碍、吞咽功能障碍、认知功能障碍、单侧空间忽略、肌萎缩侧索硬化、多发性硬化、耳鸣、偏头痛等。

（2）精神系统疾病　抑郁症及情绪障碍、精神分裂症、药物成瘾、戒断综合征等。

（3）各类痛症　包括中枢神经病理性疼痛、肌肉骨骼性疼痛、口面部疼痛、腰痛、术后疼痛、各种疼痛综合征（幻肢痛、关节痛、药物中毒及病因不明的各种病理性疼痛）等。

3. 禁忌证　带有心脏起搏器、局部有金属物件、痛觉过敏、出血倾向、严重心脏疾病或其他内科疾病、急性大面积脑梗死或有颅内压增高、局部皮肤破损或炎症、发热、电解质紊乱或生命体征不稳定者及癫痫发作期、孕妇及儿童等。

4. 注意事项

（1）治疗前需告知患者常见的不良反应有头痛、头晕等，但多持续时间较短暂可自行缓解。若症状持续未缓解，需及时反馈医护人员。

（2）治疗过程中注意刺激强度适当，避免过大致皮肤灼伤。

（二）经颅磁刺激

经颅磁刺激（TMS）是一种利用脉冲磁场作用于中枢神经系统（主要是大脑），使之产生感应电流改变皮层神经细胞膜电位，引起一系列生理生化反应，从而影响脑内代谢和神经电活动的磁刺激技术。因其有效性和无创性，且操作简便、安全可靠，目前在临床工作中得到广泛应用。

1. 作用

（1）TMS刺激产生运动诱发电位，改变大脑局部皮层的兴奋性，调节突触功能，影响神经网络重建。

（2）TMS 产生感应电流改变神经细胞膜电，从而影响神经递质和受体，改变脑区血流、代谢、兴奋性及内分泌。

（3）TMS 可改善脑卒中后运动皮质之间的兴奋性失衡，调节刺激区和相互作用脑区的代谢及神经元兴奋性，从而实现功能恢复。

TMS 技术作为一种新的神经电生理技术，在神经康复领域中的应用逐渐得到推广，但其相关作用和机制仍处在不断研究中。随着研究的进一步深入，TMS 在疾病治疗方面的潜力将逐渐显现出来。

2. 适应证

（1）神经系统疾病　脑卒中、脊髓损伤、癫痫、帕金森病、肌张力异常及抽动障碍及其他疾病，如运动功能障碍、言语功能障碍、吞咽功能障碍、认知功能障碍、单侧空间忽略、肌萎缩侧索硬化、多发性硬化等。

（2）精神系统疾病　抑郁症及情绪障碍、精神分裂症、强制性障碍等。

（3）中枢性及神经病理性疼痛、耳鸣、失眠等。

3. 禁忌证

（1）带有心脏起搏器、局部有金属物件、耳蜗植入、颅内压增高等患者。

（2）高频强刺激存在引发癫痫风险，对于有癫痫病史或家族史的患者禁用高频强刺激治疗。

目标检测

答案解析

选择题

A1/A2 型题

1. 下列关于情志相胜关系表述，不正确的是（　）

A. 恐胜喜　B. 思胜怒　C. 喜胜悲　D. 悲胜怒　E. 怒胜思

2. “圣人不治已病治未病，不治已乱治未乱”出自（　）

A.《金匮要略》　B.《摄生消息论》　C.《黄帝内经》
D.《素问·上古天真论》　E.《备急千金要方》

3. 食疗养生的基本原理是（　）

A. 滋养调整　B. 药食同源　C. 抗衰益寿　D. 御邪防病　E. 合理搭配

4. 耳穴“神门”位于耳廓表面的哪个区域中（　）

A. 耳甲腔　B. 耳甲艇　C. 三角窝　D. 耳舟　E. 耳轮

5. 五禽戏是我国最有代表性的运动疗法，其创编者是（　）

A. 张仲景　B. 孙思邈　C. 李时珍　D. 朱丹溪　E. 华佗

6. 日光浴最好在饭后多久进行，不应空腹时进行；头部要注意遮挡，以免引起头晕、头痛；照射中或照射稍后，如有恶心、呕吐、眩晕、体温上升等症状时，应立即停止照射，以后要减少照射量，每次照射后要给以足够的水分作为预防（　）

A. 15 分钟　B. 20 分钟　C. 25 分钟　D. 30 分钟　E. 35 分钟

7. 根据中医学五行康复原理，（　）配五行属土，故凡（　）所主疾病，医用泥疗者多有其效。

A. 肝　B. 心　C. 脾　D. 肺　E. 肾

8. 中频电疗法的频率为（　）

A. 100～500Hz　B. 500～1000Hz　C. 1k～100kHz　D. 0～500kHz　E. 500～100MHz

9. 患者，女，60 岁，糖尿病史 10 年，因双下肢疼痛、瘙痒就诊，查体可见双下肢远端呈暗红色，无皮肤破溃，双下肢远端触痛觉减退，肌力正常，踝反射减弱，病理征阴性，查血糖及糖化血红蛋白高于正常。除药物控制病情外，还可选择的处理有（ ）
A. 保护患肢，注意避免双下肢外伤
B. 运用神经营养治疗
C. 避免双下肢烫伤
D. 禁忌热敷等治疗
E. 以上均是
10. 患者，男，52 岁，大便秘结，三日不出，腹胀满，面红目赤，口干口臭，小便短赤，苔黄，脉滑数。从中医养生角度讲，应选择什么方剂（ ）
A. 温脾汤　B. 黄芪汤　C. 六磨汤　D. 润肠丸　E. 麻子仁丸
11. 治疗泥中富含微量元素、胶体物质、有机物质等，有良好的黏附性和可塑性，其（ ）
A. 导热性低、散热慢、保温时间长
B. 导热性高、散热慢、保温时间短
C. 导热性低、散热快、保温时间长
D. 导热性高、散热快、保温时间短
E. 导热性低、散热快、保温时间短

X 型题

1. 对于高血压肝阳上亢者，下列调摄情志养生康复方法中可以选择运用的有（ ）
A. 清静法
B. 说理开导法
C. 陶冶法中的音乐欣赏
D. 情志相胜法中的悲胜怒法
E. 色彩疗法中的恐色方
2. 中药养生康复法的原则是（ ）
A. 补脾益肾　B. 滋补适中　C. 用药中和　D. 用药宜少　E. 药力宜轻
3. 拔罐的基本方法根据吸拔的方式不同包括（ ）
A. 火罐法　B. 煮罐法　C. 抽气罐法　D. 药罐法　E. 多罐法
4. 对于焦虑失眠的患者，可建议其欣赏下列哪些曲目（ ）
A.《平沙落雁》　B.《春江花月夜》　C.《八哥洗澡》
D.《平湖秋月》　E.《松花江上》

书网融合……

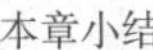
本章小结

题库

第四章　中医养生康复护理

PPT

学习目标

知识要求：

1. 掌握　起居养生的内容及相关护理措施；饮食养生护理的原则以及常用饮食的种类；情志护理的原则及方法；吞咽功能障碍、膀胱功能障碍、直肠功能障碍及言语功能障碍的康复护理方法。

2. 熟悉　中医养生康复学中起居养生、常用食物类型、情志护理的概念；吞咽功能障碍、膀胱功能障碍、直肠功能障碍及言语功能障碍的概念以及分类。

技能要求：

1. 熟练掌握起居养生的方法，学会运用起居养生的方法指导患者养成良好的起居习惯。

2. 学会应用中医饮食养生原则为患者提供个性化的饮食护理。

3. 熟练掌握情志护理的基本方法在不同患者中的应用，学会应用情志的自我调护方法调节自身情志。

4. 熟练掌握吞咽功能障碍、膀胱功能障碍、直肠功能障碍及言语功能障碍的康复护理方法。

素质要求：

1. 具备崇尚自然、遵循自然规律、尊重科学的人文素养。

2. 具备基本的中医辨证以及饮食调护的能力。

3. 具备因人施护、采取不同情志护理方法稳定患者情绪、帮助患者树立战胜疾病信心的能力以及积极运用情志自我调护方法保持情绪稳定、乐观的能力。

4. 具备针对不同疾病具体的功能障碍采用综合康复护理的能力，树立爱伤观念。

第一节　起居养生

案例引导

案例　2016年10月25日，中共中央国务院印发《“健康中国2030”规划纲要》，纲要指出，以人民健康为中心，预防为主，中西医并重，针对生活行为方式、生产生活环境等健康影响因素，坚持政府主导，调动社会、个人的积极性，落实预防为主，推行健康生活方式，减少疾病发生，强化早诊断、早治疗、早康复，实现全民健康。

讨论　从中医养生康复护理的角度谈谈在“健康中国”战略背景下，如何为实现全民健康？

《素问·上古天真论》曰“上古之人，其知道者，法于阴阳，和于术数，食饮有节，起居有常，不妄作劳，故能形与神俱，而尽终其天年，度百岁乃去。”可见自古以来人们就非常重视“起居有常，不妄作劳”对人体的养生保健作用。“起居”是指生活作息、举止等日常生活中的各个方面的安排。“有常”是指生活有一定的规律。数千年来，人类为了更好地生存，在与自然界的斗争中，不断探索如何合理安排日常生活起居，并逐渐积累了一些有益于身体健康的生活起居方式。许多养生学家都非常重视合理起居的重要性，主张生活起居要顺应四时阴阳的变化，以达到增进健康、防治疾病及延长寿命的目的。起居养生的内容包括起居规律、劳逸适度、科学睡眠、衣着相宜等方面。

一、起居规律

早在两千多年前，中医学认为人体的气血受日月、星辰、四时和八节等自然现象的影响而发生周期性的盛衰变化。有规律的周期性变化是宇宙间的普遍现象。从天体的运动变迁，四时的季节交替，寒温变化，到人体的生命活动，都有内在规律。现代兴起的“生物钟学说”“时间生物学”就是研究节律与健康长寿关系的新学科。科学家们通过大量研究证明，人体的重要生命指标、生化指数、代谢水平等随着昼夜的更替有规律地增减变化着。这种存在人体内的“生物钟”控制着人体的生理功能，使人体生命活动都按一定周期性的时间规律变化，并决定着人类寿命的长短。

人与自然界息息相通，人的作息要顺应四时阴阳的变化。古人很早就提出人要“与日月合其明，与四时合其序”。一年四季具有春温、夏热、秋凉、冬寒的特点，生物体也相应具有春生、夏长、秋收、冬藏的变化。《素问·四气调神大论》中提到春季宜“夜卧早起，广步于庭”，夏季宜“夜卧早起，无厌于日”，秋季宜“早卧早起，与鸡俱兴”，冬季宜“早卧晚起，必待日光”。国内部分地区采用“夏令时”作息制度也源于此。关于一日之阴阳中医认为平旦阳气始生，日中阳气最旺，傍晚阳气渐虚而阴气渐长，而深夜阴气最为隆盛。因此，人们应在白昼阳气旺盛之时从事工作和学习，而到夜晚阳气衰微之时就应安卧休息。做到体内阴阳盛衰与外界阴阳消长的协调一致，更有利于脏腑功能的发挥与抵御外邪的入侵。

有规律的生活起居是保证健康长寿的要诀之一。主动安排合理的生活作息制度，做到每日定时起床、定时用餐、定时工作学习、定时锻炼、定时排便、定时洗澡、定时睡眠等，会使人对生活充满乐趣，精神饱满地应对工作和学习，对人体健康长寿是大有益处的。

二、劳逸适度

劳和逸是一对矛盾的统一体，劳逸结合是中医传统养生的一个重要原则，古人主张“中和”，即过度疲倦会损害人体，过度安逸亦可致病。正常的劳动和体育锻炼，有助于全身气血通畅，强身健体，延年益智，而必要的休息，有助于消除疲劳，恢复体力和脑力。劳逸结合养生的核心在于“度”，不能过劳（包括体劳、神劳、房劳），也不能过于安逸。过劳则伤精、耗气、神散，过于安逸则气机瘀滞、血脉不通。动则养形，静则养神，故劳逸适度也是动静相随、形神共养养生法则在日常工作与生活中的具体体现与运用。做到劳而有“度”，量力而行，脑劳动与体力劳动相结合，休息与娱乐保养相结合，如此方可精力充沛、宁心安神。

古代养生家大多十分强调适当劳动对健康的重要性。华佗指出：“毋安作一处，则气血不滞”。孙思邈主张：“养性之道，常欲小劳”“体欲劳于形，百病不能侵”。由此说明劳动是健康的源泉，经常合理的体力劳动和脑力劳动有利于通畅气血，活动筋骨，增强新陈代谢，健脑强神。有意义的劳动可以陶冶情操，开阔胸怀，使人保持旺盛的精力和愉快的情绪，预防疾病的发生。

劳动是人生不可缺少的一个方面，但必须适度。尤其是老年人从事脑力劳动或体力劳动时，切勿过度疲倦。中医学认为，过度劳累常常是疾病发生的原因之一。如《内经》中所述“久行伤筋，久视伤血，久立伤骨”等。若过度劳累，还会影响脏腑的功能，以肠胃的消化吸收能力减弱较为多见。现代生理学研究表明，如果机体长时间的劳动或运动，使机体供氧不足，会产生“负氧债”状态，即肌肉细胞的新陈代谢处于缺氧或无氧状态，大量酸性代谢产物堆积在肌肉组织中，从而出现肌肉无力、酸痛及运动迟缓等疲劳现象。

《千金翼方·养生大例》指出："行住坐卧，言谈语笑，寝室造次之间，能行不妄失者，则可延年益寿矣。"由此可见，适度的行、立、坐、卧是延年益寿的重要保证。要做到劳逸适度，就要选择合适休息方式。休息可分为静式休息和文化式休息两大类。静式休息主要是指睡眠，另外还有"闭目养神"和"打盹"，对老年人尤为适宜。曹慈山在《老老恒言》中指出："坐而假寐，醒时弥觉神清气爽，较之就枕而卧，更为有益。"文化式休息主要是指文体活动，可根据自身的爱好自行选择适宜的方式，如听音乐、看戏剧、下棋、散步、观景、赋诗、作画以及打太极拳等。总之，要达到既休息又娱乐的目的，动静结合尤为重要。只有会休息的人才能更好地工作学习，做到精神饱满，充满活力。

三、科学睡眠

睡眠质量的优劣，对身体健康有很大影响。睡眠是调整人体阴阳气血、振奋精神、保养精力不可缺少的生理活动，也是生命活动的自然现象，受人体生物钟的调节。睡眠可以保护大脑皮层细胞，使神经系统得到充分休息免于衰竭和破坏。睡眠还可以降低代谢，减少消耗，促进损伤组织的修复，减轻疾病痛苦，促进人体细胞的生长。睡眠养生是起居养生康复的重要组成部分。科学的睡眠要根据自然界与人体阴阳变化的规律，采用合理的睡眠方法和措施，以保证睡眠质量，恢复机体疲劳，养蓄精神，从而达到防病治病、强身益寿的目的，有利于养生保健和病后康复。

在人的生命历程中，大约有1/3的时间是在睡眠中度过的，优质的睡眠为其余2/3的活动提供了可靠的保证。因此，了解和掌握有关睡眠的科学知识和方法，对于防病治病和保持健康状态具有重要价值。

（一）卧室环境

卧室应具有利于休息、睡眠和身心健康的环境。良好的卧室环境应具备以下条件。

1. 空气清新，阳光充足　宜选择阳光充足的房间，可以经常开窗，使室外的新鲜空气与室内的污浊空气进行充分的交换，以创造良好的空气环境避免秽浊之气滞留。入睡光线幽暗，光线太强，易使人兴奋，影响入睡，因此睡前必须关灯。

2. 环境安静，避免嘈杂　安静的环境是帮助入睡的基本条件之一。嘈杂的环境使人心神烦躁，难以安眠。卧室的选择重在避声，窗口要远离街道闹市，必要时应设置隔音玻璃。

3. 清洁卫生，温湿度适宜　卧室内要保持清洁卫生，最好不要使用有化学成分的喷雾剂、除菌制之类的清洁剂清理卧室。床上用品也需要定期清洗，每1～2周至少在室外晾晒1次。卧室温度、湿度适宜是入睡的重要条件。过冷、过热或潮湿、干燥都会影响睡眠。卧室温度以18～20℃为宜，湿度以50%～60%为宜。

（二）卧具适宜

卧具适宜是创造良好睡眠环境的重要条件，不仅有利于睡眠，而且还有防治疾病的作用。卧具的选择有以下要求。

1. 床铺　①床宜高低适度，床的高度以略高于就寝者膝盖水平为宜，40～50cm，这样的高度便于上下床。若床铺过高，易使人产生紧张感影响睡眠，床铺过低则容易受潮，使寒湿、湿热之气侵及关节甚至脏腑。②床宜宽大，有利于睡眠中自由翻身，使气血流通，筋骨舒展。一般来说，床铺宜长于就寝者身高20～30cm，宽于就寝者身宽40～50cm。③床垫宜软硬适中。标准的软硬度以木板床上铺10cm厚的棉垫为宜。软硬适中的床可保证脊椎维持正常生理曲度放松，有利于消除疲劳。

2. 枕头　枕头是睡眠不可缺少的用具，合适的枕头有利于全身放松，可保护颈部、改善睡眠。选用枕头应考虑它的高度、软硬度及枕芯的内容物。

关于枕头的高度，有“长寿三寸，无忧四寸”的说法，一寸约为3cm，长寿枕约为9cm。确切地说，枕头高度以躺卧时头与躯干保持水平为宜，即仰卧时枕高一拳，侧卧时枕高一拳半，具体的尺寸因人而异。枕头过高，容易“落枕”，致使颈部疼痛，转动不灵活。枕头过低，会使头部充血，出现头晕发胀的感觉，或颜面浮肿。高血压患者，不可不用枕头，也不可用过低的枕头，以免头部充血，造成失眠。

枕头的内容物与睡眠也有一定的关系。一般家庭的枕芯是由谷壳、高粱壳或荞麦皮制成的。还可根据中医辨证原则，采用不同的药物加工而成枕芯做成的枕头称为药枕。药枕的内容物多为碾碎的具有挥发性的中药，以花、叶、种子常用。药枕对人体既有治疗作用，又具有保健作用。

常用的具有养生保健作用的药枕如下。①菊花枕：以菊花作为枕芯，具有疏风清热、清肝明目、降血压作用。宜用于夏秋季节或肝阳上亢，血压偏高者。②明目枕：将白菊花、绿豆皮、荞麦皮、桑叶和决明子等适量装入枕中，对于目暗昏花、眼赤流泪者较为适宜。③茶叶枕：将饮用后的茶叶，晒干后收集起来，装枕，并再加入少量茉莉花茶拌匀即可。适合于高血压、神经衰弱、头晕目眩、视物模糊、鼻炎、感冒头痛、暑热头痛等。④清暑枕：将干绿豆皮盛装入枕，睡时枕用，有清心解暑、除烦之效，适宜于夏季天气炎热或心火偏盛者。⑤高血压枕：决明子、菊花、夏枯草、桑叶各60g，装入枕中，配合内服降压药，降压作用能明显提高，并能缓解患者心理紧张状态。

3. 被褥 ①盖被软、轻、宽。被里宜柔软、贴身、可选细棉布、棉纱、细麻布等，不宜用腈纶、尼龙等易产生静电的化纤品。盖被目的在于御寒护阳，温煦内脏，故被内容物选择棉花、羽绒为最好，腈纶棉次之。丝棉之物以新者为佳，陈旧棉絮既沉且冷，易积湿气而不利养生。盖被宜轻，盖被重则压迫胸腹四肢，使气血不畅，心中烦闷，易致梦惊。盖被宜宽，被子宽大利于翻身转侧，使用舒适。现代流行的睡袋上口束紧、三面封闭，影响了肢体活动和皮肤新陈代谢，故不如传统被子保健性好。②褥垫软且厚。

4. 睡衣 睡衣宜宽大、无领无扣，不使颈、胸、腰受束。睡衣要有一定的长度，使睡眠时四肢得到覆盖，不冒风寒。睡衣选料以天然织品为好，秋冬宜选棉绒、毛巾布为料，春夏宜选丝薄纱为料。睡衣总以宽长、舒适、吸汗、遮风为原则。

（三）睡姿正确

我国古代历来重视睡姿，睡姿的正确与否直接影响睡眠质量，睡眠的姿势不当，不仅影响睡眠的效果，妨碍形体健美，而且有损健康。长时间俯卧时，整个躯体的重量都集中在胸腹部造成压迫，会影响呼吸、循环以及消化系统的功能；仰卧时会使舌根后坠而引起呼吸不畅，出现打鼾甚至呼吸暂停；侧卧位时，脊柱自然形成弓形，四肢容易自由变动，可放到不伸不屈的舒适位置，全身肌肉能得到充分放松，胸部受压最小，也不容易造成鼾声或呛咳。但左侧卧位时往往会使心尖部受压，影响心脏的血液循环。对脾胃虚弱者来说，饭后左卧，感到不舒服，影响消化功能。因此，中医养生学主张右侧屈膝侧卧，即“卧如弓”。是将身体向右侧卧，双腿微曲，全身自然放松。一手屈肘放枕前，一手自然放在大腿上，这样心脏位置较高，有利于心脏排血，并减轻其负担；肝脏位于右侧最低，可获得较多的供血，有利于促进新陈代谢；胃通向十二指肠和小肠通向大肠的开口都向右侧，所以右侧卧位有利于食物在胃肠内运行。

（四）就寝宜定时

定时就寝是提高睡眠质量的重要因素。古人在长期的生活实践中逐渐形成了“日出而作，日落而息”的作息制度，并根据人与自然相统一的理论，对四时的就寝和起床时间作了相应的规定。春天，阳气升发，万物生机蓬勃，人们应晚卧早起，起床后宜在室外悠然自得，无拘无束地散步，以顺应春天生发之气；夏天，阳气旺盛，万物生长茂盛，人们也应晚睡早起，每天做一些必要的室外活动，以顺应夏天阳长之气；秋季，阴气渐盛，阳气渐收，万物结实成果，人们应早睡早起，以顺应秋天收敛之气；冬季，阴气盛极，万物闭藏，人们应早睡晚起，以避寒就温，顺应冬天潜藏之气。古人这种根据四时自然变化而制定的起卧时间，是符合人体生理变化规律的。在我国最适宜的睡眠时间是晚上 9 ~ 10 时，一般不要超过 11 时，早晨 5 ~ 6 时起床为好。早晨空气清新，到室外做些适当的体育活动，如散步、跑步、打太极拳等，会使人倍感精神愉快。只要坚持按时上床，按时起床，久之就会形成条件反射，养成良好的睡眠习惯，这样一到入睡时间，就会感到困乏欲睡，增强睡眠效果。

知识链接

胃不和则卧不安

胃不和，是指胃病和胃肠不适；卧不安就是睡眠障碍，表现有入睡困难、睡眠不深、惊醒、醒后不易入睡、夜卧多梦、早醒、醒后感到疲乏或缺乏清醒感等。因脾胃居中，为气机升降之枢纽。若饮食不节，损伤肠胃，则聚湿成饮，酿热生痰，或宿食停滞，遏于中，浊气不降，上扰胸膈，心神不安而致失眠。

（五）睡时宜充足

睡眠是人类正常的生理现象。当人体处于睡眠状态时，各部位得以放松，特别是中枢神经系统得到充分的休息。因此，良好充足的睡眠会使人精神饱满，朝气蓬勃；反之，则会使人精神萎靡，工作效率降低。从现代生理学观点看，睡眠是人体维持正常生命活动的生物自然休息过程；从动静观点看，睡眠是静的休息，它减少人体消耗，促进损伤组织的修复，加快细胞的生长，保护大脑皮层细胞使其免于衰竭和破坏。睡眠时间要根据不同人的身体状况进行合理安排。一般新生儿绝大部分时间都是睡眠，可达 18 ~ 20 小时。随着年龄的增长，睡眠时间渐短，学龄儿童只需 9 ~ 10 小时。成年人每天 7 ~ 8 小时的睡眠即可。老年人睡眠时间应适当延长，每天可达 9 ~ 10 小时。睡眠时间长短存在个体差异，以醒后周身感到舒适、轻松、头脑清晰、精力充沛为宜。

起卧的时间应遵循自然规律。由于早晨 5 ~ 6 时是人体生物钟的高潮期，晚上 10 ~ 11 时是人体生物钟的低潮期。因此通常认为早晨 5 ~ 6 时起床，晚上 10 时左右就寝较合适，最迟也不要超过 11 时。中医养生一直提倡睡好“子午觉”，子午觉指晚上子时之前睡觉，在中午午时再补一觉。因为子午之时，阴阳交接，极盛及衰，体内气血阴阳极不平衡，必欲静卧，以候气复。不过，午睡时间不宜太长，睡眠久了反而更疲倦，一般以 30 分钟至 1 小时为宜。临床研究表明，老年人睡子午觉可降低心脑血管病的发病率，有防病保健的意义。

（六）睡眠宜忌

1. 睡眠相宜　睡眠环境及卧具的要求参照前面所述。睡觉之前必须清心宁志，保持情绪平和。晚餐食物宜清淡，少油腻，易消化，食量宜适中。临睡前用温水泡脚，有助于尽快入眠，保证睡眠质量。足部是人体经气的起源，用热水泡脚可以调畅气血、温经通络，从而消除疲劳。

2. 睡眠禁忌　古人从生活中总结出的睡眠十忌，即一忌仰卧，二忌忧虑，三忌睡前恼怒，四忌睡前进食，五忌睡卧言语，六忌睡卧对灯光，七忌睡时张口，八忌夜卧覆首，九忌卧处当风，十忌睡中忍便，在当今仍值得借鉴。不良的睡眠习惯直接影响睡眠质量。如睡前与朋友高谈阔论，或者恼怒忧虑，常使气血逆乱或气血郁结，引起情绪烦躁不安，神不守舍，难于成寐，久之导致疾病。此外，睡前看书，特别是躺着看书，不仅容易引起或加深近视，又易使人浮想联翩，情绪激动，干扰正常的睡眠，所以睡前不宜看书，更不宜躺着看书。晚餐宜少不可饱食，“胃不和则卧不安”，即饱食之后就寝易导致饮食停滞，干扰睡眠。当然，过饥也不能使人安然入睡。晚上饮水不宜过多，尤其不宜饮用浓茶、咖啡等饮品，避免因夜尿频和精神亢奋而导致失眠。

四、衣着相宜

衣着的功能主要是防寒防暑，保护机体不受外界物理、化学及生物性因素的侵袭，防止外伤疾病。衣着适宜，可使人体与外在环境之间进行正常的热量交换，从而维持体温的相对稳定，达到保健的目的。同时，也可以从侧面反映人的精神面貌。随着生活水平的提高，人们对衣装的要求越来越高，不仅要面料舒适，尺寸合体，款式新颖，更要求有益健康。

穿衣也应顺应四时，要随天气变化及时增减，切不可急穿急脱，忽冷忽热。春季阳气始生，阴寒未尽，早春宜减衣不减裤，以助阳气的升发。夏季尽管阳热炽盛，适当地着衣，仍是避其凉热的最佳方法。秋季气候转凉，亦要注意加衣，但要避免一次加衣过多。冬季宜寒甚方加棉衣，逐渐加厚。另外，在天气较热或活动以后，汗出较多，此时不宜马上脱去衣服。因为出汗后腠理开张，此时骤然脱衣，易受风寒之邪侵袭而致病。

五、二便通畅

古代养生家对保持二便通畅极为重视。养成良好的二便卫生习惯，对预防疾病、健康长寿具有重要意义。

（一）大便通畅

汉·王充在《论衡》中指出："欲得长生，肠中常清"。现代研究认为，长期食物残渣滞留肠道，并由肠道细菌发酵腐败，产生有害气体和毒物，可导致机体慢性中毒。这种自身中毒学说与中医所提倡的通便抗病防老的观点是一致的，可见保持大便通畅意义重大。欲使大便通畅，须注意以下几个方面。

1. 养成良好的排便习惯 每天按时排便，最好在每日晨起之后如厕，养成良好的排便规律，达到保持大便通畅最基本的要求。排便时要顺其自然，做到"有便不强忍，排便不努挣"，强忍和努挣都易耗伤人体正气。从现代医学观点看，忍便不解，会使粪便中的毒素经肠组织黏膜吸收，危害机体。努挣会使腹压增加，致血压升高，心脏负荷增大，有可能诱发中风、心肌梗死。保持肛门卫生，用软纸或清洁湿巾擦拭；每晚睡前，最好用温水清洗肛门，或经常热水坐浴，保持肛门清洁和良好的血液循环。

2. 合理膳食 近年来随着生活节奏的加快和生活水平的提高，加之食物过于精细、不良的生活方式等因素，导致习惯性便秘发病率逐年上升，城市老年人群中尤为多见。早在《黄帝内经》中就已提出"五谷为养，五果为助，五菜为充，五畜为益"。实践证明，我国人民的传统饮食模式是以粗粮为主，以动物性食品为辅，配以蔬菜、水果，这是一种符合人体生理需要的膳食模式。五谷杂粮、蔬菜水果中含有大量的膳食纤维，能刺激肠蠕动，饮食尽可能多样化，保持大便畅通。

3. 运动按摩 运动和按摩能够疏畅气血，增强胃肠蠕动，促进新陈代谢，保持大便通畅。太极拳、气功导引、养生功法、腹部按摩和提肛等中医养生健身方法对促进排便均有益处。

4. 药物治疗 中医学认为，便秘形成的原因很多，有气虚推动无力引起者，有阴血不足、肠道失去润滑所致者，也有阳虚温运不行者，还有热结津伤便秘等。因此，治疗必须针对病因，结合病证的寒热虚实，分别采用不同的治疗方法。常用的药物有麻子仁丸，适用于热邪伤津，肠燥便秘；苁蓉通便口服液之类，对于阳虚，肠道失于温润的便秘的疗效较好。只有选择合适的治法，才能达到理想的效果。

（二）小便通利

小便是水液代谢后排除废物的主要途径，与肺、脾、肾、膀胱等脏腑的关系极为密切。在整个水液代谢的过程中，肾气是新陈代谢的原动力，故有"肾主水"之称。水液代谢水平，反映了机体脏腑功能的正常与否，特别是肾气是否健旺。健康之人，应是小便通利，次数正常。若小便次数增多，或小便量发生改变，或排尿时出现不适等，均属于病理现象。因此，保持小便通利是保证身体健康的重要环节。对此，古代养生家都十分重视小便卫生，如苏东坡在《养生杂记》中说："要长生，小便清；要长活，小便洁。"《老老恒言》中明确提出"小便惟取通利"的观点。保持小便清洁通利的具体方法如下。

1. 注重肺脾肾的保养 如上所述，肺脾肾三脏在体内水液代谢过程中起着重要的作用，只有肺脾肾功能协调，三焦通畅，才能使体内水液代谢正常，膀胱气化有权，小便通利。因此，为保证小便通利，必须重视肺脾肾的保健。

2. 导引按摩

（1）导引壮肾 晚上临睡前或早晨起床后，调匀呼吸，舌抵上腭，眼睛视头顶上方，随吸气，缓缓做收缩肛门动作，呼气时放松，连续做 8～24 次，待口中津液较多时，可将其咽下。这种方法可护养肾气，增强膀胱制约能力，防治尿频、尿失禁等症。

（2）端坐摩腰 取端坐位，两手置于背后，上下推搓 30～50 次，上至背部，下至骶尾，以腰背部发热为佳，可在晚上就寝时和早晨起床时进行练习。此法有强腰壮肾之功，有助于通调水道。

（3）仰卧摩腹 取仰卧位，调匀呼吸，将掌搓热置于下腹部，先推摩两侧再推中央，以 30 次为宜。动作由轻渐重，力量和缓均匀。此法有益气强肾的功效，对尿闭、排尿困难有一定的防治作用。

3. 注意排尿宜忌 排尿是人体自然的生理反应，是肾与膀胱气化功能的表现，因此有尿意时要及时排出，不可憋尿，否则会损伤肾与膀胱之气，引起病变。应顺其自然，既不强忍不排，也不努力强排。

第二节 饮食护理

案例引导

案例 患者，女，52 岁，近日呛咳气急，痰多黄稠，午后潮热，五心烦热，颧红，盗汗量多，口渴心烦，失眠，就医后诊断为：肺痨。患者自患病后形体消瘦，不思饮食。

讨论 结合中医，该女士应注意哪些饮食养生原则？饮食中的宜忌有哪些？

"民以食为天"，饮食是维持人体生命活动的主要物质。具体说，人体生理活动所必需的营养物质都来源于饮食，故饮食与人类的健康密切相关。人活着不是为了"吃、喝"，但"吃、喝"确是生存的基本条件。按照中国人的习惯，一天至少有三次饮食，因此合理科学的饮食是日常生活中养生的重要内容。

饮食入胃，通过脾化生成人体所需要的精气血津液供生命活动所用。《寿亲养老新书》中说："主身者神，养气者精，益精者气，资气者食。食者生民之大，活人之本也。"明确指出了饮食是"精、气、神"等营养物质的基础，是身体健康的保证。由于食物有五味之别，食物对脏腑的营养作用也有所侧重。《素问·至真要大论》记有："五味入胃，各归所喜……久而增气，物化之常也。"食物对人体营养作用的选择性还表现在归经上，食物的归经不同，其作用的脏腑、经络及部位也不同，如梨入肺经，粳米入脾、胃经，黑豆入肾经等。有针对性地选择适宜的饮食，对人体的营养作用更为明显。

一、饮食养生的原则

（一）全面膳食

全面膳食，就是要求在饮食内容上尽可能多样化，做到荤素食、主副食、正餐和零食之间的合理搭配。现代营养学认为，人体所需要的营养素主要包括蛋白质、脂肪、碳水化合物、维生素、矿物质、水和纤维素七大类物质。这几大类营养素分别存在于不同种类的食物中，如粮食类食物主要含有丰富的碳水化合物，蔬菜、水果中含有大量的维生素、矿物质和纤维素，鱼、肉、奶、蛋类则是蛋白质的良好来源。因此，为了满足机体的需要，维持身体健康，我们在日常膳食中，食谱要广泛，搭配要合理，即所谓的平衡膳食或全面膳食。

（二）饮食有节

饮食有节是指每天进食宜定时、定量，不偏食，不挑食，其核心内容是指进食的量和进食的时间。《吕氏春秋·季春纪》中的“食能以时，身必无灾，凡食之道，无饥无饱，是之谓五脏之葆”，指的就是这个意思。

1. 定量 饮食定量，主要强调饮食要有限度，不过饱过饥，尤其是不暴饮暴食，否则会使肠胃功能紊乱，导致疾病的发生。先贤对此早有告诫，如《黄帝内经》所述：“饮食自倍，肠胃乃伤”，强调了如果饮食过量，超过了自身的消化能力，就会伤害肠胃而引发疾病。人体对食物的消化、吸收和利用，主要靠正常的脾胃功能，若饮食过量，短时间内消化道内突然进入大量食物，势必加重胃肠负担，使食物不能及时被消化，进一步影响营养物质的吸收和输布，从而产生一系列疾病。相反，进食过少，则脾胃气血化生乏源，人体生命活动缺乏物质基础，日久会导致机体营养不良以及相应病变的发生。因此，进食有度是保证身体健康的重要条件。

2. 定时 定时是指进食宜有较为固定的时间，早在《尚书》中就有“食哉惟时”之论。定时进食，可以使脾胃的功能活动有张有弛，从而保证食物能被更好地消化、吸收及利用。如果食无定时，日久则会使脾胃失调，运化能力减弱，而有损健康。传统的饮食是一日三餐，应按时进餐，养成良好的饮食习惯。

自古以来，就有“早饭宜好，午饭宜饱，晚饭宜少”之说。《备急千金要方·养性·道林养性》记有“一日之忌，暮无饱食”。晚上阳气渐弱，人体的活动量减少，脾胃的运化能力也随之下降，故不宜多食。如进食过饱，一方面，易使饮食停滞，增加胃肠负担，引起消化不良，影响睡眠；另一方面，过多的营养不能被消耗，营养过剩而导致肥胖、心脑血管疾病、糖尿病等疾病。所以，晚饭进食宜少，同时还要注意，不可食后即睡，宜适量活动之后方能就寝。孙思邈认为“饱食即卧，乃生百病”（《备急千金要方·养性·道林养性》）。

（三）因人择食

不同的人，体质特点各异，要针对其身体特点予以相应的膳食。如阴虚内热者，宜用性质甘凉的食物，如蔬菜、瓜果、银耳、木耳、兔肉等；阳虚怕冷之人，则宜用性质偏甘温的食物，如鸡肉、羊肉之类。再如形体肥胖之人多痰湿，宜多吃清淡化痰的食品。

不同年龄阶段，人体生理状况不尽相同，饮食自然也不能千篇一律。如少年儿童，处于生长发育阶段，必须保证充足的营养供应，尤其是要有足够的蛋白质、维生素、无机盐，如鱼、肉、蛋等富含卵磷脂的食物，以利于大脑及身体各器官的发育与成熟。但应防出现另一极端，膳食中动物性食品过多，蔬菜水果偏少，长此以往，可导致肥胖，对身体无益。老年人脾胃功能差，消化吸收能力减退，宜食清淡、温热、熟软的食物。

不同体质者，饮食特点不同。如阳虚体质者，不宜多食生冷瓜果及寒凉食物，宜多食温热性食物。阴虚体质者，不宜多食温燥辛辣之品，宜多食甘润生津之品。

在性别方面，男性体力消耗多于女性，能量供给应大于女性。女性有经孕产等特殊生理时期，在每个时期对饮食都有一定的要求。

另外，饮食养生还要考虑到季节气候特点，即所谓的因时而食。春季万物始动，阳气发越，此时要少吃肥腻、辛辣之物，以免助阳外泄，应多食清淡之蔬菜、豆类及豆制品；夏季炎热多雨，宜吃甘寒、清热、少油的食品，如绿豆、西瓜、鸭肉等；秋季万物收敛，燥气袭人，宜吃滋润性质的食品，如乳类、蛋类等；冬季天寒地冻，万物伏藏，此时最宜吃温热御寒之品，如羊肉、狗肉、干姜等。

知识链接

饮食文化的地域差异

俗话说"一方水土养育一方人"，我国一直以来有"南米北面"的传统说法，在饮食口味上主要有"南甜、北咸、东辣、西酸"的特点，具有代表性的四大风味是广东的粤菜、山东的鲁菜、江苏的淮扬菜和四川的川菜。不同的地理位置、不同的气候条件、不同的经济条件、不同的宗教信仰，诸多因素形成的中国饮食文化，通过方方面面的饮食事象，体现着丰富多彩的中华传统文化。

（四）勿犯禁忌

对于患者的饮食宜忌，《素问·宣明五气》就有"五味所禁"，《素问·五藏成》也有"五味之所伤"等记载。五脏病变各有所忌：心病忌咸，肝病忌辛，脾病忌酸，肺病忌苦，肾病忌甘。张仲景在《金匮要略》中也指出："所食之味，有与病相宜，有与身为害，若得宜则补体，害则成疾。"即相宜的食味能治病养病，不相宜的食味则反成祸害导致疾病，因此，在饮食调摄过程中应注意饮食宜忌。

病证的饮食禁忌是根据病证的寒热虚实，结合食物的四气五味、升降浮沉及归经等特性来确定的。如寒证宜用温热之品，忌用寒凉生冷之物；热证宜用寒凉之品，忌用温燥之物。虚证宜补，实证宜泻等，勿犯虚虚实实之戒。细而言之，如虚证患者忌用耗气伤津、腻滞难化的食物，其中阳虚患者不宜过食生冷瓜果等寒凉食物，阴虚患者则不宜食用辛辣刺激性食物。

饮食禁忌在运用过程中也应具体情况具体分析，如水肿者忌盐，若长期忌盐有时也会引起体倦乏力，进而引起低钠血症，使疾病难以好转，故水肿轻症不宜绝对忌盐。再如小儿麻疹若忌食过度，也可致营养不良。清代叶桂提出："食人自适者，即胃喜为补。"因此，对饮食禁忌临床应灵活掌握。

二、食物种类及应用

（一）常用食物种类

1. 谷类和薯类　谷类包括米、面、杂粮，薯类包括马铃薯、甘薯、木薯等。本类食物是膳食中最为主要的部分，即主食。薯类含有丰富的淀粉、膳食纤维以及多种维生素和矿物质，对保持肠道正常功能，预防肥胖、糖尿病、高血压等慢性疾病有一定意义，膳食中应注意增加薯类的摄入。成人推荐摄入量为每人250～400g/d。

本类食物大部分味甘性平，少数偏凉或偏温，大多有健脾和胃、强壮益气之功。常见薯类食物有番薯和马铃薯。番薯性平，味甘，入脾、肾经，可补中和血，益气生津，宽肠通便，尚有减肥、防止动脉硬化、预防心血管疾病的作用，被誉为"健身长寿"食品。马铃薯味甘，性平，入胃、大肠经，有健脾和胃、益气调中、解毒消肿之功效，可防止动脉硬化，保护心肌。

谷类食物主要为人体提供碳水化合物、蛋白质、膳食纤维及B族维生素。其碳水化合物含量最高，且利用率高达92%，是人体热量最经济的来源。杂粮与粗制粮中的膳食纤维、无机盐、维生素等营养素较精细粮高。在膳食中应适当增加杂粮和粗制粮的摄入，注意粗细搭配，以避免营养素摄入不全。

2. 动物性食物 包括畜、禽、虾、乳、蛋。成人推荐摄入量为每人125～225g/d，其中畜禽肉类50～75g/d，鱼虾类50～100g/d，蛋类25～50g/d。

禽肉类性味甘平的较多，其次为甘温，还有甘淡的。甘平益气，甘温助阳，甘淡渗湿通利。鸡肉性味甘温，入脾、胃经，具有温中益气、补精添髓、滋养五脏等功能。鸭肉性味甘、咸、微寒，入脾、胃、肺、肾经，功可滋阴补血、利水消肿。但鸭肉性寒肥腻，多食滞气、滑肠，脾阳虚腹泻者忌用。

蛋类有鸡蛋、鸭蛋、鹅蛋、鸽蛋等。鸡蛋有滋阴润燥、养心安神、养血安胎之功；鸭蛋味甘咸，性凉，入肺、脾经，有清肺止咳、滋阴润燥之功；鹅蛋甘温，补中益气；鸽蛋味甘咸，性平，可益气补肾，多用于补虚。

鱼虾类包括淡水鱼、淡水虾和海水鱼、海水虾。淡水鱼中，有鳞鱼和鳝鱼性平或偏温，无鳞鱼性平或偏凉，大都有利尿消肿、安胎通乳、益气健脾、清热解毒及祛风利湿等作用。海鱼一般有和中开胃、养血滋阴、补心通脉等作用。

3. 豆类和奶类 豆类包括大豆及其他豆类，如绿豆、蚕豆、赤小豆等。豆制品的种类繁多，经常食用的有豆腐、豆浆、豆芽、豆腐干等。乳类主要是牛乳、羊乳等。成人推荐乳及乳类制品摄入量为每人300g/d，大豆类为30～50g/d。

大豆包括黄豆、黑豆、青豆等。大豆中最常食用的是黄豆。黄豆味甘，性平，入脾、大肠经，具有益气养血、健脾宽中、润燥消水之功效。黑豆味甘，性平，入心、肝、肾经，《本草纲目》中记载："黑豆入肾功多，故能治水、消胀、下气、制风热而活血解毒。"现代研究发现，黑豆还具有清热和止汗的作用。其他豆类包括蚕豆、豌豆、绿豆、芸豆、刀豆和赤豆等。

乳类最常饮用的是牛乳。牛乳性平，味甘，入心、脾、胃经，有补虚损、益脾胃、生津润肠的作用，适宜于老年人、婴幼儿及体虚者食用。羊乳味甘，性温，入肺、心、胃经，有补虚弱、润心肺、开胃等功能，更适宜于虚寒体质者及虚劳羸弱、消渴、反胃和呃逆者饮用。

豆类和乳类主要为人体提供蛋白质、脂肪、膳食纤维、矿物质、B族维生素。豆类及其制品的营养成分，因品种和种类不同而相差较大。大豆主要含蛋白质、脂肪、B族维生素、矿物质和膳食纤维等，是重要的优质蛋白质来源，其蛋白质的含量可与肉类相媲美，有"植物肉"之称。其中以黑大豆为最好，其所含脂肪主要为不饱和脂肪酸和磷脂，不含胆固醇，是冠心病、高脂血症、动脉硬化等心脑血管病患者之佳品。其他豆类碳水化合物含量比较高，为50%～60%，蛋白质的含量低于大豆，约为25%。

4. 蔬果类 成人推荐蔬菜的摄入量为每人300～500g/d，水果为200～400g/d。蔬菜的种类很多，包括鲜豆、根茎、叶菜、花苔、茄果、食用菌藻等。少数蔬菜性质温热，如韭菜、茴香、香菜、大蒜等，大多有温中散寒、开胃消食等作用。多数蔬菜性质寒凉，如苦瓜、茭白、芹菜、藕等，大多能清热除烦、通腑泄热、化痰止咳。

水果性偏凉者多，性偏热者少，也有部分水果性平。水果性寒凉者有西瓜、柑、香蕉、杨桃、柚、梨等，性温热者有荔枝、石榴、菠萝、桃子、李子等。

蔬菜水果类食物主要为人体提供膳食纤维、矿物质、维生素C、胡萝卜素、维生素K及有益健康的植物化学物质。其水分多、能量低，可保持肠道正常功能，对降低患肥胖、高脂血症、高血压等慢性疾病的风险有重要作用。不同种类的水果所含的营养素区别较大，所以可食用不同种类的水果，以摄入多种营养物质。不同体质的人，对水果的适应性有差异，应有选择地食用水果。

5. 纯能量食物 包括动植物油、淀粉、食用糖和酒类，主要作用是提供能量。动植物油还可提供维生素E和必需脂肪酸。烹调油摄入量每人不超过25～30g/d，食盐不超过6g/d。

（二）常用食物类型

1. 面点类 中国面点以历史悠久、制作精致、品类丰富、风味多样著称于世。春秋战国时期，已有五谷、九谷、百谷之称。随着加工技术的提高，油料、调味品和青铜炊具的使用，逐渐出现了油炸、蒸、烤、烙等面点形式。

面点不但能供给人体碳水化合物、膳食纤维、B 族维生素等人体所需的各种营养素，而且还能调节人体的生理功能。此外，还可以通过色、香、味、形满足人体的心理需求，以达到愉悦精神之目的。一般而言，发酵的、蒸煮的食物比较容易被消化吸收，而未经发酵的、黏腻的、油炸的食物，则不易被消化，老年人、小儿及脾胃虚弱者应少食或忌食。

2. 粥饭类 粥类是用米谷类食物煮制而成，食粥在我国已有数千年的历史。《礼记》载有“食粥天下之达礼也”。《春秋·谷梁传》有“止器泣、饮干粥”的记载。粥有制作简单、食用方便及易于消化等特点。

煮粥最常用的是粳米、小米、糯米等，根据个人需求还可配合各种豆类、蔬菜、肉、干果、鲜果等，《老老恒言》中记载了100多种粥。唐代名医孙思邈的《千金翼方》、明朝医药学家李时珍的《本草纲目》也辑录了大量药粥验方。我国地域广阔，各地饮食风俗各异，粥类的品种更加丰富多彩。如根据煮粥所用的原料可分有米粥、豆粥、蔬菜粥、肉类粥、药粥等；根据口味分有原味粥、甜粥、咸粥等；根据功能分有补肾益脑的核桃粥，化痰消食的萝卜粥，健脾利水的小豆粥，清热明目的菊花粥等。

3. 汤羹类 汤羹不仅可以补充人体大量的水分，还可将人体必须的部分营养成分及防病治病的有效成分溶解在汤水中，有利于人体吸收，达到调养人体、无病防病、有病治病、延年益寿等作用，对老幼妇孺、病后康复者更为有益。由于配料不同，汤羹的作用也各不相同。在使用过程中，可根据体质、季节、地域、习俗、病况等不同进行灵活运用。如夏季清热祛暑可用绿豆汤；冬季或血虚有寒者可用当归生姜羊肉汤（羹）；风寒感冒或脾胃有寒者可用生姜汤；阴虚者可用百合银耳羹等。

4. 菜肴类 菜肴的品种极为丰富，有荤素之分，也有冷热之分。素菜的主要原料有菌类、蔬菜、果品等；荤菜的主要原料是各种肉类。凉菜主要用拌、炝、腌、卤、蒸、冻等方法加工而成；热菜是采用溜、焖、烧、氽、蒸、炸、酥、烩、扒、炖、爆、炒等方法进行加工。但不科学的加工方法会使营养素遭到破坏或损失，如炒可使维生素受热破坏；高温反复煎炸会使各种维生素受到破坏，蛋白质变性，脂肪经高温裂解产生致癌物；熏烤会导致维生素 A、B 族维生素、维生素 C、脂肪、蛋白质、氨基酸损失，同时产生致癌物质苯并［α］芘。

5. 饮料类 饮料是将食物浸泡、压榨、煎煮或蒸馏制成的一种专供饮用的液体。它包括冷饮、清凉饮料、可乐型饮料和矿泉水饮料、热饮等，常见的冷饮有冰棍、雪糕、冰激凌等，这类食品大都由蛋、乳、糖、淀粉加工而成，有防暑降温之功，且易消化吸收，但脾胃虚寒者应少食。清凉饮料是指汽水、果汁等。汽水中的二氧化碳能促使体内热气排出，使人产生凉快的感觉。果汁是果实的汁液或加入不等量的水和糖制成的饮品，它能基本保留果实的营养成分，且易于消化，其功能与原果实基本一致，但加糖加水后会有所改变。矿泉水饮料中含有一定的微量元素，如铁、锌、碘、钾、镁等。此外，可乐型饮料、咖啡、可可和茶等都含一定量的咖啡因，宜少量饮用。

6. 蜜膏类 又叫膏剂，是一种具有营养滋补和防病治病作用的剂型。应用时需根据个人的体质或病证类型而选药择食。蜜膏配方中常需加入辅料蔗糖、饴糖、蜂蜜、阿胶等。蜜膏能增强体质、预防疾病，适用于气血不足、五脏亏损、体质虚弱者或产后调理。蜜膏能调整人体阴阳气血，改善脏腑功能，促进病体的康复，以及术后、大病久病之后处于康复阶段出现各种正气不足症状者，可选用各种补益膏剂，如枸杞蜜膏、龙眼参蜜膏等；而对实证或虚实错杂证患者，也可针对性地开列膏方来调理。

当然，蜜膏在运用时还要考虑季节气候、地域等因素，选择适宜的膏剂，如夏季可用龟苓膏、秋季选用秋梨膏等。

7. 酒类 酒有“通血脉，行药力，温肠胃，御风寒”之功效。保健酒及药酒则因原料不同而作用有别，一般具有益气、温阳、补血、生津、健胃、行气、息风、止痛、明目等作用。酒的种类十分繁多，根据酿酒的原材料不同，可分为粮食酒、果酒及代粮酒。按酒的商品特性可分为白酒、黄酒、果酒、啤酒、药酒和配制酒。这六类酒中，根据酒的颜色又可分为有色酒和无色酒。白酒属于无色酒，酒精度数较高。其他酒属于有色酒，酒精度数较低。酒的饮用应考虑个人的酒量，少量饮用对人体有益，过度饮用则会伤胃、伤肝，甚至引起酒精中毒危及生命。

8. 蜜饯类 蜜饯是以果蔬等为原料，用糖或蜂蜜腌制后而加工制成的食品。其营养丰富，含有大量的葡萄糖、果糖，还含有果酸、矿物质和维生素C，容易被人吸收利用，具有化痰止咳、健脾开胃等功效。根据加工方法还可将蜜饯分为糖渍类、返砂类、果脯类、凉果类、甘草制品和果糕类等。蜜饯通常含糖量较高，可达70%，糖尿病患者及不宜过多摄入糖分者应忌食。

第三节 情志护理

案例引导

案例 “诸葛亮三气周瑜”的故事家喻户晓。一气，赤壁大战后第二年，周瑜去夺荆州，被诸葛亮抢先夺去；二气，周瑜本想借把孙权的妹妹嫁给刘备之机把刘备扣下，逼诸葛亮交出荆州，不料，诸葛亮用计使周瑜“赔了夫人又折兵”；三气，周瑜向刘备讨还荆州不利，又率兵攻打失败，心病加重，结果被活活气死。

讨论 1. 故事中周瑜发生了何种情志问题？

2. 作为医者，应用何种方法帮助周瑜进行情志调护？

情志是指意识、思维、情感等精神活动。人的情志状态对健康有着极为重要的影响。在正常情况下，喜、怒、忧、思、悲、恐、惊等情绪是人体对外界事物的正常生理反应，不会引起疾病，但如果超出常度，就会引起气机紊乱，伤及内脏。故《灵枢·口问》强调：“悲哀愁忧则心动，心动则五脏六腑皆摇。”

中医学非常重视人的情志调养，历代养生家均强调“养生莫若养性”，认为养性是养生的首务，并创造了众多情志养生方法。既病之后，精神活动能直接影响病情的发展，所以“善医者先医其心，而后医其身，而后医其未病。”不同的疾病，有不同的精神改变；而不同的情志，又可以直接影响不同的脏腑功能，从而产生不同的疾病。如何设法消除患者紧张、恐惧、忧虑、愤怒等负面情绪因素的刺激，帮助患者树立战胜疾病的信心，积极配合治疗和护理，是情志护理的主要任务。

一、情志护理的作用

（一）延衰防老，益寿延年

精神调摄可以起到抗老延年益寿的作用，《素问·阴阳应象大论》指出：“是以圣人为无为之事，乐恬淡之能，从欲快志于虚无之守，故寿命无穷，与天地终，此圣人之治身也。”说明注重精神调摄可以起到抗老延年益寿的效果。《淮南子·原道训》认为“静而日充者以壮，躁而日耗者以老。”意即心神安静，精气日渐充实，形体随之健壮；心神躁动，精气日耗，形体必然过早衰老。

知识链接

情志与五脏的关系

七情过激往往直接损伤相应的内脏。一般认为，喜、惊伤心，怒伤肝，思伤脾，悲、忧伤肺，恐伤肾。从临床上看，七情致病以心、肝、脾三脏为多见，因为心主血而藏神，肝藏血而主疏泄，脾主运化，为气血生化之源。

情志与气机的关系七情致病导致脏腑气机紊乱，升降出入运动失常，出现怒则气上、喜则气缓、悲（忧）则气消、恐则气下、惊则气乱、思则气结。

（二）防病治病，促进康复

保持内心宁静，少忧无虑，情感平和，意志调顺，则人体正气充盈，肌腠固密，即使有很强的致病因素，也可能不会侵害人体。反之，心躁动而不静，则可能危及健康。如《素问·生气通天论》载："清静则肉腠闭拒，虽有大风疴毒，弗之能害。"临床上，许多康复病种如高血压、糖尿病、癌症等的发生、发展及预后，均与心理因素密切相关。因此，在此类疾病的康复中，精神调摄或心理调节是必不可缺的。

二、情志护理的基本原则

（一）精神内守

所谓精神内守，是指人们通过对自己的意识思维活动和心理状态进行自我调节，以达到思想安静、神气内持、心无杂念的状态。

我国历代医家十分重视精神的稳定对人体健康的影响。由于气血是"神"的物质基础，大量、过度地耗散精神，可以使气血损耗，从而产生衰老。神气清净则利于保持气血充足，达到健康长寿。因此，通过精神内守达到的"神净"是养神要达到的主要目的，亦是养生的首务。

（二）情绪平和

七情六欲是人之常情，然喜、怒、忧、思、悲、恐、惊过激均可引起人体气机的紊乱，导致各种疾病的发生。首先要使患者知道少私寡欲、心无杂念是情绪平和的重要保证，还要给患者创造能够宁心寡欲的客观条件，避免外界事物对心神的不良刺激，如提供安静的居住环境、避免过强的噪声、制定合理的作息规律等。

（三）豁达乐观

保持豁达的心胸和乐观的情绪能使人体的气血调和，脏腑功能正常，从而有益于健康。对于患者来说，不管其病情如何，乐观的心情均可以促使其病情好转，反之则可使病情加重。要经常保持乐观的心态，首先要培养开朗的性格，因为乐观的情绪与开朗的性格是密切相关的。只有心胸宽广、知足常乐，才能使心情愉快。

（四）因人施护

《灵枢·寿夭刚柔》指出："人之生也，有刚有柔，有弱有强；有短有长，有阴有阳。"患者的年龄、性别、体质、生活习惯、经济条件、文化程度、阅历、信仰以及情感、意志、需要、兴趣、能力、性格和气质不同，加之疾病的性质和病程长短各异，使他们的心理状态势必各不相同。

1. 体质差异　《灵枢·通天论》认为，体质有阴阳之禀赋不同，对情志刺激反应也各不相同，"太阴之人，多阴而无阳”，精神易抑郁；“少阴之人，多阴少阳”，多忧愁悲伤，郁郁寡欢；“太阳之人，多阳而阴”，情感易爆发；“少阳之人，多阳少阴”，爱慕虚荣，自尊心强。《灵枢·行针》亦指出：“多阳者，多喜；多阴者，多怒。”

2. 性格差异 一般而言，性格开朗乐观之人，心胸宽广，遇事心气平静而自安，故不易为病；性格抑郁之人，心胸狭窄，感情脆弱，情绪易波动，易酿成疾患。这种差异，与人的意志勇怯密切相关。《素问·经脉别论》指出：“当是之时，勇者气行则已，怯者则著而为病也。”

3. 年龄差异 儿童脏腑娇嫩，气血未充，多易为惊恐致病；成年人气血方刚，又处于各种复杂的环境中，多易为怒思致病；老年人常有孤独感，多易为忧思致病。

4. 性别差异 男性属阳，以气为主，感情粗犷，刚强豪放，较易因狂喜、大怒而致病；女性属阴，以血为先，感情细腻而脆弱，一般比男性更易因情志为患，多因忧郁、悲伤而致病。故《外台秘要》提出“女属阴，得气多郁”。

因此，医护人员必须认真了解患者的个性特征，因人而异，有的放矢，对不同的患者，采用不同的情志护理方法。

三、情志护理的基本方法

（一）诚挚体贴

对患者的情志调护应从环境和心理两方面着手。首先，护理人员应“视人犹己”，善于体贴患者的疾苦，满腔热情地对待患者，全面关心患者，同情体谅患者，取得患者的信任。要体贴患者因疾病所产生的寂寞、苦闷、忧愁、悲哀、焦虑等不良情绪。对患者的态度和语言要和蔼亲切，温和礼貌。同时，还应当注意营造适宜康复的环境，从自身的衣着打扮、行为和病室内外环境的安静、舒适、美化等各方面入手，使患者从思想上产生安全感和安定、乐观的情绪，保持良好的精神状态，增强战胜疾病的信心。

（二）说理开导

通过正面的说理疏导，可以了解患者的心理状态，开导消除不良心理因素，从而改变患者的精神状况。要及时地解除患者对病情的各种疑惑，帮助他们多了解一些医学知识，使其消除疑问，丢掉思想包袱，树立战胜疾病的信心。对于患者遇到的困难，应积极帮助其解决。患病之人，容易出现焦虑、沮丧、恐惧、愤怒等负面情绪，均可加重患者的病情，如不及时化解，将影响疾病的治疗效果，甚至产生严重后果。护理人员应适时地“告之以其败，语之以其善，导之以其便，开之以其所苦”，帮助患者摆脱各种不良情绪，有利于疾病的康复。

（三）移情易性

移情，指排遣情思，使思想焦点转移他处。在护理工作中，主要是指将患者的注意力，从疾病转移到其他方面。易性，指改易心志，包括消除或改变患者的某些不良情绪、习惯或错误认识，使其能恢复正常心态或习惯，以有利于疾病的康复。有些患者的注意力过度集中在疾病上，或是没有脱离致病的情志因素，整日胡思乱想，陷入忧愁烦恼之中而不能自拔。这就要求将患者的注意力予以转移，使其克服不良情绪，以达到情志疏达的效果。移情易性的方法很多，如音乐歌舞、琴棋书画、交友揽胜、种花垂钓等，都可以起到一定的作用。在护理中，应根据患者自身的素质、爱好、环境与条件等采用具体的方法。

（四）情志相胜

《素问·阴阳应象大论》指出：“怒伤肝，悲胜怒”“喜伤心，恐胜喜”“思伤脾，怒胜思”“忧伤肺，喜胜忧”“恐伤肾，思胜恐”。以情胜情法是根据情志及五脏间存在的阴阳五行生克原理，用相互制约、相互克制的情志来转移和干扰对机体有害的情志，借以达到协调情志的目的。此为中医学独特的心理治疗与康复方法。著名医家张子和指出：“悲可以制怒，以怆苦楚之言感之；喜可以治悲，以谑浪戏狎之言娱之；恐可以治喜，以恐惧死亡之言怖之；怒可以制思，以污辱欺罔之事触之；思可以治恐，以虑彼志此之言夺之。凡此五者，必诡诈谲怪，无所不至，然后可以动人耳目，易人听视。”

在使用以情胜情法时，要在患者有所预感后进行正式的情志治疗，不要在患者毫无思想准备之时突然进行。此外，还应掌握患者对情志刺激的敏感程度，以便选择适当方法，避免太过或不及。

（五）顺情解郁

对于患者，特别是精神状态抑郁和压抑的患者，应尽量满足其合理的要求，顺从其意志和情绪。要积极鼓励甚至引导患者将郁闷的情绪诉说或发泄出来，以化郁为畅、疏泄情志。对悲郁者，当鼓励其扩展心胸，开阔眼界，提高对不良刺激的耐受性。此外，哭诉宣泄也是化解悲郁的方法之一。对于确有悲郁之情的患者，不要压抑其感情，应允许甚至引导其向医护人员哭诉倾泻苦衷，借此使其悲郁之情得以发泄而舒展，使气调而复原，但哭泣不应过久。

四、情志的自我调护

（一）清静养神

静，主要指心静，具体指心无邪思杂念、心态平静。神，是生命活动的主宰，它统御精气，是生命存亡的根本和关键。清静养神，是指采取各种措施使精神不断保持淡泊宁静的状态，不为七情六欲所干扰。

我国历代医家均认为，神气清静，五脏安和，可致健康长寿。而患病之人对于情志刺激尤为敏感，调摄精神就更为重要。只有将“静”融于人的日常生活中，做到精神内守、心平气和，精气才能日见充实，形体亦可随之健壮，从而达到《黄帝内经》所说的“恬淡虚无，正气从之，精神内守，病安从来”的境界。古人所谓“静者寿，躁者夭”，说的也是这个道理。清静养神的方法很多，精神内守为清净养神的主要方法。只有摒除杂念，心境安宁，神气方可清静。要树立清静为本的思想，不过分劳耗心神，乐观随和，做到静神不用、劳神有度、用神不躁。还可以用“意守”的方法将注意力完全专注于机体或外界的某一特定事物或概念，以达到静神的目的。此外，还要努力减少外界对神气的不良刺激，创造清静养神的有利条件。

气功疗法在调摄精神中可以起到重要的作用。从气功的本质来说，“调神”是最主要的。它所强调的“人静”，实际上就是用意念来调整控制体内的生理活动，使人排除情绪因素的干扰，从而达到“静”的境界。

（二）养性修身

“仁者寿”，古人把道德和性格修养作为养生的一项重要内容，认为养生和养德是密不可分的，甚至把养性和养德列为摄生首务。道德高尚和性格良好的人，待人宽厚，性格豁达，志向高远，对生活充满希望和乐趣。他们一般均具有良好的心理素质和精神状态，能够较好地控制和调节自己的情绪。养德可以养气、养神，有利于神定心静，气血调和，精神饱满，形体健壮，使“形与神俱”，从而健康长寿。如道德低下，个性狭隘，则常会用神不当。长期或突然剧烈的情志活动，超过了人体适应能力，便会耗伤精气，导致气行紊乱，阴阳失调，脏器受损而发病。

（三）怡情畅志

经常保持积极、乐观、愉快、舒畅的心情是情志养生的重要方法。善于摄生的人会创造健康的精神生活，在工作、学习和劳动之余往往有自己习惯的赋闲消遣方式，如游行于田园山水之间、往来于长幼亲朋之中、沉浸于欢歌笑语、闲情于琴棋书画、安心于居家操持等，从而得到精神满足和充分的休息与调整。

（四）平和七情

1. 以理胜情 即考虑问题要符合客观规律，能用理性克服情志上的冲动，使情志活动保持在适度状态而不过激，思虑有度，喜怒有节。

2. 以耐养性 即有良好的涵养，遇事能够忍耐而不急躁愤怒，日常生活中能淡泊名利，淡忘烦恼。

3. 以静制动 神静则宁，情动则乱，应倡导清静少欲，避大喜大怒，常保平和心情。静神之法很多，如练气功、书法、绘画等皆能怡神静心。

4. 以宣消郁 悲哀忧伤的最佳消除方法，就是及时用各种方法宣泄情绪，以免气机郁遏而生疾患。宣泄的方法很多，如向亲朋好友倾诉，用个人喜欢的方法发泄情绪，避免寂寞独处。

5. 思虑有度 思虑过度可致心脾损伤。对于力所不及、智所不能之事，不要空怀想象过于追求，以免导致疾病的发生。日伏案劳神者，要合理用脑，节制心劳。用心思虑的时间不宜太长，工作1～2小时后应适当活动，以解除持续思虑后的紧张和疲劳。平常应坚持体育锻炼，晚间不宜熬夜，要养成按时作息的好习惯。实践证明，对于脑力工作者，适当活动和体育锻炼是解除精神疲劳的最好方式，也是防止心劳最积极有效的措施。

6. 慎避惊恐 惊恐对人体的危害极大。过度的惊恐可致气机紊乱，心神受损，肾气不固。要有意识地锻炼自己，培养勇敢坚强的性格，以防惊恐致病。此外，还应避免接触易导致惊恐的因素和环境。

第四节 功能护理

案例引导

案例 患者，男，67岁，因左侧肢体活动不利5天入院，诊断为“脑梗死”，积极治疗后，现患者神志清楚，言语謇涩，智力正常，饮水偶有轻度呛咳，左侧肢体偏瘫，留置尿管，大便4日未解。

讨论 1. 患者存在哪些功能障碍？

2. 患者应进行哪些康复训练，训练中注意事项有什么？

一、吞咽功能障碍的护理

吞咽障碍是指由于多种原因引起舌、喉头等器官和肌肉的运动障碍，导致食物无法或者不能顺利地经口腔进入到胃中的现象。吞咽障碍多见于脑卒中、脑外伤和帕金森病等脑部病变及食管癌患者，表现为液体或固体食物进入口腔发生障碍或食物吞下时发生呛咳、哽噎，可引起误吸、误咽和窒息，甚至引起吸入性肺炎和呼吸困难，亦可因进食困难而引起营养不良和水电解质平衡紊乱。

患者通常需以鼻饲或胃口成形术来维持生命，久之，会造成营养失调，咽、腭、舌肌失用性萎缩。同时，患者常因不能进食而产生悲观失望和厌世的心理，导致生活质量下降，病死率增高。

吞咽训练的目的是使患者逐步恢复吞咽功能，改善身体营养状况，改善因不能经口进食而产生的心理恐惧和抑郁症状，减少吸入性肺炎、窒息等并发症发生的机会，提高生活质量，减少病死率。

1. 基础训练

（1）感官刺激

1）触觉刺激　用手指或棉棒、压舌板等物刺激患者面颊部内外、唇周、整个舌部等，以增加这些器官的敏感度。

2）味觉刺激　用棉棒蘸不同味道菜汁或饮料刺激患者舌面，增强其味觉敏感性和食欲。

（2）吞咽反射训练　通过对患者咽部吞咽反射区冷刺激和让患者空吞咽来进行吞咽反射训练。患者取坐位或半坐位，用冰冻棉棒或用棉棒蘸少许冰盐水，依次涂搽其腭舌弓、软腭、腭咽弓、咽后壁及舌后根5个部位，然后嘱患者进行空吞咽动作，以刺激吞咽反射，如此循环刺激20～30轮，每天上、下午各进行1次，2周为1个疗程。

（3）唇、舌、咽及颜面肌群功能训练　包括唇、舌、颌渐进式肌肉训练，屏气－发声运动训练等。

1）口腔肌群和颊肌力量和协调性训练　让患者闭唇，做口唇突出与旁拉、嘴角上翘、鼓腮、吹气球状等动作；增加颊肌的力量。

2）舌的灵活性、吞咽肌群力量和协调性训练　大张口，舌头用力前伸和向上、下、左、右各个方向运动，大约3分钟。用压舌板抵抗舌根部，练习舌根抬高，反复做15～20次，每天2或3次。

3）口面部咀嚼肌协调性训练　张口，下颌向左右侧方运动，反复5次，每天3次。左右咬动牙8～10下，反复做5～8次，每天2或3次。

4）舌肌和双侧面颊部咀嚼肌按摩　每天2或3次。屏气－发声运动训练：练习发ba、ta、ka、la四个音，持续3分钟。

2. 摄食训练　经过基础训练后，可逐步进入摄食训练。

（1）进食体位　进食体位应因人而异，应选择适合患者进食的体位。一般选择半卧位或坐位，配合头颈部运动的方式进食，严禁在水平仰卧位及侧卧位下进食。护理人员于健侧喂食，偏瘫侧肩部以枕垫起。进餐后应保持坐位15分钟，以减少食物逆流和误吸。

（2）食物的选择和每口进食量　食物的性状应根据吞咽障碍的程度，本着先易后难的原则来选择。对嗜睡、昏睡、吞咽能力中度以下者给予易于吞咽的半流质饮食，随着吞咽功能的改善及体能的恢复，可逐渐过渡到易变形的普通食物。进食量应从小量（1～4ml）开始，逐步增加。开始时，每口进食量不宜过大，以患者发病前每口饭量的50%为宜，口唇闭合，让患者充分咀嚼，体会味道。为防止食物在通过咽及食管时滞留，可以在每次吞咽食物后，再反复做几次空吞咽，使食物全部咽下；或者让患者交替吞咽固体食物和流食，或每次吞咽后饮少量水（1～2ml）。

3. 吞咽训练的注意事项

（1）下列疾病不宜进行吞咽训练：运动神经元病、中度至重度老年痴呆症、严重弱智、早产婴儿、脑外伤后有严重行为问题及神志错乱者。

（2）因冷刺激可促进舌较快地向后运动和诱发吞咽动作，咽部冷刺激训练宜在患者空腹或餐后2小时进行，以免引起呕吐。训练操作时应注意时间和环境的选择，尽量减少外界干扰。

（3）对严重呛咳的患者，在留置胃管的状态下行咽部冷刺激及其他吞咽康复训练。

（4）操作时，注意棉棒的棉絮要缠紧，以免松脱。对于配合比较差的患者，可用弯血管钳夹紧冰棉球涂搽，注意弯血管钳应背向涂搽部位。棉棒及棉球用冷开水或生理盐水冰冻而成，注意避免污染。

（5）如患者出现情绪激动或呕吐，应暂停进行，以免发生误吸。

（6）冷刺激的训练需要护理人员的耐心、患者的毅力和其家属的配合，训练中要注意对患者给予鼓励，以增强其信心。

（7）如果患者出现情绪激动，不能很好地配合，可暂时停止训练，稍事休息，待情绪稳定后再继续训练。

4. 摄食训练的注意事项

（1）在以下情况出现时，患者暂时不能进行摄食训练：昏迷状态或意识尚未清醒；对外界的刺激迟钝；认知严重障碍；吞咽反射、咳嗽反射消失或明显减弱；处理口水的能力低，不断流涎；口部功能严重受损。

（2）进食时环境要安静，患者精神要集中，以免分散精力引起误吸。

（3）要培养患者良好的进食习惯，最好定时、定量，体位的选择依患者具体情况而定。

（4）注意避免食物残留在口腔。对于能够做咀嚼而不能将食物送进口腔深处者，用汤匙将食物送至舌根处，以利于患者吞咽。

（5）护理人员指导和监护患者摄食训练时要耐心，不能急躁，注意观察进食时有无呛咳，如一旦疑有吸入应立即使用床边吸引器将口内与咽部食物吸出。

（6）要注意食物的调配、餐具的选择和进食前后口腔卫生的保持。容易吞咽的食物应具备密度均一，有适当的黏性，不易松散且爽滑，通过咽及食管时容易变形，不在黏膜上残留的特点。餐具开始时宜采用长或粗柄、小且边缘圆的硬塑料匙。

（7）如果患者出现疲乏或失去兴趣，应停下休息，或者采用少食多餐的方法来解决。

二、膀胱功能障碍的护理

某些全身性疾病或局部疾病会引起排尿活动的异常，出现尿潴留、尿失禁和膀胱刺激征等症状。此时需对患者进行膀胱护理，以缓解症状和预防因排尿障碍导致的并发症，从而提高患者的生活质量。

（一）种类和病因

1. 尿潴留 尿潴留是指膀胱内充盈尿液而不能自主排出。此时，膀胱高度膨胀，患者自觉下腹胀痛，排尿困难。查体可见耻骨上膨隆，可扪及囊样包块，压痛阳性，叩诊浊音。

引起尿潴留的原因有：①膀胱以下尿路梗阻；②膀胱收缩功能障碍；③其他因素，如外伤、手术或某些疾病引起排尿时不能用力、疼痛或不习惯卧床排尿等。

2. 尿失禁 尿失禁是指排尿不受意识控制，尿液不自主从尿道流出。尿失禁分为真性尿失禁、假性尿失禁和压力性尿失禁三类。真性尿失禁是指膀胱完全不能储存尿液，表现为持续滴尿。假性尿失禁又称充溢性尿失禁，是指膀胱内储存部分尿液，当充盈达到一定压力时，即可不自主溢出少量尿液；当膀胱内压力降低时，排尿立即停止，但膀胱仍呈胀满状态而不能排空。压力性尿失禁是指在咳嗽、打喷嚏、大笑或运动时，腹压升高，有少量尿液不自主地溢出。

3. 膀胱刺激征 尿频、尿急和尿痛三个症状合称为膀胱刺激征。三者可合并存在，亦可单独出现或两两联合出现。

（1）尿频 是指单位时间内排尿次数增多，按病因分为生理性尿频和病理性尿频。生理性尿频因饮水过多、精神紧张或气候寒冷等生理性因素引起。病理性尿频的因素有：①尿路炎症，见于肾盂肾炎、膀胱炎、尿道炎、前列腺炎等尿路感染。②神经精神因素，见于控制膀胱的中枢或周围神经损伤引起的排尿功能障碍（神经源性膀胱）和精神因素（癔症）。③尿量增多，见于糖尿病、尿崩症、精神性多饮和急性肾衰竭的多尿期。④膀胱容量减少，见于妊娠子宫增大或巨大卵巢囊肿压迫膀胱，膀胱结核引起膀胱纤维性缩窄及膀胱占位性病变。⑤尿道口周围病变，见于尿道口息肉、尿道旁腺囊肿等病变。

（2）尿急 是指一有尿意即迫不及待需要排尿，难以控制。常见病因有：①尿路炎症；②下尿路结石或异物；③下尿路肿瘤；④神经精神因素；⑤其他因素，如高温环境下尿液高度浓缩以及其他因素使尿液酸性增高，刺激膀胱或尿道黏膜而引起尿频。

（3）尿痛　是指排尿时感觉尿道内、会阴部、耻骨上区等部位疼痛或有烧灼感。引起尿痛的原因主要有泌尿系统的炎症、结石、异物和肿瘤。

（二）康复护理

1. 尿潴留患者的康复护理

（1）下尿路梗阻引起的尿潴留可采用以下方法。

1）诱发排尿反射　前列腺增生肥大的患者，常有下尿路梗阻，排尿困难。如有合并炎症，前列腺充血，尿路梗阻加重，可引起尿潴留；炎症消退后，尿路梗阻可以减轻。此时，可在抗炎消肿的基础上，试用诱发排尿反射的方法。

2）下腹部热敷　可放松括约肌，促进排尿。

3）留置导尿　对用诱发排尿反射方法无效的患者，在抗炎消肿的基础上，采用留置导尿。待炎症消退后，尿路梗阻减轻，可拔除导尿管。

4）膀胱造口　下尿路梗阻严重且难以恢复者，可采用膀胱造口的办法解除尿潴留。

（2）膀胱收缩功能障碍引起的尿潴留可采用以下方法。

1）利用条件反射　诱导排尿。

2）采用按摩、按压法　协助排尿。

3）针灸治疗　可采用针刺中极、曲骨、三阴交穴或艾灸关元、中极穴等方法，刺激排尿。

4）间歇导尿。

（3）因外伤或其他疾病使排尿时不能用力或疼痛，或不习惯卧床排尿等因素引起的尿潴留，可采用以下方法。

1）提供排尿环境　提供隐蔽的排尿环境，如关闭门窗、屏风遮挡、请无关人员回避、适当调整治疗护理时间等，使患者安心排尿。

2）诱导排尿　调整体位和姿势，协助患者以习惯的姿势排尿；下腹部热敷、按摩，促进排尿；利用条件反射诱导排尿；针刺中极、曲骨、三阴交穴，刺激排尿。

3）训练床上排尿　对某些手术后须绝对卧床休息的患者，在术前应训练其习惯床上排尿。

4）行导尿术　经上述处理无效者，可行导尿术。

2. 尿失禁患者的康复护理

（1）皮肤护理　清洗会阴部皮肤，保持局部清洁干燥，勤换衣裤、床单、衬垫等。

（2）接取尿液　用便器、尿壶、集尿器等紧贴外阴、尿道口接取尿液，避免尿液浸渍皮肤，发生皮肤破溃。

（3）功能训练　训练患者重建正常的排尿功能，使患者有意识地控制排尿。①训练膀胱功能：定时使用便器，初起每隔1～2小时使用1次，以后每隔2～3小时使用1次。在使用便器的同时，手掌轻柔地从膀胱底向尿道方向按压，使膀胱内尿液被动排出。②指导患者进行盆底肌肉训练：通过对盆底肌肉增进张力的练习而增加尿道阻力。具体方法是患者取立、坐或卧位，试做排尿动作，先慢慢收紧盆底肌肉，再慢慢放松，每次10秒左右，重复10遍，每天进行数次，以不觉疲乏为宜。

（4）适当饮水　指导患者每天饮水2000～3000ml。因多饮水不仅可以增加对膀胱的刺激促进排尿反射的恢复，还可预防泌尿系统的感染。

（5）留置导尿　长期尿失禁的患者，可行导尿术留置导尿。

3. 膀胱刺激征患者的康复护理

（1）针对病因进行治疗护理　对泌尿系统的炎症、结石、异物、肿瘤、尿道口周围病变、糖尿病、尿崩症及急性肾衰竭等因素引起的尿频、尿急和尿痛，针对病因进行治疗和护理。

（2）心理护理　对精神紧张、精神性多饮和精神因素引起的尿频、尿急，做好心理护理工作。

（三）护理技术

1. 利用条件反射诱导排尿法　定时对患者进行不同方法的刺激，如手指轻叩耻骨上区、牵拉阴毛，摩擦大腿内侧、捏掐腹股沟、听流水声、温水冲会阴部等，可以促使患者出现反射性排尿，促进排尿功能的恢复。

2. 下腹部按摩、按压排尿法　操作者将手置于患者下腹部膀胱膨隆处，左右轻轻按摩 10～20 次，以促进腹肌松弛，然后一手掌自患者膀胱底部向尿道方向轻轻推移按压，另一手以全掌按压关元、中极两穴位，以促进排尿。注意用力均匀，由轻而重，逐渐加大压力，切忌用力过猛，防止损伤膀胱。特别是年老体弱有高血压史的患者更应慎用。

3. 导尿术　操作时应熟悉男、女性尿道解剖特点，严格执行无菌技术，以防医源性感染和增加患者的痛苦。

4. 间歇性导　尿间歇性导尿是为了使膀胱规律性定期充盈和排空达到接近生理性状态而采用的一种方法。对病情稳定，可以适当限制饮水量，无泌尿系感染和尿液反流的患者可以实施间歇性导尿。

具体做法：每日液体摄入量限制在 2000ml 以内，平均每小时在 100～125ml。每 4～6 小时导尿 1 次，每次导尿时膀胱内尿量不能超过 500ml，以后逐渐根据膀胱功能的恢复情况，调整导尿间隔时间。如两次导尿之间能自动排尿 100ml 以上、残余尿量 300ml 以下时，可改为每 6 小时导尿 1 次；两次导尿之间能自动排尿 200ml 以上，残余尿量 200ml 以下时，可改为每 8 小时导尿 1 次；当残余尿量少于 100ml 或为膀胱容量 20% 以下时，可停止间歇导尿。

5. 留置导尿　对有尿潴留而又无法接受间歇性导尿的患者，如脊髓休克期或经盆腔、尿道手术的患者，可以采用此种方法持续导尿，以排空尿液，避免膀胱膨胀，促进膀胱功能的恢复，临床上多采用双腔气囊管导尿法。

（1）携用物至床旁，按导尿术插入导尿管，排尿后夹住导尿管末端。

（2）固定导尿管

具体固定位置：女性患者，气囊注水固定后，将留置尿管体表段二次固定于大腿内侧上 1/3 处再将引流管经大腿上方固定于床旁；男性患者，气囊注水固定后，将留置尿管体表段二次固定大腿前侧上 1/3 中点处，即髂前上棘内侧垂直线向下 10cm 处再将引流管经大腿上方固定于床旁。

3M 加压固定胶带高举平台法：清洁大腿内侧上 1/3 胶带固定处皮肤，取 10cm 长 3M 加压固定胶带，中间平分成两条长 10cm、宽 2.5cm 的胶带，分别将胶带平行粘贴在分叉口前方，进行 360°的包绕，使导尿管高于皮肤 0.5cm，将约 0.5cm 的胶带对粘在一起，并以此为中心将两边的胶带抹平，使之充分粘贴于清洁后的皮肤上。每 3 天更换 1 次，至对侧肢体并重新固定。更换胶带时操作温和，防止皮肤受损。每班次观察胶带，若有卷曲、脱落等异常主诉时，应及时处理。

（3）连接并固定集尿袋　将导尿管末端与无菌集尿袋相连，开放导尿管。将集尿袋的引流管固定在床单上，将集尿袋固定在低于膀胱高度之处。

6. 膀胱冲洗术

（1）分开导尿管与集尿袋引流管接头连接处，用浓度 70% 乙醇棉球分别消毒导尿管口和引流管接头，并用无菌纱布包裹。

（2）取无菌膀胱冲洗器吸取冲洗液，接导尿管，缓缓注入膀胱。

（3）遵医嘱注入适量冲洗液，取下冲洗器，让膀胱内液体自行流出或轻轻抽吸。如此反复冲洗，直至流出液澄清为止。

（四）注意事项

1. 留置导尿注意事项

（1）严格执行无菌技术及操作规程，预防尿路感染。

（2）对膀胱高度膨胀且又极度虚弱的患者，第 1 次放尿量不可超过 1000ml，以防大量放尿导致膀胱突然减压，导致膀胱黏膜急剧充血，引起血尿。

（3）保持引流通畅，避免导管受压、扭曲、堵塞。

（4）患者离床活动或做检查时，应将导尿管固定于下腹部，保持集尿袋低于耻骨联合。

（5）长期留置导尿管宜定期更换，普通导尿管 7～10 天更换，特殊类型导尿管按说明书更换。集尿袋更换时间不应长于产品说明书要求的时限，发生感染、堵塞、密闭性破坏等情况应及时更换。

（6）长期留置导尿管的患者，易发生泌尿系统感染和结石，故应鼓励患者多饮水，以起到自行冲洗膀胱的作用。若发现尿液浑浊、沉淀或出现结晶，应及时进行膀胱冲洗。每周查尿常规 1 次。

2. 膀胱冲洗注意事项

（1）严格执行无菌操作，防止导尿管和引流管接头污染，避免发生逆行感染。

（2）冲洗前先排空膀胱，降低膀胱内压，以便于冲洗液顺利进入膀胱。冲洗时避免空气进入膀胱，以免引起患者下腹部胀痛。

（3）向膀胱内注入冲洗液时，应避免压力过大使患者产生不适感。

（4）冲洗过程中要密切观察，若流出量少于灌入量，应考虑阻塞。可增加冲洗次数或更换导尿管。若冲洗时患者感到剧痛，或流出血性液体，应立即停止冲洗并积极处理。

（5）注意保持引流通畅，避免导尿管反折、扭曲、受压造成引流不畅。引流管位置必须低于耻骨联合，以便引流彻底。持续冲洗时，冲洗管和引流管 24 小时换 1 次。

（6）如需注入治疗用药，须在膀胱内保留 30 分钟后再引流出体外。

三、直肠功能障碍的护理

（一）意义和目的

某些全身性疾病或局部疾病会引起排便活动的异常，出现便秘、腹泻、大便失禁和肠胀气等症状。此时需对患者进行肠道护理，以缓解症状和预防因排便障碍导致的并发症，从而提高患者的生活质量。

（二）种类和病因

1. 便秘　便秘是指排便次数减少，排出的粪便干硬，排便不畅、困难的现象。粪便在大肠内停留时间越长，水分被吸收越多。体力活动少或胃肠自主神经功能紊乱，使肠蠕动减慢；或不按时排便，使粪便在肠道中停留时间过长；或食物中水分、油脂、纤维素缺少或机体缺水使肠液分泌不足，形成的粪便干燥，均可引起便秘。

2. 粪便嵌塞　粪便嵌塞是指粪便持久滞留、堆积在直肠内，坚硬而不能排出的现象。临床表现为患者有排便冲动，腹部胀痛，直肠肛门疼痛，肛门处有少量液化的粪便渗出，但不能排出粪便。

粪便嵌塞是便秘的继续发展，常发生于慢性便秘和瘫痪的患者。由于便秘未能及时解除，粪便在肠道中长期滞留，其中的水分被持续吸收，使粪便坚硬而不能排出。而乙状结肠内的粪便又不断向下推进，造成粪便的堆积、嵌塞。

3. 腹泻　腹泻是指排便次数增多且粪便稀薄不成形或呈水样便，患者急于排便而难以控制的现象。任何原因引起肠蠕动增加，使食物通过胃肠道过于迅速；或肠黏膜吸收水分功能障碍，影响水分在肠道内的吸收；或因肠黏膜受刺激，肠液分泌增加，使粪便中水分明显增多；当粪便到达直肠并排出体外时仍然呈液体状态，就形成腹泻。

4. 大便失禁 排便失禁是指肛门括约肌不受意识控制而不自主地排便的现象。神经肌肉系统的病变或损伤（如截瘫或全身瘫痪）、胃肠道疾病、精神障碍及情绪异常等因素可引起大便失禁。

5. 肠胀气 肠胀气是指胃肠道内形成过多的气体且不能排出。常见于肠道内气体形成过多（如摄入产气性食物过多）或吞入大量空气，肠道气体排出障碍（如肠梗阻、肠道手术后），肠蠕动减弱。

（三）护理方法

1. 注意观察有无腹胀，肠鸣音是否正常，必要时可测量腹围。

2. 对肠蠕动减弱的患者，24 小时内禁食，水入量为 30ml/h。如无恶心呕吐并可闻及肠鸣音，第 2 天水入量加至 60ml/h。第 3 天开始进软食，如出现腹胀，可置胃管或行肛管排气。

3. 保持正常排便，3 天无大便者，可给予缓泻剂。对顽固性便秘者可给予灌肠。

4. 病情平稳后，要尽早开始肠道训练，即每日或隔日训练患者在同一时间排便，养成良好的排便习惯。

5. 排便前一日睡前服用适量缓泻剂，排便当日早晨空腹饮热咖啡或热茶 300ml，以刺激胃肠，增加蠕动，有助于大便排出。

6. 排便费力时，可给予开塞露或采用肛门指检的方法直接刺激直肠。

7. 训练患者排便时按摩腹部或屏气，以增加腹压利于大便排出。

知识链接

肠道训练方法

腹式呼吸每日早、中、晚餐后 1 小时指导患者进行腹式呼吸 20 次。

腹部按摩俯卧位，顺时针按摩（升结肠 - 横结肠 - 乙状结肠），持续 10 分钟/次，连续 3 次，通过皮肤刺激形成直肠反射，促进肠道蠕动。

拍打骶骨轻轻拍打骶尾部，通过骨传导刺激直肠，20 下/次，每日 3 次。

按摩脊柱对患者脊椎两侧肌肉进行按摩 3 ~ 5 次后，对脊椎进行上下揉捏，持续时间 3 分钟，刺激马尾神经，形成排便反射。

四、言语功能障碍的护理

语言是人类在社会活动中，相互交流思想、感情、意见和需要的最重要的工具。语言的产生，创造和促进了人类文化的发展，也是人类区别于其他动物的本质特征之一。

（一）言语障碍的基本概念

1. 言语是一种通过咽、喉、鼻、口腔、舌等器官协调运动，以说话进行交流和沟通的表达方式。

2. 语言是由抽象的词语，按一定的逻辑排列形成有规律的语法结构的符号系统。可以将人的各种思维和需要，通过文字、手势、表情等表达出来。构成语言的要素有语音、词汇、语法、语意成分等。

3. 言语 - 语言相互关系：言语和语言是两个不同的概念，语言是由词汇和语法构成的符号系统，并客观地存在于言语之中；言语是个体利用语言进行交流的最简便的形式。二者既有区别，又密切联系。语言是言语的材料，言语是语言的一种外在表现。言语 - 语言交流障碍是人类极为重要的残疾，将严重影响患者生活质量。

（二）言语障碍的分类

言语障碍是指组成言语的听、说、读、写四个主要方面的功能单独或两个及以上共同受损。临床上的交往障碍患者，主要表现在个体言语活动过程的障碍，从这个意义而言，将所有的交往障碍统称为言语障碍。由于言语障碍的种类繁多，目前各国均无统一的分类标准，这里主要介绍失语症和构音障碍两类。

1. 失语症的分类　失语症是指因脑部器质性病变或损伤所引起的后天性言语－语言功能受损或丧失，不仅表现为对口语的理解、表达，文字的阅读、书写及手势表达能力减弱，还伴有其他高级信号活动障碍，如计算、诵读困难，乐谱阅读、音乐欣赏和乐器演奏困难等。

失语症的表现极为复杂，现根据我国汉语语言特征，结合临床病灶定位和语言障碍特征分为运动性失语、感觉性失语、传导性失语、命名性失语、皮质性失语和完全性失语等几种类型。此外还有意义性失语症、纯字哑症、纯字盲症等，均较少见。

2. 构音障碍的分类　构音障碍是指由于中枢或周围神经系统受损所导致的与言语产生有关的肌肉运动控制障碍，常见的有肌肉麻痹、肌力减弱和运动不协调。患者通常表现为听觉理解正常，能正确选择词汇和按语法排列，但不能随意精确地控制重音、音量和语调，严重者丧失发声能力。构音是把经语言中枢整合、分析所获得的语义成分转变成声音的功能。因此，发音器官结构异常所致的构音障碍称为器质性构音障碍，而发音器官结构正常的构音错误称为功能性构音障碍。根据神经系统损害的部位和言语受损的严重程度，分为迟缓型、痉挛型、共济失调型、运动减少型、运动过多型、混合型等。

（三）言语障碍的康复原则

1. 全面评估制订计划　首先对患者进行全面评估，找出患者存在的身心问题，制订相应的计划。

2. 循序渐进逐步增加刺激　适当的刺激，反复强化，适时调整，采用多种途径的语言刺激，每天将标准定在患者刚好感到困难，但通过思考和努力是可以完成的水平。标准太低失去治疗意义，太高则影响患者的信心及学习的积极性。

3. 早期介入，医院与家庭训练结合　治疗师（士）与患者一对一训练的量是有限的，因此，除在医院由治疗师（士）指导训练外，要求患者家属在家中也能继续治疗，治疗师（士）应定期对家属进行指导，使其掌握训练原则和方法，以便指导患者在家中自练。

4. 加强心理护理　坚定患者信心，对合并有行为、情绪等障碍者，应同时进行心理治疗。

5. 治疗个体化，形式多样化　根据患者实际采用实物教学、形象教学、电话教学，内容上选用讲故事、绕口令、提问、抢答、联句等。

（四）训练方法

1. 失语症的训练

（1）发音器官的肌肉运动控制训练　包括呼吸运动训练、颊部运动训练、舌的运动训练、唇的运动训练、腭的运动训练等。

（2）发音练习　发音练习原则是先元音后辅音；先张口音后唇音；先单音节后多音节；最后过渡到单词和句子的训练。如张嘴发“a”音，噘嘴发“u”音，收唇发“sh”音。在以上训练的基础上，让患者尽量长时间地保持这些动作的姿势，先做无声的构音运动，再轻声地引出靶音。

（3）命名训练　通过实物或图片引出名称，可逐张向患者出示图片或实物，也可同时摆放5～10张图片或实物，如钢笔、别针、红色、蓝色等，逐一问“这是什么?”当患者答不出或答错时，可用词头音或描述物品的用途以提示。

（4）听理解训练（话语训练）　在桌面上摆放5～10张图片，护士或治疗师说出某一单词名称，让患者从摆放的图片中指出相应的图片；听短文作“是”“非”或“正”“误”判断，如“一年有12个月，对吗?”。对毫无言语能力者则应训练患者认识操纵符号来应答问题、描述情感、动作和需要。执行指令，让患者听指令完成相应的动作，如“将茶杯拿起来”等。

（5）阅读理解训练　常用的方法有词图匹配或图词匹配。具体的方法是：摆出5～10张图片，把图名词卡交给患者，让患者进行1：（5～10）的匹配选择，这是词图匹配。图词匹配的操作与之相反。轻症者可令其自己读句子或短文并从数个备选答案中选出正确答案。如让患者选出背着书包的学生的卡片，问“田里收割稻子的是工人，在工厂开机器的是农民，对吗？”等。

（6）书写训练　目的是使患者逐渐将语义与书写的词联系起来，达到有意义的书写和自发书写水平。可以先从词词匹配开始，再进行抄写训练，逐步过渡到看图命名书写、听写、默写等。

（7）语言记忆训练　首先出示一系列图片，描述每一张图片中人们所进行的各种活动，再对患者提问，患者只需答“对”或“不对”；然后对患者进行口头提问，让患者回答“对”或“不对”；最后大声讲故事，每个故事6～8句话，根据故事的突出点让患者回答“对”或“不对”；根据记忆复述句子。

2. 构音障碍训练

（1）发音器官的运动控制训练（同失语症的训练）。

（2）松弛疗法　松弛疗法主要是通过呼吸和四肢远端关节的活动，缓解患者紧张心理，从而间接降低构音器官肌肉的紧张性。

1）下肢放松训练　踝屈伸，膝屈伸，先远端再近端。

2）躯干放松训练　腹式深呼吸。

3）上肢放松训练　双臂前举，手握拳。

4）肩、颈、头部放松训练　耸肩，颈前屈，后伸；抬额；皱眉；头部左右旋转；下颌前后左右运动。

（五）言语障碍的康复护理

1. 康复护理原则　早期介入，先易后难，坚持不懈。很多脑血管意外的患者在2周内开始恢复，在2～3个月内恢复较快，超过6个月恢复较慢，超过1年大部分病例不能再恢复。因此，对言语障碍的患者来说，康复护理应在急性期已过、病情稳定时介入。尽管发病后3～6个月是失语症治疗恢复的最佳时间，但对发病1年以上的患者也不应轻易放弃治疗。护理时特别要注意患者训练后的反应，对患者全身状态不良、有意识障碍、重度痴呆、拒绝训练或缺乏训练动机及要求者，均不应进行言语训练。对训练中出现疲劳或注意力不集中者，则应令其休息；而经过一段时间的系统言语治疗后仍无进展者，应暂时中止治疗。一般而言，要想获得较好的效果，治疗必须持续几个月以上，一旦言语功能获得改善，大部分是不会逆转的。

2. 内容和方法

（1）环境准备　训练环境对患者的情绪有极大的影响，因此，康复护士应特别重视给患者提供和创造一个良好的训练环境。训练室要具有隔音性，便于治疗师对患者发音正确与否的判断；训练时要限制无关人员的进出，减少患者不必要的紧张，以利于患者集中注意力进行训练；做到治疗环境清洁明亮；环境布置宜简洁整齐，适当摆放一些花草，给人以温暖和活力；刻意营造轻松的氛围，激发患者主动参与交流的积极性，还可分成小组进行一些有趣的游戏，让大家在笑声中学习语言；在病室安排上，尽量不要将有言语障碍的患者放在一起，以使患者有更多的交流机会。

（2）形式灵活　正规的言语治疗通常都是由言语治疗师制订计划并负责具体治疗实施的，训练方式主要有个别训练和集体训练，可根据患者的具体情况安排，但康复护士应了解训练内容，熟悉各种训练技术，重点是指导患者在日常生活中学习和运用各种交流技术，促进言语功能的恢复。如指导患者家属帮助患者在日常生活中学习语言，将每天日常生活中经常出现的动作告诉患者，并帮助他们学习、复述出对应的词语：吃饭、喝水、睡觉、起床等；利用每天做基础护理、专科护理和治疗的时间，多与患者进行交流，让患者复述发药、打针、疼痛、穿衣等。

（3）时间合理　一般治疗时间宜安排在上午，每次训练30～60分钟，最好每日1次，每周不少于3次。每次治疗可安排几种不同的训练方法，如训练口语时再加同一字词的听、辨认或书写，得以强化。

（4）内容适宜　训练内容要适合患者的文化水平，生活情趣，能够引起患者的兴趣，先易后难，循序渐进。训练中所选择的内容应设计在成功率70%～90%的水平上，于每次开始训练时即让患者感到有成功的希望，训练结束时能够保证完成；重视每一次与患者接触的时机，尽量与患者多交流。

（5）心理护理　由于引起言语障碍的原因不同，有先天性的聋哑、脑瘫，后天性的脑血管意外、脑外伤等。不同的患者会有不同的心理问题，但共同之处在于他们都丧失了交流功能，自尊心受损，可能引发极度的恐惧、烦躁等。因此，做好心理护理是使患者全面康复的重要保证。首先要尊重理解患者，接待患者时态度要和蔼，语言要亲切，以消除患者的紧张心理，平时要多关心和帮助，主动与患者多交流，并注意保护患者的自尊心；多引导、多启发、多表扬、多鼓励患者以各种方式主动参与交流，帮助患者建立康复的信心。

目标检测

答案解析

选择题

A1/A2型题

1. 具有清心解暑、除烦之效，适宜于夏季天气炎热或心火偏盛者的枕芯宜选用（　）

A. 干绿豆皮　B. 棉花　C. 木屑　D. 蝉蜕　E. 大豆

2. 我国最适宜的睡眠时间是（　）

A. 下午8～9时　B. 下午9～10时

C. 下午10～11时　D. 下午11～12时

E. 凌晨12时之后

3. 自古以来进食宜少的应是（　）

A. 早餐　B. 午餐　C. 晚餐　D. 三餐　E. 白天

4. 秋季应多食（　）之品

A. 辛辣刺激　B. 清淡少油　C. 滋阴润肺　D. 温热御寒　E. 甘甜寒凉

5. 以情胜情法是根据情志及五脏间存在的什么原理（　）

A. 阴阳五行生克原理　B. 阴阳理论　C. 经络理论

D. 藏象理论　E. 精气理论

6. 人类在社会活动中，相互交流思想、感情、意见和需要的最重要的工具是（　）

A. 语言　B. 文字　C. 声音　D. 字母　E. 书籍

7. 对于膀胱高度膨胀又极度虚弱的患者，首次导尿放尿量不可超过（　）ml。

A. 800　B. 900　C. 1000　D. 1100　E. 1200

8. 患者，男，52岁，大便秘结，三日不出，腹胀满，面红目赤，口干口臭，小便短赤，苔黄，脉滑数。从中医养生角度讲，应选择什么方剂（　）

A. 温脾汤　B. 黄芪汤　C. 六磨汤　D. 润肠丸　E. 麻子仁丸

9. 患者，女，47岁，面色苍白、唇色爪甲淡白无华、四肢不温、冬季症状尤为明显，舌质淡，苔

薄白，脉细弱。中医养生饮食应选择哪类食品（　）

A. 瓜果生冷类　B. 鱼虾海鲜类　C. 羊肉温热类　D. 大米面食类　E. 蜜饯甜品类

10. 患者，女，36 岁，面色苍白、唇色爪甲淡白无华、四肢不温、冬季症状尤为明显，舌质淡，苔薄白，脉细弱。常常伏案劳神，思虑过度，熬夜工作。应用怎样自我调节（　）

A. 以耐养性　B. 以宣消郁　C. 慎避惊恐　D. 思虑有度　E. 以静制动

11. 患者，男，56 岁，脑出血后 2 个月余，遗留有肢体功能障碍，嘴角流涎，饮水呛咳，进食稀流质，目前正接受吞咽功能训练，主要是为了避免因进食引起的（　）

A. 吸入性肺炎　B. 窒息　C. 咳嗽　D. 发音

书网融合……

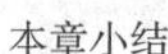

本章小结

题库

第五章 常见病症的中医康复

PPT

学习目标

知识要求：

1. 掌握 常见神经系统疾病、内科疾病和肌肉骨骼疾病的定义和辨证要点。

2. 熟悉 常见神经系统疾病、内科疾病和肌肉骨骼疾病的病因及症状。

3. 了解 常见神经系统疾病、内科疾病和肌肉骨骼疾病瘥后防复的方法。

技能要求：

1. 熟练掌握常见神经系统疾病、内科疾病和肌肉骨骼疾病的康复评定方法。

2. 学会应用常见神经系统疾病、内科疾病和肌肉骨骼疾病的康复治疗方法。

素质要求：

1. 具备基本的辨证、评定和康复治疗常见神经系统疾病、内科疾病和肌肉骨骼疾病功能障碍的能力。

2. 增强理论联系实际的应用能力以及医患沟通能力。

3. 培养良好的医学职业道德和敬业精神，坚定全心全意为人民健康服务的思想。

第一节 偏 瘫

案例引导

案例 患者，男，48岁，1年前因“左侧肢体活动不利，伴言语不利1天”入院。患者入院后经检查，诊断为“脑出血”，对症保守治疗后出院。为求进一步康复治疗，今至我院就诊，门诊拟“脑出血后遗症”收治入院。现患者左侧肢体活动不利、肌肉萎缩，言语欠流利，患病以来，精神可，饮食可，睡眠较差，二便正常，舌质红，苔少，脉弦细。

讨论 请对该患者进行辨证分型，并制定康复治疗方案。

一、概述

（一）定义

偏瘫是指一侧上下肢体的运动障碍，又称“中风偏瘫”“半身不遂”“偏枯”“偏风”等，可能是脑血管意外即脑卒中引起，轻者表现为肢体活动不利，重者则出现完全性瘫痪。部分患者可伴随口眼歪斜、感觉异常、肌张力异常、失语、共济失调、吞咽困难等症状。

（二）流行病学

根据相关调查报告，脑血管病目前已跃升为国民死亡原因之首，其中偏瘫的最主要病因——脑卒中，是单病种致残率最高的疾病。对脑卒中的危险因素进行积极有效的干预，可以明显降低脑卒中发病率，减轻偏瘫患者的疾病负担。

（三）病因和危险因素

偏瘫主要由脑卒中或称“中风”引起。根据发病机制，脑卒中分缺血性脑卒中和出血性脑卒中。

脑卒中的危险因素分为不可干预与可干预两种。不可干预因素主要包括年龄、性别、种族、遗传因素等；可干预因素包括高血压、糖代谢异常、血脂异常、心脏病、无症状性颈动脉粥样硬化和生活方式等。

二、辨证施治

（一）临床表现

1. 运动功能障碍 脑卒中使上运动神经元受损，下运动神经元失去控制，原始反射、姿势反射出现，形成多种形式的运动障碍。

2. 感觉功能障碍 脑卒中后感觉传导通路受损所致，出现如痛觉、触觉、温度觉等浅感觉障碍，运动觉、位置觉、振动觉等深感觉障碍，实体觉、皮肤定位觉、两点辨别觉和特殊感觉等复合感觉障碍。

3. 平衡功能障碍 人体维持平衡主要受到前庭系统、本体感觉系统、视觉调节系统、大脑平衡反射调节系统、小脑共济协调系统和肌群力量的影响，以上任何一个环节病变均会导致平衡功能障碍。

4. 协调功能障碍 脑损伤后高级中枢对低级中枢的控制失灵，肌张力异常，肢体各肌群之间失去相互协调能力，动作表现为笨拙的、不平衡的和不准确的运动特点。

5. 认知功能障碍 脑损伤后引起人体学习、记忆、思维及判断等大脑高级智能加工过程出现异常，从而出现记忆、语言、执行、视空间、计算和理解判断等功能中的一项或多项受损，影响个体的日常或社会活动能力。

6. 言语功能障碍 脑损伤后引起语言和作为语言基础的认知过程的障碍。主要表现为失语症和构音障碍。

7. 吞咽功能障碍 主要指摄食下咽过程异常导致呛咳、肺部问题、营养不良、脱水以及体重下降等症状的一种障碍表现。

8. 心理障碍 脑卒中后伴发情感障碍主要包括抑郁和焦虑。

（二）病因病机

偏瘫患者多因素体气血亏虚；或年老精气亏损，阴阳失调；或素有痰瘀内阻，经脉不利；或情志不畅；或饮酒饱食；或房室劳累而诱发，以致气血运行受阻，肌肤筋脉失于濡养而发病；甚者阴亏于下，肝阳暴亢，阳化风动，血随气逆，夹痰夹火，横窜经隧，蒙蔽清窍，而形成上实下虚、阴阳互不维系的危急证候。总之，偏瘫早期的主要病机是脏腑阴阳失调，气血逆乱，风火痰瘀蒙蔽清窍，横窜经络，阻塞于脑的实证。恢复期则为虚实夹杂病机，虚多为气虚、阴虚，阴虚又主要为肝肾阴虚；实则多为瘀血、痰浊。

（三）辨证分型

1. 中风偏瘫急性期

（1）中经络 病情较轻，病邪较浅，主要表现为头痛头晕，口眼歪斜，舌强语謇，口角歪斜，手足重滞，肢体麻木，甚至半身瘫痪，可伴有耳鸣目眩，腰膝酸软，脉弦或浮数。一般无昏迷等神志改变。

（2）中脏腑 病情较重，有神志改变，主要表现为猝然昏倒，不省人事，或神志恍惚，嗜睡，兼见半身不遂，口角歪斜，言语謇涩等症状。可分为口噤不开，牙关紧闭，两手握固，肢体强痉，二便闭，脉弦滑而数等闭证；或手撒口开，冷汗淋漓，二便自遗，脉微细欲绝等脱证。

2. 中风偏瘫恢复期 常见证型有以下三种。

（1）气虚血瘀型 面色苍白无华，形体虚羸，自汗，口眼歪斜，语言謇涩，半身不遂，肢软无力，麻木不仁；或有肌肤甲错，半身刺痛；或有患侧手足肿胀，筋脉拘急；舌体胖大有齿痕，或紫暗，或有瘀斑瘀点，脉弦细或涩结。

（2）肝肾阴虚型 面色潮红，口眼歪斜，头晕耳鸣，舌强语謇，半身不遂，腰酸腿软，心烦健忘，眩晕，视物模糊；或筋脉拘急，屈伸不利，舌红苔少，脉弦细。

（3）脾虚痰湿型 形体肥胖，面黄唇淡，口眼歪斜，言謇流涎，半身不遂，反应迟钝，食欲不振，倦怠乏力；或咳嗽气短，痰多面肿；舌淡苔腻，脉滑或弦滑。

（四）康复评定

偏瘫患者可见多种形式功能障碍，如运动功能障碍、感觉功能障碍、平衡与协调功能障碍、言语功能障碍、认知功能障碍、心理障碍等。这些功能障碍的发生与病变部位、损伤程度等密切相关。常用功能测评如下。

1. 神经功能缺损程度评定 常用评定方法包括格拉斯哥昏迷量表（GCS）、脑卒中患者临床神经功能缺损程度评分标准表、美国国立卫生研究院卒中量表（NIHSS）等。

2. 运动功能评定 常用评定方法包括 Brunnstrom 偏瘫功能评价法、简化 Fugl－Meyer 评测法、上田敏偏瘫功能评定法、改良 Ashworth 分级评定法、徒手肌力评定法、步态分析 RLA 八分法等。

3. 平衡功能评定 常用评定方法包括三级平衡检测法、Berg 平衡量表评定法、平衡仪测试评定。

4. 言语功能评定 常用评定方法包括西方失语成套测验（western aphasia battery，WAB）、汉语失语症成套测验（aphasia battery in Chinese，ABC）。

5. 吞咽功能评定 常用评定方法包括洼田饮水试验、电视荧光吞咽造影检查（video fluoroscopic swallowing study，VFSS）

6. 认知功能评定 常用评定方法包括简明精神状态量表（mini－mental state examination，MMSE）、蒙特利尔认知评估量表（MoCA）、洛文斯顿认知评定量表（LOTCA）。

7. 心理评定 常用评定方法包括汉密尔顿抑郁量表（Hamilton depression scale，HAMD）、汉密尔顿焦虑量表（Hamilton anxiety scale，HAMA）。

8. 日常生活能力评定 常用 Barthel 指数评定表、功能独立性评定量表（FIM）进行评定。

9. 生活质量评定 常用评定方法包括健康调查简表（the MOS item short from health survey，MOS SF－36）、世界卫生组织生存质量量表－100（WHO quality of life－100，WHOQOL－100）、生活满意度量表。

三、康复治疗

（一）急性期辨证施治

偏瘫急性期（一般持续时间为 2～4 周），患者多表现为一侧上下肢瘫痪，不能随意运动，可伴有口眼歪斜、言语謇涩等。此时，要尽早介入康复治疗措施。康复重点在于协助治疗原发病，防止病情恶化，预防继发性功能障碍。其主要方法为中药、针灸、体位疗法及运动疗法等。其中，体位疗法和运动疗法对防止继发性功能障碍，如关节挛缩、疼痛、肌肉萎缩，具有重要作用。

1. 中药治疗

（1）中经络 宜滋阴潜阳，息风通络。方用镇肝息风汤加减。药用：生龙骨、生牡蛎、生白芍、牛膝、龟板、钩藤、代赭石、天麻、菊花等。头痛头晕重者，加僵蚕、夏枯草、石决明以清肝平阳；心中烦热者，加生石膏、栀子以清热除烦；胸闷痰多者，加胆南星、川贝、竹沥以清热化痰；失眠多梦者，加珍珠母、龙齿、夜交藤以镇静安神。

（2）中脏腑　宜开窍息风。如为阳闭，先灌服或鼻饲安宫牛黄丸或至宝丹，同时服用羚羊角汤加天麻钩藤汤。药用：羚羊角粉（冲服）、钩藤、天麻、生石决明、蜈蚣、白芍、生大黄、胆南星、夏枯草；如为阴闭，急用苏合香丸温开水化开灌服，并用涤痰汤煎服，药用：半夏、橘红、茯苓、竹茹、石菖蒲、胆南星、枳实；如为脱证，立即用大剂参附汤合生脉散以回阳固脱，药用：人参、附子、麦冬、五味子。

2. 针灸疗法

（1）中经络　宜疏通经络，醒脑调神。以半身不遂、头晕头痛、耳鸣腰酸为主者，取风池、肝俞、肾俞、太溪、阳陵泉者；以半身不遂、痰多胸闷、便干等为主者，取风池、风府、大椎、肺俞、天突、中府、丰隆、曲池、足三里、肾俞、膻中、天枢、三阴交穴。每次取3～5穴，交替使用。

（2）中脏腑　先开关醒神志，可取十二井穴放血，水沟穴大幅度捻转提插，待患者稍微神清后，可取百会、内关、外关、风池、太冲、足三里、合谷穴。若出现脱证，可急刺水沟醒神，同时温灸百会、神阙、中极、关元、气海穴；神清后用补法针刺足三里、太溪、膻中、中脘、内关穴，留针20分钟。每次取3～5穴，交替使用。

知识链接

醒脑开窍

“醒脑开窍”针法，由石学敏院士所创立，在治疗中风病方面取得显著疗效，他率先提出针刺手法量学理论，使传统针刺手法向规范化、剂量化、标准化发展。

主方Ⅰ　即“大醒脑”。

主穴：双侧内关、水沟，患侧三阴交。

副穴：患侧极泉，患侧尺泽，患侧委中。

配穴：吞咽障碍加风池、翳风、完骨；手指握固加合谷；语言不利加廉泉，金津、玉液放血；足内翻加丘墟透照海。

主方Ⅱ　即“小醒脑”。

主穴：双侧内关、上星、百会、印堂，患侧三阴交。

副穴及配穴同主方Ⅰ。

一般在应用调神法之初首选“大醒脑”穴，而后与“小醒脑”穴交替使用。

3. 推拿疗法　从远端至近端进行推拿，尤其要注意对患侧手、肩及下肢的推拿，有利于改善血液循环，消除肿胀，缓解疼痛，预防压疮和深静脉血栓。推拿可作为常规药物治疗和（或）其他治疗的配合运用，在脑卒中患者病情稳定后尽早开始治疗，避免使用暴力和蛮力，手法轻柔。

4. 体位疗法　偏瘫患者卧床期应将患者摆放于良肢位：鼓励患侧卧位，适当健侧卧位，尽可能少采用仰卧位，避免半卧位（因该体位强化躯干屈曲及下肢伸展痉挛模式）。

（1）患侧卧位　头由枕头良好支持，使之高于胸部；躯干略向后旋，背部用翻身枕支撑；患侧肩胛骨前伸，上肢前伸与躯干角度约90°，前臂旋后，腕背伸，手指自然伸展；患侧下肢髋伸展、膝微屈，踝关节中立位；健侧下肢踏步姿势，屈髋屈膝向前垫软枕（图5－1）。注意，患侧卧位时，避免患肩、患髋被压在身体下面。

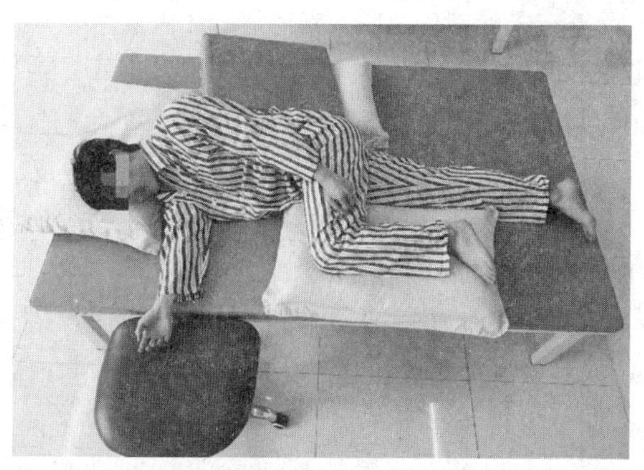

图 5-1　患侧卧位（右侧为患侧）

（2）健侧卧位　头由枕头良好支持，避免向后扭转；躯干与床成 90°；患侧上肢由软枕支持，上抬大于 90°伴肩胛骨前伸，肘、腕、指关节自然伸展，掌心向下放于胸前的软枕上；患侧下肢向前踏步姿势，屈髋屈膝约 90°，完全由体前软枕支持，踝关节保持中立位，避免足内翻（图 5-2）。

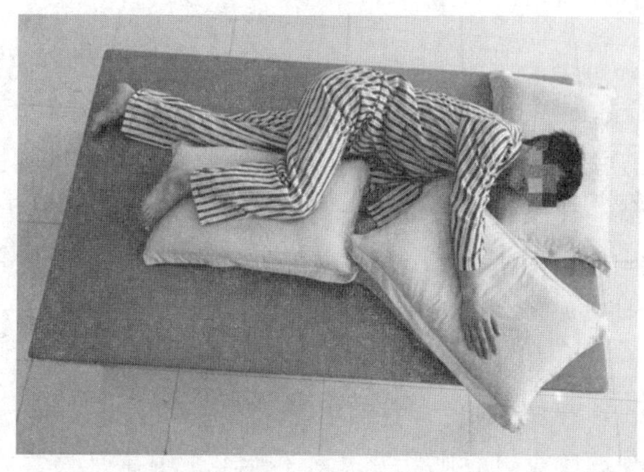

图 5-2　健侧卧位（右侧为患侧）

（3）仰卧位　应尽可能少用仰卧姿势，易加重患者的痉挛模式。如患侧肩胛骨后缩及内收，上肢屈曲、内旋（常放在胸前），髋关节轻度屈曲及外旋（可引起外踝压疮），足下垂及内翻。为预防这些异常，可在患侧肩胛骨下方放置垫枕防止后缩，保持肩关节前伸，肘、腕、指自然伸展，前臂旋后。患侧臀部和大腿下放置垫枕，使骨盆旋前，防止患肢外旋，膝下可置一小枕或毛巾卷，使膝关节微屈，足底避免接触任何支撑物，防止引起阳性支持反射加重足下垂（图 5-3）。

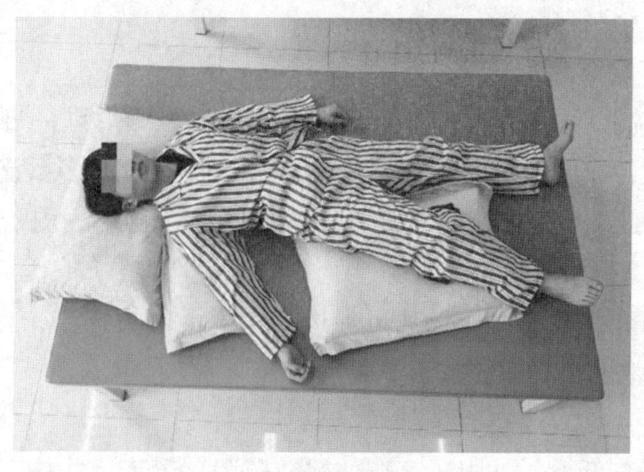

图 5-3　仰卧位（右侧为患侧）

（4）定时变化体位　任何体位若持续时间过长，都可能造成血液循环障碍。末梢血液循环阻断 2 小时以上，局部组织即可出现不可逆的病理改变，引起继发性损伤。因此，应每隔 2 小时变换一次体位。若患者意识不清或无法主动参与，则照护者应协助患者翻身，若患者具备一定能力且病情稳定，则鼓励尽早开始翻身训练。翻身是早期患者最具治疗性意义的活动，能刺激全身性反应及活动。但出现下列症状时，应暂时停止体位变换：血压明显下降，收缩压在 100mmHg 以下；头部轻度前屈时，出现瞳孔散大和对光反射消失；去皮层强直状态；呼吸不规则；呕吐频繁；双侧弛缓性麻痹；频发性全身痉挛；去大脑强直状态。

5. 运动疗法　此期多数患者患侧肢体主动活动不能或很弱，肌张力低下。应尽早通过被动关节活动技术以维持关节的正常活动范围，预防关节挛缩和变形，并使患者早期体会正确的运动感觉。一般情况，脑梗死患者多数在发病初期仅表现为半身不遂，没有意识障碍等危险症状，提示发病当天即可开始。脑出血患者多数在发病后 2～3 天开始。关节活动顺序应从近端关节至远端关节，各关节进行各个方向运动，每个动作各做 3～5 次，每天 2 次；两侧均进行，先做健侧，后做患侧。同时，嘱患者头转向患侧，引发视觉反馈和治疗师言语刺激，有助于患者主动参与。

肢体的被动运动训练应注意以下几点：被动活动宜在无痛或少痛范围内进行；动作要缓慢、柔和、有节律性，避免粗暴动作造成软组织损伤；对容易引起变形或已有变形的关节要重点运动。

6. 言语功能障碍康复训练　建议存在语言功能障碍的患者尽早开始语言功能训练，训练越早，越有利于语言功能的重建。先易后难，反复训练，循序渐进，适时鼓励。早期可针对患者听、说、读、写、复述等功能障碍给予相应的简单指令训练、口颜面肌肉发音模仿训练、复述训练；口语理解严重障碍的患者可试用文字阅读、书写或交流板进行交流。

7. 吞咽功能障碍康复训练　建议医护人员对所有脑卒中患者尽早完成吞咽功能临床评价。洼田饮水试验可以作为脑卒中患者误吸危险的筛选方法之一。对饮水试验阳性的患者可进一步应用电视荧光吞咽造影检查（VFSS）明确病情。

针对存在吞咽障碍患者，可选择口轮匝肌训练、舌运动训练、增强吞咽反射能力训练、咽喉运动训练、冰刺激、神经-肌肉电刺激等方法训练。吞咽功能评估之后可以采用改变食物性状和代偿性进食方法（如调整姿势和手法等）以改善患者吞咽状况。对不能经口维持足够营养和水分的患者，应考虑经鼻胃管肠内营养；有胃食道反流和误吸风险的患者，建议使用鼻肠管进行肠内营养；需长期胃肠营养支持者（>4 周），建议给予经肠内胃造瘘喂养（percutaneous enteral gastrostomy，PEG）；需要长期管饲者，应该定期评估营养状态和吞咽功能。

8. 下肢深静脉血栓防治　医护人员应在初次患者访谈和体检期间筛查静脉血栓栓塞症（vcnous thromboembolism，VTE）风险，并提供预防措施。这些措施应包括有关下肢深静脉血栓形成症状和体征的教育、基本预防、物理预防及药物预防。当患者处于下肢深静脉血栓形成的高风险时，应进行机械加压（如间歇充气压缩泵、渐变压力袜）。

（二）恢复期辨证施治

恢复期的患者血压、脉搏、呼吸等生命体征已基本稳定，意识清醒，一侧上下肢瘫痪，不能随意运动，可伴有肢体强直、拘急，或肌肤麻木、口眼歪斜、言语謇涩等，多数患者能够理解医护人员的语言，并能配合康复治疗。因此，应鼓励患者发挥自身的主观能动作用，积极参与康复治疗和功能训练。

此期重点在于补虚、祛瘀、化痰，主要手段为药物、针灸、推拿等。运动疗法可降低肌张力、增强肌力，促进神经-肌肉的功能恢复；作业疗法可促进日常生活能力提高，提升生活质量；必要时，轮椅、矫形器可补充、强化或替代部分残损功能，适时选择应用。

1. 中药治疗

（1）气虚血瘀型　宜益气活血。补阳还五汤加减。药用：黄芪、桂枝、桃仁、红花、川芎、地龙、当归、赤芍、丹参。瘀血甚者，加乳香、没药；病程稍久者，加全蝎、乌梢蛇。

（2）肝肾阴虚型 宜滋补肝肾。杞菊地黄丸加减。药用：熟地黄、山萸肉、山药、丹皮、菊花、枸杞子。阴虚阳亢者，药用镇肝熄风汤加减；有瘀血者，加全蝎、丹参。

（3）脾虚痰湿型 宜健脾化痰祛湿。半夏白术天麻汤加减。药用：半夏、白术、天麻、胆南星、枳实、茯苓、陈皮、丹参。脾虚重者，可用香砂六君子汤加减。

2. 针灸推拿

（1）体针 上肢取肩髃、曲池、外关、合谷、天泉、少海、内关穴；下肢取环跳、风市、阳陵泉、足三里、悬钟、三阴交、解溪、昆仑穴。每次取3～5穴，交替使用。体针可与头针联用。

（2）头针 常用的有头皮针标准线取穴法、头穴分区取穴法、头穴透刺取穴法、头穴丛刺长留针取穴法，可根据临床症状选择相应的治疗区进行治疗。

（3）耳针 可取神门、脑干、枕、颞、肝、肾，或用王不留行籽贴敷，每3天换1次，辨证取穴。

（4）推拿 推拿可疏通经脉，缓解肢体痉挛，改善局部血液循环，预防压疮，改善尿潴留，促进患肢功能和日常生活活动能力。可结合运动疗法同时进行。取穴可参照针灸。手法要平稳，由轻而重，以不引起肌肉痉挛为宜。

3. 运动疗法

（1）自我被动运动 患者用健侧肢体帮助患侧肢体活动。主要用于意识清醒、能理解医护人员语言者。注意事项：该运动有一定的局限性，特别是下肢只有部分关节可以进行。动作要轻柔，活动范围以不引起疼痛为前提。每个动作重复2～5次，每日2次。每个动作完成后，要注意适当休息，防止过度疲劳。

（2）自我主动运动 依靠患侧肢体自身力量进行的运动。这种运动在最初阶段的活动范围可能较小，但效果较好，应鼓励患者尽早产生主动运动。实在不能完成的动作，医护人员或家属可给予最低限度的协助。

（3）床上基本动作训练 包括卧床时患者的翻身训练、卧位移动训练及桥式运动等。翻身和卧位移动动作在日常生活中不可缺少，亦是偏瘫患者能够利用的最原始运动。卧床患者掌握此类动作，会为二便、更衣、擦洗身体、体位变换等带来便利。同时，对于预防压疮及继发性功能障碍具有重要的意义。因此，患者偏瘫的肢体功能稍有恢复即可进行自行翻身训练。由于锥体束中约有15%的纤维不交叉，而是直接支配同侧躯干肌。因此，偏瘫患者躯干肌瘫痪大多不明显或较轻。这对于翻身运动训练是一个非常有利的条件。每天坚持练习，多数患者均能很快掌握。

1）向患侧翻身 患者仰卧位，患侧拇指置于健侧拇指之上（Bobath式握手）完成双手交叉，双上肢伸展并向头上方上举，健侧下肢屈曲，让其双上肢左右摆动，利用摆动力的惯性翻向患侧，完成翻身动作。对于需要帮助的患者，协助者先协助或帮助其转动肩胛和骨盆，然后逐渐减少帮助直到独立完成翻身动作（图5－4）。

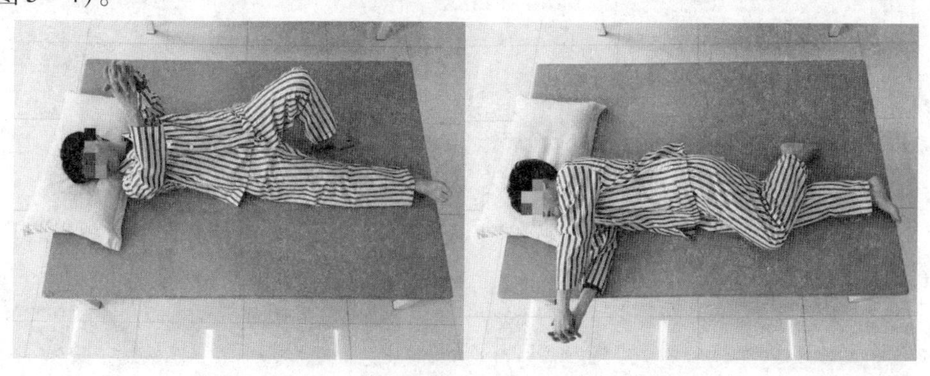

图5－4 偏瘫患者向患侧翻身（右侧为患侧）

2）向健侧翻身　患者仰卧位，双手成上述的Bobath式握手，屈膝，健腿插入患腿的下方，交叉的双手伸展向头上方上举，做左右摆动动作，借助摆动力的惯性，将双上肢和躯干一起翻向健侧，完成翻身活动（图5－5）。

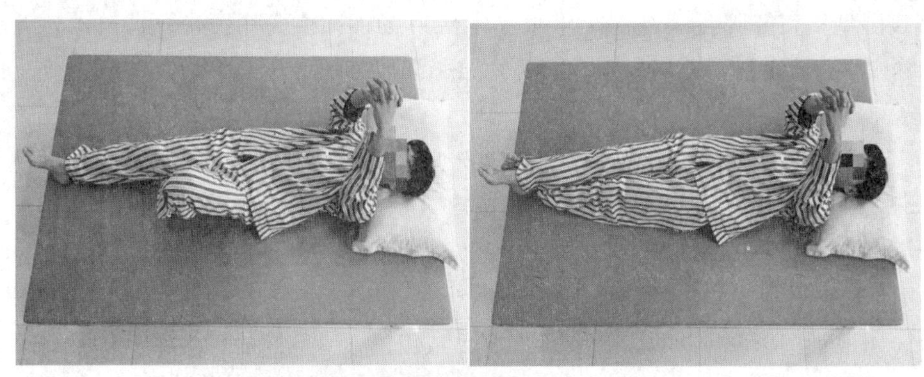

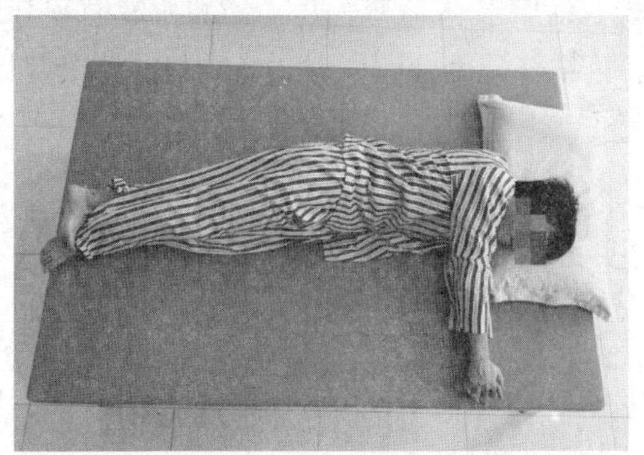

图5－5　偏瘫患者向健侧翻身（右侧为患侧）

3）卧位平移　患者仰卧位，先将健足置于患足下方，健手将患手固定在胸前，利用健侧下肢将患侧下肢抬起向一侧移动；用健足和肩支起臀部，同时将臀部移向同侧；臀部侧方移动完毕，再将肩、头向同方向移动。反复练习患者可实现较自如地在床上进行左右方向移动（图5－6）。

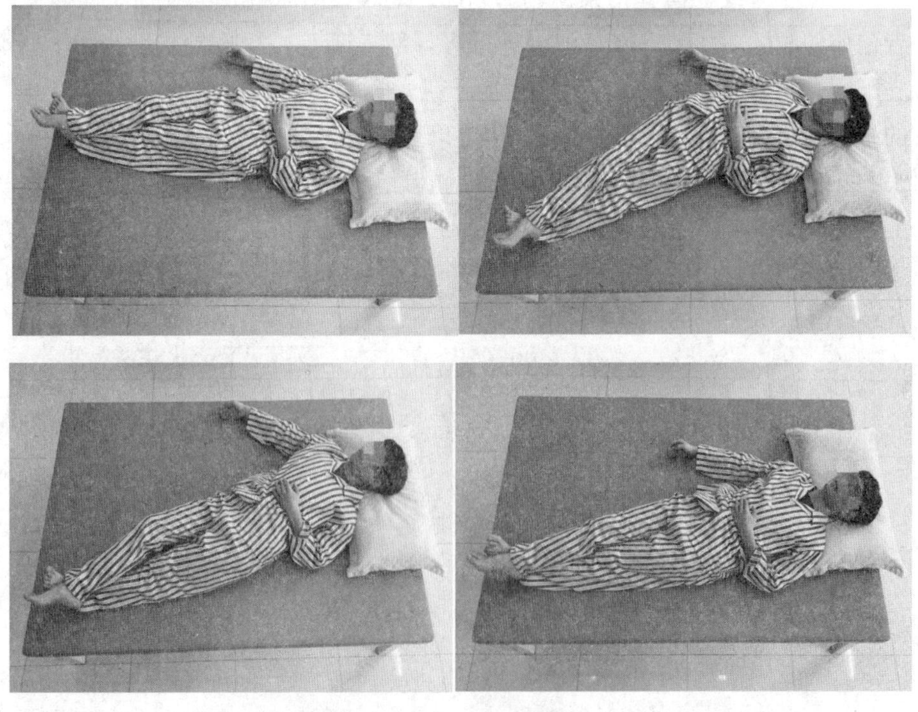

图5－6　偏瘫患者卧位平移（按照下肢－臀部－肩－头顺序移动）

（4）坐位训练　在病情允许的情况下，应尽早进行从仰卧位变坐位和从坐位变仰卧位训练、坐位平衡训练及坐位时身体重心向患侧转移训练。需要注意的是，在早期坐位训练时，可能出现体位性低血压。因此，要充分注意观察患者的变化，若出现头晕、恶心、呕吐、面色发青、出冷汗等症状，应立即停止训练。

（5）站立与步行训练　站立和步行是独立完成各种日常生活活动的最基本需求。当坐位平衡功能基本恢复，患侧髋、膝关节能主动屈曲，说明该侧肢体已有下床站立、步行的能力，应及时进行站立训练、站位平衡训练及患侧下肢负重训练。站立位训练应尽早开始，除部分重症者外，一般应在发病后3周内开始。初期站立训练可借助平行杠类康复设备。随着站立稳定性的提高，逐步可过渡到步行训练。步行可以使患者更好地参与日常生活、家庭生活和社区生活，以实现其自身的价值。对于年老体弱者，可根据其具体情况，选用相应的手杖和助行架。

（6）上肢功能训练　偏瘫上肢和手功能的恢复较下肢下相对滞后，这可能与脑损害的部位和上肢功能相对较精细、复杂有关。尽管健侧上肢和手能够完成部分日常生活动作，但是，偏瘫侧上肢和手的功能缺失或屈曲挛缩仍然对患者日常生活有相当大影响。因此，在康复治疗中，应当重视患侧上肢和手的功能训练，酌情选用强制性运动疗法，以提高其实用功能。

恢复期患侧上肢多表现为屈肌张力偏高，在进行功能性活动之前，必须先通过反射性抑制模式（RIP）或者功能性电刺激、肌电生物反馈等方法缓解高屈肌张力。且此期偏瘫上肢和手的治疗性活动中，尤要重视“由近到远、由粗到细”的恢复规律，近端关节的主动控制能力会直接影响该肢体远端关节的功能恢复（如手功能恢复）。

4. 传统功法　偏瘫恢复期，在常规康复训练的基础上可选练习太极拳、八段锦、易筋经等传统功法。通过躯体活动促进气血运行，调畅气机，舒缓情绪。

5. 日常生活活动训练　主要包括衣食住行、如厕、个人卫生等各种日常生活运动和技巧。针对患者的功能状况选择适合的功能活动内容，如进食、画图、穿衣、家务活动、社区行走等。由于患者的年龄、性别、职业、家庭环境等不同，日常生活活动训练内容及目标需有所差异。例如，对青壮年患者，应以能独立参与社会活动为目标，而老年人则可以能在家庭内独立生活为目标。

6. 轮椅、矫形器

（1）轮椅的移乘及使用　轮椅是偏瘫患者非常重要的代步工具。正确、适时地使用轮椅，可帮助患者尽早脱离病床，进行必要的户外活动。对于部分不能恢复独立步行的患者，轮椅则成为必需的交通和移动工具。因此，选择适宜的轮椅，并指导患者熟练掌握轮椅的移乘及使用方法十分必要。训练内容主要包括从床（椅）向轮椅转移、从轮椅向床（椅）转移以及轮椅的驱动。

（2）矫形器的应用　矫形器是为了减轻四肢、躯干的功能障碍所使用的矫形辅助装置，具有预防和矫正畸形、保护病变组织、弥补或代偿某些失去的功能的作用。

7. 物理因子治疗　此期的康复治疗中可根据需要选择一些恰当的物理因子治疗手段，对增强肌力、改善肌张力、促进功能重建起到重要作用。如功能性电刺激（functional electrical stimulation，FES）通过刺激支配肌肉的神经使肌肉收缩，可帮助肢体功能重建。言语治疗训练联合经颅直流电刺激较单纯常规言语治疗对脑卒中后失语症的疗效更好，且疗效存在一定时长的持续效应。

四、瘥后防复

（一）起居护理

偏瘫患者应预防“复中”。过度疲劳是中风复发的重要诱因，需注意保证充分的休息，切忌劳力、劳心和房劳；运动不可太过，应以有明显疲劳感为度；注意适寒温，避寒保暖；保持大便通畅，应养成定时排便的良好习惯。

（二）饮食护理

饮食应以清淡为主。限制钠盐和脂肪，特别是动物脂肪的摄入，以防止血压升高以及肥胖、高脂血症的进一步发展。多食纤维素丰富的蔬菜水果、豆类或豆制品、鱼类、乳类，既保证足够营养，又利于降低血脂，防止动脉硬化，增强体质，益寿延年。注意适当饮水，以保证血液中水分相对恒定状态。戒除烟酒。

（三）患肢护理

注意局部保暖，应用热水袋或局部热洗时注意防止烫伤；尽可能避免在患肢进行注射。

（四）定期复查

应在医生的指导下坚持服用药物，并定期进行体格检查。

第二节　截　瘫

案例引导

案例　患者，男，39岁，主因“高处坠落致双下肢活动不能5个月”入院。5个月前，患者不慎从高处坠落，双下肢活动不能。于当地医院查腰椎CT显示：$L_1 \sim L_2$椎体及棘突处见多发骨质断裂，急行腰椎骨折并滑脱椎板减压脊髓探查术。术后患者双下肢仍不能活动，小便不能自排，留置导尿管，大便不能自控，于当地医院持续住院治疗，症状改善明显。现为进一步系统康复就诊于我院，门诊拟“腰椎骨折并截瘫术后”收治入院。目前患者双下肢仍不能活动，小便留置导尿，大便不自控、1次/天，无压疮。患者精神可，食欲尚可，睡眠差，舌红少苔，脉沉细。

讨论　请对该患者进行辨证分型，并制定康复治疗方案。

一、概述

（一）定义

双下肢运动功能部分或完全性丧失称为截瘫，可伴有程度不同的感觉障碍，或兼见二便失禁、尿潴留或下肢水肿、挛缩，或关节肿胀，肢体疼痛等。有的亦可累及双侧上肢。

（二）流行病学

随着世界各国经济水平的发展，脊髓损伤的发生率呈逐年增高趋势，且发病人群集中在青壮年，其中截瘫患者约占2/3。截瘫不仅会给患者本人带来严重的心理和身体伤害，还会给家庭甚至整个社会带来巨大的经济负担。

（三）病因和危险因素

1. 外伤　是造成脊髓损伤的主要原因。包括车祸、坠落、暴力、体育意外、杂技事故、工矿事故及自然灾害等，也包括刀枪伤或爆炸性损伤、挥鞭性损伤。

2. 非外伤　多由感染性、血管性、退行性、发育性疾病及肿瘤等原因所致脊髓损伤。由于脊髓损伤的部位、程度及范围不同，发生截瘫的情况与预后也不同。幸存者常遗留严重的残疾，包括运动、感觉、括约肌和自主神经功能障碍，心理障碍，性功能障碍，甚至呼吸功能障碍等。

二、辨证施治

（一）临床表现

由于损伤部位和程度不同，截瘫患者的临床表现也各不相同，但大多具有以下几方面功能障碍。

1. 运动功能障碍　早期为脊髓休克，表现为双下肢迟缓性瘫痪，肌张力低下、腱反射消失、病理征阴性，此期可持续6周以上甚至更长。休克期过后，逐步出现病理性锥体束征，脊髓完全性横贯性损害时往往出现痉挛性瘫痪。

2. 感觉功能障碍　损伤平面以下各种感觉减退或消失。少数患者在感觉消失区的上缘因后根受刺激有一个感觉过敏区。随着疾病恢复，感觉平面逐渐下降恢复，但速度比运动功能慢。

3. 排尿障碍　脊髓损伤使脊髓反射中枢与皮质高级中枢联系的传入神经通路中断，导致逼尿肌与括约肌协同失常，从而导致排尿障碍，包括尿潴留或尿失禁。

4. 排便障碍　脊髓损伤使肠道失去中枢神经控制，完整的排便反射不能完成，从而导致排便障碍。脊髓休克期多表现为大便失禁。休克期后，脊髓腰段以上的完全性损伤多表现为便秘。

5. 性功能障碍　脊髓损伤后或出现不同程度性功能和生殖功能障碍。

6. 呼吸功能障碍　脊髓损伤患者均存在不同程度的呼吸功能障碍，患者肺功能状况与损伤平面及损伤程度密切相关。

7. 常见并发症　截瘫常见的并发症包括压疮、肺部感染、泌尿系感染、骨质疏松、体位性低血压、深静脉血栓、自主神经反射亢进等。

知识链接

自主神经反射亢进

脊髓损伤患者自主神经反射亢进是可能威胁患者生命、需紧急处理的严重并发症。发生在脊髓休克结束后，常见于T_6以上的脊髓损伤患者，但不排除个别病例发生于T_6以下的脊髓损伤。临床表现见血压升高、剧烈头痛、出汗、皮肤潮红、脉缓、胸闷、恶心、呕吐等症状。对脊髓损伤平面以下麻痹区域刺激是自主神经反射亢进的诱因，特别是骨盆内脏器官（膀胱、直肠等）扩张，是常见的主要诱因。例如，导尿管插入尿管操作可能引起这一反射。因此，临床上需要特别注意防止自主神经反射亢进的诱因，尽早开始正规的排尿、排便训练。

（二）病因病机

截瘫中医学又称之为“痿病”“痿躄”等。病程迁延，日久难愈，体内形成瘀血痰浊，阻滞经络运行。截瘫的病位主要在脊柱和脊髓，故导致肝肾功能的损害，特别是经过早期治疗肢体仍瘫痪者，多表现为肝肾不足、痰瘀阻滞、肌肉筋骨失却濡养的状态。

（三）辨证分型

1. 肝肾不足型　双下肢萎废不用、二便排泄失常和性功能异常，舌红少苔，脉沉细。

2. 脾胃虚弱型　形体消瘦，面色萎黄，下肢肌肉萎缩，舌淡苔白，脉虚弱。

3. 痰瘀阻络型　双下肢瘫痪，拘急难伸，肢体疼痛，关节肿胀，舌质暗红，或有瘀斑瘀点，脉细涩。

（四）康复评定

截瘫后为了了解患者的功能状况，需要进行感觉功能、运动功能以及自主神经功能的评定，以便进一步了解患者残存功能水平。常用功能测评方法如下。

1. 神经损伤平面评定 神经损伤平面是指双侧感觉和肌肉抗重力功能正常最低节段，该平面以上感觉和运动功能正常。损伤平面主要以运动损伤平面为依据，但 $T_2 \sim L_1$ 节段，运动损伤平面难以确定，故以感觉损伤平面来确定。

美国脊髓损伤学会（ASIA）和国际脊髓学会（ISCoS）根据神经支配的特点，选出一些关键肌和关键感觉点，通过对这些部位的检查，可迅速确定损伤平面、关键肌和关键感觉点（表 5－1）。

表 5－1 脊髓损伤平面的确定

平面	关键肌	关键感觉点部位
C_2		枕骨粗隆
C_3		锁骨上窝
C_4		肩锁关节顶部
C_5	屈肘肌（肱二头肌、肱肌）	肘前窝外侧（桡侧）
C_6	伸腕肌（桡侧伸腕长短肌）	拇指近节背侧
C_7	伸肘肌（肱三头肌）	中指近节背侧
C_8	中指屈肌（指深屈肌）	小指近节背侧
T_1	小指外展肌	肘前窝内侧（尺侧）
T_2		腋窝顶部
T_3		第三肋间锁骨中线
T_4		第四肋间锁骨中线（乳线水平）
T_5		第五肋间锁骨中线
T_6		第六肋间锁骨中线（剑突水平）
T_7		第七肋锁骨中线
T_8		第八肋间锁骨中线
T_9		第九肋间锁骨中线
T_{10}		第十肋间锁骨中线（脐水平）
T_{11}		第十一肋间锁骨中线（$T_{10} \sim T_{12}$ 中点）
T_{12}		腹股沟韧带的中点
L_1		$T_{12} \sim L_2$ 连线 1/2 处
L_2	屈髋肌（髂腰肌）	大腿前中部
L_3	伸膝肌（股四头肌）	股骨内踝
L_4	踝背伸肌（胫前肌）	内踝
L_5	伸趾肌（踇长伸肌）	足背侧第 3 跖趾关节处
S_1	踝跖屈肌（腓肠肌、比目鱼肌）	足跟外侧
S_2		腘窝中点
S_3		坐骨结节
S_{4-5}		肛周 1cm 范围内，皮肤黏膜交界处外侧（作为一个平面）

2. 感觉功能评定 感觉检查的必查部分是身体两侧各自的 28 个皮区关键点。每个关键点要查两种感觉，即针刺觉和轻触觉，通过两者的最低正常皮节确定感觉平面。同时，可结合肛门深部压觉（DAP）检查判断感觉损伤程度和运动功能的保留（即肛门括约肌自主收缩）。

3. 运动功能评定 运动检查用代表脊髓相关阶段神经运动功能的肌肉的徒手肌力测试（MMT）进行评定，常用的有 SCI 学会提出的运动指数评分法（MS），检查身体两侧各自 10 对肌节中的关键肌，评分时分左右两侧进行，顺序从上而下。评分越高，肌肉功能越佳。另外，针对损伤后肌肉痉挛状态的患者临床多采用改良 Ashworth 评定标准来评定痉挛程度。

4. 反射的评定 球海绵体反射是判断脊髓休克消失的指征之一。此反射消失为休克期，反射再出现为脊髓休克结束。但需要注意，极少数正常人不出现该反射。

5. 日常生活活动能力评定 常用 Barthel 指数评定表、功能独立性量表（FIM）进行评定。

6. 自主神经功能评定 对截瘫患者进行自主神经功能的评定可以改善临床的处理，判断疗效。可采用 ISCoS 制定的脊髓损伤后残存自主神经功能国际标准评定表进行评定。

7. 心理评定 长期严重功能障碍导致大多数截瘫患者会出现不同程度的心理障碍，临床多用汉密尔顿抑郁量表（HAMD）和汉密尔顿焦虑量表（HAMA）等评定。

8. 生活质量评定 常用评定方法包括健康调查简表（the MOS item short from health survey，SF-36）、世界卫生组织生活质量-100 量表（WHO quality of life-100，WHOQOL-100）、生活满意度量表。

9. 社会功能评定 截瘫患者中青年居多，能否实现重返社会非常重要。社会功能评定包括社会生活能力、就业能力、社会整合功能等方面。

三、康复治疗

（一）中药治疗

中药治疗通常选用丸剂。

1. 肝肾亏虚型 宜补益肝肾。方用虎潜丸或六味地黄丸加减。

2. 脾胃虚弱型 宜补气养血。方用十全大补丸合虎潜丸加减。

3. 痰瘀阻络型 宜化痰逐瘀通络。方用大活络丹或接骨丹加减。

以上诸型，若以水煎剂治疗，则用虎潜丸加减。药用：熟地、龟板、白芍、山萸肉、枸杞子、鹿角胶、当归、鸡血藤、伸筋草、黄柏、知母、杜仲、牛膝等。瘀血阻络，加用桃仁、延胡索等；大便秘结者，加用麻子仁、柏子仁、大黄等；小便癃闭者，加用肉桂、车前子等；二便失禁者，加金樱子、乌梅、益智仁等。

因本病病程长，除以上证型外，临床多有变证，可根据病情具体辨证施治。

（二）针灸推拿

1. 针刺 以督脉为主，可配合损伤平面相应的夹脊穴。下肢瘫者可选用环跳、委中、承山、髀关、伏兔、足三里、阳陵泉、悬钟、三阴交等穴；上肢瘫者可选用肩髃、臂臑、曲池、手三里、内关、外关、合谷等。针刺后，可酌情选取穴位连接直流脉冲式电针仪，其连接方式以沿身体纵轴连接为佳，电流方向与督脉保持一致。每天针 1 次，每次 30 分钟，每 6 天休息 1 天，3 个月为一疗程，中间休息 1~2 周再继续下一个疗程。膀胱功能障碍可取气海、石门、关元、中极等穴位，并采取温针灸法；大肠功能障碍可取天枢、足三里、上巨虚、下巨虚、八髎等穴位。

2. 推拿 推拿对改善患者局部血循环，加快肢体功能恢复及预防并发症均有辅助治疗作用。推拿顺序宜从近端开始，依次至远端，这种方式可使肌肉松弛，以保持关节的正常活动范围，预防或减轻髋、膝等关节挛缩、畸形和肌肉萎缩。每日可推拿 1~2 次，每次 30 分钟左右。具体手法可酌情选用揉法、滚法、拿法等。对弛缓性瘫痪者可施行中等强度推拿，也可采用电按摩；对痉挛性瘫痪者，推拿手法宜轻柔，时间宜长，避免引起牵张反射。

（三）运动治疗

运动疗法应从卧床期（脊髓损伤后 2~4 周之内）开始。只要伤情允许，应鼓励患者尽早进行主动运动。这对防止压疮、肺部感染、泌尿系感染、关节挛缩、肌肉萎缩等并发症起着重要作用。

1. 卧位训练 卧位时保持功能位，防止压疮、关节挛缩和肌肉痉挛肢体畸形。定时进行床上体位变换训练。生命体征稳定后即可进行关节被动活动训练维持关节活动范围，避免关节挛缩和畸形。对残留部分的肌肉进行主动训练。另外，还可进行呼吸肌力量训练及呼吸功能训练。以上训练强度视患者疲劳程度而定，原则上避免过劳。

2. 坐起训练 在脊柱骨折愈合后，或在穿戴脊柱辅助支具保护下，定时训练患者从仰卧位坐起。从30°斜靠开始，如无不良反应，每天升高15°，每次30～60分钟，直到90°靠坐为止，每日数次。需关注患者坐位过程的反应，如出现头晕、心慌、口面色苍白等异常反应，应及时放低靠背角度或中止训练。

3. 坐位训练 坐位可分为长坐位（膝关节伸直）和端坐位（膝关节屈曲90°）。当患者能够较好控制躯干，可进行坐位平衡训练、转移训练及日常活动训练。

4. 站立训练 早期患者经坐起训练后无体位性低血压等不良反应，即可考虑用电动起立床进行站立训练，从患者可耐受的角度开始，如无不良反应则逐渐增加角度，直至90°站立，数周内使患者能达每日站立至少半小时。患者躯干肌及下肢恢复一定肌力时，根据能力进行站立训练及站立位平衡训练，必要时膝关节需要穿戴矫形器，以保持伸直位制动，并预防髋关节屈曲性挛缩。开始站立每次5～10分钟，每日2～4次，以后逐渐延长站立时间，增强腰部及下肢的耐力和协调能力。

5. 步行训练 具体训练要求与患者截瘫损伤平面有关。可借助重心转移式步行矫形器、膝踝足矫形器或踝足矫形器等进行训练。通常情况，L_5以下，一般勿需用辅助矫形器；L_3、L_4，用踝固定矫形器；T_{12}～L_2，用长下肢矫形器或护膝矫形器；T_{10}～T_{12}，用长下肢矫形器加骨盆矫形器；T_1～T_{10}用长下肢矫形器加脊柱矫形器。练习步行时，治疗师通常站在患者背侧，仅协助支持其骨盆部及肩部，不影响其手的活动和身体平衡。待耐力增强后可以进行跨越障碍，上下台阶，摔倒后起立等训练。

6. 转移训练 根据患者脊髓损伤平面、残存肌力、关节活动度等情况选择不同的转移方法。复杂的转移除需具备平衡能力，还需要很强的上肢肌力，如肱三头肌及伸腕肌。转移训练包括从卧位至坐位转移、床上或垫上横向和纵向转移、床至轮椅和轮椅至床的转移、轮椅到椅或椅到轮椅的转移以及轮椅到地板和地板到轮椅的转移等。在转移时可以借助一些辅助用具，例如滑板。

（四）日常生活能力训练

对于截瘫患者而言，生活自理应包括床上活动、穿脱衣服、洗漱梳头、进食、淋浴、大小便、阅读、书写、轮椅使用、穿脱矫形器具及与生活有关的仪器的使用。根据不同的损伤平面对患者进行日常生活活动能力针对性训练，必要时选用合适的辅具代偿或者替代部分功能。

（五）物理因子治疗

损伤早期可选用超短波疗法、直流电疗法等手段，以改善血液循环，消除局部水肿，促进神经纤维再生；恢复期可选用红外线、热疗、蜡疗、生物反馈疗法等手段以促进血液循环，降低肌张力，防止肌肉萎缩，改善血液循环，促进肢体功能恢复。另外，若受压部位发生压疮，初期可予局部红外线或白炽灯照射加速恢复。

（六）心理治疗

截瘫大多为突发性创伤引起的永久性残疾，原有的生活方式、家庭、学习、职业、社交等都将因伤残带来很多复杂的问题和困难，会给患者心理上很大打击。多数患者在伤后会经历各种情绪上的波动和心理上的改变，需要在思想上进行解释开导，给予安慰和鼓励，应及时根据其心理历程提供相应的心理咨询与帮助。

（七）轮椅及矫形器使用

轮椅作为截瘫患者最重要的代步工具，要根据自身需要和使用目的，选择合适的轮椅。患者应先学习如何控制和推动轮椅，如何进行体位转移。当患者能熟练操纵轮椅后，可在医师指导和协助下参加简单的运动，如投掷球、打乒乓球或篮球、射箭等。患者在进行站立或步行训练时，常需要使用矫形器。适时、正确地使用这类体外装置，对于增加局部关节的稳固性、代偿因肌肉麻痹无力而丧失的功能、减轻下肢的承重负荷、改善患者的步行状态等都具有重要的意义。在站立和步行训练过程中，应适时选用拐杖以提高站立和步行训练的质量。

（八）职业康复

截瘫患者以青壮年居多，有些经过职业技术训练后，能够恢复或参加一些技能工作和社会服务工作，如办公室文秘、资料或图书管理员、文字工作等。若患者可实现坐位，则可选择坐位操作的工作种类，如修理钟表、修理家用电器、手工纺织以及网络工作等。

四、瘥后防复

防治截瘫后各种可能的并发症，应在损伤急性期便开始，并需贯穿康复治疗的始终。

（一）皮肤护理

卧床、坐立或佩戴支具后，要检查皮肤，关键是骨突部位的皮肤。不能自己翻身者要求家属帮患者每隔 1～2 小时翻身 1 次，并用软而厚的垫子保护骨突部位不受长时间的压迫，或用防压疮气垫，并定期按摩，促进局部血液循环，保持床褥的清洁、干燥、平整。支具要根据自身进行调整，内部可衬软垫。定时用温肥皂水清洁局部皮肤，清洗后擦干，用消毒滑石粉撒抹。要加强下肢护理，注意局部保暖。局部烫洗时要注意防止烫伤。

（二）预防呼吸道感染

高位截瘫或老年患者回家后长期卧床均易发生呼吸道感染，要鼓励患者多进行呼吸训练、咳嗽训练、体位排痰等。

（三）预防尿路感染

为防止泌尿系统感染，要动员患者多喝水，一般每日喝 1200～1800ml；指导患者应用增加膀胱压力的方法，促使尿液及时从膀胱排出，以减少膀胱残余尿量；早期教会患者家属导尿，后期可教患者自行导尿，鼓励患者适量饮水，保持小便通畅。

（四）预防骨质疏松

若长期卧床，很少进行治疗性站立和治疗性步行者，易患骨质疏松症，应加强离床的站立和行走，且每天达 2 小时以上，必要时配合抗骨质疏松的药物治疗。同时，截瘫患者可因骨质疏松而增加骨折的危险性，在家中和社区进行关节活动度练习时，或在转移过程中，为避免跌倒而致骨折，应有人保护。

（五）预防肠梗阻

软化大便及定期排便。超过 3～7 天未排便者，可在肛门内快速注入开塞露 1～2 支助便，大便过于干燥要戴乳胶手套挖出，手法要轻柔，防止肛裂，同时可口服一些缓泻剂（如麻仁润肠丸等）。

（六）饮食起居护理

注意营养平衡，定时饮水。可食用补益脾肾、强壮筋骨、温通督脉的食材，多用血肉有情之品，可取动物的脊髓、脊骨煮汤或煮粥，如羊脊骨粥等，还可食用鹿肉、龟肉，或选黄芪煲蟒蛇肉、冰糖炖龟血等药膳。适量饮用十全大补酒、五加皮酒等。房间温度适宜，通风良好，整洁卫生，规律作息。

第三节 脑性瘫痪

案例引导

案例 患儿，男，3岁，孕30周出生，出生体重1.85kg，出生后因呼吸暂停，在NICU接受呼吸机对症支持治疗3周。患儿自幼运动发育缓慢伴姿势异常，2岁可翻身，3岁能独坐，独坐时躯干不能保持良好对线。目前患儿不能独站、独走。查体：神清，构音欠佳。双下肢髋内收肌、腘绳肌、腓肠肌痉挛伴轻度挛缩。双上肢主动运动灵活性稍差。躯干前倾、屈髋屈膝姿势，双足跟不能落地。舌质红，苔少，脉细弱。

讨论 1. 该患儿的辨证分型是什么？

2. 应如何进行康复治疗？

一、概述

（一）定义

脑性瘫痪（cerebral palsy，CP），简称脑瘫，是一组持续存在的中枢性运动和发育障碍、活动受限症候群。2014年中国脑瘫定义：发育中的胎儿或婴幼儿的脑部受到非进行性损伤，出现以运动发育和姿势异常为核心表现的临床特征，常伴随感觉、知觉、认知、交流和行为障碍，以及癫痫和继发性肌肉、骨骼问题。

（二）流行病学

近年来，高收入国家的脑瘫发病率/患病率和严重程度均呈现下降趋势，1980～2003年，欧洲脑瘫患病率从1.90‰降至1.77‰。中低收入国家脑瘫患病率仍然较高，非洲整体脑瘫患病率为2.0‰～2.5‰。中国2013年流行病学调查显示脑瘫患病率为2.46‰。对于存在高危指征如宫内发育不良、早产、低体重、脑发育不良、发育畸形等的脑瘫高危儿进行早期干预可以预防脑瘫的发生，降低脑瘫的患病率及严重程度，减轻家庭的疾病负担。

（三）病因和危险因素

脑瘫的病因非常复杂，涉及非遗传学和遗传学因素。非遗传学因素主要包括产前、产时和产后的生物学和环境因素，如宫内感染、宫内生长迟缓、绒毛膜羊膜炎、先天性脑发育畸形、早产、低出生体重、新生儿脑病、胎儿或婴幼儿脑卒中、中毒、创伤等高危因素。遗传学因素主要包括易感基因多态性、单基因病、拷贝数变异（copy number variations，CNVs）等。非遗传学病因是主要的高危因素，遗传学因素占脑瘫病因的20%～30%。

二、辨证施治

（一）临床表现

1. 痉挛型四肢瘫（spastic quadriplegia） 以椎体系受损为主，包括皮质运动区损伤。以牵张反射亢进为特征。四肢肌张力增高，上肢背伸、内收、内旋，拇指内收，躯干前屈，下肢内收、内旋、交叉，膝关节屈曲，剪刀步、尖足、足内外翻，拱背坐，腱反射亢进、踝阵挛、折刀征和锥体束征等。

2. 痉挛型双瘫（spastic diplegia） 症状同痉挛型四肢瘫，主要表现为双下肢痉挛及功能障碍。

3. 痉挛型偏瘫（spastic hemiplegia） 症状同痉挛型四肢瘫，主要表现为一侧肢体痉挛及功能障碍。

4. 不随意运动型（dyskinetic） 以锥体外系受损为主，以非对称性姿势，头部和四肢不停晃动、难以自控为显著特征。包括舞蹈性手足徐动（chroeoathetosis）和肌张力障碍（dystonic）。

5. 共济失调型（ataxia） 以小脑受损为主。主要特点是运动感觉和平衡感觉障碍造成不协调运动。临床表现为两脚分离较远、步态蹒跚、方向性差，运动笨拙，意向性震颤及眼球震颤，醉汉步态，身体僵硬等。闭目难立征（+），指鼻试验（+）。

6. 混合型（mixed） 具有两种以上的特点。

（二）病因病机

中医将脑瘫归于“五迟”“五软”或“五硬”范畴。“五迟”指立迟、行迟、齿迟、发迟、语迟，泛指各种运动发育迟缓。“五软”指头项软、口软、手软、足软、肌肉软，泛指肢体软弱无力。“五硬”指头项硬、胸膈硬、手硬、足硬、肌肉硬，泛指肢体紧张，活动不灵敏。本病多以虚为主，先天不足则肝肾亏虚；后天失调则心脾两虚；先后天均不足则脾肾虚弱。本病亦有血瘀痰阻、脑窍闭塞之实证，部分患儿表现出虚实夹杂。

（三）辨证分型

1. 脾肾虚弱型 头项软弱，不能抬举或挺而不坚；口软唇弛，吸吮或咀嚼困难；肌肉松软无力，按压失于弹性，两足萎弱，骨软无力。舌淡苔薄白，脉沉无力或指纹淡。

2. 肝肾亏虚型 肢体不自主运动，关节活动不灵，手足徐动或震颤，动作不协调，语言不利，或失听失明失聪。舌质淡，脉细软或指纹淡紫。

3. 脾虚肝亢型 自出生之后多卧少动，颈强不柔，肢体强直拘挛，强硬失用，或动作笨拙，肌肉瘦削；烦躁易怒，遇到外界刺激后加重；食少纳呆。舌质胖大或瘦薄，舌苔少或白腻，脉沉弦或细弱，指纹沉滞。

4. 痰瘀阻滞型 自出生后反应迟钝，智力低下，关节强硬，肌肉软弱，动作不自主，或有癫痫发作；肌肤甲错，毛发枯槁，口流痰涎，吞咽困难。舌质紫暗，苔白腻，脉滑沉。

5. 心脾两虚型 语言发育迟缓，智力低下；运动发育落后，四肢萎软无力，肌肉松弛，口角流涎，咀嚼无力，弄舌；食欲不振，大便偏干，神疲体倦，面色无华，唇甲色淡，发迟或发稀萎黄。舌淡胖苔少，脉细弱，指纹淡。

（四）康复评定

脑瘫主要是运动功能障碍，常伴随感觉、知觉、认知、行为、言语等，以及继发肌肉骨骼问题等。常用功能测评如下。

1. 运动功能评定 常用评定方法包括运动反射检查、粗大运动功能评定（gross motor function measure scale，GMFM）、精细运动功能评定（fine motor function measure scale，FMFM）、平衡功能评定。

2. 认知功能评定 常用评定方法包括贝利婴幼儿发展量表（Bayley scales of infant development，BSID）、韦氏智力量表（Wechsler intelligence scale，WIS）、格塞尔发育诊断量表（Gesell development diagnosis schedules，GDDS）、Peabody 评定。

3. 言语功能评定 常用评定方法包括 S-S 语言发育迟缓评定法和构音障碍评定法。

4. 肌肉骨骼功能评定 常用评定方法包括徒手肌力评定、改良 Ashworth 评定、关节活动范围评定、关节稳定性评定。

5. 吞咽功能评定 常用评定方法包括洼田饮水试验、电视透视吞咽功能检查（video fluoroscopic

swallowing study，VFSS）。

6. 生活质量评定 常用评定方法包括象征性游戏评定（symbolic play test，SPT）、游戏测试评定（test of playfulness，TOP）、支持和互相联系评定等。

三、康复治疗

（一）推拿按摩

1. 常规小儿推拿 本法将循经推按与辨证施穴相结合，以掌不离皮肉、指不离经穴、轻重有度、先后有序为推拿手法原则，以柔克刚，以刚制柔为手法准则。在推拿过程中按照经络循行部位（肌群），首先运用掌根按揉、捏拿等复合手法，然后穿插拇指点按、按揉等复合手法循经点穴。根据患儿障碍情况，放松性手法和刺激性手法配合应用，突出主次。痉挛为主者，以推、按、揉、捏拿等放松性手法为主，配合关节摇法、拔伸法、扳法等刺激性重手法。肌张力低下为主者，以点、按、等刺激性手法为主，配合应用推、捏、擦、搓法等。通过对经络和腧穴的点按揉等刺激以激发人体正气，调节脏腑功能，疏通经络，改善气血运行。其目的在于提高肌力，降低肌张力，纠正异常姿势，促进运动发育。每日1次，每次15分钟。

2. 捏脊及脊背六法 在传统的小儿捏脊疗法基础上，将其手法进一步系统化、规范化，并加入具有针对性的点、按、扣、拍等刺激性与放松性手法。操作中以患儿背部督脉和膀胱经第一、第二侧线及华佗夹脊穴（颈、腰、骶）为中心，在脊背部采用推脊法、捏脊法、点脊法、叩脊法、拍脊法和收脊法，六种手法顺次施术，由龟尾穴沿脊柱至大椎，亦可直至后发际。该疗法主要针对颈、腰、背肌无力、躯干支撑无力、拱背坐、角弓反张、营养状态差、免疫力低下等表现的脑瘫患儿。该疗法具有刺激经络腧穴、激发经气、调整机体脏腑功能的作用。每日1次，每次3~5分钟。

3. “疏通矫正手法”推拿 采用疏通矫正手法进行按摩，包括循经推按、穴位点压、异常部位肌肉按摩、姿势矫正。循经推按在经络循行部位或肌肉走行方向，使用推法和按法的复合手法，以推为主，根据部位不同可选指推法、掌推法。循经推按可以疏通全身经络，加速全身血液循环，从而改善皮肤、肌肉的营养，防止肌肉萎缩，促进运动，强筋壮骨，缓解肌肉痉挛，促进肢体活动。穴位点压可对全身各处重要穴位，使用点揉、按压复合手法，对腧穴产生较强刺激，具有开通闭塞、活血止痛、调整脏腑功能的作用。异常部位肌肉按摩对患儿异常部位肌肉采用揉、按等手法，对肌张力高的部位，用柔缓手法，可缓解痉挛，降低肌张力；对肌张力低下部位，用重着手法，以提高肌张力。姿势矫正采用扳法、摇法、拔伸法等手法，促进脑瘫患儿肢体、关节活动，对异常的姿势进行矫正，具有滑利关节、增强关节活动、舒筋通络等作用。每日1~2次，每次15~30分钟。时间长短根据年龄、体质情况而定。

4. 脑瘫伴随症状的推拿 根据脑瘫患儿异常姿势选取穴位。伴语迟、语言謇涩者，推拿点揉通里、哑门、廉泉、语言区。伴流涎者，推拿点揉地仓、颊车。伴视力障碍者，推拿加揉睛明、鱼腰、太阳、四白。伴听力障碍者，推拿加点揉耳门、听宫、听会、翳风。伴体弱、厌食及营养不良者，推拿加补脾、补肺经、揉肾顶、揉板门、推四横纹、运内八卦、捏脊、揉脐、摩腹、揉足三里。伴癫痫者，推拿加揉风池、揉百会、清肝经、运太阳、揉丰隆。每穴点按揉1~2分钟。每日1次，每周治疗6次。

（二）中药治疗

1. 脾肾虚弱型 宜健脾补肾，生肌壮骨。方用补中益气汤合补肾地黄丸加减。中成药可用补中益气丸、龙牡壮骨冲剂等。

2. 肝肾亏虚型 宜滋补肝肾，强筋健骨。方用六味地黄丸合虎潜丸加减。中成药可用六味地黄丸、龙牡壮骨冲剂等。

3. 脾虚肝亢型 宜柔肝健脾，益气养血。方用六君子汤合舒筋汤加减。中成药可用加味逍遥口服液等。

4. 痰瘀阻滞型　宜涤痰开窍，活血通络。方用通窍活血汤合二陈汤加减。

5. 心脾两虚型　宜健脾养心，补益气血。方用归脾汤加减。中成药可用归脾丸等。

（三）针灸治疗

1. 头针　根据患儿瘫痪肢体受累部位，采用焦氏头针分区定位，选取脑瘫患儿头针穴区。

主穴：上肢的运动姿势异常取对侧顶颞前斜线的中2/5；下肢的运动异常取对侧顶颞前斜线的上1/5；平衡性差取平衡区、足运感区。

配穴：智力低下者，加智三针、四神聪、百会穴；语言障碍者，加言语区；听力障碍者，加晕听区；舞蹈样动作、震颤明显者，加舞蹈震颤控制区；表情淡漠、注意力不集中者，加额五针。

头针选用1～1.5寸毫针，针体与头皮成15°～30°角快速进针，刺入帽状腱膜下，留针15～30分钟，每周2～3次。

2. 体针　根据脑瘫患儿异常姿势辨证论治循经取穴，以三阳经为主，将脏腑辨证与经络辨证相结合。

上肢部肩内收内旋选穴：肩髃、肩贞、肩髎交替选用。肘屈曲选穴：曲池、手三里交替选用。腕掌屈选穴：阳池。拇指内收、握拳选穴：合谷、三间或三间透后溪。

下肢部尖足选穴：解溪、昆仑、太溪。足外翻选穴：三阴交、太溪、照海与商丘穴交替。足内翻选穴：悬钟、昆仑、申脉与丘墟穴交替。剪刀步选穴：解溪穴、血海。脊背部脑瘫患儿头项软选天柱、大椎、华佗夹脊（颈段）；腰背选华佗夹脊（胸腰段）。

3. 伴随症针刺　伴智力低下者，加智三针、四神聪。伴语迟、语言謇涩者，加语言区、廉泉。伴流涎者，加地仓、颊车、下关穴。伴视力障碍者，加睛明、攒竹、丝竹空、鱼腰、瞳子髎、阳白穴。伴听力障碍者，加听宫、听会、耳门、肾俞穴。伴癫痫者，发作时针刺水沟、内关、百会、涌泉穴；间歇期针刺印堂、间使、太冲、丰隆穴。小儿针刺不可过深，难以合作的患儿不留针，能合作者可留针15～30分钟。体针选用1～2寸毫针，每周治疗2～3次。

4. 灸法　艾灸适用于肌张力低下及颈、腰背肌无力的脑瘫患儿，通过艾灸以起到温经通络、行气活血、调节脏腑的作用，可改善肌张力、增强肌力、提高身体抵抗力。临床上多采用间接灸。腰背肌无力取肾俞（双）、命门、腰骶华佗夹脊穴；上肢无力取肩髃、曲池、手三里穴；下肢无力取足三里、悬钟穴。每穴2～3分钟，以皮肤潮红为度。

（四）中药熏洗

中药熏蒸是在中医药理论指导下的一种外治法。根据患儿的不同临床分型和证型，选用不同的处方，熏蒸或洗浴身体的异常部位。皮肤具有渗透、吸收和排泄的特性，通过中药煎煮产生的蒸气熏蒸患儿肌肤，利用其温热和药物双重效应，起到舒筋通络、行气活血的作用，可增加关节活动度，改善肌张力，增强肌力等，以提高患儿整体康复疗效。熏蒸时室温保持在22～25℃，湿度保持在50%～70%，每次熏蒸10～15分钟，洗浴10～15分钟，每日1次。

（五）穴位注射

穴位注射是一种将针刺和药物相结合来治疗疾病的方法，根据穴位的治疗作用和药物的药理性能，选择相适应的腧穴和药物，发挥其综合效应，达到治疗疾病的目的。穴位注射不仅对脑瘫患者的主要症状有改善作用，对患者的运动障碍和姿势异常也有一定的临床疗效。穴位选择根据中医理论多选择阳明经穴和督脉腧穴，亦可根据大脑的功能定位理论选穴。具体的单穴注射容积需根据患儿的年龄、体格及取穴部位而定。每日1次或隔日1次，10～15次为1个疗程。每个疗程休息1～2周。

（六）经络导平疗法

根据中医经络理论，结合现代生物电子运动平衡理论，刺激人体经穴，运用脉冲电流，直接对机体中运行的生物电进行兴奋，通调经脉，平衡阴阳，从而达到治疗疾病、改善功能的目的。每日1次，每次15～30分钟。

（七）物理治疗

1. 运动疗法

（1）运动学习　以实际生活技能为训练目标，采用任务导向性训练原则，通过个体化分析和问题解决，实现动作达到或接近正常的运动训练，以主动运动为主，反复强化动作训练并协同调整肌力训练和耐力训练。

（2）Bobath治疗法　采用抑制异常反射活动，纠正异常姿势，促进正常运动功能的出现和发展，从而提高活动或移动能力。

2. 物理因子治疗　低频脉冲电疗法促进肌肉功能、延缓肌肉萎缩、改善和增加局部血流循环，每日1次，10～15次为一疗程。水疗法可以降低脑瘫患儿全身或局部的肌张力，缓解痉挛状态，提高患儿运动能力。

知识链接

水中运动对脑性瘫痪儿童的作用

《脑性瘫痪儿童水中运动治疗临床实践指南》（2020年版）指出，水中运动治疗可能有助于改善脑瘫儿童的以下方面：不随意运动功能、肌肉耐力功能、与肌肉和运动功能有关的感觉、睡眠功能、基本人际交往、家庭人际关系、下肢结构等。

（八）作业治疗

主要针对日常生活活动能力进行训练，训练的内容包括进食与饮水、如厕、穿衣与脱衣、梳理、淋浴/盆浴、坐、体位转换、上下床、站立与步行、精细的手眼协调和高级运动功能。

（九）言语治疗

主要针对构音障碍和言语发育迟缓两类开展治疗。构音障碍患儿的训练包括基本言语运动功能的刺激和促进，改善呼吸和增加面部活动；言语发育迟缓的患儿需要根据年龄、训练频率、康复效果设定长短期目标，逐步训练患儿语言交流能力。

（十）其他

1. 矫形器适配　可以保持患儿肢体的功能位，加强肢体的承重能力，纠正或预防畸形，促进运动功能发育。

2. 引导式教育　通过引导员以分组教学的形式，通过游戏等丰富多彩的引导手段，激发脑瘫患儿的兴趣，促进患儿积极主动参与学习训练，最大限度发挥患儿的机体潜能。

3. 心理康复　鉴于身体缺陷和周围环境给脑瘫患儿造成的不良影响，心理康复主要目的是帮助患儿树立自信心，进而促进他们在躯体功能、认知智力、言语表达等方面的恢复。

4. 药物治疗　主要包括缓解痉挛的药物如A型肉毒素、苯酚等，改善脑瘫患儿骨密度的药物如维生素D、钙补充剂等，营养神经的药物如神经生长因子等。

5. 手术治疗　合适的时机采用适当的手术可以帮助脑瘫患儿缓解肌肉痉挛、平衡肌力、矫正畸形、调整肢体负重力线、改善患儿运动功能。主要包括神经手术和矫形手术两大类。围手术期需要进行强化康复治疗，以帮助脑瘫患儿实现功能最大水平恢复。

四、瘥后防复

（一）康复宣教

医院康复是脑瘫治疗最有效的康复模式，鉴于脑瘫的治疗周期长，需要将医院康复与家庭康复、社区康复和教育康复多方结合。家庭康复需要向家长讲解脑瘫发生发展特点、治疗方法及预后，帮助家长建立对脑瘫的正确认识，并指导家长执行一些简单的家庭康复训练方法，且注意每次家庭康复治疗训练前30分钟，避免进食过多，训练后要注意及时给予患儿营养膳食补充。社区康复是通过利用患儿及其家庭所处的社会环境及资料，给予脑瘫患儿更多社区引导式康复训练，帮助患儿与普通儿童交流玩耍，培养患儿适应社会的能力，并引导患儿逐渐参与社会活动，并最终回归社会。教育康复主要是将教育与康复结合，帮助患儿克服身心困难，让教育环境更容易接纳患儿，同时让患儿更易于融入教育环境，真正体现教育康复以脑瘫患儿需要为本的核心理念。

（二）运动指导

指导家长学会家庭康复训练的简单方法，配合日常治疗及训练，并定期召开家长座谈会，征求意见，反馈信息，改进工作，使家长树立对患儿康复的信心，减少或消除焦虑情绪，积极协助患儿进行康复治疗。

第四节　慢性阻塞性肺疾病

案例引导

案例　患者，男，65岁，因“咳嗽、咳痰伴喘憋10余年，加重3天”入院。入院时，咳嗽、咳痰、咳白色泡沫样痰，喘憋时作，夜间不能平卧，气短，胸部胀满，口干，不渴，周身酸痛，恶寒，面色暗，舌体胖大，舌质淡，苔白，脉滑。

讨论　1. 患者的辨证分型是什么？

2. 应如何进行康复治疗？

一、概述

（一）定义

慢性阻塞性肺疾病（chronic obstructive pulmonary diseases，COPD）简称慢阻肺，是一种以气流受限为主要特征的疾病，且气流受限不完全可逆，呈进行性发展，包括慢性支气管炎、肺气肿等。本病不仅影响肺的功能，病情加重时可导致劳动力丧失，生活质量降低，最终发展为呼吸循环衰竭和肺源性心脏病。慢性阻塞性肺疾病病程短则3～5年，长则可达10～20年，初起症状通常为咳嗽，常见临床症状为咳嗽、咳痰、喘息气促、胸闷、焦虑、心悸、水肿等，甚则出现神昏、谵妄等神志异常的表现。

（二）流行病学

慢性阻塞性肺疾病是常见的呼吸系统疾病。2018年，中国成人肺部健康研究（CPHS）结果显示：我国慢性阻塞性肺疾病患病人数近1亿，20岁及以上人群患病率为8.6%，40岁及以上人群患病率则高达13.7%，农村高于城市。慢阻肺居全球死亡原因的第四位，在我国则排序第三位，是居农村第一位的死亡原因。慢阻肺病因及发病机制目前尚未明确，但如果能及早进行防治，可以有效控制病情，减缓疾病进一步发展，改善患者的生活质量。因此，目前认为慢性阻塞性肺疾病是一种可以预防、可以治疗的疾病。

（三）病因和危险因素

慢性阻塞性肺疾病的确切病因和发病机制未明确，但认为与肺部对有害颗粒物质、有害气体反复发生的异常炎症反应有关。危险因素包括吸烟、气温骤变、空气污染、吸入职业粉尘及化学物质、反复的呼吸道感染和遗传因素等，其中吸烟是公认的最主要的危险因素。

二、辨证施治

（一）临床表现

慢性阻塞性肺疾病起病缓慢，病程长，反复发作，迁延不愈，随反复急性发作而病情加重，临床常见症状为咳嗽、咳痰、喘息气促、胸部膨满、胸闷如塞、食欲减退、焦虑、心悸、水肿、唇甲发绀等。

初起咳嗽较轻，如因吸烟、有害气体吸入、劳累、气温突变受凉感冒等因素刺激，则引发急性发作或病情加重，冬季易发，天气转暖而缓解。急性发作期因为炎症明显，分泌物增多，通气障碍加重，则胸闷、气促加剧；随着慢性支气管炎发展，并发肺气肿时症状加重，除咳嗽、咳痰外，还出现呼吸困难，且静息状态下也可能有气短。

（二）病因病机

中医认为，本病的发生多因久病肺虚、卫外不固、痰浊潴留、复感外邪致呼吸功能受损、肺气壅滞、气道不利、肺不敛降、胸膺胀满而发病。本病病位在肺，但与脾肾功能密切相关。病属本虚标实，本虚为肺、脾、肾三脏虚，标实为痰浊瘀血内停。急性发作期以痰浊阻肺，肺失宣降，肺气壅滞为主；缓解期则以肺、脾、肾三脏之虚为主；后期则可出现三脏俱损，且累及于心，迁延不愈。

（三）辨证分型

1. 风寒袭肺型 咳嗽，咳白痰，喘息时作，恶寒，舌淡，苔薄白，脉紧。

2. 痰湿阻肺型 咳嗽，咳白色泡沫痰或黏痰，量较多，喘息，气短，舌质淡，苔白腻，脉滑或弦。

3. 痰热壅肺型 咳嗽，咳痰，痰黏稠难咳，喘息，烦躁，舌质红，苔黄或黄腻，脉滑数。

4. 痰瘀阻肺型 咳嗽痰多，色白或成泡沫，喉间痰鸣，喘息不能平卧，胸部膨满，憋闷如塞，面色晦暗，唇甲发绀，舌质暗或紫暗，舌下青筋增粗，苔腻，脉弦滑。

5. 痰蒙神窍型 喘息气促，咳痰不爽，神志恍惚，谵妄，嗜睡，撮空理线，舌紫或舌质暗红，苔白腻或黄腻，脉滑数。

6. 肺肾气虚型 咳嗽，喘息气短，动则加重，全身乏力，腰膝酸软，自汗，舌质淡或紫暗，苔薄少，脉沉细或结代。

7. 阳虚水泛型 喘咳，咳痰清稀，心悸，下肢肿，甚至全身肿，脘痞，纳差，尿少，怕冷，面唇青紫，舌质暗，苔白滑，脉沉细。

（四）康复评定

慢性阻塞性肺疾病主要表现在肺脏功能障碍，常用功能测评如下。

1. 肺功能评定 肺通气功能测定有助于了解患者的基础肺功能情况，能客观、动态地评估治疗效果，并可区别通气功能障碍的类型、受损程度和预后。肺功能评定主要包括肺活量、最大呼气中期流速、最大自主通气量、时间肺活量等，其中，肺活量和时间肺活量最为常用。

（1）肺活量 指用力吸气后缓慢而完全呼出的最大空气容量，是最常用指标之一，随病情加重而下降。

（2）时间肺活量 又称为用力呼气量，用力吸气肺总容量后尽快用最大努力快速呼气至残气位，分别于第一秒、第二秒、第三秒记录所测定的呼出气体量（以 FEV_1、FEV_2、FEV_3 表示），用呼气量占肺活量的百分比进行评估通气功能，最常用 $FEV_1\%$ 进行评估，FEV_1 低于70%（老年人低于60%）说明气道阻塞，通气功能受损，常见于肺气肿、支气管哮喘。

2. 呼吸功能评定 慢性阻塞性肺疾病患者日常生活能力的表现可作为呼吸功能的体现。通过简单的动作或短距离行走进行测试，初步评定患者肺功能情况（表5-2）。

表5-2 肺功能分级评定表

分级	表现
0级	日常生活、活动如正常人，日常活动时无气短
1级	一般劳动时较正常人容易出现气短
2级	平地行走无气短，但上坡、登楼时较正常人容易出现气短
3级	慢走即感气短
4级	讲话、穿衣等轻微动作即有气短
5级	安静时亦有气短，不能平卧

3. 生活质量评定 最常用的慢阻肺患者生活质量评价是圣·乔治呼吸问卷（SGRQ），包括症状、活动能力、疾病影响，以0~100分进行计分，得分越高，说明疾病对生活质量的影响越大。

三、康复治疗

本病临床分急性期和缓解期，中医学病机基础为本虚标实，康复治疗原则为补虚泻实。急性发作期主要为标实，标实以痰浊为主，治宜宣肺化痰；缓解期以正虚为主，治宜补益肺、脾、肾三脏；后期痰瘀壅盛，正气虚衰，逐渐痰瘀并重，并可兼见气滞、水饮错杂，此时本虚与标实并重，治宜标本兼顾。在辨证基础上予综合康复治疗手段以改善呼吸功能，增强活动能力，提高生活质量。康复治疗方法包括中药、针灸、推拿、穴位贴敷、饮食调养、情志调摄、起居调摄、饮食调养、运动疗法等。

（一）中药治疗

1. 风寒袭肺型 宜宣肺散寒，止咳平喘。方选三拗汤合止嗽散加减。药用麻黄、杏仁、甘草、桔梗、荆芥、百部、陈皮、紫菀、白前等。痰湿偏盛可加半夏、茯苓；肺燥干咳少痰可加川贝、瓜蒌。

2. 痰湿阻肺型 宜燥湿化痰，宣降肺气。方选半夏厚朴汤合三子养亲汤加减。药用半夏、厚朴、紫苏子、白芥子、葶苈子、陈皮、茯苓等。若痰浊化火，咳痰黄稠，烦热口干，可加用桑白皮、黄芩、知母、瓜蒌仁等。久咳不止者，可加党参白术等；呼吸不畅者，可加枳壳、紫苏梗等。

3. 痰热壅肺型 宜清肺化痰，降逆平喘。方选清金化痰汤合贝母瓜蒌散加减。药用黄芩、栀子、桔梗、麦冬、桑白皮、知母、浙贝母、瓜蒌皮、茯苓、橘红、甘草等。痰热伤津、口干舌燥者，加天花粉、知母、麦冬；痰鸣喘息、不能平卧者，加葶苈子、射干；痰热内盛，痰黏难以咳出者，加用鱼腥草、石膏、半夏。

4. 痰瘀阻肺型 宜涤痰祛瘀，泻肺平喘。方选葶苈大枣泻肺汤合桂枝茯苓丸加减。药用葶苈子、大枣、桂枝、茯苓、牡丹皮、桃仁、赤芍等。若肺气不利，大便不通，加用大黄、厚朴。

5. 痰蒙神窍型 宜豁痰开窍。方选涤痰汤加减。药用半夏、茯苓、陈皮、胆南星、竹茹、枳实、石菖蒲、甘草等。热结大肠、腑气不通，可用增液承气汤。

6. 肺肾气虚型 宜补肾益肺，纳气平喘。方选人参补肺饮加减。药用人参、麦冬、五味子、薏苡仁、黄芪、百合、炙甘草等。若盗汗、咽干口燥，气阴两虚者，加用生脉饮；肺虚有寒者，加用干姜、半夏等。

7. 阳虚水泛型 宜温阳化饮利水。方选真武汤合五苓散加减。药用附子、白术、生姜、茯苓、白芍、桂枝、泽泻、猪苓。喘息不能平卧，心悸者，加用沉香、牵牛子、葶苈子。

（二）针灸耳针

1. 体针 常取肺俞、天突、鱼际穴。实证用泻法，虚证用补法。

风寒袭肺型以手太阴经穴为主，穴位选用大椎、肺俞、肾俞、列缺、丰隆等。痰湿阻肺型以手太阴经和足太阴经为主，可选取肺俞、中脘、神阙、足三里、脾俞等穴位，亦可用艾条温灸。痰热壅肺型以手太阴经和足阳明经穴位为主，选取膻中、肺俞、尺泽、列缺及丰隆等穴。痰瘀阻肺型可选取合谷、大椎、丰隆、鱼际、肺俞等穴位，采用泻法。痰蒙神窍型常取水沟、百会、内关、十宣等穴进行针刺。肺肾气虚型选取大椎、足三里、中脘、气海、神阙、关元、内关、命门、肺俞、脾俞、肾俞等穴。阳虚水泛型选取百会、命门、肾俞、气海、关元、中极等穴。

2. 耳针 可选取肝、肺、神门、气管、皮质下、下屏尖等穴。针刺2~3穴，中强刺激，留针30分钟，隔日1次，10次为一疗程。

（三）推拿疗法

风寒袭肺型选取膻中、风池、丰隆、迎香、尺泽、曲池、肺俞、大椎等穴位进行推拿。痰湿阻肺型按摩气海、关元穴，按揉足三里、血海、风池、丰隆、脾俞、肾俞等穴位。痰热壅肺型选取大椎、身柱、灵台、上星、肺俞、脾俞、风池、风府等穴。痰瘀阻肺型可选取合谷、大椎、丰隆、鱼际、肺俞等穴位。痰蒙神窍型患者对于推拿、刮痧等中医传统疗法的不能有效配合，故不适用。肺肾气虚型选取给予摩耳、捶肩背等穴，从而达到增强心肺功能、促进气血运行、益肾强腰之功效。阳虚水泛型选取百会、命门、肾俞、气海、关元、中极等穴位。按揉太阳、印堂、百会、风池、命门、阳陵泉及阴陵泉等穴位，或拿捏腰肌，按摩神阙、关元、气海，点腰骶等穴。

（四）穴位贴敷

对于虚证患者在三伏天进行贴敷。将白芥子、细辛、元胡、甘遂等中药进行配伍，研末，用新鲜姜汁调配均匀，贴敷于足三里、气海、关元、命门、肾俞、膻中穴等穴。

（五）饮食调养

饮食宜清淡而富有营养，蔬菜植物类以白色之品为好，不宜食用辛辣刺激和肥甘厚腻之品。

1. 风寒袭肺型 宜食低盐清淡、富有营养、易消化的食物，宜食用温性调味食品，如生姜、葱等；忌食生冷瓜果及甜甘滋腻之品。

姜丝萝卜汤

【材料】生姜25g，萝卜5g。

【制作】生姜切丝，萝卜切片，两者共放锅中加水适量，煎煮10~15分钟，再加入适量红糖，稍煮1~2分钟即可。

2. 痰湿阻肺型 宜食具有温补脾胃，化痰祛湿的食物，如薏米、山药、白果等；应注意限制食盐的摄入；不宜多食肥甘油腻、滋补酸涩食品，如甲鱼、燕窝、银耳、芝麻、各种高糖食物等；少食猪肉类、煎炸食品、海鲜、酒类之品。

苡仁鱼腥草粥

【材料】鱼腥草、薏苡仁各30g，大米50g，油盐少许。

【制作】先煎鱼腥草取汁，将薏苡仁与大米同放煲内，加少量清水煮粥，将成时加入鱼腥草汁，油、盐调味略煮即可。

3. 痰热壅肺型 宜食具有清热化痰类的食物，如鲜芦根、枇杷叶、茯苓、薏苡仁、冬瓜、梨、无花果等。

荷叶冬瓜汤

【材料】鲜荷叶1张，鲜冬瓜500g，油、盐适量。

【制作】将荷叶洗净、剪碎；冬瓜连皮切块，然后同放入煲内，加清水适量煲汤，熟后加油、盐调味，喝汤食冬瓜。

4. 痰瘀阻肺型 宜食易消化，具有健脾利湿、化瘀祛痰之品，如玫瑰花、山楂、菠菜、薏苡仁、扁豆、丝瓜、鸡肉、牛肉等。忌食肥甘厚腻之品。

山药山楂陈皮煲鸡

【材料】山药50g，山楂50g，陈皮15g，红枣5颗，鸡肉100g，姜2片。

【制作】鸡肉洗净切块焯水，红枣用清水浸软，山药、山楂及陈皮洗净，将山药、山楂、陈皮、红枣、鸡肉、姜片放入电砂煲中，加入1L清水煲2小时，加入适量盐调味即可。

5. 痰蒙神窍型 宜食清淡易消化的食物，如山楂、薏苡仁、赤小豆、菠菜、麦片等；水果有香蕉、草莓等；忌食肥甘厚腻之品；宜以流质或半流质饮食为主。

6. 肺肾气虚型 宜食补肺益肾、降气平喘、止咳祛痰食物，如薏苡仁、山药、扁豆、猪腰、猪肺、黑米、雪梨、香菇、胡萝卜、海参、核桃仁等。

山药芡实粥

【材料】粳米50g，芡实米50g，山药50g，植物油适量。

【制作】将山药、芡实米、粳米入锅，加水煮粥；油、盐调味稍煮即成。

7. 阳虚水泛型 宜食辛甘温养之品，如干姜、黑芝麻、核桃仁、猪肾等。

胡桃莲子芡实煲瘦肉

【材料】核桃肉60g，莲子肉30g，芡实60g，红枣5颗，瘦肉500g，姜2片。

【制作】瘦肉洗净切块焯水，红枣用清水浸软，核桃肉、莲子肉及芡实洗净，将核桃肉、莲子肉、芡实、红枣、瘦肉、姜片放入电砂煲中，加入1L清水煲2小时，加入适量盐调味即可。

（六）情志调摄

注意对患者进行正性的情绪调节，向患者讲解慢阻肺治疗成功的病例，从而坚定其治疗信心；建议患者积极寻找积极向上的心情，如通过看喜剧、晒太阳、和朋友家人聚会、品美食、郊游、泡温泉等方式来放松自己；另外，还可以通过静坐、静卧、静立及自我控制调节等，从而达到强壮正气、抗病保健等作用。

（七）起居调摄

1. 居所环境 清静，空气清新，室内空气流通。如外界环境空气质量差，室内尽量净化空气，戴口罩外出。

2. 戒烟 尽量戒烟。

3. 防寒保暖 结合肺主皮毛，易受外邪侵犯，酌厚衣服以抵御外邪侵袭，预防疾病的发生。

4. 规则作息 避免过劳，避免熬夜，规则锻炼。冬季不宜早起，适当晚起锻炼身体。

（八）运动疗法

1. 日常运动指导 运动锻炼应在温度适宜，空旷的户外进行。运动项目以强度较小、舒缓柔和为佳，忌大汗淋漓，锻炼时多选择有氧运动，如步行、慢跑、缓步登山、游泳、骑自行车、健身操等。也可选择一些以内养为主的传统健身法，如太极拳、太极剑、八段锦、五禽戏、形意拳等。运动时宜采用低强度、适当频次的方式，循序渐进，持之以恒。

2. 排痰训练 排痰训练包括体位引流、胸部叩击、震颤及直接咳嗽。训练的目的为促进呼吸道分泌物排出，降低气流阻力，减少支气管和肺部感染。

3. 呼吸肌训练 呼吸肌训练可以改善呼吸肌耐力，缓解呼吸困难，主要有横膈肌阻力训练、吸气阻力训练和诱发呼吸训练三种形式。

（1）横膈肌阻力训练　患者取仰卧位、头稍抬高的姿势，先让患者掌握横膈吸气，在患者的上腹部放置1～2kg重的沙袋，让患者深吸气同时保持上胸廓平静，沙袋重量必须以不妨碍膈肌活动及上腹部鼓起为宜，逐渐延长患者阻力呼吸时间，当患者可以保持横膈肌呼吸模式且吸气不会使用到辅助肌约15分钟时，则可增加沙袋重量。

（2）吸气阻力训练　使用吸气阻力训练特别设计的呼吸阻力仪器，以改善吸气肌的肌力及耐力，并减少吸气肌的疲劳。方法：患者经手握式阻力训练器吸气，吸气阻力训练器有各种不同直径的管子提供吸气时气流的阻力，气道管径愈窄则阻力愈大，每天进行阻力吸气数次，每次训练时间逐渐增加到20～30分钟，以增加吸气肌耐力，当患者的吸气肌肌力或耐力有改善时，逐渐将训练器的管径减小。训练中避免任何形式的吸气肌长时间的阻力训练。如果出现颈部肌肉（吸气辅助肌）参与吸气，则表明膈肌疲劳。

（3）诱发呼吸训练　是一种低阻力的训练方式，强调最大吸气量的维持。方法：患者仰卧或半仰卧位，放松舒适姿势，做4次缓慢、轻松的呼吸，在第4次呼吸时做最大呼气，然后将呼吸器放入患者口中，经由呼吸器做最大吸气且持续吸气数秒钟，每天重复数次，每次练习5～10次。

知识链接

呼吸训练法

呼吸操：缩唇呼吸和腹式呼吸联合应用组成，具有强身健体、增强膈肌等呼吸肌的肌力和耐力，并减轻呼吸困难，提高活动能力。

缩唇呼吸法：用鼻缓慢深吸气进入肺中直至无法吸入，然后缩唇，如吹口哨样，保持缩唇姿势并缓慢呼气。

腹式呼吸法：双肩放松，用鼻吸气时，腹部膨出，并收紧腹部肌肉，然后缩唇呼气，感觉腹部下沉。每次休息2分钟，每3次为1组，每天重复练习多次。

四、瘥后防复

（一）戒烟

吸烟是发生的慢性阻塞性肺疾病重要危险因素，要取得满意疗效，必须去除病因，再配合药物治疗，故戒烟是控制COPD发展和发生的关键。对于煤矿、金属矿、棉纺业及化工行业等工作人员，应做好劳动保护措施，减少职业粉尘和化学物质吸入。

（二）调节情志

通过选择自己喜欢的活动，放松自己，达到心情愉悦，从而达到强壮正气、抗病保健的作用。

（三）防治呼吸道感染

保持室内空气流通，减少在通风不良的空间内进行烧柴、生炉火、被动吸烟等活动。积极预防上呼吸道感染，避免到人群比较密集的场所；必要时可注射流感疫苗。一旦发生上呼吸道感染应积极治疗。

（四）加强体育锻炼

根据自身状况选择适宜的锻炼方式，如慢跑、爬山、打太极拳、跳舞等。

（五）呼吸功能锻炼

为保持良好的肺功能，可通过做呼吸操、练瑜伽、吹口哨、吹笛子等进行肺功能锻炼。

第五节　高血压

案例引导

案例　患者，男，71岁，既往脑梗死、高血压史20余年。患者于3天前突感头痛头晕，入我院急诊科，入院时监测血压214/126mmHg。经治疗患者血压已连续2天稳定于160/90mmHg以下。现为求康复治疗转至康复科。现患者血压157/94mmHg，神志清，精神可，偶感头晕，左侧肢体活动不灵，饮水呛咳，洼田饮水试验二级。舌质绛红，苔黄腻，脉弦数。

讨论　请对该患者进行辨证分型，并制定康复治疗方案。

一、概述

（一）定义

高血压是以体循环动脉压升高为主要临床表现的心血管综合征，主要表现为头痛、头晕、乏力等，病变日久因心、脑、肾等脏器出现不同程度的器质性损害，还可有相应的临床表现。高血压可分为原发性高血压和继发性高血压，其中原发性高血压占90%～95%。高血压是脑卒中、冠心病、心力衰竭等高危性疾病的重要危险因素。

（二）流行病学

高血压是我国患病人数较多的慢性病之一，是城乡居民心脑血管疾病死亡最重要的危险因素。自1959年起开展的6次全国性调查显示，我国高血压患病率和患病人数持续增加，高血压的知晓率、治疗率和控制率总体仍处于较低水平。《中国心血管病报告2018》显示，我国18岁及以上居民的高血压患病率为27.9%，65岁及以上人群的高血压患病率超过50%，患病率随年龄增加而明显升高。高血压患病年轻化趋势日益显著，18～24岁、25～34岁和35～44岁人群高血压患病率分别为3.5%、5.8%和14.1%。我国高血压患病率还存在较大的地区差异，整体呈现北方高、南方低特点。

（三）病因和危险因素

高血压的主要影响因素包括遗传、年龄、超重/肥胖、高盐摄入、吸烟、过量饮酒、运动量不足、长期精神紧张、空气污染等。个体具有的危险因素越多，程度越严重，血压水平越高，高血压患病风险越大。

二、辨证施治

（一）临床表现

绝大多数高血压起病缓慢，早期缺乏特殊临床表现，一般在测量血压时或发生心、脑、肾等并发症时才被发现，常见症状有头晕、头痛、心悸、耳鸣、失眠、乏力等。高血压患者由于担心运动会有一定风险，往往限制活动，导致身体活动能力下降、心肺功能减退等。高血压患者还可出现靶器官相应的症状和体征，如心绞痛、气短、多尿等。另外，长期使用降压药难免会有不良反应，出现相应症状。

（二）病因病机

本病发生常与情志失调、饮食失节、内伤虚损、年老体衰等因素有关，基本病机为阴阳平衡失调。病位主要在肝、肾，但可涉及心、脾等脏。病属本虚标实之证，病之本为肝肾亏虚，病之标为风、痰、瘀内生。

（三）辨证分型

1. 肝火上炎型 平素性情急躁易怒，以头胀痛、眩晕为主，多因情绪激动而加重，大便干，小便黄，口干口苦，面红目赤，舌质红，苔黄，脉弦数。

2. 痰热内盛型 以头胀、头痛、头重，眩晕或昏蒙为主，胸脘满闷，纳呆呕恶，倦困多寐或心烦失眠，舌质红，苔黄腻，脉弦滑数。

3. 阴虚阳亢型 头痛且空，眩晕耳鸣，腰膝酸软，心慌健忘少眠，舌红少津，苔薄黄，脉弦细数。

4. 瘀血阻络型 以头痛如刺，固定不移或眩晕为主，兼见健忘、失眠、心慌等症，面或唇色紫暗，舌有瘀斑，脉弦涩或细涩。

（四）康复评定

1. 血压值及心血管危险因素评定

（1）血压测量　是评估血压水平、诊断高血压以及观察降压疗效的主要手段。目前主要采用诊室血压、动态血压监测以及家庭血压三种方法。

（2）高血压的分级　高血压分为3级（表5－3）。

表5－3　血压水平分级

诊室血压	分级		
	收缩压（mmHg）		舒张压（mmHg）
正常血压	<120	和	<80
高血压前期	120～139	和/或	80～90
高血压	≥140	和/或	≥90
1级高血压（轻度）	140～159	和/或	90～99
2级高血压（中度）	160～179	和/或	100～109
3级高血压（重度）	≥180	和/或	≥110
单纯收缩期高血压	≥140	和	<90

注：当收缩压和舒张压分属于不同级别时，以较高的分级为准。

（3）综合评估心血管疾病总体风险　心血管疾病总体风险评估是预防和控制心脑血管疾病的必要前提，有助于防治人员对患者进行健康教育，提高患者的预防意识和治疗依从性。影响高血压患者心脑血管疾病预后的危险因素见表5－4。

发生心脑血管病风险的高危个体如下：①血压处于（130～139）/（85～89）mmHg或1级高血压，且合并≥3个主要危险因素的患者；②2级高血压合并1～2个主要危险因素的患者；③3级高血压患者，无论是否合并主要危险因素。

表 5 - 4　高血压患者发生心脑血管疾病的重要危险因素

危险因素	内容
血压水平	血压升高：（130 ~ 139）/（85 ~ 89）mmHg
	1 级高血压
	2 级高血压
	3 级高血压
主要危险因素	年龄：男性 >55 岁，女性 >65 岁
	吸烟（含被动吸烟）
	糖耐量受损
	血脂异常
	早发心血管疾病家族史
	中心性肥胖
其他危险因素	早发停经（<50 岁）
	静坐生活方式
	心率（静息心率 >80 次/min）
	高尿酸血症

2. 临床评定

（1）饮食评定　根据个体年龄、性别、运动量，确定每日能量摄入范围；评估个体是否有不规律进餐、酗酒等不良饮食习惯；评估个体的口味偏好、调味品使用习惯和高盐食物选择情况。

（2）体格检查　测量身高、体重和腰围；颈部、腹部、肢端的血管检查；甲状腺、心、肺、肾脏、神经系统检查。

（3）实验室检查　基本检查项目包括血常规、尿常规、血液生化检查（空腹血糖、血脂、肾功能等）、心电图等。根据需要可选择动态血压监测、超声心动图、颈动脉超声、X 线胸片、眼底检查等。

（4）评估靶器官损害　靶器官主要包括心、脑、肾、眼底、血管等，对靶器官损害的识别，对于评估患者心血管风险、开展早期积极治疗具有重要意义。

三、康复治疗

（一）中药治疗

1. 肝火上炎型　治宜清肝泻火，佐以柔肝，方选龙胆泻肝汤加减。药用龙胆草、栀子、黄芩、柴胡、当归、生地、车前子等。头痛头胀较重者，加菊花、夏枯草等；胁痛偏重者，加郁金、川楝子；见目赤肿痛者，加木贼草、谷精草；见便秘者，加大黄等。

2. 痰热内盛型　治宜涤痰清热平肝，方选温胆汤合半夏白术天麻汤、滚痰丸加减。药用陈皮、半夏、白术、天麻、大黄、黄芩等。痰热甚者，加黄连；眩晕甚者，加石决明、钩藤等；见癫痫者，加胆南星、郁金、石菖蒲等。

3. 阴虚阳亢型　治宜滋水涵木，育阴潜阳，方选天麻钩藤饮加减。药用天麻、钩藤、石决明、黄芩、栀子、牛膝、杜仲、夜交藤等。见眩晕剧烈、有阳动化风之势者，加生龙骨、生牡蛎等；头晕头痛甚者，加珍珠母、白芍。

4. 瘀血阻络型　治宜祛瘀生新，行血清经，方选血府逐瘀汤加减。药用桃仁、红花、当归、生地黄、牛膝、川芎、桔梗、赤芍、枳壳、柴胡等。见瘀痛入络，加全蝎、三棱、莪术等；气机郁滞较重者，加川楝子、香附等。

（二）针灸疗法

1. 肝火上炎型 取足三里、阴陵泉、三阴交、脾俞、中脘、气海、关元、丰隆、支沟、章门等穴。

2. 痰热内盛型 主穴取百会、四神聪、安眠、神门、内关、三阴交等穴。

3. 阴虚阳亢型 取督脉及足少阴、阳明经穴，取百会、风池、膈俞、肾俞、足三里等穴，针宜补法。

4. 瘀血阻络型 取曲池、合谷、血海、三阴交、太冲、膈俞、肝俞等穴，以疏通肝经、胆经、三焦经。

（三）推拿疗法

对于高血压患者，推拿可以促进血液循环、调节外周微血管的收缩舒张，起到降低血压的作用。常用方法如揉攒竹、鸣天鼓、揉太阳、擦鼻、抹额、手梳头、按揉脑后、搓手浴面、揉腰眼、擦涌泉等，临床可辨证选用。

（四）耳针疗法

辨证选取降压沟、耳尖、交感、肾上腺、神门、心等对应区域，每次选 3～4 穴，毫针刺，血压过高者可在降压沟和耳尖点刺出血。

（五）情志调摄

情志因素与本病关系密切，要减轻或消除焦虑等紧张情绪和不必要的精神压力，平时多注意宁神定志，以舒缓情志。学会缓和亢奋的情绪，释放烦闷，舒缓情志；学会正确对待喜和忧、苦与乐、顺与逆，保持稳定平和的心态。平素加强自我修养，养成冷静、沉着的处事态度，理顺人际矛盾，淡化与人争吵。

（六）运动疗法

一般宜选择中等强度的运动。若选择运动强度较小的运动项目，则运动时间应适当延长。如登山、慢跑、自行车、乒乓球、羽毛球、网球、武术、游泳、健身舞蹈等都可选择。对于体重超重，运动能力较差的人，游泳是较好的选择。传统运动疗法可以从整体上调整脏腑功能而发挥作用，适宜选练太极拳、太极剑、放松功等。

（七）起居调摄

夏天要尽量避免强力劳作，以免大汗伤津伤气；不可恣意贪凉饮冷，或在阴冷潮湿环境下长期工作生活，因寒湿之邪易伤阳气。在湿热交杂的气候环境下，应减少户外活动，保持居室干燥，避免感受湿热。在秋冬季，要注意保护阳气，保暖避寒，及时增添衣物。不宜长期熬夜，保持二便通畅，注意个人卫生，预防皮肤疾病。

（八）饮食调养

1. 肝火上炎型 平素宜食用具有平肝潜阳作用的食物。饮食宜清淡、低盐素食为主。多食新鲜果蔬，如莲子、茯苓、红小豆、蚕豆、绿豆、黄豆芽、绿豆芽、冬瓜、丝瓜、葫芦、苦瓜、黄瓜、白菜、芹菜、卷心菜、莲藕、空心菜等；西瓜、梨、香蕉、柑橘、山竹、奇异果、香瓜、柿子、柚子、苹果、柠檬、葡萄、甘蔗等。

菊花茶

【材料】菊花 30g，白糖 30g。

【制作】菊花入锅加水煮沸数分钟，加糖。代茶饮。

2. 痰热内盛型 饮食应以豆类、谷类为主，饮食清淡，少食多餐，限制食盐的摄入，宜食用清热化痰之品，不宜多吃肥甘油腻、滋补酸涩食物。宜食胡萝卜、包菜、冬瓜、洋葱、荸荠、香菇、生姜、紫菜。可食适量平性水果，如苹果、柠檬、葡萄、甘蔗等。忌食热性水果，如荔枝、龙眼、榴莲、番石榴、椰子、桃子、菠萝等。

荷叶冬瓜汤

【材料】鲜荷叶1张，鲜冬瓜500g，油、盐适量。

【制作】荷叶洗净剪碎，冬瓜连皮，切块。一起放入锅内，加清水适量煲汤，汤成加油盐调味。喝汤，食冬瓜。每周2～3次。

3. 阴虚火旺型　宜选用具有滋补肾阴、甘凉滋润的食物，如糯米、瘦猪肉、猪蹄、鸭肉、鹅肉、鳖、乌龟、黑鱼、海参、海蜇、鸡蛋、豆腐、金针菇、枸杞、藕、冬瓜、苦瓜、丝瓜、黄瓜、西瓜、石榴、葡萄、荸荠、生梨、苹果、甘蔗、燕窝、百合、银耳、黑芝麻、蜂蜜。少食烤炸、辛辣或性温燥烈的食物。

龟汤

【材料】龟1只（250～500g），料酒20g，植物油、姜、葱、花椒、冰糖、酱油各适量。

【制作】龟放入盆中，加热水（约40℃）使其排净尿，剁去头、足、剖开，去除龟壳及内脏，洗净切块。锅中倒入植物油烧热后，放入龟肉块，反复翻炒，再加生姜、葱、花椒、冰糖、酱油、料酒和适量清水，大火煮沸后用小火煨炖至龟肉烂即可。

4. 瘀血阻络型　宜选择具有行气、活血功能的食物，如玉米、粳米、白萝卜、胡萝卜、海藻、海带、紫菜、香菜、洋葱、韭菜、油菜、大蒜、生姜、茴香、桂皮、丁香、米醋、桃仁、黑大豆、生藕、黑木耳、山楂、桃子、银杏、柑橘、柠檬等。

黑豆川芎粥

【材料】川芎10g（用纱布包裹），黑豆25g，粳米50g。

【制作】川芎、黑豆、粳米煮熟加适量红糖，分次温服。

四、瘥后防复

饮食上清淡为主，限制食盐的摄入，营养均衡，多吃水果蔬菜。吃饭时要充分咀嚼，规律进食，控制体重，戒烟限酒。每天规律运动，保证适量的运动，保持心情舒畅，保证充足的睡眠。

第六节　冠状动脉粥样硬化性心脏病

案例引导

案例　患者，男，60岁，已婚，体重90kg，身高1.70m。因“阵发性胸骨后及心前区疼痛伴胸闷气短两年，加重两天”入院。患者于两年前负重约70kg快速行走1000米后，突感心前区疼痛伴胸闷气短，疼痛向左肩及左手部放射。未经任何处理，休息5分钟后胸痛胸闷气短缓解。之后两年中，每于劳累后均有类似发病，约每2～3个月发病一次。两个月前起因劳累发病次数增加，疼痛时间延长，程度加重，有时每周发作2～3次或每天发作。两天前负重约50kg行走300米后，突然出现心前区剧烈疼痛，立即含服硝酸甘油一片，3分钟内含服2片，症状略有缓解，由他人搀扶去医院就诊，途中又发生心前区疼，舌质紫暗或有瘀斑，脉涩或结或代。

讨论　1. 该患者的辨证分型是什么？

2. 应如何进行康复治疗？

一、概述

（一）定义

冠心病又称冠状动脉粥样硬化性心脏病（coronary headisease，CHD），指冠状动脉（冠脉）发生粥样硬化引起管腔狭窄或闭塞，导致心肌缺血缺氧或坏死而引起的心脏病，也称缺血性心脏病（ischemic heart disease）。临床根据发病特点和治疗原则不同分为两大类：慢性冠脉疾病（chronic coronary artery disease，CAD），也称慢性心肌缺血综合征（chronic ischemic syndrome，CIS）；急性冠状动脉综合征（acute coronary syndrome，ACS）。前者包括稳定型心绞痛、缺血性心肌病和隐匿性冠心病等；后者包括不稳定型心绞痛（unstable angina，UA）、非ST段抬高型心肌梗死（non－ST－segment elevation myocardial infarction，NSTEMI）和ST段抬高型心肌梗死（ST－segment elevation myocardial infarction，STEMI），也有将冠心病猝死包括在内。

（二）流行病学

冠心病是动脉粥样硬化导致器官病变的最常见类型，严重危害人类健康。本病多发于40岁以上成人，男性发病早于女性，经济发达国家发病率较高；近年来发病呈年轻化趋势，已成为威胁人类健康的主要疾病之一。

（三）病因和危险因素

冠状动脉粥样硬化性心脏病的主要发病原因是由于冠脉的供血与心肌的需血之间发生矛盾，冠脉血流量不能满足心肌代谢的需要，就可引起心肌缺血缺氧。暂时的缺血缺氧引起心绞痛，而持续严重的心肌缺血可引起心肌坏死即为心肌梗死。

冠状动脉粥样硬化性心脏病的主要危险因素包括不可干预和可干预两种；不可干预因素主要包括年龄、性别、种族、遗传因素等；可干预因素包括血脂异常、高血压、糖尿病和糖耐量异常、肥胖、吸烟、药物和饮食习惯等。

二、辨证施治

（一）临床表现

1. 运动功能障碍 运动耐力量和体力活动能力下降是冠心病患者最主要的功能障碍。由于冠脉血流量不能满足心肌代谢，随着运动量的增加心肌缺血缺氧明显，导致患者活动能力下降。

2. 呼吸功能障碍 冠心病直接的全身表现是缺氧的症状，尤其伴慢性心力衰竭时，与循环功能不良有关。长期的心血管功能障碍均会伴随不同程度的肺循环功能障碍，使肺血管和肺泡气体交换的效率降低，吸氧能力下降，减少机体吸氧能力储备，进一步加重缺氧症状。

3. 代谢功能障碍 包括胰岛素抵抗、高血糖和血脂异常。脂质代谢障碍主要是血胆固醇和甘油三酯增高，高密度脂蛋白胆固醇降低。脂肪和能量物质摄入过多而消耗不足（缺乏运动）是基本原因。缺乏运动可导致胰岛素抵抗，除了引起糖代谢障碍外，还可促使形成高胰岛素血症和血脂升高。血脂代谢障碍不仅加重疾病症状，更重要的是促进冠状动脉粥样硬化发展。

4. 其他 骨关节肌肉功能障碍（如长期缺乏体力活动相关的肌肉力量及耐力下降、关节退行性改变和骨质疏松）、情绪和心理异常（常见为抑郁和焦虑）、疼痛（心前区疼痛）和睡眠障碍等。

（二）病因病机

冠心病属中医心悸范畴。心悸的发生多因体质虚弱、饮食劳倦、七情所伤、感受外邪及药食不当等，以致气血阴阳亏损，心神失养，心主不安，或痰、饮、火、瘀阻滞心脉，扰乱心神。

心悸病位在心，与肝、脾、肾、肺等脏腑关系密切，病机不外乎气血阴阳亏虚，心失所养，或邪扰心神，心神不宁。如心之气血不足，心失滋养；或心阳虚衰，血脉瘀滞，心神失养；或肾阴不足，不能上制心火，水火失济，心肾不交；或肾阳亏虚，心阳失于温煦，阴寒凝滞心脉；或肝失疏泄，气滞血瘀，心气失畅；或脾胃虚弱，气血乏源，宗气不行，血脉凝留；或脾失健运，痰湿内生，扰动心神；或热毒犯肺，肺失宣肃，内舍于心，血运失常；或肺气亏虚，不能助心以治节，心脉运行不畅，均可引发心悸。

（三）辨证分型

1. 心虚胆怯型　心悸不宁，善惊易恐，坐卧不安，不寐多梦而易惊醒，恶闻声响，食少纳呆；苔薄白，脉细数或细弦。

2. 心血不足型　心悸气短，头晕目眩，失眠健忘，面色无华，倦怠乏力，纳呆食少；舌淡红，脉细弱。

3. 心阳不振型　心悸不安，胸闷气短，动则尤甚，面色苍白，形寒肢冷；舌淡苔白，脉虚弱或沉细无力。

4. 阴虚火旺型　心悸易惊，心烦失眠，五心烦热，口干，盗汗，思虑劳心则症状加重，耳鸣腰酸，头晕目眩，急躁易怒；舌红少津，苔少或无，脉细数。

5. 瘀阻心脉型　心悸不安，胸闷不舒，心痛时作，痛如针刺，唇甲青紫；舌质紫暗或有瘀斑，脉涩或结或代。

6. 水饮凌心型　心悸眩晕，胸闷痞满，渴不欲饮，小便短少，或下肢水肿，形寒肢冷，伴恶心，欲吐，流涎；舌淡胖，苔白滑，脉弦滑或沉细而滑。

（四）康复评定

1. 冠心病康复分期及评定　通常将冠心病康复分为3期，Ⅰ期为住院期康复，主要对象为急性冠脉综合征经积极临床治疗病情稳定的患者，冠脉成形术后及冠脉搭桥术后的患者，通常为3～7天。Ⅱ期为院外早期康复，为急性心血管事件后早期开始（事件发生后1～2周），持续6～8周的门诊康复期，也有人认为需持续3～6个月，该期主要在门诊为患者提供康复服务。Ⅲ期为院外长期康复期或社区康复期，为心血管事件发生后2～3个月开始，长期为院外患者提供预防和康复服务，可在社区医院、门诊、家庭或有训练设施的社区场所进行。

2. 心功能分级　美国纽约心脏病协会分级（New York Heart Association classification，NYHA）表，由纽约心脏病协会于1928年提出，根据诱发心力衰竭症状的活动等级对心功能分级，操作简单，在临床上应用最为广泛，其中代谢当量（METs）量化的心功能将活动水平客观化，有利于活动处方的指导。

3. 心肺运动试验　心肺运动试验（cardiopulmonary exercise testing，CPET）是在精确控制运动负荷状态下，从患者的肺呼吸参数以及血流动力学等指标对呼吸系统、心血管系统、血液系统、神经生理以及骨骼肌肉系统综合运动反应进行整体评估，全面客观地把握心肺功能储备（cardiopulmonary function capacity）和功能受损情况的无创检测方法。在冠心病患者用来精确评估心肺储备功能，并制订运动处方。运动负荷试验的仪器有许多种，可根据患者的具体情况选择运动平板、踏车及上肢测力计。

4. 认知功能评定　常用评定方法包括简易精神量表（mini－mental state examination，MMSE）、蒙特利尔认知评估量表、洛文斯顿作业疗法认知评定成套试验记录表。

5. 心理评定　常用评定方法包括汉密尔顿抑郁量表、汉密尔顿焦虑量表。

6. 生活质量评定　常用评定方法包括健康调查简表（SF－36）、世界卫生组织生活质量－100量表（WHOQOL－100）、生活满意度量表。

三、康复治疗

（一）中药治疗

1. 心虚胆怯型 宜镇惊定志，养心安神。方用安神定志丸加减。药用：人参、茯苓、茯神、石菖蒲、远志、龙齿。气短乏力，头晕目眩，动则为甚，静则悸缓，为心气虚损明显，重用人参；兼见心阳不振者，加肉桂、炮附子；兼心血不足者，加阿胶、制何首乌、龙眼肉；兼心气郁结，心悸烦闷，精神抑郁者，加柴胡、郁金、合欢皮、绿萼梅；气虚夹湿者，加泽泻，重用白术、茯苓；气虚夹瘀者，加丹参、川芎、红花、郁金。

2. 心血不足型 宜补血养心，益气安神。方用归脾汤加减。药用：白术、当归、茯神、炙黄芪、龙眼肉、远志、酸枣仁、木香、炙甘草、人参、生姜、大枣。五心烦热，自汗盗汗，胸闷心烦，舌淡红少津，苔少或无，脉细数或结代，为气阴两虚，治以益气养血，滋阴安神，用炙甘草汤；兼阳虚而汗出肢冷者，加炮附子、黄芪、煅龙骨、煅牡蛎；兼阴虚者，重用麦冬、生地黄、阿胶，加北沙参、玉竹、石斛；纳呆腹胀者，加陈皮、谷芽、麦芽、神曲、山楂、鸡内金、枳壳；失眠多梦者，加合欢皮、夜交藤、五味子、柏子仁、莲子心等；若热病后期损及心阴而心悸者，可用生脉散。

3. 心阳不振型 宜温补心阳，安神定悸。方用桂枝甘草龙骨牡蛎汤合参附汤加减。药用：桂枝甘草龙骨牡蛎汤由桂枝、炙甘草、煅龙骨、煅牡蛎、人参、炮附子、生姜。形寒肢冷者，重用人参、黄芪、炮附子、肉桂；大汗出者，重用人参、黄芪、煅龙骨、煅牡蛎、山萸肉，或用独参汤；兼见水饮内停者，加葶苈子、五加皮、车前子、泽泻等；夹瘀血者，加丹参、赤芍、川芎、桃仁、红花；兼见阴伤者，加麦冬、枸杞子、玉竹、五味子；若心阳不振，以致心动过缓者，酌加蜜麻黄、补骨脂，重用桂枝。

4. 阴虚火旺型 宜滋阴清火，养心安神。方用天王补心丹合朱砂安神丸加减。药用：人参、茯苓、玄参、丹参、桔梗、远志、当归、五味子、麦冬、天冬、柏子仁、酸枣仁、生地黄、朱砂。肾阴亏虚，虚火妄动，遗精腰酸者，加龟甲、熟地黄、知母、黄柏，或加服知柏地黄丸；阴虚而火热不明显者，可单用天王补心丹；阴虚兼有瘀热者，加赤芍、牡丹皮、桃仁、红花、郁金等。

5. 瘀阻心脉型 宜活血化瘀，理气通络。方用桃仁红花煎加减。药用：丹参、赤芍、桃仁、红花、香附、延胡索、青皮、当归、川芎、生地黄、乳香。气滞血瘀，加用柴胡、枳壳；兼气虚加黄芪、党参、黄精；兼血虚者，加制何首乌、枸杞子、熟地黄；兼阴虚加麦冬、玉竹、女贞子；兼阳虚者，加炮附子、肉桂、淫羊藿；络脉痹阻，胸部窒闷者，加沉香、檀香、降香；夹痰浊，胸满闷痛，苔浊腻者，加瓜蒌、薤白、半夏、陈皮；胸痛甚者，加乳香、没药、五灵脂、蒲黄、三七粉等。

6. 水饮凌心型 宜振奋心阳，化气行水，宁心安神。方用苓桂术甘汤加减。药用：茯苓、桂枝、白术、甘草。兼见恶心呕吐者，加半夏、陈皮、生姜；兼见肺气不宣者，有水湿者，咳喘，胸闷，加杏仁、前胡、桔梗、葶苈子、五加皮、防已；兼见瘀血者，加当归、川芎、刘寄奴、泽兰、益母草；若见因心功能不全而致水肿、尿少、阵发性夜间咳喘或端坐呼吸者，当重用温阳利水之品，可用真武汤。

（二）针灸疗法

针灸治疗心悸治宜宁心定悸。取心、心包的背俞穴、募穴为主；以心俞、厥阴俞、巨阙、膻中、神门、内关为主要穴位。心虚胆怯配胆俞、日月；心血不足配脾俞、足三里；心阳不振配至阳、关元；阴虚火旺配太溪、三阴交；心血瘀阻配膈俞；水气凌心配水分、阴陵泉。

（三）耳针疗法

耳针取心、胆、脾、肾、交感、神门、皮质下、小肠；毫针刺法或压丸法。

（四）推拿疗法

通过刺激摩擦穴位敏感痛点或胸壁，利用经络传导增加心肌供血和纠正心脏功能而治疗冠心病心绞痛，副作用少，简单易行，独居特色，疗效较好。

（五）心脏康复训练

选用心肺运动仪进行心脏康复训练，患者从床上被动运动逐步过渡到以步行、踏车等主动运动，在运动平板仪上进行快走和慢跑。运动从较小强度开始逐渐递增，期间需有康复医师陪同，且持续心脏监测生命体征以防意外，训练 45 分钟/次，2 次/周，第 1 期持续 5 周；第 2 期频率增加至 3 次/周，共训练 5 个月。

四、瘥后防复

（一）情志调节

心悸每因情志内伤、恐惧而诱发，故患者应经常保持心情愉快，精神乐观，情绪稳定，避免情志为害，减少发病。

（二）生活环境

居住环境宜安静，避免噪音、突发性声响等不良刺激。室内空气清新，温度适宜，避免外邪侵袭。室内装饰色调宜淡雅。

（三）适度运动

一般心悸患者宜参加适当活动，有利于调畅气机，怡神养心。但久病或心阳虚弱者以休息为主，避免过劳耗伤心气。

第七节　糖尿病

案例引导

案例　患者，女，46 岁，因“口渴、多饮、伴体重减轻 1 个月”入院。入院症见口渴，多饮，多食易饥，大便干燥，舌质红，苔黄，脉滑实有力。

讨论　1. 患者的辨证分型是什么？

2. 应如何进行康复治疗？

一、概述

（一）定义

糖尿病是以血糖水平增高为主要特征的一种代谢性疾病。糖尿病可分为原发性和继发性两大类，前者又分为 1 型糖尿病、2 型糖尿病和糖耐量减低等。高血糖是由胰岛素分泌不足和（或）胰岛素对抗引起。除葡萄糖等碳水化合物外，尚有蛋白质及脂肪代谢异常。长时间血糖高水平可引起多系统损害，如可导致眼、肾、神经、心、血管等组织的慢性进行性病变，最终引起其功能缺陷及衰竭。糖尿病病情严重或应激状态可发生急性代谢紊乱而引起糖尿病酮症酸中毒、高渗性昏迷、乳酸性酸中毒等急性严重并发症。

（二）流行病学

糖尿病是常见病、多发病。糖尿病患病率正随人民生活水平提高、人口老龄化、生活方式改变而迅速增加。糖尿病患病率在全球范围持续上升，2017 年，WHO 标准诊断的糖尿病总患病率为 11.2%，目前以 ADA 标准的新诊断糖尿病的总标准化患病率则为 12.8%。最新的中国人群糖尿病患病率全国流行病学调查研究报告显示，依据 ADA 标准诊断的中国人糖尿病前期的标准化患病率为 35.2%（33.5% ~ 37%）。我国以最新的 ADA 标准诊断的糖尿病和糖尿病前期人群接近总人群的一半。中国大陆糖尿病患者总数约 1.3 亿，糖尿病在中国是一个重要的健康问题。

（三）病因和危险因素

1. 遗传因素 糖尿病存在家族发病倾向，多基因有明显的遗传异感性，临床统计 1/4 ~ 1/2 的患者有糖尿病家族史。2 型糖尿病（T_2DM）目前已研究发现多种明确的基因突变；1 型糖尿病也有多个 DNA 位点参与了发病。绝大多数 1 型糖尿病（T_1DM）是自身免疫性疾病，特发性则无自身免疫证据。

2. 环境因素 老龄化、现代生活方式、营养过剩、活动减少、应激、化学毒物等是 2 型糖尿病的主要危险因素。中心性肥胖与胰岛素抵抗和 T_2DM 的发生密切相关。

二、辨证施治

（一）临床表现

1. 代谢紊乱的症候群 糖尿病在临床早期常无明显症状，可因体检测血糖或尿糖发现，中、晚期时出现典型临床表现为“三多一少”，即多尿、多饮、多食和体重减轻。1 型糖尿病多起病快，病情重，症状明显；2 型糖尿病起病缓慢，病情相对较轻，症状随病情发展而显现。

2. 并发症 糖尿病可发生急性并发症和慢性并发症。

（1）急性并发症　如糖尿病酮症酸中毒、高渗性昏迷以及其他系统感染。

（2）慢性并发症　如大血管病变、微血管病变、神经病变、眼的病变和糖尿病足。大血管病变主要是大、中动脉粥样硬化引起，如冠心病、肾动脉硬化、肢体动脉硬化及脑血管疾病等；微血管病变主要累及视网膜、肾、神经、心肌组织，以视网膜病变和糖尿病肾病为主，出现失明、肾功能损害，甚至尿毒症；周围神经病变通常呈对称性，下肢较上肢重。眼的病变如黄斑病、白内障、青光眼、屈光改变、虹膜睫状体病；糖尿病足致糖尿病患者截肢占非创伤截肢的 50% 以上。

（二）病因病机

糖尿病属中医消渴范畴。消渴以多饮、多食、多尿或伴体重减轻，甚至消瘦为特征的一种病证。主要以阴虚为本，燥热为标，两者相互影响，互为因果，且与肺、胃、肾关系密切。初起以燥热为主，日久以阴虚为主，病程长者则阴虚与燥热并见。消渴又分上、中、下消，渴而多饮者为上消；消谷善饥者为中消；口渴、小便如膏者为下消。中医学认为，消渴病因主要有饮食不节、过食肥甘、情志失调、劳欲过度、素体虚弱等。病机主要在于阴津亏耗，燥热偏盛。

（三）辨证分型

1. 肺热津伤型 口渴多饮，口干咽燥，形体消瘦，小便量偏多，大便干结，舌红，苔薄黄，脉数。

2. 胃热炽盛型 口渴，多食易饥，大便干燥，舌质红，苔黄，脉滑实有力。

3. 肾阴亏虚型 小便量多，混浊如脂膏，腰膝酸软，全身乏力，耳鸣，遗精失眠，舌红少苔，脉细或细数。

4. 阴阳两虚型 小便频，混浊如膏，腰膝酸软，耳轮干枯，四肢欠温，畏寒肢冷，舌苔淡白而干，脉沉细弱。

（四）康复评定

1. 生理功能评定

（1）自我监测血糖　用便携式血糖仪自我监测血糖可经常观察和记录血糖水平，为调整用药提供依据。除自我检测血糖外，需定期检测糖化血红蛋白、肝肾功能、血脂等其他相关生化指标。

（2）靶器官损害程度评定　每年1~2次全面复查，进行包括视网膜、周围神经、心、肾、脑及足等靶器官检查及功能评定，以尽早发现并发症，给予相应治疗。

2. 活动能力评定　可用巴氏指数评定（Barthel index，BI）来评定患者的日常生活活动能力。

3. 心理功能评定　可用汉密尔顿焦虑量表和汉密尔顿抑郁量表评定患者情绪。

4. 社会参与能力评定　进行生活质量评定、劳动力评定和职业评定。可用糖尿病生活质量量表、糖尿病生活质量测定和SF-36量表进行评定。

三、康复治疗

本病基本病机阴虚为本，燥热为标，相互影响。故清热养阴为基本治疗法则。病程的发展可累及多个脏腑、阴损及阳出现阴阳两虚，并易出现其他并发症。糖尿病容易产生足、视网膜、肾、周围神经等部位的并发症，对患者进行辨证施治的同时注意防止并发症的发生或兼顾并发症的治疗，主要方法为中药、针灸、推拿、运动疗法、情志调摄、饮食疗法等。

（一）中药治疗

1. 肺热津伤型　宜清热润肺，生津止渴。方用消渴方加减。药用黄连、天花粉、牛乳、生地黄、姜汁等。若烦渴，小便频数，脉数乏力，为气阴两伤，可选用玉泉丸或二冬汤。

2. 胃热炽盛型　宜清胃泻火，养阴增液。方用玉女煎加减（也可选用白虎加人参汤加减）。药用熟地黄、石膏、知母、麦冬、牛膝等。若大便秘结不通，可用增液承气汤。

3. 肾阴亏虚型　宜滋补肾阴。方用六味地黄丸加减。药用熟地黄、山茱萸、山药、茯苓、泽泻、牡丹皮等。五心烦热、盗汗、失眠者，可加知母、黄柏；尿多而混浊者，加益智仁、桑螵蛸；烦渴、头痛、唇红舌干、呼吸深快者，为阴伤阳浮，用生脉饮加天冬、鳖甲、龟板育阴潜阳；并发眼疾如白内障、雀盲者，可选用杞菊地黄丸。

4. 阴阳两虚型　宜温阳滋阴，补肾固涩。方用金匮肾气丸加减。药用熟地黄、山茱萸、山药、茯苓、泽泻、牡丹皮、附子、肉桂等。尿多而混浊者，加益智仁、桑螵蛸、覆盆子、金樱子；体倦、气短乏力者，加党参、黄芪、黄精；阳虚畏寒者，少加鹿茸粉0.5g冲服。

（二）针灸疗法

行针用平补平泻法，缓慢捻转，中度刺激，隔日一次，留针15~20分钟，10天为1周期。具体选穴如下。

1. 肺热津伤型　选取肺俞、脾俞、曲池、廉泉、承浆、足三里、三阴交、金津、玉液等穴位。

2. 胃热炽盛型　选取脾俞、胃俞、足三里、三阴交、胰俞、中脘、内庭及合谷等穴位。

3. 肾阴亏虚型　选取肾虚、肺俞、肝俞、气海、三阴交、关元、太溪等穴位。

4. 阴阳两虚型　选取气海、三阴交、关元、肾俞、命门、太溪、复溜等穴位。

（三）推拿疗法

辨证基础上选取脾俞、胰俞、肾俞、胃俞、足三里、三阴交、阴陵泉、阳陵泉、中脘、关元等穴位，先顺时针摩30次，再逆时针摩30次。

（四）饮食疗法

饮食疗法是糖尿病最重要和首选的一种基础康复治疗方法，总的要求宜清淡，忌肥甘厚味，慎辛辣燥热之品，需要个体化的膳食计划和安排。基本原则：每天摄入热量与消耗热量平衡；食物种类、营养比例均衡；食量有度而饮食规律；食物寒热温凉性味均衡和阴阳平衡。不同辨证选用适宜的膳食处方。

1. 肺热津伤型 宜食具有生津止渴、清热类食物为主，如苦瓜、黑芝麻、萝卜汁、茄子、黄瓜、梨等。

沙参玉竹老鸭汤

【材料】老鸭1只（约600g），北沙参60g，玉竹60g，生姜2片。

【制作】将北沙参和玉竹用清水洗净，北沙参沥干备用，玉竹用清水浸泡30分钟，老姜去皮切成片；老鸭洗净，剁成大块，用清水洗净鸭块，沥干水分；把鸭块放入汤锅中，大火加热，水开后撇去浮沫，改成小火煲30分钟；30分钟后，关火用勺子撇去汤面上的鸭油；然后放入北沙参、玉竹和姜片，继续煲90分钟左右；食用前放盐调味即可。

2. 胃热炽盛型 宜食清胃泻火、养阴生津类食物为主，如芦荟、苦瓜、冬瓜、马齿苋、苦菜、苦杏仁、菠菜、山药、瘦肉、蛋类、猪肝及乳制品等。

玉米须煲猪肉

【材料】玉米须50g，瘦肉250g。

【制作】将玉米须及瘦肉放入锅中，煲30分钟左右，加盐，放凉后便可以饮用。

3. 肾阴亏虚型 宜选择养阴补肾类食物，如枸杞、桑椹、西葫芦、丝瓜、生菜、黄瓜、山药、桂圆等。

生地黄芪猪胰汤

【材料】猪胰1条，猪瘦肉60g，黄芪30g，生地黄30g，淮山药30g，山萸肉15g。

【制作】黄芪、生地黄、淮山药、山萸肉洗净，放入锅内，加清水适量，武火煮沸后，文火煲至淮山药稔。猪胰洗净、去油脂、切片，猪瘦肉洗净，切片，一齐放入容器内，加油、盐、酒适量，腌15分钟，放入已煲好的汤内，加盖煲15分钟，调味供用。

4. 阴阳两虚型 宜选择温肾益阳、补肾滋阴类食物，如虾仁、干姜、韭菜、猪胰、牛羊肉等。

枸杞羊肾粥

【材料】粳米50g，羊肉（瘦）250g，枸杞叶500g，羊肾50g，大葱8g，五香粉3g。

【制作】将羊肾、羊肉用水洗净，粳米淘洗干净。将枸杞、羊肾、羊肉放入锅内，加入清水及大葱、五香粉熬制成汤，把粳米下入汤内熬成粥，即可食用。

（五）情志调摄

护理人员应经常与患者谈心，使其了解疾病发生发展规律，交流同种疾病治疗的有效信息，从而使患者正确对待疾病，树立战胜疾病的信心。与家属沟通，帮助患者树立战胜疾病的信心，并有效避免不良情绪的影响。鼓励其参与社会活动，介绍成功的病例等。

（六）运动疗法

宜以氧运动为主，运动量不宜过大，在此基础上根据个人实际病情及兴趣爱好进行选择，如跑步、健身操、太极拳、五禽戏、六字诀、八段锦、保健操等，对于较肥胖者可选择运动量稍大的项目，但运动过程中不宜汗出较多，以周身微微汗出为佳。如血糖控制不佳、发生酮症酸中毒时，忌运动锻炼。

知识链接

2 型糖尿病的三级预防目标

一级预防目标：控制 2 型糖尿病的危险因素，预防 2 型糖尿病的发生。

二级预防目标：早发现、早诊断、早治疗 2 型糖尿病患者，在已经诊断的 2 型糖尿病患者中预防并发症的发生。

三级预防目标：延缓已存在的 2 型糖尿病并发症的发展，降低致残率和死亡率，改善患者的生存质量。

四、瘥后防复

长期高血糖易导致人体多种并发症，且病情严重或应激时可发生酮症酸中毒、高渗性昏迷等急性代谢紊乱。本病使患者生活质量降低，缩短寿限，病死率增高，应积极预防。

（一）健康教育

保持病室环境整洁、空气清新。衣着宽松，寒凉适度。注意四肢末端保暖，泡脚时水温适度，防止烫伤。节制房事，戒烟。

（二）饮食调养

饮食调养具有基础治疗的重要作用。在保证机体合理需要的情况下，应限制主食、油脂的摄入，忌食糖类。饮食宜以适量米、麦、杂粮为主，配以蔬菜、豆类、瘦肉、鸡蛋等，定时定量定频次进餐。戒酒、浓茶及咖啡等。

（三）调节情志

保持心情舒畅，具有坚定的战胜疾病的信心。

（四）运动调节

适量运动，结合自身体质，制定合理的运动锻炼计划，如打太极拳、太极剑等，避免熬夜、劳累。

（五）监测血糖

选择合适的降糖药物，定期、按时监测血糖，根据血糖水平调整用药。

第八节 高脂血症

案例引导

案例 患者，男，48 岁。因眼花、干涩 2 年来诊。就诊时症见眼花，干涩，疲倦，乏力，大便干，纳可眠差，舌红无苔，脉沉细。血生化示：胆固醇 6.51mmol/L，甘油三酯 3.62mmol/L，高密度脂蛋白 0.84mmol/L。

讨论 1. 该患者的辨证分型是什么？

2. 应如何进行康复治疗？

一、概述

（一）定义

高脂血症主要是指血脂成分中的胆固醇、甘油三酯、低密度脂蛋白、磷脂等一种以上的成分持续高于正常，是临床上较常见的代谢异常性疾病。高脂血症可直接引起一些严重危害人体健康的疾病，如动脉粥样硬化性心脏病、胰腺炎等。高脂血症还与其他的冠心病危险因素相伴随，如肥胖、糖尿病等。

（二）流行病学

我国人口基数大，且民族众多，分布广泛，造就了饮食结构及生活习惯的复杂多样性。大量临床研究证实，高脂血症的发病与健康意识缺乏、不良饮食及生活习惯密切相关。我国整体发病率高达13%，以成人居多，且以老年人为主。但近年发病呈现年轻化趋势。

（三）病因和危险因素

脂肪摄入过多、脂蛋白合成及代谢过程的异常均可导致血脂异常，按发病原因高脂血症可分为原发性和继发性两种。

高脂血症本身是糖尿病、单纯性肥胖、冠心病、脑卒中等多种疾病的可干预性危险因素，而以上疾病的发生亦可继发高脂血症。

二、辨证施治

（一）临床表现

1. 代谢功能障碍 主要表现为血脂异常，血液中胆固醇和甘油三酯含量增高，高密度脂蛋白含量下降。主要因为能量物质摄入超负荷。

2. 运动功能障碍 由于血管内皮舒缩功能和微循环障碍，导致体循环供氧能力下降，表现为运动能力下降。

3. 日常生活活动能力障碍 高脂血症患者如合并肥胖症、糖尿病、冠心病等，可导致运动系统功能障碍和运动耐力降低，影响日常生活活动能力。

4. 心理功能障碍 高脂血症是肥胖发生的重要因素，而患者因其体形或外观等因素易引发焦虑、抑郁等心理功能障碍，同时，社交活动范围也会受到一定的限制。

（二）病因病机

高脂血症的发生是由内外因相结合而产生。外因在于饮食不节、嗜食肥甘厚味、情志失调、过逸少劳等，造成脏腑功能失调，形成瘀血、湿浊、痰凝等病理产物，造成水液代谢失常，最终致病；内因在于肝、脾、肾三脏功能失调。

高脂血症病机概括起来主要是痰和瘀，脾运失健、生痰聚湿，而肾元精亏、根虚不固，肝郁气滞、疏泄不及，心脉瘀阻、血运滞缓，故发为此病。

（三）辨证分型

1. 痰湿中阻型 头重如蒙，或伴视物旋转，胸闷恶心，呕吐痰涎，食少多寐；舌苔白腻，脉濡滑。

2. 肝肾不足型 精神萎靡，腰酸膝软，少寐多梦，健忘，两目干涩，视力减退；或遗精滑泄，耳鸣齿摇；或颧红咽干，五心烦热；舌红少苔，脉细数；或面色白，形寒肢冷；舌淡嫩，苔白，脉沉细无力，尺脉尤甚。

3. 瘀血阻窍型 头痛，且痛有定处，兼见健忘，失眠，心悸，精神不振，耳鸣耳聋，面唇紫暗；

舌暗有瘀斑，多伴见舌下脉络迂曲增粗，脉涩或细涩。

（四）康复评定

1. 血脂成分测定　测定血清三酰甘油、总胆固醇、高密度脂蛋白胆固醇，按 Friedewald 公式计算低密度脂蛋白胆固醇浓度：低密度脂蛋白胆固醇（mmol/L）＝（总胆固醇－高密度脂蛋白胆固醇－甘油三酯）/2.2。

2. 体重及体脂指数评定　包括体重指数（BMI）、体脂测定、体脂肪的分布等测量方法。

3. 运动功能评定　高脂血症患者可通过关节活动功能评定、肌力评定、步态分析、功能性运动筛查等多种评定方法对患者运动功能进行综合性评定和分析。

4. 心肺功能评定　高脂血症患者心肺功能评定可选用心电运动试验、肺容积、肺通气功能测定、运动气体代谢测定等多种方式进行评定。

5. 心理功能的评定　高脂血症患者伴随焦虑、抑郁或双向情感障碍者，一般选择相应的量表进行测试评定，如 Hamilton 焦虑量表（HAMA）、Hamilton 抑郁量表（HAMD）等。

6. 日常生活活动能力的评定　高脂血症常合并肥胖症、糖尿病、冠心病等，导致运动系统功能障碍和运动耐力降低，日常生活活动能力下降，可采用改良巴氏指数评定表，高级日常生活活动能力（包括认知和社会交流能力）的评定可采用功能独立性评定量表（FIM）。

7. 社会参与能力评定　社会参与能力包括家庭生活能力、人际交往和相处关系能力、接受教育和工作能力、参与社会和社区生活能力等方面，可根据肥胖患者的具体情况进行评定。社会生活能力的评定可选用功能活动问卷，社会功能缺陷筛选表，工作能力的评估方法常用的有微塔法、Mclean Hospital 工作评估表等。

三、康复治疗

（一）中药治疗

1. 痰湿中阻型　宜化痰祛湿，健脾和胃。方用参苓白术散加减。药用：人参、白术、山药、茯苓、莲子、扁豆、薏苡仁、砂仁、桔梗、甘草、大枣。若脘闷纳呆，加砂仁、白豆蔻、佩兰；若耳鸣重听，加郁金、石菖蒲、磁石；头痛头胀，心烦口苦，渴不欲饮者，宜用黄连温胆汤。

2. 肝肾不足型　宜滋养肝肾，填精益髓。方用左归丸加减。药用：熟地黄、山药、山茱萸、枸杞子、菟丝子、川牛膝、龟甲胶、鹿角胶。若见五心烦热，潮热颧红者，可加鳖甲、知母、黄柏、丹皮等；肾失封藏固摄，遗精滑泄者，可加芡实、莲须、桑螵蛸、紫石英等；兼失眠，多梦，健忘者，加阿胶、鸡子黄、酸枣仁、柏子仁等。阴损及阳，见四肢不温，形寒怕冷，精神萎靡者，加巴戟天、仙灵脾、肉桂，或予右归丸；兼见下肢水肿，尿少等症，可加桂枝、茯苓、泽泻等；若兼见便溏，腹胀少食，可酌加白术、茯苓、薏苡仁等。

3. 瘀血阻窍型　宜祛瘀生新，活血通窍。方用通窍活血汤加减。药用：赤芍、川芎、桃仁、红花、麝香、老葱、鲜姜、大枣。若兼见神疲乏力，少气自汗等症，加入黄芪、党参；兼心烦面赤，舌红苔黄者，加栀子、连翘、薄荷、菊花；兼畏寒肢冷，感寒加重者，加附子、桂枝；头颈部不能转动者，加威灵仙、葛根、豨莶草等。

（二）针灸疗法

1. 实证　治以平肝潜阳，和胃化痰。取督脉、足厥阴、足阳明经穴为主。主要选百会、风池、太冲、内关、丰隆等穴位。肝阳上亢配行间、率谷；痰湿中阻配中脘、阴陵泉；瘀血阻窍配膈俞、阿是穴。

2. 虚证 治以补益气血，益精填髓。取督脉穴及肝、肾的背俞穴为主。主要选百会、风池、肝俞、肾俞、足三里等穴。气血亏虚配脾俞、气海；肾精不足配悬钟、太溪。

（三）隔药饼灸

药饼采用丹参、郁金、山楂、大黄、泽泻等份磨成粉制成薄饼，选穴：神阙、天枢（双）、丰隆（双）、心俞（双）、肝俞（双）、脾俞（双），每穴艾柱3壮，30分钟/次。每周3次，隔天一次；4周为1个疗程，共3个疗程。

（四）耳针疗法

取肾上腺、皮质下、枕、脑、神门、额、内耳。每次取3～5穴，毫针刺法或压丸法。

（五）运动疗法

高脂血症的患者宜选择四肢大肌群有节律的运动方式，即有氧运动方式，常见的有跑步、登山、游泳、骑车、跳舞、体操、球类运动等。运动强度应掌握在最大心率的50%～70%持续时间在20～40分钟，运动频率为每周3～5次。运动前后应做准备运动和放松运动，防止出现心血管意外事件和骨关节、肌肉的损伤。运动处方应个体化，循序渐进，持之以恒。

四、瘥后防复

合理膳食和保持健康的生活方式是控制血脂的关键所在。限制总热量的摄入；调节饮食结构，限制糖类、胆固醇及脂肪等摄入，低盐饮食；三餐定时定量，不暴饮暴食。改变不良生活方式，戒烟、戒酒；坚持长期规律适量的运动锻炼，如慢跑、骑车、游泳、爬山等；保持心情舒畅。另外，高脂血症患者还需依据血脂异常类型，根据自身病情及经济条件，选择合适的降脂药物。

第九节　恶性肿瘤

⇒案例引导

案例 患者，男，57岁，1年前于某医院行神经胶质瘤切除术，术后患者遗留左侧肢体功能障碍。今年5月份于我院复查时发现胶质瘤复发，与家属沟通后行保守治疗。现患者神志清，精神欠佳，焦虑，左侧肢体活动不灵，左肩疼痛。舌质紫暗，有瘀斑，苔薄白，脉细涩，特请康复医学科会诊，协助治疗。

讨论 请对该患者进行辨证分型，并制定康复治疗方案。

一、概述

（一）定义

恶性肿瘤俗称癌症，是在多种内、外致病因素作用下，人体局部组织细胞突破机体控制，出现异常分化，过度增殖，形成新生物，是严重危害人类健康和生命的常见病、多发病。恶性肿瘤因其发病部位及组织来源不同，临床表现也不尽一致。

（二）流行病学

据世界卫生组织（WHO）统计，2021年全球约有2000万人被诊断出恶性肿瘤，约1000万人死于恶性肿瘤。我国每年新增恶性肿瘤患者超过350万，死亡病例超过200万，其中以肺癌、胃癌、食管癌、肝癌、乳腺癌、子宫颈癌最为多见，占全部恶性肿瘤的70%～80%。近年来，我国肺癌、乳腺癌、结直肠癌等发病呈显著上升趋势，肝癌、胃癌及食管癌等发病率仍居高不下。

（三）病因和危险因素

恶性肿瘤内因主要包括遗传因素、内分泌失调、长期精神刺激和营养不良等，外因主要包括物理性、化学性和生物性等因素刺激。WHO认为，癌症是一种生活方式疾病，1/3癌症完全可以预防。吸烟、肥胖、缺少运动、不合理膳食习惯、酗酒、压力过大、心理紧张等都是癌症发生的危险因素。

二、辨证施治

（一）临床表现

恶性肿瘤具有细胞分化和增殖异常、生长失去控制、浸润性和转移性等生物学特征，常与相应部位的一般常见病的症状混淆不清而不被重视，多数到了中晚期出现较为明显的相关症状才被诊断。其临床症状在不同部位、不同器官、不同病理类型以及病期的早晚阶段表现不一，一般分为局部表现和全身性症状，局部表现为肿块、疼痛、溃疡、出血、梗阻等，早期恶性肿瘤多无明显全身症状，部分患者可出现体重减轻、食欲不振、恶病质、大量出汗、贫血、乏力等非特异性症状。

恶性肿瘤经过手术、化疗以及放疗等手段治疗后，可引起组织器官缺损、胃肠道反应、身体功能紊乱等相应的副作用表现。虽然目前恶性肿瘤的痊愈率得到提高，存活期有所延长，但肿瘤细胞难以彻底消除，其病死率和致残率仍较高。患者精神心理反应剧烈，多出现恐惧、抑郁、悲伤等恐癌情绪。

（二）病因病机

本病的发生多与正气内虚、感受邪毒、精神失调、饮食损伤等因素有关，基本病机为脏腑功能失常，气滞血瘀痰凝，痰瘀毒互结。病变性质属正虚邪实，正虚以脏气亏损、脏腑功能失调为主，邪实为痰浊、瘀毒或痰瘀阻滞。

（三）辨证分型

1. 痰湿凝聚型 鼻流浊涕，呕吐痰涎，痰涎黏腻，纳呆腹胀，胃脘痞闷，吞咽困难，舌淡，苔白腻，脉缓。

2. 瘀毒内阻型 发热，口干咽燥，喜食冷饮，大便干结，小便黄赤，或有包块，痛有定处，面色黧黑。舌红或有瘀斑，苔黄燥，脉弦数或滑数。

3. 气郁化火型 烦躁易怒，口干口苦，或食入噎膈，或胁肋疼痛，腹胀，舌红，苔黄，脉弦。

4. 气滞血瘀型 情志不畅，胁肋刺痛，痛有定处，或可及包块，舌质紫暗，或有瘀点，脉弦涩。

5. 气血两虚型 气短、乏力，消瘦，面色苍白，失眠健忘，心慌、心悸等，舌淡，苔薄白，脉沉细弱。

（四）康复评定

1. 危险因素评定 人口老龄化、生活模式、饮食习惯、行为方式和生态环境等变化，造成了世界各地大部分恶性肿瘤发病率呈上升趋势。

2. 临床分期评定 多采用国际抗癌联盟（UICC）所规定的恶性肿瘤TNM分期法，恶性肿瘤临床分期决定治疗方案的选择，也是估计患者预后、评估治疗效果的需要。

3. 病理分级评定 未分化癌细胞多呈小圆形、小梭形或星形，胞质极少或裸核状，恶性程度高；高分化癌细胞接近正常分化程度，恶性程度低。

4. 疗效分级标准 根据世界卫生组织对肿瘤治疗客观反应的标准，分为完全缓解、部分缓解、无改变、疾病进展四个等级。

5. 癌痛的评定 可根据实际情况选用目测类比测痛法（VAS）、口述等级评分法（VRS）、McGill 疼痛问卷法等。

6. 营养评定 肿瘤患者由于厌食和代谢异常等原因常出现营养不良，具体可分为消瘦型营养不良、蛋白质型营养不良、混合型营养不良 3 类。

7. 心理评定 常用量表有症状自评量表（SCL－90）、焦虑自评量表（SAS）和抑郁自评量表（SDS）、Rutter 儿童行为问卷、老年抑郁量表（GDS）等。

8. 活动能力评定 常用 Karnofsky 活动状况量表（KPS）评定恶性肿瘤患者的功能状态。

9. 参与能力评定 社会生活能力评定可选用功能活动问卷、社会功能缺陷筛选表；工作能力的评估方法常用的有微塔法、Mclean Hospital 工作评估表、Valpar 评定系统等。

三、康复治疗

（一）中药治疗

1. 痰湿凝聚型 治宜健脾燥湿，化痰散结，方选参苓白术散合二陈汤加减。药用：党参、白术、茯苓、薏苡仁、扁豆、山药、陈皮、半夏等。气虚甚者，加太子参、黄芪等；痰结重者，加浙贝母、皂角、白芥子、全瓜蒌等。

2. 瘀毒内阻型 治宜清热解毒，活血化瘀，方选五味消毒饮、黄连解毒汤等加减。药用：金银花、蒲公英、金银花、黄连、黄芩、栀子等。见咳血者，加生地、茅根、仙鹤草等；热毒甚者，加鱼腥草、龙葵、白花蛇舌草等

3. 气郁化火型 治宜疏肝解郁，健脾和胃，方选逍遥散加减。药用：柴胡、芍药、白术、茯苓、当归等。气滞甚者，加香附、陈皮等；火热甚者，加丹皮、栀子等；神疲乏力者，加党参、白术等。

4. 气滞血瘀型 治宜活血祛瘀，行气止痛，方选膈下逐瘀汤加减。药用：当归、川芎、五灵脂、延胡索、香附、乌药、枳壳等。瘀积甚者，加三棱、莪术、煅瓦楞等；可间服具有补益脾胃、扶助正气的六君子汤。

5. 气血两虚型 治宜益气养血，方选八珍汤或十全大补汤加减。药用：党参、白术、茯苓、黄芪、当归、熟地黄等。气虚甚者，改党参为人参；血虚甚者，加阿胶；阴伤甚者，加玄参、麦冬、玉竹等。

（二）针灸疗法

1. 痰湿凝聚型 选取中脘、肺俞、丰隆、阴陵泉、足三里、三阴交、脾俞等穴进行针刺或艾灸。

2. 瘀毒内阻型 选取太冲、大椎、内关、曲泽、合谷、足三里、委中、阳陵泉等穴进行针刺或艾灸。

3. 气郁化火型 选取中脘、气海、内关、膻中等穴位，亦可针刺任脉、肝经、心包经、胆经及膀胱经的穴位。

4. 气滞血瘀型 选取足三里、关元、血海、神阙、膈俞、肝俞、太冲、三阴交、委中等穴进行针刺或艾灸。

5. 气血两虚型 选取大椎、足三里、中脘、神阙、气海、关元、内关、涌泉等穴位进行针刺或艾灸。

（三）推拿疗法

1. 痰湿凝聚型 选取肺俞、脾俞、三阴交、足三里、丰隆、阴陵泉等穴位进行按揉。忌推拿按摩肿瘤部位；局部感染、破溃等亦为推拿禁忌。

2. 瘀毒内阻型 选取曲池、劳宫、合谷、鱼际、承山、三阴交等穴位进行按揉，忌推拿按摩肿瘤

部位；局部感染、破溃等亦为推拿禁忌。

3. 气郁化火型 选取支沟、中脘、气海、内关、膻中等穴位进行按揉，亦可循任脉、肝经、胆经及膀胱经进行按摩。忌推拿按摩肿瘤部位；局部感染、破溃等亦为推拿禁忌。

4. 气滞血瘀型 选取三阴交、血海、太冲等穴位进行按摩。忌推拿按摩肿瘤部位，局部感染、破溃等亦为推拿禁忌。

5. 气血两虚型 摩耳、摩腹、捶肩背及摩涌泉以达到畅达气血、舒筋通络之功效。忌推拿按摩肿瘤部位；局部感染、破溃等亦为推拿禁忌。

（四）刮痧疗法

1. 痰湿凝聚型 刮痧部位主要为背部、胸腹、肘窝及腘窝等。

2. 瘀毒内阻型 沿督脉和足太阳膀胱经自上而下刮至第12胸椎区域；如为上部的肿块，可加刮手太阴肺经；在中部则选足阳明胃经；在下部者，加刮足厥阴肝经。

3. 气郁化火型 背部取肝俞、胆俞，胸腹部取膻中、期门、章门，下肢取阳陵泉和外丘。

4. 气滞血瘀型 可选取肺俞、中府、曲池、足三里、天枢、中脘、胃俞、肝俞、胆俞、大肠俞等穴位；或据病情给予循经刮痧治疗。

（五）拔罐疗法

1. 痰湿凝聚型 取脾俞、肺俞、中脘、三焦、关元、阴陵泉等穴位进行拔罐治疗，从而达到行气除湿、散寒止痛之功效。

2. 瘀毒内阻型 取大椎、肺俞、膈俞、肝俞、胃俞、委中等穴，从而达到清热解毒之功效。

3. 气郁化火型 循任脉、膀胱经、胆经等，自上而下进行拔罐，从而达到行气解郁之功效。

4. 气滞血瘀型 可选取肺俞、足三里、天枢、中脘、胃俞、肝俞、胆俞等穴位进行拔罐治疗。

（六）耳针疗法

辨证选取病变相应部位、肺、心、肝、脾、肾、大肠、内分泌、交感、皮质下、神门。毫针刺用中等或弱刺激，可用埋针法或压丸法。

（七）情志调摄

情志调摄对本病的治疗至关重要，要使患者了解情志因素与肿瘤的发生有着密切的联系，同时配合心理疏导、心理引导、安慰等方法，使患者从因恶性肿瘤带来的不良情绪中解脱出来。鼓励患者多参加社会娱乐活动，如唱歌、跳舞、欣赏音乐等，使其情感转移，最终树立战胜疾病的信心。

（八）运动疗法

宜低强度、小运动量、长时间的有氧运动。鼓励患者到户外运动，多做拉伸运动，使身体得到充分的舒展，有利于不良情绪的释放。可选择的运动项目有慢跑、长距离慢速游泳、骑车、武术、健身舞蹈、瑜伽等；亦可选择太极拳、太极剑、五禽戏、八段锦、易筋经等传统运动项目。对于瘀毒内阻的患者可选择一些像球类运动、游泳、爬山、长跑、骑车等强度稍大的项目，因运动量加大后可使体内代谢速度加快，促进体内湿热瘀毒的排出。

（九）起居调摄

保持室内通风干燥，温度适宜，并建议患者适当增加户外运动，多晒太阳。尤其对于气滞血瘀的患者，应多运动，并注意动静结合，不可贪图安逸。改变不良生活习惯，切忌熬夜。避免在阴冷、潮湿的环境中居住生活。

（十）饮食调养

在恶性肿瘤的治疗过程中，采用适当的饮食调养，可有效减轻病情，缓解症状，增强体质，防止及延缓恶病质的发生，延长生存期。一般原则是饮食应有营养且易消化，种类齐全，搭配合理，适当忌口。在各证型饮食选择方面，应根据疾病寒、热、虚、实之分，合理选择食物寒、热、温、凉之别。对于食欲欠佳，体质比较虚弱，甚至有严重的贫血的患者，应当选择一些营养丰富而具有香气、容易消化吸收的食物，如肉类、鱼虾类、蛋类、奶制品和新鲜蔬菜、水果，以及香菇、蘑菇、木耳等蕈类食物，增进食欲，补养气血，调整各脏腑功能。各证型推荐药膳如下。

1. 痰湿凝聚型

薏仁枇杷粥

【材料】薏苡仁 500g，鲜枇杷果 50g，鲜枇杷叶 10g。

【制作】将枇杷果洗净，去核，切成小块；枇杷叶洗净，切成碎片。先将枇杷叶放入锅中，加适量清水，煮沸 15 分钟后，捞去叶渣，加入薏苡仁煮粥，待薏苡仁烂熟时，加入枇杷果块，拌匀煮熟即可食用。

2. 瘀毒内阻型

冬瓜薏米扁豆汤

【材料】老冬瓜 800g，扁豆、薏米各 50g，猪骨 500g，生姜 4 片。

【制作】冬瓜连皮切块，扁豆薏米浸泡，猪骨斩节，所有材料放进砂锅加水煮开，捞去浮沫，转小火继续煲 1.5 小时，下盐调味即可。

3. 气郁化火型

橘皮竹茹粥

【材料】橘皮、竹茹、半夏各 10g，生姜 3 片，粳米 100g。

【制作】先将上药加水适量煎煮，取汁去渣，加入洗净的粳米煮成稀粥。

4. 气滞血瘀型

当归田七乌鸡汤

【材料】乌鸡 500g，当归 8g，田七 3g，姜 3 片。

【制作】清洗干净的乌鸡切成四大块，焯水备用；把当归和田七放进清水中浸泡清洗；砂煲煮开适量的水，下所有材料，大火滚开后转小火煲 90 分钟左右，加盐调味食用。

5. 气血两虚型

黑豆莲藕乳鸽汤

【材料】莲藕 250g，黑豆 50g，陈皮 1 块，红枣 4 颗，乳鸽 1 只。

【制作】将黑豆炒至豆衣裂开，洗干净；乳鸽去毛、去内脏洗干净；莲藕、陈和红枣洗干净，红枣去核；将上述材料放入滚水中，用中火煲 3 小时，以少许盐调味，即可饮用。

四、瘥后防复

恶性肿瘤预后较差，故应加强预防，早发现，早治疗。要警惕癌症早期的症状和体征，如身体各部位有可触及的包块、长期低热、不明原因消瘦、无痛性血尿等。

（一）情志调节

悲观、焦虑、恐惧等消极情绪会加速恶性肿瘤的恶化，因此，要加强和做好患者的心理康复指导工作，解决其精神负担，帮助患者主动学习抗癌经验以及成功的病例，树立战胜癌症的信心和决心。

（二）饮食指导

宜清淡卫生，荤素搭配，加强营养。在恶性肿瘤的中晚期多为虚证、寒证，饮食上应多吃温补脾胃、益气生血类食品，同时还应根据癌症所发生的部位、性质，患者的体质、饮食习惯等具体情况而灵活选择。

（三）日常起居

在日常生活中，宜做到起居有常、按时作息，居处宜空气新鲜、干净卫生，坚持体育锻炼增强体质。

第十节　单纯性肥胖

案例引导

案例　患者，女，28岁。主诉：肥胖5年余。患者大学毕业后因作息饮食不规律等原因，半年间逐渐肥胖，体重增加15kg，后间断口服药物减肥效果不佳，伴月经后期、经量减少、经前双乳胀痛不适，时有烦闷，饮食量少、嗜甜食，大便秘结，小便、睡眠尚可。查体：身高163cm，体重72kg，腰围86cm，脂肪分布以下腹部为主，舌胖大边有齿痕，苔白滑，脉弦细。

讨论　1. 该患者的辨证分型是什么？

2. 应如何进行康复治疗？

一、概述

（一）定义

单纯性肥胖又称肥胖症，是指体内贮积的脂肪量超过理想体重的20%以上或体重指数（BMI）大于30，是一种由遗传因素、环境因素等多种原因相互作用而引起的慢性代谢性疾病，其发生机制是因为能量摄入超过能量消耗，导致体内脂肪过度蓄积和体重超常，肥胖症已成为全球最大的慢性疾病。

（二）流行病学

流行病学根据2017年WHO公布的全球疾病报告指南指出，2015年全球范围内共有约1.0771亿儿童和6.037亿成人认为肥胖。肥胖症总体患病率分别为5.0%和12.0%。在我国20～69岁人群中，超重率为34.26%，肥胖率为10.98%，在全国范围内，肥胖症患病率呈现出城市高于农村的趋势，而在东中西部地区也呈现依次降低的趋势，近年来我国居民超重和肥胖均有明显上升趋势，儿童肥胖率的上升速度高于成年人。

（三）病因和危险因素

肥胖症是一组异质性疾病，病因未明，被认为是包括遗传和环境因素在内的多种因素相互作用的结果，脂肪积聚是能量摄入超过能量消耗的后果，但这一能量平衡紊乱的原因目前尚未明确。危险因素主要包括遗传、环境、年龄、内分泌调节异常、睡眠不足、精神因素等。

二、辨证施治

（一）临床表现

1. 代谢功能障碍　主要表现为糖尿病（高胰岛素血症）和血脂异常（高胆固醇血症、高甘油三酯血症、低高密度脂蛋白血症）。其基本原因是能量物质摄入过多而运动不足导致消耗减少。

2. 心血管功能障碍　由于体力活动减少，体重的增加，常导致心血管功能减退、高血压、冠心病及循环功能降低。

3. 呼吸功能障碍 阻塞性睡眠呼吸暂停综合征是常见的合并症，肥胖者脂肪堆积，颈部相对较短、粗，上气道口径小而松软，易于闭陷，阻塞气流出现打鼾。加之由于体重增加的原因，使得胸壁顺应性减低，增加呼吸系统的机械负荷，功能残气量减少，肺泡通气不足，肺血管和肺泡气体交换的效率降低，吸氧能力下降，进一步加重缺氧症状。

4. 日常生活活动能力障碍 重度肥胖者常合并糖尿病、高脂血症、冠心病、骨关节炎等，导致运动系统功能障碍和运动耐力降低，影响日常生活活动和工作学习。

5. 心理功能障碍 肥胖者因其体形或外观、性功能障碍等因素，常伴有抑郁、自卑、饮食行为异常等心理功能障碍，同时社交活动范围也受到一定的限制。

（二）病因病机

肥胖多因年老体弱、过食肥甘、缺乏运动、情志所伤、先天禀赋等导致湿浊痰瘀内聚，留着不行，形成肥胖。

肥胖的基本病机是胃强脾弱，酿生痰湿，导致气郁、血瘀、内热壅塞。阳明热盛，胃强者易于化热，胃热消灼，使水谷腐熟过旺。脾为太阴之土，喜燥恶润，易受湿阻，乃生痰之源。胃纳太过，壅滞脾土，一则酿生湿热，进而化生痰湿；二则损伤脾阳，脾失运化而生痰湿。痰湿阻碍气机而致气郁。痰湿、气郁均可壅郁生热。痰阻、气郁、内热可形成瘀血。

（三）辨证分型

1. 胃肠积热型 肥胖体型，消谷善饥，食欲亢进，嗳腐吞酸，口干欲饮，怕热多汗，腹胀便秘，大便臭秽，小便短黄。舌质红，苔黄腻，脉滑数。

2. 脾胃虚弱型 肥胖臃肿，食欲不振，心悸气短，嗜睡懒言，面色无华，唇色淡薄，大便溏薄，苔薄，脉细弱。

3. 肾阳亏虚型 形体肥胖，易于疲劳，喜静恶动，动则汗出，畏寒怕冷，头晕腰酸，月经不调或阳痿早泄，面色㿠白。舌淡，苔薄，脉沉细。

（四）康复评定

1. 肥胖度的评定 包括体重指数、体脂测定、体脂肪的分布等测量方法。

2. 基础代谢率的评定 肥胖者普遍存在基础代谢率下降情况，对基础代谢率的监测，基础代谢率（basal metabolic rate，BMR）是指人体在清醒而又极端安静的状态下，不受肌肉活动、环境温度、食物及精神紧张等影响时的能量代谢率。

3. 运动功能评定 肥胖者可通过关节活动功能评定、肌力评定、步态分析、功能性运动筛查等多种评定方法对其运动功能进行综合性评定和分析。

4. 心肺功能评定 肥胖者心肺功能评定可选用心电运动试验、肺容积、肺通气功能测定、运动气体代谢测定等多种方式进行评定。

5. 心理功能的评定 肥胖者常存在抑郁、自卑、饮食行为异常等心理改变，一般选择相应的量表进行测试评定，如 Hamilton 焦虑量表（HAMA）、Hamilton 抑郁量表（HAMD）、简明精神病评定量表（BPRS）、症状自评量表（SCL－9）等。

6. 日常生活活动能力的评定 重度肥胖者常合并糖尿病、高脂血症、冠心病、骨关节炎等，导致运动系统功能障碍和运动耐力降低，日常生活活动能力下降，可采用改良巴氏指数评定表，高级日常生活活动能力（包括认知和社会交流能力）的评定可采用功能独立性评定量表（FIM）。

7. 社会参与能力评定 社会参与能力包括家庭生活能力、人际交往和相处关系能力、接受教育和工作能力、参与社会和社区生活能力等方面，可根据肥胖者的具体情况进行评定。社会生活能力的评定可选用功能活动问卷，社会功能缺陷筛选表，工作能力的评估方法常用的有微塔法、Mclean Hospital 工作评估表等。

三、康复治疗

（一）中药治疗

1. 胃肠积热型　宜清胃泻火，佐以消导。方用小承气汤加减。药用：知母、炙甘草、粳米、大黄、枳实、厚朴。若消谷善饥较重、口苦、嘈杂，加黄连；若口干多饮较重，加天花粉、葛根；若热盛耗气，症见疲乏、少力，加太子参，甚者可用西洋参；若现高热者，加生石膏以重清热泻火。

2. 脾胃虚弱型　宜健脾益气，渗利水湿。方用参苓白术散加减。药用：人参、白术、山药、茯苓、莲子、扁豆、薏苡仁、砂仁、桔梗、甘草、大枣、防己、黄芪。若身体困重明显，加佩兰、广藿香；若水肿明显，酌重黄芪，加防己、泽泻、猪苓；若兼脘腹痞闷，加半夏，或合用平胃散。

3. 肾阳亏虚型　宜补益脾肾，温阳化气。方用真武汤合苓桂术甘汤加减。药用：炮附子、桂枝、白术、茯苓、生姜、白芍、甘草。嗜热食而恶冷饮者，加炮姜；气虚明显，乏力困倦者，加太子参、黄芪；兼肢厥者，加干姜。

（二）针灸疗法

针灸治疗单纯性肥胖宜祛湿化痰，通经活络。取手足阳明经、足太阴经穴为主。主要选取曲池、天枢、大横、阴陵泉、丰隆等穴。胃肠积热配上巨虚、内庭；脾胃虚弱配脾俞、足三里；肾阳亏虚配肾俞、关元。心悸配神门、内关；胸闷配膻中、内关；嗜睡配照海、申脉。

（三）耳针疗法

耳针取口、胃、脾、肺、三焦、内分泌、皮质下。每次选用 3～5 穴，毫针刺法，或埋针法、压丸法，其间嘱患者餐前或有饥饿感时，自行按压穴位 2～3 分钟，以增强刺激。

（四）推拿疗法

运腹法：顺时针掌摩腹部 3 分钟；后双手沿带脉的循行线行运法 2 分钟；再用掌揉全腹 3 分钟；最后用掌振腹法 1 分钟。通经法：先用掌推法沿任脉、足阳明胃经和足太阴脾经的腹部循行线顺经操作 2 分钟；后以拇指端点按天枢、气冲、大横、中脘、关元、足三里、丰隆、三阴交穴，每穴操作 30 秒；再以手掌横擦腹部法，透热为度；最后拍打腹部 2 分钟。

（五）穴位埋线

单纯性肥胖可选取穴位埋线法，选天枢、中脘、大横、滑肉门、带脉、足三里、脾俞、肾俞穴；配穴加丰隆，腿部肥胖加风市、伏兔穴，手臂部肥胖加臂臑穴。

（六）运动锻炼

锻炼宜采用低强度、多次数的运动方式，运动项目中有氧运动是较佳选择，常见的项目有步行、慢跑、缓步登山、滑冰、游泳、骑自行车、健身舞等。

四、瘥后防复

肥胖对人体健康危害极大，一旦形成本病，治疗一般不易。对本病积极预防非常必要，应积极主动，持之以恒，坚持治疗。

（一）饮食调节

本病患者饮食宜清淡，忌肥甘醇酒美味，多食蔬菜、水果等富含纤维、维生素的食物，适当补充蛋白质，宜低糖、低脂、低盐；养成良好的饮食习惯，忌多食、暴饮暴食，忌食零食；必要时有针对性地配合药膳疗法。

（二）规则运动

持之以恒，规则运动。适当参加体育锻炼，如根据情况可选择散步、快走、慢跑、骑车、爬楼、拳击等，也可做适当的家务等体力劳动。

（三）体重徐减，不宜暴降

减肥须循序渐进，使体重逐渐减轻，接近正常体重，不宜骤减，以免损伤正气，降低体力。

第十一节　慢性疲劳综合征

一、概述

（一）定义

慢性疲劳综合征是一种以长期虚弱性疲劳为主要临床表现，且休息后无缓解，可反复或连续发作（大于6个月）的复杂难治性疾病，常有头痛、肌肉酸痛、低热、注意力下降等伴随症状，以及轻、中度的焦虑、抑郁趋势。

（二）流行病学

我国慢性疲劳综合征的患病率为1.95%左右，其中女性的患病率高于男性，年龄多为31～50岁，脑力劳动者相对于体力劳动者患病率更高。慢性疲劳综合征是一种慢性致残性疾病，不仅会降低患者生活质量，还给社会造成巨大负担，据统计，英国每年需为此承担的费用为400亿欧元。

知识链接

亚健康≠慢性疲劳综合征

现代生活和工作节奏愈发快速，部分年轻人在高强度工作和学习紧张等多重压力下，身体状态进入亚健康状态。甚至有人担心自己得了慢性疲劳综合征。

亚健康状态是一种人体处于健康和疾病之间的状态，既没有达到健康的标准，也不符合现代医学有关疾病的临床或亚临床诊断标准，表现为一定时间内（3个月及以上）身体活力降低、功能和适应能力减退等症状。

相比较于慢性疲劳综合征，亚健康的范畴较大。部分亚健康人群可能会出以疲劳为主症的亚健康状态，但这并不代表该人群就是慢性疲劳综合征患者。当患者出现以疲劳为主的症候群时，根据慢性疲劳综合征的诊断标准进行鉴别诊断即可。

（三）病因和危险因素

慢性疲劳综合征的病因目前仍不明确，但可能与以下因素有关。

1. 细菌、病毒感染　包括疱疹病毒、肠道病毒、EB病毒、GB病毒等可能与慢性疲劳综合征的发病有关。近年来的研究显示，肠道菌群改变可能也会引发慢性疲劳综合征。

2. 免疫功能失常　慢性疲劳综合征患者的免疫球蛋白IgM、IgA、IgG水平普遍降低，自然杀伤细胞数量、活性均下降；同时，相关细胞因子如IL－1β、IL－6和TNF－α水平异常也可引发慢性疲劳综合征的一系列症状。

3. 下丘脑－垂体－肾上腺轴异常　相关研究发现，慢性疲劳综合征患者体内下丘脑－垂体－肾上腺轴负反馈调节失衡。

4. 心理因素　相关调查表明，人在儿童时期所遭受的心理创伤越严重，成年后罹患本病的几率越高。

5. 遗传因素　本病可能是一种多基因疾病，有着遗传异质性。

6. 应激因素　当人应付多个（3 个或以上）应激源时，人体的免疫功能明显下降，可能会导致本病的发生。

二、辨证施治

（一）临床表现

慢性疲劳综合征主要以长期疲劳为主要临床表现，持续时间≥6 个月，休息后不能缓解，伴有咽痛、肌肉疼痛、睡眠障碍等症状的症候群。目前应用最多的慢性疲劳综合征诊断标准是 1994 年美国疾病控制中心修订的诊断标准，规定慢性疲劳综合征具有如下表现。

1. 临床原因不明的慢性疲劳持续或复发 6 个月以上为主要症状，休息后无明显缓解，排除其他可由原发疾病引起的疲劳。

2. 伴随以下至少 4 种症状：①咽痛；②注意力不集中或短时记忆减退；③淋巴结疼痛；④肌肉酸痛；⑤关节疼痛无红肿；⑥新发头痛；⑦睡眠后无法恢复活力；⑧在体力或脑力劳动后，身体不适持续 24 小时以上。

3. 实验室检查均无异常。

（二）病因病机

慢性疲劳综合征在中医学中无相应的病名，据其病因病机，与中医“虚劳”“虚损”“郁证”“心悸”等有关，多由起居无常、劳逸失度、情志失调、饮食失节等干扰人体阴阳平衡的因素导致。

（三）辨证分型

1. 肝郁脾虚型　神疲乏力，以情志抑郁，失眠多梦，善太息，善思多虑，胸闷不舒，女性可见月经不调，乳房胀痛，舌红，苔薄白或薄黄，脉弦或缓为辨证要点。

2. 心脾两虚型　神疲乏力，以心悸健忘，失眠多梦，食欲不振，腹胀便溏，气短，面色萎黄，舌淡，苔薄白，脉细弱为辨证要点。

3. 肝肾阴虚型　神疲乏力，以五心烦热，潮热盗汗，腰膝酸软，耳鸣健忘，夜尿频，口燥咽干，舌红少苔，脉细数为辨证要点。

4. 脾肾阳虚型　神疲乏力，以形寒肢冷，腰膝酸冷，下利清谷，小便频数，面浮肢肿，阳痿遗精，带下清稀，舌淡胖，苔白滑，脉沉细为辨证要点。

5. 脾虚湿盛型　神疲乏力，以四肢困重，酸痛不适，头重如裹，口淡口黏，胸脘痞闷，食欲不振，腹胀便溏，舌淡胖，苔白腻，脉濡滑为辨证要点。

6. 痰火内扰型　神疲乏力，以夜卧不安，胸闷恶心，心烦口苦，头昏目眩，舌质红，苔薄黄，脉弦滑为辨证要点。

（四）康复评定

慢性疲劳综合征的患者主要症状以疲劳持续为主，因此，针对患者运动能力等康复评估往往参考价值不高。目前，相对适用于慢性疲劳综合征的康复评定主要局限于虚弱状态的评定，可采用临床虚弱量表（clinical frailty scale，CFS）进行评估。

三、康复治疗

（一）中药

1. 肝郁脾虚型　宜疏肝健脾。方用逍遥丸加减。药用：柴胡、当归、白芍、炒白术、茯苓、炙甘草、薄荷。

2. 心脾两虚型　宜温补气血。方用人参养荣丸合归脾丸加减。人参养荣丸药用：人参、炒白术、茯苓、炙甘草、当归、熟地黄、炒白芍、炙黄芪、陈皮、远志、肉桂、五味子。归脾丸药用：党参、炒白术、炙黄芪、炙甘草、茯苓、远志、酸枣仁、龙眼肉、当归、木香、大枣。

3. 肝肾阴虚型　宜滋肾养肝，滋阴降火。方用六味地黄丸合知柏地黄丸加减。六味地黄丸药用：熟地黄、山茱萸、牡丹皮、山药、茯苓、泽泻。知柏地黄丸药用：枸杞子、菊花、熟地黄、山茱萸、牡丹皮、山药、茯苓、泽泻。

4. 脾肾阳虚型　宜补肾助阳，温补气血。方用十全大补丸合金贵肾气丸加减。十全大补丸药用：党参、炒白术、茯苓、炙甘草、当归、川芎、炒白芍、熟地黄、炙黄芪、肉桂。金贵肾气丸药用：干地黄、山茱萸、山药、泽泻、茯苓、牡丹皮、桂枝、附子。

5. 脾虚湿盛型　宜健脾除湿，温阳化气。方用升阳除湿汤加减。药用：当归、独活、蔓荆子、防风、炙甘草、升麻、藁本、柴胡、羌活、苍术、黄芪。

6. 痰火内扰型　宜清热燥湿，化痰和中。方用黄连温胆汤加减。药用：黄连、竹茹、枳实、半夏、陈皮、甘草、生姜、茯苓。

（二）针灸

1. 肝郁脾虚型　选用足三里、气海、期门、太冲、中都、心俞、肝俞等穴，配合艾灸。耳穴压豆选用神门、肾上腺、内分泌、交感、额、皮质下、心、肝、脾等。

2. 心脾两虚型　选用足三里、气海、关元、三阴交、太溪、百会、脾俞、心俞、肾俞、肝俞等穴，配合艾灸。

3. 肝肾阴虚型　选用复溜、太溪、三阴交、足三里、关元、肾俞、肝俞、手三里、涌泉等穴，配合艾灸。

4. 脾肾阳虚型　选用大椎、命门、神阙、关元、百会、肾俞，针刺时配合艾灸。

5. 脾虚湿盛型　选用足三里、脾俞、肾俞、肺俞、太溪、涌泉等穴，针刺时配合艾灸。

6. 痰火内扰型　选用足三里、三阴交、太溪、脾俞、心俞、肾俞、肝俞、肺俞等穴，针刺时配合艾灸。

（三）推拿

1. 肝郁脾虚型　按揉足三里、中脘、太阳穴，每个穴位2分钟。将双手掌相对搓热，由前额处经鼻两侧向下至脸颊部，再向上至前额处，做上下方向的搓脸动作。用手掌轻轻按摩头部，自前向后做梳头动作。

2. 心脾两虚型　指压神门、太冲、三阴交穴，每穴5～10分钟，按揉关元、气海穴2分钟。

3. 肝肾阴虚型　按揉曲池、外关、合谷、环跳、足三里、解溪穴，每穴2分钟；捏脊5次。

4. 脾肾阳虚型　按揉足三里、脾俞、肾俞穴，每个穴位2分钟。捏脊5次。以肚脐为中心，顺时针方向按摩腹部。

5. 脾虚湿盛型　按揉足三里、中脘、太阳穴，每穴2分钟。以肚脐为中心，顺时针方向按摩腹部。

6. 痰火内扰型　按揉三阴交、足三里、太溪穴，每穴2分钟。捏脊5次。

（四）药膳

1. 肝郁脾虚型　宜食行气、健脾养心的食物，如蘑菇、白萝卜、莴苣、橙子、柑橘等；少食寒凉酸涩之物，如李子、柿子、石榴等。

香附牛肉汤

【材料】香附15g，牛肉100g。

【制作】将牛肉切成小块与香附一起放入砂锅中，加水适量，文火熬1小时，加入盐、油等调料即可食用。每周食用1次。

2. 心脾两虚型　宜食牛肉、羊肉、番薯、南瓜、胡萝卜等补气之品，慎食萝卜缨、芫荽等。

芪枣百合汤

【材料】黄芪15～30g，大枣10g，百合30g。

【制作】上述材料一起下锅炖，30～40分钟，之后连汤带料一起食用。

3. 肝肾阴虚型　宜食清淡滋润，生津养阴的食物，如糯米、海参、枸杞、冬瓜、荸荠、生梨、苹果等。少食烤炸、辛辣或性温燥烈的食物，如狗肉、羊肉、雀肉、炒瓜子、辣椒。

芝麻粥

【材料】芝麻50g，大米100g，蜂蜜少许。

【制作】将大米与芝麻分别洗净，放入锅内，加清水，用小火熬成粥，调入蜂蜜拌匀即可。

4. 脾肾阳虚型　宜食具有温热、补益肾阳、温暖脾阳作用的食物，如羊肉、狗肉、栗子、生姜、芫荽；不宜多吃生冷、性质寒凉或苦寒、滋腻味厚难以消化的食物，如螃蟹、绿茶、黄瓜、柚子、梨等。

生姜羊肉汤

【材料】羊肉500g，生姜50g。

【制作】将羊肉片去筋膜，切成小块，先入沸水中焯2分钟，除去血水，捞出沥水后放在锅内。再将羊肉加入姜片后起锅，加用水煮约50分钟，煮至羊肉熟烂即成，饮汤吃肉。

5. 脾虚湿盛型　宜限制食盐的摄入，不宜多吃肥甘油腻、滋补酸涩食品。宜食鸡肉、山药、白萝卜、胡萝卜、包菜、冬瓜、生姜、紫菜。应限制食盐的摄入，少食海鲜、柿子、山楂、柚子、各种高糖饮料，煎炸食品等。

茯苓香菇玉笋

【材料】玉笋250g，香菇100g，茯苓粉10g。

【制作】将香菇、玉笋切成丝，茯苓粉与水淀粉调和，当油锅约六七成热时，放入玉笋、香菇、高汤、味精、水淀粉，翻炒撒盐出锅。

6. 痰火内扰型　宜食滋阴清热之品，如兔肉、鸭肉、冬瓜、绿豆等；慎食羊肉、狗肉、燕窝、银耳、蜂蜜等。

海带花生瘦肉汤

【材料】海带30g，花生50g，猪瘦肉50g，食盐少许。

【制作】一起入锅内，加水适量同煲，加食盐调味。每周1～2次。

（五）穴位贴敷

1. 肝郁脾虚型　白芍、炙甘草、黄连、五味子研末制成药贴，贴于涌泉穴。

2. 心脾两虚型　白术、山药、党参、五味子、黄芪研末制成药贴，贴于涌泉穴。

3. 肝肾阴虚型　山药、山萸肉、丹皮、香附研末制成药贴，贴于涌泉穴。

4. 脾肾阳虚型　菟丝子、肉苁蓉、茯苓、枣仁研末制成药帖，贴于涌泉穴。

5. 脾虚湿盛型　参苓白术散用生姜汁调制后制成药贴，贴于神阙穴。

6. 痰火内扰型　黄连、枣仁研末制成药贴，贴于神门穴。

四、瘥后防复

1. 起居护理　养成规律起居习惯，劳逸结合，保证充足的睡眠时间。居室应保持安静，禁止喧哗，光线宜暗，室内温度宜适中，避免强烈光线刺激。居住环境以温和的暖色调为宜，不宜在阴暗、潮湿、寒冷的环境下长期工作和生活。

2. 情志护理

（1）冥想疗法　休息时或心理没有杂念等状态下，寻找、放大周围人群中精神饱满的人的生活、工作状态及其对人、对事、对工作的态度，尝试在自身心理上模仿其对人、对事、对工作的方式，如开朗、豁达的性格，胸襟开阔淡化个人得失，知足常乐等。

（2）参加社会活动　积极主动适当参加社会活动、集体文娱活动。

（3）寻找乐观心情　看喜剧以及富有鼓励和激励意义的影视作品；多听轻快、明朗、激越的音乐，以提高情志；多读积极的、鼓励的、富有乐趣的、展现美好生活前景的书籍，以培养乐观心情。

（4）不良心理状态的处理　当出现负性心理，或生活中遇到负性情况时，尝试淡化处理，或间隔一定时间后再处理相关负性信息，或尝试心理上演练“站在当事人认为德高望众的人角度如何处理该负性信息”。

3. 定时体检　应在医生的指导下定期进行体格检查。

第十二节　睡眠障碍

案例引导

案例　患者，女，35岁，5个月前因“睡眠障碍”入院。入院后经检查，诊断为“睡眠障碍”，对症治疗后出院。为求进一步康复治疗，今至我院就诊，门诊拟“睡眠障碍”收治入院。现患者言语频多，焦虑频作，唉声叹气，舌质淡红，苔薄，脉弦细。

讨论　1. 该患者的辨证分型是什么？

2. 如何进行康复治疗？

一、概述

（一）定义

睡眠障碍（睡眠与觉醒障碍）既可能是独立的原发病，也可能是伴随他病而出现的症状。根据《睡眠障碍国际分类》、美国精神协会《精神障碍诊断与统计手册》、世界卫生组织的《国际疾病分类》，将睡眠障碍分类七类（失眠障碍、睡眠相关呼吸障碍等），本节讲解的内容为失眠障碍（insomnia disorders）。

失眠障碍是一种常见的睡眠障碍，是指尽管有适当的睡眠机会和睡眠环境，仍然对睡眠时间和（或）睡眠质量不满意，并且影响日间社会功能的一种主观体验，体现在入睡困难、睡眠维持困难、早醒、醒后不易再入睡、睡眠浅等，部分患者甚至出现彻夜难眠等。此外，部分患者可能出现嗜睡表现，即使睡眠时间长，机体仍然出现疲乏等症状，严重影响人体的正常生活、工作，并危害人体健康，给患者造成较大的痛苦。

（二）流行病学

《2022中国国民健康睡眠白皮书》公布，通过对31个省、直辖市、自治区及港澳台地区进行调查，发现入睡困难所占比例为33.10%，易醒占25.80%，失眠占23.50%，嗜睡占17.20%，说明失眠障碍的患病率高。睡眠障碍影响着人们的学习、工作等日常生活，并增加焦虑－抑郁状态、糖尿病、心血管系统疾病等患病风险。

（三）病因和危险因素

睡眠障碍的病因主要有心理因素、生理因素、遗传因素、环境因素、药物因素、疾病因素。

1. 心理因素　过度担心，常有不愉快思维影响等，使情绪经常受到其干扰而无法沉静心情，干扰睡眠－觉醒的平衡。

2. 生理因素　衰老等导致松果体老化，饮食过饥、过饱等，使机体内分泌、代谢失调，睡眠－觉醒失调。

3. 遗传因素　部分睡眠障碍患者有一定遗传倾向性，且发现部分候选基因可能与失眠有关。

4. 环境因素　噪声、冷热、光线、社会压力等均干扰睡眠。

5. 药物因素　如单胺类物质使相应器官、组织、细胞代谢增强，影响睡眠，并且停药后亦可能出现反跳性失眠障碍。

6. 疾病因素　有些精神性疾病、躯体性疾病亦可能致失眠障碍。

二、辨证施治

（一）临床表现

1. 入睡困难型　不易入睡，甚则彻夜难眠。

2. 保持睡眠困难型　不易入睡，眠后易醒，醒后亦不易再入睡。

3. 早醒型　夜间早醒，醒后不再入睡。

4. 熟睡困难型　寐多，但睡眠深度浅，如未进入眠深状态。

（二）病因病机

劳思伤脾，脾虚生化乏源，营阴亏虚，不能上注于心，心神失养而致不寐；焦虑急躁，气郁化火，炼液成痰，痰火扰心，心神受扰而至心烦不寐；久病房劳，耗伤肾阴，或肾水亏虚，水不济火，虚火上扰，搅动心神，心烦不寐；肝郁化火，暗耗阴血，营阴亏虚，心失所养，但见不寐；心胆气虚，决断无权，遇事惊悸，神不守舍，失眠易惊；素体虚弱，或久病耗阴，肾阴亏虚，不能上济于心，心阳独亢，不能下交肾水，阴阳不交，神不安其舍，故有不寐。

（三）辨证分型

1. 心脾两虚型　不寐易醒，醒后难以再入睡，伴心悸、倦怠。面色萎黄。舌淡苔薄，脉弱。

2. 痰热内扰型　心烦失眠，口苦咽干。舌偏红，苔黄腻，脉滑或滑数。

3. 阴虚火旺型　心烦失眠，手足心热，或兼盗汗、口渴、咽干或口舌糜烂。舌红或仅舌尖红，苔薄少，脉细弱。

4. 肝郁血虚型　入睡困难，多梦易惊，兼胸胁胀满，善喜太息，平素急躁易怒。舌红，苔白或黄，脉弦数。

5. 心胆气虚型 心烦不寐，寐后易惊，心虚胆怯，遇事惊悸。舌淡，苔薄，脉弦细。

6. 心肾不交型 心烦不寐，头昏耳鸣，烦热盗汗，滑精早泄，遗精频作，梦交时作，月经失调。舌红，苔薄少，脉细数。

（四）康复评定

1. 睡眠日记 记录2周，每天早晨8：00至次日早晨8：00，以小时为计时单位的活动及睡眠情况，评估"睡眠－觉醒"节律。

2. 量表评估 常用量表有匹兹堡睡眠质量指数量表、简式睡眠信念和态度量表、阿森斯失眠量表等。

3. 多导睡眠图（polysomnography，PSG） 是评估睡眠病理生理和睡眠结构的客观检查，可排除/鉴别其他潜在的睡眠障碍。

4. 体动记录检查 评估睡眠－觉醒节律、确定睡眠形式。通过体动记录检查显示的数据及图像资料进行分析，反映睡眠－觉醒模式，估算睡眠潜伏时间、总睡眠时间、清醒次数、睡眠效率等。

三、康复治疗

（一）治疗原则

增加有效睡眠时间，改善睡眠质量；改善失眠相关性日间功能损害；减少或消除短期失眠障碍向慢性失眠障碍转化风险；减少与失眠相关的身体疾病或与精神障碍的共病风险。

（二）治疗措施

1. 心理行为干预 如认知行为治疗、正念冥想疗法等。

认知行为治疗（cognitive behavioral therapy for insomnia，CBT－I）包括睡眠限制、刺激控制、认知治疗、放松训练治疗、睡眠卫生5部分，可舒缓过度紧张、焦虑等。

此外，还可采用身心介入疗法、正念冥想疗法、光照疗法、重复经颅磁刺激等干预方法。

2. 药物干预 镇静催眠药物的运用，必要时配合抗焦虑药物的运用。注意个体化原则，按需、间断、足量给药，连续用药小于4周，必要时定期评估。

（三）辨证施治

1. 中药

（1）心脾两虚型 宜补气养血，养心益脾。方用归脾汤加减。药用：茯神、黄芪、当归、炙甘草、制远志、酸枣仁、木香、龙眼肉等。心悸明显者，重炙甘草等，以养心安神；倦怠明显者，酌加茯苓、佐加炒白术等，以健脾利湿。

（2）痰热内扰型 宜化痰清热，和中安神。方用温胆汤加减。药用：竹茹、法半夏、陈皮、茯神、大枣等。痰热重者，酌加栀子，以加强清热化痰；心火亢者，可加龙骨、黄连等，以清心泻火、镇心安神。

（3）阴虚火旺型 宜滋阴降火，养心安神。方用黄连阿胶汤加减。药用：黄连、阿胶等。心烦不寐明显，面色潮红明显者，酌重黄连，佐加龙骨、牡蛎等，以加强潜阳降火。

（4）肝郁血虚型 宜疏肝养血，养心安神。方用柴胡疏肝散合酸枣仁汤加减。药用：柴胡、炙甘草、酸枣仁、茯神等。叹息明显者，可酌加香附、郁金之类。

（5）心胆气虚型 宜益气镇惊，安神定志。方用安神定志丸加减。药用：远志、龙骨、石菖蒲、茯神等。若心烦明显者，佐加牡蛎、栀子等。

（6）心肾不交型 宜交通心肾，滋阴降火。方用交泰丸加减。药用：肉桂、黄连等。心烦明显者，重黄连，酌加阿胶、炙甘草等。

2. 针灸　可选用百会、四神聪、安眠、神门、内关、三阴交、心俞、肾俞、脾俞、肝俞、胆俞等穴位配合治疗，可配合艾灸的运用。

知识链接

睡眠障碍的中医治疗

睡眠障碍的治疗中，针灸治疗效果显著。必要时进行穴位埋线、耳穴治疗。

主穴：百会、神门、三阴交、安眠、内关、涌泉。

《针灸资生经》曰："百会百病皆主，人身有四穴最应急，四百四病能治之，百会盖其一也。"百会穴长于安神定志。神门为手少阴心经的输穴、原穴。三阴交成为足太阴脾经、足少阴肾经、足厥阴肝经的交会穴。安眠穴是"经外奇穴"，具有催眠镇静、安神养心的功效。内关是心包经的体表经水由此注入体内。涌泉得艾火纯阳之性使阳生阴长，浮游之火下行复归命门肾宅，心神得安，入夜而得寐。

配穴：辨证配穴，如心脾两虚证配心俞、脾俞等穴；痰热内扰证配丰隆、脾俞等穴；阴虚火旺证配肝俞、太冲等穴；肝郁血虚证配肝俞、太溪等穴；心胆气虚证配胆俞、肝俞等穴；心肾不交证配心俞、肾俞等穴。

穴位埋线：百会、心俞、肝俞、心俞、三阴交。

耳穴治疗：肝、神门、胃、皮质下、内分泌等，王不留行籽耳贴。

3. 推拿　睡眠障碍的推拿治疗效果理想。常用方法：一指禅推法、按揉法。重点穴位：百会、印堂、太阳等穴，另外，督脉穴位、心俞、肾俞、肝俞、脾俞穴亦是主要的推拿部位。

推拿力度适度，根据患者身体情况和耐受程度综合考虑。

4. 传统养生调理

（1）夜交藤丹参蜜饮

原料：夜交藤30g，丹参30g，蜂蜜15g。

功效：宁心安神。

（2）茯神牛奶饮

原料：茯神粉10g，鲜牛奶200g。

功效：宁心安神。

（3）鲜花生叶茶

原料：鲜花生叶600g。

功效：安神催眠。

（4）柏子仁合欢茶

原料：柏子仁10g，合欢花6g

功效：安神催眠。

（5）灵芝远志茶

原料：灵芝10g，炙远志5g。

功效：益气养血，宁心安神。

（6）茯苓枣仁粥

原料：茯苓20g，酸枣仁10g，粳米100g，白糖20g。

功效：宁心安神，健脾催眠。

（7）甘麦大枣汤

原料：浮小麦30g，大枣10g，炙甘草5g。

功效：补养心气，宁心安神。

（8）百合绿豆乳

原料：百合、绿豆各50g，牛奶少量。

功效：清心除烦，镇静催眠。

四、瘥后防复

1. 运动锻炼 规则适度锻炼，使机体组织器官功能活动强弱交替规律重新与一天的昼夜节律相合拍，有助于重新建立睡眠习惯，帮助睡眠。

2. 起居调摄 规则作息，建立与昼夜节律相一致的机体组织器官功能代谢，促进及维持机体的眠醒规律。

3. 情志调摄 平素调节情志，使心情豁达，训练“淡化负性境遇信息对大脑皮质的干扰”，情绪波动小，下丘脑神经－内分泌系统功能经常处于协调平衡状态，对睡眠的干扰下降。

第十三节 情绪障碍性疾病

案例引导

案例 患者，女，58岁，因“沉默寡言”入院。患者曾于某安宁医院检查，诊断为“抑郁症”，对症治疗后出院。为求进一步康复治疗，今至我院就诊，门诊拟“自主神经功能紊乱”收治入院。现患者少言懒语，反应迟钝，舌质红，苔少，脉弦细。

讨论 1. 该患者的辨证分型是什么？

2. 如何进行康复治疗？

一、概述

（一）定义

情绪障碍性疾病是一组心理疾患，其基本特征是显著而持久的情绪改变。主要表现为：情绪低落、表情淡漠、焦虑忧郁等，兴趣降低，活动下降，自我评价降低，即焦虑状态或焦虑－抑郁状态；或情绪高涨、思维奔逸、活动增强等，过度兴奋，过度自信，此即躁狂状态；或两者相兼出现。本章节主要论述焦虑状态或焦虑－抑郁状态。

（二）流行病学

情绪障碍性疾病中焦虑状态或焦虑－抑郁状态，可发生于不同年龄、不同疾病状态，或亚健康状态。其发生率高，对患者健康的影响较大。据报道，我国牙科患者中焦虑症发生率高达45%，女性月经来潮前焦虑状态患病率为7.3%。抑郁状态的发生率亦相当高，我国有超过9500万抑郁症患者，处于低识别率、低就诊率、低治疗率状态。焦虑状态、焦虑－抑郁状态人群生活质量低，由于长期情绪低落等，使自主神经系统－内分泌系统功能兴奋性改变，导致免疫功能紊乱，机体代谢率降低，使一些身心疾病如消化系统疾病、甲状腺疾病、乳腺疾病等发生风险增加，增加了社会成本，影响了人们正常生活。

（三）病因和危险因素

情绪障碍性疾病主要是社会心理因素所致，目前研究未发现情绪障碍性疾病发生的明确病因，可能与以下因素有关。

1. 社会心理因素　家庭矛盾、邻居关系不融洽、单位工作困惑、人际关系紧张等，或突发的社会心理应激如车祸等。

2. 生活经历挫折　如幼年关爱缺失等。

3. 单胺类物质改变　研究发现抑郁状态人群脑内儿茶酚胺类、5－羟色胺类物质浓度低。

4. 遗传因素　调查发现，单卵双生的同病率明显升高，说明该病与遗传有一定的关系。

二、辨证施治

（一）临床表现

1. 心理障碍　焦虑压抑，注意涣散，兴趣下降，记忆下降，信心不足，担心畏惧，情绪涨落不定等，对生活充有暗淡之感，可伴有疑病心理。

2. 躯体障碍　身痛不适，头痛时作等，但无法找到引起相应症状的原因。

3. 自主神经功能紊乱的表现　呼吸不畅，心悸不寐，腹痛腹泻，多汗夜汗等自主神经功能紊乱的表现。

（二）病因病机

本病中医属郁证范畴，其发生主要与肝、脾、心受累及气血失调有关。

郁怒伤肝，肝失疏泄，肝气郁结，气郁化火，气滞血瘀，郁久及脾，脾失健运，蕴湿生痰，停聚胃肠，食滞不消。

情志不遂，肝郁抑脾，耗伤心气，营血渐耗，心失所养，神失所藏，心神不安，营血耗损，累及他脏，肾亦受累，肾阴亏损，阴虚火旺，诸证渐显。

（三）辨证分型

1. 肝气郁结型　焦虑抑郁，情志不舒，喜叹息，或伴纳呆便结，胸胁胀满。舌淡，苔薄腻，脉弦。

2. 气郁化火型　心烦易怒，口苦咽干，焦虑急躁，胸胁胀满，大便秘结。舌红，苔黄，脉弦。

3. 气滞痰阻型　焦虑抑郁，咽黏不爽，胸胁胀痛。舌淡，苔白或白腻，脉弦滑。

4. 气滞血瘀型　焦虑抑郁，心烦不寐。舌淡暗，有瘀斑瘀点，苔薄，脉弦或弦涩。

5. 心脾两虚型　少寐健忘，不寐易醒，心悸怔忡，面色㿠白。舌淡，苔薄，脉细。

（四）康复评定

1. 症状评定　根据患者自己的焦虑症状、抑郁症状定时进行自我评定，确定症状改善程度，以增强正性暗示、促进治疗及巩固治疗效果。

2. 心理评定　Zung 焦虑自我评价量表（SAS）、Zung 抑郁自我评价量表（SDS）、汉密尔顿抑郁量表（HAMD）、汉密尔顿焦虑量表（HAMA）

3. 生活质量评定　常用评定方法包括健康调查简表（SF－36）、世界卫生组织生活质量－100 量表（WHOQOL－100）、生活满意度量表。

三、康复治疗

（一）治疗原则

建立良好医患感情，增强医患信赖度；发现并理顺情感障碍的原因；患者理解接纳心理生理因素对情感障碍性疾病影响的重要性及心理行为干预配合药物治疗的重要性。

（二）治疗措施

1. 心理行为干预 如认知行为治疗等。

认知行为治疗（cognitive behavioral therapy，CBT）包括认知治疗、行为治疗、人际关系治疗、婚姻及家庭治疗、暴露疗法、认知重建、社交技能训练等。

此外，还可采用心理分析疗法、森田疗法、正念冥想疗法等干预方法。

2. 药物干预 抗焦虑抑郁药物的运用。注意个体化原则，按需、间断、足量给药，连续用药小于4周，必要时定期评估。

（三）辨证施治

1. 中药

（1）肝气郁结型 宜疏肝解郁，理气。方用柴胡疏肝散加减。药用：柴胡、枳壳、白芍、川芎、香附等。兼纳呆腹胀者，酌加山楂、神曲等，以滋消食顺气。胸胁胀痛不移者，加当归、桃仁等，以滋活血通瘀。

（2）气郁化火型 宜疏肝解郁，清肝泻火。方用丹栀逍遥散加减。药用：牡丹皮、栀子、当归、白芍、柴胡等。便秘明显者，加大黄、芒硝等，以助通腑。

（3）气滞痰阻型 宜行气开郁，化痰散结。方用半夏厚朴汤加减。药用：半夏、厚朴、茯苓等。有呃逆明显者，酌加旋复花等。

（4）气滞血瘀型 宜活血化瘀，疏肝解郁。方用血府逐瘀汤加减。药用：当归、生地黄、红花、赤芍等。心烦不寐明显者，酌重茯神、炙甘草地、龙骨等。

（5）心脾两虚型 宜健脾养心，益气养血。方用归脾汤加减。药用：黄芪、茯神、远志、酸枣仁等。伴焦虑明显者，加用香附、郁金等。

2. 针灸 可选用背俞穴：心俞、肺俞、肝俞、肾俞、脾俞穴。另外，可以采用腹针疗法，主要取中脘、下脘、气海、关元等穴；靳三针治疗，靳三针包括“脑三针、智三针、四神针、颞三针”等；灵龟八法。

知识链接

靳三针疗法

“靳三针”疗法由靳瑞教授所创立，在治疗郁证方面取得显著疗效。靳教授率先提出“靳三针”概念，由其弟子喜增福博士整理、发扬、传播，为针灸在世界的传播做出了极大的贡献。

靳三针包括“脑三针、智三针、四神针、颞二针”等。

脑三针即包括“脑户、脑空穴（双侧）”，两穴分别位于督脉和足少阳胆经。

智三针即包括神庭、本神穴（双侧），两穴分别位于督脉与足少阳胆经，督脉因其“入属于脑、贯脊属肾”，且四穴内均为脑神所居，故可醒脑调神，足少阳胆经可调畅气机，疏通肝胆经气，故合用可主治神志病。

四神针位于百会前后左右旁开1.5寸，针刺时可透达四神聪、百会穴。百会穴是“诸阳会聚”之处，居巅顶，具有升散通阳、开窍醒脑之作用。四神聪位于督脉、足太阳经脉之处，督脉“入属于脑”，足太阳膀胱经“交巅……从巅入络脑”，故针刺具有醒脑安神、振奋阳气的作用，可用于治疗治神志病。

颞三针位于耳尖直上发际上2寸为第一针，在第一针水平向前后各旁开1寸为第二、第三针。依据“经脉所通，主治所及”的治疗原则，针刺颞三针则可疏泄肝胆气机，调畅情志，平肝潜阳，以起到调神解郁的效果。

3. 推拿　推拿治疗郁证的选穴思路是“心脑同治，调神解郁”“腹背双调，阴平阳秘”，以有效地缓解郁证的诸多症状。调“心”取心俞、神门、内关穴，治“脑”取百会、风池、太阳、印堂、四神聪穴。治“腹”取中脘、气海、关元穴，调“背”取肝俞、脾俞、胃俞、胆俞穴。

针对患者不同的证型，选用相应的穴位配伍运用不同的手法进行推拿。如患者取俯卧位，施术者可按揉肝俞、脾俞、胃俞穴，每穴1～2分钟；拇指按揉章门、期门穴，各1～2分钟；用擦法擦胁肋部约5分钟等。

4. 传统养生调理

(1) 玫瑰花茶

原料：干玫瑰花瓣6～10g。

功效：疏肝解郁，理气活血。

(2) 橘皮半夏粥

原料：橘皮6g，半夏10g，白米100g。

功效：理气疏肝，解郁健脾。

(3) 参归白水猪心

原料：人参60g，当归60g，猪心10枚。

功效：补气健脾，养心安神。

(4) 地黄猪肾粥

原料：生地20g，猪肾10g，葱、姜、盐、醋适量。

功效：清热生津，滋阴养血。

(5) 百合枣仁汤

原料：鲜百合50g，酸枣仁3g。

功效：清心安神，益脑明目。

(6) 枸杞猪脑汤

原料：枸杞子10g，猪脑1个。

功效：补肾益脑，滋肝明目。

(7) 小麦大枣粥

原料：小麦30g，粳米100g，大枣5枚，桂圆肉15g。

功效：除烦疏郁，养心安神。

(8) 银耳莲子羹

原料：银耳10g，莲子25g，冰糖20g。

功效：滋阴生津，养心安神。

四、瘥后防复

1. 运动锻炼　规则适度锻炼，使机体组织器官功能活动强弱交替规律重新与一天的昼夜节律相合拍，有助于重新机体自主神经系统、内分泌系统的协调的兴奋－抑制规律。

2. 起居调摄　规则作息，建立与昼夜节律相一致的机体组织器官功能代谢，促进及维持机体的节律的兴奋性。

3. 情志调摄　平素调节情志，使心情豁达，避免了因生活景遇不佳而出现剧烈情感反应引动自主神经系统－内分泌系统功能不协调性，使机体淡化了剧烈心理行为活动干扰。

第十四节　骨　折

案例引导

案例　患者，女，45 岁，右踝肿痛，活动受限 2 天，前来就诊。患者自述 2 天前活动不慎摔倒，当时感右踝疼痛，活动后加剧，居家休息后症状未缓解。目前患者右踝局部明显肿胀，不能站立支撑。查体：疼痛面容，右踝局部肿胀明显，未见皮色改变，压痛明显，右外踝部可扪及骨擦感，活动明显受限，浅感觉正常，足背动脉可扪及，肢端末端循环良好。舌质红，苔薄白，脉弦紧。

讨论　1. 该患者属于骨折的哪一个阶段？

2. 如何进行康复治疗？

一、概述

（一）定义

骨折是指骨或骨小梁的完整性和连续性发生断离。骨组织可以在暴力的直接作用下发生离断，也可以因为持续的肌肉牵拉或慢性外力损伤导致组织结构被破坏从而发生形态上的异常改变。外伤是骨折最常见的病因，根据导致骨折的原因又可分为外伤性骨折、疲劳性骨折和病理性骨折等。本节主要讨论外伤性骨折。

（二）病因

1. 外因　主要由外来暴力所致。

（1）直接暴力　骨折发生在外来暴力直接作用的部位，如打伤、压伤、枪伤、炸伤等。

（2）间接暴力　骨折发生在远离外来暴力作用的部位，包括传达暴力、扭转暴力等。

（3）筋肉牵拉　由于筋肉急骤地收缩和牵拉发生的骨折，如跌倒时股四头肌剧烈收缩可导致髌骨骨折。

（4）疲劳骨折　骨骼受到长期反复震动或变形，在外力的积累下导致的骨折，多发生于长途跋涉或行军途中。

2. 内因　骨折的发生与患者的年龄、性别、健康状况和骨骼是否存在病变等内在因素有关。

（1）年龄、性别和健康状况　幼儿行走不稳，容易摔倒发生骨折；轻年体健，筋骨坚韧，不易受损；年老体弱者，筋骨脆弱，遭受外力易于引发骨折。

（2）骨骼的解剖位置和结构状况　幼儿骨膜较厚，骨有机质较多，容易发生青枝骨折；18 岁以内的青少年骨骺未闭合，容易发生骨骺分离；老年人骨质疏松、骨质脆性大，最易发生骨折。

（3）骨骼病变　如先天性脆骨病、营养不良、佝偻病、甲亢、骨肿瘤等常为导致骨折的内在因素。

3. 骨折的移位　骨折移位的程度和方向与暴力的大小、作用的方向、搬运情况、肢体远端重力、肌肉附着点及其收缩牵拉力等因素有关。

（1）成角移位　两骨折断端之轴线交叉成角，以角顶的方向称为向前、向后、向内或向外成角。

（2）侧方移位　两骨折断端移向侧方。

（3）缩短移位　骨折断端互相重叠或嵌插，骨的长度因而缩短。

（4）分离移位　两骨折断端互相分离，且骨的长度增加。

（5）旋转移位　骨折段围绕骨之纵轴而旋转。

二、辨证施治

（一）临床表现

1. 外伤史　大多数骨折患者都有外伤史。

2. 疼痛与压痛　外伤性骨折患者常出现患处不同程度的疼痛与压痛。

3. 局部肿胀　局部可有明显肿胀，伴或不伴局部瘀斑、血肿等。

4. 畸形　部分骨折患者可出现患处肢体畸形，这与骨折断端移位程度有关，如断端发生重叠移位还可出现短缩畸形。

5. 功能障碍　骨折导致骨组织的正常结构破坏，引起疼痛、肌肉痉挛甚至神经损伤时，可使机体正常功能活动丧失。

6. 异常活动及骨擦音　临床体格检查的过程中可以见到患肢异常活动且出现骨摩擦音。

临床症状和体征可以帮助判断骨折与否，X线检查可以明确骨折的具体部位、程度以及骨折的类型，是骨折临床辅助检查的可靠方法。

（二）病因病机

中医学认为骨折愈合的过程是一个“瘀去、新生、骨合”的过程。《正体类要》指出：“肢体损于外，则气血伤于内，营卫有所不贯，脏腑由之不和……”阐述了骨折后的病理变化。骨折早期伤及气血，血离经脉，气随血脱至气血亏虚；或痰瘀内阻，血行不畅；或气机失常，闭滞不通；或内损脏腑，伤及神明。

（三）骨折愈合分期

1. 血肿机化期　伤后1～3周，患处局部出现肿胀、疼痛，易发生移位，筋骨处于修复阶段。

2. 原始骨痂形成期　伤后4～8周，患处肿胀逐渐消退，局部疼痛逐渐减轻，瘀血未化尽，新骨始生，骨折部位日趋稳定。

3. 骨痂改造塑形期　伤后1～2年，骨折部位已经愈合，但是筋骨未坚，肢体功能未完成恢复。

（四）康复评定

骨折主要导致患者出现患处的明显疼痛，组织肿胀，骨结构损伤引发功能障碍，患者活动受限等。常用的评定方法如下。

1. 骨组织结构检查　主要观察骨折对位对线及骨痂形成情况。

2. 关节活动范围测定　主要根据骨折部位判断对临近关节活动的影响程度。

3. 肌力评定　主要判断骨折部位对临近肌肉组织的影响。

4. 肢体长度及周径测量　可以判断骨折前后的骨组织损伤情况。

5. 感觉功能评定　多采用VAS对疼痛程度进行评估，以及评定损伤局部神经感觉异常与否。

6. 日常生活能力评定　上肢骨折患者重点评估穿衣、洗漱、进餐、写字等生活自理能力，下肢骨折患者重点评估步行、负重等能力。

三、康复治疗

（一）手法复位

手法复位的目的是将移位的骨折段恢复正常或近乎正常的解剖位置，重建骨骼的支架作用。常用的中医基本复位手法包括拔伸、旋转、屈伸、提按、端挤、摇摆、触碰、分骨、折顶、回旋等。复位后需要检查骨折对位情况，观察患肢外形，与健肢对比，并测量患肢的长度，进一步明确复位效果。

（二）中药

1. 骨折早期 治疗以消瘀退肿，加强气血循环为主。

（1）攻下逐瘀法 适用于跌打损伤导致血脉受伤，恶血留滞，瘀滞于经道。常用方剂包括桃核承气汤、鸡鸣散等。药用：桃仁、红花、大黄、芒硝、桂枝、炙甘草等。

（2）行气活血法 适用于气滞血瘀、局部肿痛或瘀血内结不能猛攻急下者。常用方剂包括复元活血汤、柴胡疏肝散、膈下逐瘀汤等。药用：柴胡、栝楼根、当归、红花、桃仁、穿山甲、大黄、白芍、木香、香附等。

（3）清热凉血法 适用于损伤导致气血错经妄行，火毒内攻，热毒郁结。常用方剂包括犀角地黄汤、五味消毒饮、十灰散、小蓟饮子等。药用：水牛角、生地黄、芍药、牡丹皮、金银花、野菊花、蒲公英、紫花地丁、紫背天葵等。

2. 骨折中期 治疗以接骨续筋，调和气血为主。

（1）和营止痛法 适用于瘀滞气滞仍在，肿痛未消尽。常用方剂包括和营止痛汤、定痛活血汤、正骨紫金丹等。药用：赤芍、当归尾、乌药、川芎、苏木、陈皮、桃仁、乳香、没药、木通、甘草、续断等。

（2）接骨续筋法 适用于骨位已正，筋已理顺，筋骨已有连接但未坚实，尚有瘀血未去。常用方剂包括续骨活血汤、新伤续断汤、接骨丹等。药用：地鳖虫、杜仲、乳香、当归、赤芍、补骨脂、川断续、骨碎补、地龙、生地黄、没药、远志等。

（3）舒筋活络法 适用于血气未畅，筋膜粘连，或兼风湿，筋络挛缩、强直、关节屈伸不利。常用方剂包括舒筋活血汤、舒筋汤等。药用：伸筋草、自然铜、补骨脂、杜仲、熟地黄、五加皮、荆芥、陈皮、三菱、莪术等。

3. 骨折后期 治疗以补益气血，强筋健骨为主。

（1）补气养血法 适用于骨折后长期卧床不能活动，日久体质虚弱，中气不足。常用方剂包括四君子汤、八珍汤、归脾汤等。药用：人参、白术、茯苓、甘草、熟地黄、白芍、当归、川芎、黄芪等。

（2）健脾益胃法 适用于脾胃虚弱，运化失职，饮食不佳，营养不良。常用方剂健脾养胃汤、参苓白术散、归脾汤等。药用：人参、白术、茯苓、山药、白扁豆、莲子、薏苡仁、砂仁、桔梗、甘草等。

（3）补益肝肾法 适用于骨折迟缓愈合，年老体弱，骨质疏松而肝肾虚弱。常用方剂补肾壮筋汤、壮筋养血汤、左归丸、右归丸等。药用：熟地黄、山茱萸、青皮、白芍、川断、杜仲、当归、茯苓、五加皮、牛膝等。

（三）练功疗法

1. 骨折早期 治疗目的是促进软组织消肿，防止肌肉萎缩，预防关节粘连。采用促进患肢肌肉舒缩活动的功法，但要控制骨折部位上下关节不活动或轻微活动，如前臂骨折可做抓空握拳及手指屈伸活动，下肢骨折可做股四头肌舒缩及踝部屈伸活动，卧床患者还需要加强呼吸训练。练功时以健肢带动患肢，由少到多、由短到长，以患肢不痛为度，切不可采用粗暴被动活动。

2. 骨折中期 治疗目的是增加肌肉舒缩锻炼。采用增强关节活动和肌肉力量的方法。如股骨干骨折，可以在夹板固定及持续牵引的情况下，进行撑臂抬臀、举屈蹬腿、屈伸髋膝等；胸腰椎骨折可做飞燕点水、五点支撑等活动，防止局部筋肉萎缩、关节僵硬以及全身的并发症。

3. 骨折后期 治疗目的是扩大关节活动和肢体负重能力。采用坐位或立位，以加强伤肢各关节的活动为重点。如上肢做精细动作训练、下肢做行走负责训练，并可配合推拿按摩手法等达到活血舒筋活络作用。

（四）针灸治疗

1. 骨折早期 骨折部位以局部取穴为主（如上肢骨折多取合谷、鱼际、内关、外关等；下肢骨折多取内庭、太冲、三阴交、太溪、足三里、阳陵泉等；胸、腰椎骨折多取殷门、承山、委中等），并结合循经取穴。针法以泻法为主，强刺激，要求得气较显著。

2. 骨折中期 取穴部位同骨折早期，针刺手法要求强刺激，得气效佳。

3. 骨折后期 骨折部位以局部取穴为主并结合循经取穴，同时适当配伍扶正补虚的穴位。肝肾不足者加用肾俞、命门、关元、三阴交、太溪、太冲等穴；气血亏虚者加脾俞、足三里、气海、心俞、神门等穴。针法以补法为主，可配合灸法。

（五）推拿按摩

1. 骨折早期 骨折早期一般禁用推拿，以防骨折处的再移位和局部损伤。但如果骨折远端肢体有肿胀、疼痛时可选用。操作时，以按、揉为主，手法宜轻柔，注意顺血管淋巴回流的方向进行。

2. 骨折中期 根据骨折愈合情况，适当增加推拿手法的力度，循序渐进地实施，操作手法以点、按、揉、推、滚等方法为主。

3. 骨折后期 手法可采用按、揉、推为主，结合分筋。开始手法要慢，运动幅度由小到大，以肢体发热为度。当骨折达到临床愈合标准后，可采用摇摆、屈伸、牵拉、抖法等手法帮助患者活动关节，防止关节挛缩、肌腱粘连，施行手法时必须刚柔结合，切忌暴力，防止骨折端再移位。

（六）药膳调理

1. 骨折早期 根据“三因制宜”原则予以调护，饮食宜营养清淡，品种多样化，尽量适合患者口味，少食多餐，保证营养的供给。多食水果蔬菜，不可过早进食肥腻滋补之品，少食辛辣燥热及生冷食物，以免过分伤阴或损伤脾胃之阳气。选用药膳方骨髓蟹肉粥。材料包括骨碎补、蟹肉、藕、合欢花、米仁、姜、葱、黄酒、粳米。制作方法是：将骨碎补研细，蟹洗净、去鳃，藕去皮切成条块与米仁、粳米、合欢花同入砂锅中，加水如常法煮粥，至米花粥稠后再加姜葱黄酒，待表面有油为度。

2. 骨折中期 以滋补肝肾、调养气血为主，可食用胡萝卜、骨头汤以及动物肝肾等食物。药膳方用母鸡三七汤。材料包括母鸡、三七、黄芪、山药、枸杞子、姜、葱、黄酒。制作方法：将鸡活杀，去内脏洗净后，把三七、黄芪、山药、枸杞子放入鸡肚内，文火煮熟至肉烂，加入姜葱黄酒即可食用。

3. 骨折后期 以滋补肝肾、调养气血为主，可食用胡萝卜、骨头汤以及动物肝肾等食物。药膳方用母鸡三七汤。材料包括母鸡、三七、黄芪、山药、枸杞子、姜、葱、黄酒。制作方法：将鸡活杀，去内脏洗净后，把三七、黄芪、山药、枸杞子放入鸡肚内，文火煮熟至肉烂，加入姜、葱、黄酒，即可食用。

（七）物理治疗

骨折后康复治疗可以促进肿胀消退，减轻肌肉萎缩，防止关节挛缩，促进骨折愈合，同时改善患者心理状态。

1. 骨折早期 此时骨折处仍有疼痛、肿胀，练功的目的是促进血脉通畅，使肿胀消退，防止肌肉萎缩和关节粘连僵硬。主要方式一般以骨折远端关节的小范围活动为主。上肢整复固定后即鼓励患者以一定范围的骨折远端关节屈伸活动为主，如桡骨、尺骨骨折后的关节屈伸活动，可做小云手、大云手、反转手等；下肢整复固定后即鼓励患者做足趾的主动活动，踝关节的背伸跖屈动作，股四头肌的收缩运动，如胫、腓骨干骨折后的练习以直腿抬高为主。

2. 骨折中期 上肢伤者可用力握拳，可从练习手指及腕肘关节的主动屈伸活动，逐步过渡到肩关节带动腕肘关节的大范围屈伸活动和大小云手活动。下肢伤者可练习患肢轻蹬床尾的动作，鼓励下床扶拐缓缓步行，做患肢不负重锻炼。

3. 骨折后期

（1）运动疗法　康复可以采用关节牵伸、关节松动术等增加关节活动度；采用抗阻肌力训练、等长肌力训练、等速肌力训练等锻炼肌力；进行上肢大幅度的荡臂动作、下肢练习患肢较重蹬床尾动作，由下床扶拐活动逐渐改成单拐至弃拐步行，增加摆腿、下蹲等动作进行肢体整体功能训练。以上锻炼应循序渐进，持之以恒，不可急躁，不能使用暴力。

（2）情志调摄　骨折患者常有不同程度的思想负担，担心伤肢残疾会影响今后的生活和工作，同时由于骨折处疼痛和功能障碍，产生抑郁、焦虑情绪。针对患者存在的情绪问题，帮助他们消除顾虑，使患者认识到忧思悲观、喜怒不节、情志内伤之弊。向患者耐心讲解骨折后伤肢功能锻炼的重要性和不进行功能锻炼的危害，并请心理素质好、心态稳定的患者做配合，在病室内做功能锻炼的标准示范动作，讲解自身功能锻炼的体会，激发起患者战胜功能锻炼所致疼痛的信心，同时对积极主动配合功能锻炼的患者要给予及时表扬和鼓励。

（3）起居调摄　宜在安静凉爽的环境中疗养，合理安排休息和睡眠。选择最适当的体位，防止便秘和腹泻。对卧床、生活不能自理的患者要加强护理，在病情允许的情况下每2小时翻身或变换肢体体位，以减少局部受压，强制体位的患者使用棉垫、气圈、气垫床等，对患侧肢体要做被动活动和按摩，保持床单的平整，皮肤清洁干燥。护理时应注意防寒防潮，保暖患肢，加强胃肠和泌尿系统的护理。

四、瘥后防复

1. 起居饮食　对年老体弱、长期卧床患者，要注意预防坠积性肺炎、压疮和泌尿系统感染等并发症，早期饮食配合原则上以清淡为主，尤其不可过早食用肥腻滋补之品，否则瘀血积滞，难以消散，必致病程拖延；后期安排好患者日常生活及作息时间，饮食由清淡转为适当的高营养，以满足骨痂生长的需要。

2. 功能锻炼　功能锻炼以恢复肢体的生理功能为主；既要积极活动，又要循序渐进；严格控制不利于骨折端稳定的活动。

3. 戒烟　香烟中的尼古丁能显著降低人体组织的氧含量，削弱机体制造胶原的能力，而胶原是一种对于新骨形成所必须的物质，因此在骨折恢复过程中应当戒烟。

第十五节　软组织损伤

案例引导

案例　患者，女，50岁，因“左肩部疼痛1周，活动受限3天”前来就诊。患者自述1周前打羽毛球时不慎扭伤左侧肩部，当时感左肩疼痛，休息后有一定缓解，3天前症状加重，且休息后症状未缓解。目前患者左肩部压痛明显，左肩外展外旋活动受限。查体：疼痛面容，左肩局部压痛明显，局部可见少量瘀血，左肩部活动明显受限，外展外旋受限。舌质暗红，有瘀点，苔薄白，脉弦紧。

讨论　1. 该患者属于软组织损伤的哪种中医证型？

2. 如何进行康复治疗？

一、概述

（一）定义

软组织损伤是指由各种急性外伤或慢性劳损以及疾病病理等原因，造成人体的皮肤、皮下组织、肌肉、肌腱、韧带、筋膜、肌鞘等软组织和周围神经、血管的损伤，临床多表现为疼痛、肿胀、畸形、功能障碍。

1. 外因　包括直接外力、间接外力和慢性劳损。

2. 内因　包括身体素质、生理特征等人体内部因素。

（二）分类

软组织损伤根据其病程发展分为初期（急性炎症期）、中期（弹性纤维和胶原形成期）和恢复期（胶原纤维重建期）；根据时间分为急性和慢性软组织损伤；根据受伤部位皮肤或黏膜的完整情况又分为闭合性和开放性软组织损伤。开放性软组织损伤不在本节讨论之列。

二、辨证施治

（一）临床表现

1. 疼痛　软组织受到损伤后，受伤处由于创伤反应导致气血瘀滞、脉络不通，而产生局部的剧烈疼痛。

2. 瘀肿　损伤局部脉络瘀阻，血溢脉外，出现肿胀和瘀斑，瘀肿程度与外力的大小有关。

3. 功能障碍　损伤导致患者出现感觉功能、运动功能及平衡功能等障碍，长期的功能障碍可以导致患者生活活动能力受到不同程度的影响，部分患者由于长期处于疼痛和功能受限状态，还可能出现心理改变。

（二）病因病机

软组织损伤属于中医“筋伤”范畴。筋主要是指皮下组织、筋膜、肌肉、肌腱、韧带、关节囊、关节软骨盘、椎间盘、腱鞘等，具有连属关节、联络形体的作用，主司关节运动的功能。筋伤是指各种暴力或慢性劳损等原因造成筋的损伤。筋伤的病因比较复杂，外因是筋伤的主要致病因素，包括直接外力、间接外力和慢性劳损；内因常与身体素质、生理特点和病理特点密切相关，如儿童筋伤多由于扭伤所致，中老年多见于劳损性、退行性疾病。筋伤的主要病机是气滞血瘀、脉络不通。跌仆挫伤导致筋脉、肌肉受损，气滞血瘀；或风寒湿之邪闭阻经络；或瘀血内阻日久，而致气血津液运行失常，津液停聚生痰，造成痰瘀互结，经脉阻滞；或素体肝肾不足，筋脉失养，而出现疼痛反复发作，肌肉僵硬，功能障碍，发为此病。

（三）辨证分型

1. 辨虚实　有明显扭挫伤史，病程短，扭伤局部或红肿热痛，或拒按，或关节活动受限，舌质红，苔黄，脉弦紧，多为实证；有劳累病史，或急性损伤失治或误治，病程长，呈酸痛、紧痛，关节功能活动无明显受限，局部喜温、喜按，舌苔白，脉沉细，多为虚证；病程在1～2周之内，局部胀痛、压痛明显，无明显关节活动受限，舌淡红，脉弦，多为虚实夹杂之证。

2. 辨证型　软组织损伤临床证型有气血瘀滞型、寒湿阻络型、痰瘀阻络型、肝肾不足型等，其中又以气血瘀滞型最为常见。

（1）气血瘀滞型　痛处固定拒按，活动痛甚，舌质暗红，或有瘀斑，苔薄白，脉弦紧。

（2）寒湿阻络型　畏寒肢凉，遇寒痛增，得温痛减，关节活动不利索，舌质偏暗，舌苔白腻，脉滑。

（3）痰瘀阻络型　局部刺痛，固定不移，或肌肤紫暗、肿胀，舌质紫暗或有瘀斑，舌苔白腻，脉弦涩。

（4）肝肾不足型　患处酸软无力，活动受限，肌肉萎缩，四肢无力，舌质淡，舌苔白，脉沉细。

（四）康复评定

1. 感觉功能评定　主要包括疼痛评定和感觉功能评定。

2. 运动功能评定　主要包括关节活动度、肌力、肌耐力和步态分析等。

3. 平衡功能评定　主要包括平衡功能评估、协调性评估和运动控制能力评估。

4. 日常生活活动能力评定　主要包括 Barthel 指数评定、FIM 量表等。

5. 社会参与能力评定　主要包括职业能力评定。

6. 心理评定　主要包括抑郁调查表等评估。

三、康复治疗

（一）理筋手法

理筋手法是治疗筋伤的最主要方法，它是术者运用手指、掌、腕、臂的劲力，直接作用于患者的损伤部位，通过各种手法的技巧及其力量，以调节机体的生理病理变化，达到治病疗伤、正复愈伤、强壮身体的目的。理筋手法主要包括舒筋通络法和活络关节法两大类，前者包括按摩法、㨰法、击打法、拿捏法等手法，后者包括屈伸法、旋转摇晃法、腰部背伸法、踩跷法等手法。理筋手法的作用有活血化瘀、消肿止痛、整复错位、调正骨缝、松解粘连、舒筋活络、滑利关节等。

（二）中药

1. 气血瘀滞型　宜活血化瘀止痛。方选复元活血汤加减。药用：制大黄、柴胡、天花粉、当归、红花、甘草、穿山甲、桃仁等。

2. 寒湿阻络型　宜祛风散寒化湿。方选蠲痹汤加减。药用：羌活、姜黄、当归、黄芪、赤芍、防风、甘草等。

3. 痰瘀阻络型　宜活血舒筋。方选跌打丸加减。药用：三七、当归、赤芍、白芍、桃仁、红花、血竭、刘寄奴、骨碎补、续断、苏木、牡丹皮、乳香、没药、姜黄、三棱、防风、甜瓜子、枳壳、桔梗、甘草、关木通、自然铜、土鳖虫等。

4. 肝肾不足型　宜补益肝肾。方选金匮肾气丸加减。药用：熟地黄、山药、山萸肉、泽泻、茯苓、牡丹皮、桂枝、附子等。

（三）针灸治疗

1. 气血瘀滞型　损伤部位以局部取穴为主，如颈项部损伤取天柱、大椎、外关、曲池、后溪穴；肩部损伤取肩三针、外关穴；肘部损伤取小海、曲池、合谷穴；腕部损伤取阳池、阳溪、外关、合谷穴；腰部损伤取委中、腰阳关、肾俞穴；髋部取环跳、秩边、承扶、风市、阿是穴；膝部损伤取犊鼻、梁丘、阴陵泉穴；踝部损伤取太溪、昆仑穴并结合循经取穴。针刺泻法。

2. 寒湿阻络型　损伤部位以局部取穴为主，并结合循经取穴，针刺时配合灸法。

3. 痰瘀阻络型　损伤部位局部取穴、循经取穴，配合丰隆、血海、三阴交等穴。

4. 肝肾不足型　以局部取穴为主，并结合循经取穴，适当配以扶正补虚的穴位，如肾俞、命门、关元、三阴交、太溪。

（四）小针刀疗法

小针刀疗法是一种闭合性手术疗法，将针和刀融为一体。该疗法着眼于调整筋伤疾患中导致人体组织动态平衡失调的损伤点，通过机械刺激如剥离粘连、松解瘢痕等，起到疏通阻滞、柔筋通脉、促进气血运行的作用。

（五）练功活动

练功活动是治疗筋伤不可或缺的重要组成部分。练功可以加速损伤愈合，防止肌肉萎缩、关节粘连和骨质疏松，帮助损伤肢体恢复正常功能活动。

（六）药膳

1. 气血瘀滞型　不宜吸烟和饮酒，少食油腻、辛辣刺激性食品，此类物质会加重血瘀。药膳方选用韭菜炒鹌鹑蛋，材料选取韭菜200g、鹌鹑蛋10枚，将韭菜挑拣洗净切成寸段，鹌鹑蛋在碗中搅拌均匀，下油锅炒熟，放入韭菜翻炒几下，加盐、鸡精调味即可；冬瓜桃仁汤，选取桃仁10g、冬瓜20g、粳米100g，将桃仁捣烂如泥与冬瓜、粳米加入水200ml，一同大火煮开5分钟，改文火煮30分钟即可。

2. 寒湿阻络型　宜多食平性、温性食物，如山药、莲子、高丽菜、地瓜等，适量食用辣味食物，少食寒凉性食物，避食生食、冰品及冷饮。药膳方可选紫苏叶煲黄骨鱼，选取紫苏叶50g、黄骨鱼400g、生姜3片，将鲜紫苏叶洗净，黄骨鱼宰洗净，起油镬，爆香姜，煎鱼至微黄，加入清水，武火滚沸后改中火滚约10分钟，撒入紫苏叶片刻后下盐即可。

3. 痰瘀阻络型　肥甘厚味，如禽、畜、肉类易生痰浊，不宜多食。可有针对性地补充含维生素丰富的蔬菜水果（深绿色蔬菜、西红柿、芹菜、茄子、木瓜、菠萝、橙子、猕猴桃等）以调理气机。药膳方可选蚂蚁药蛋，选取蚂蚁50g，人参、白术各1g，当归4g，黄芪、鸡血藤、丹参各7.5g，淫羊藿、巴戟天、薏苡仁、威灵仙各5g，蜈蚣2条，制川乌、牛膝各2.5g。将上药共研细末，炼蜜为丸。服用时将核桃1个去皮夹，大枣1枚去核，药1丸切细，盛入碗中，加鸡蛋1个搅匀，蒸熟服食，用小米粥空腹送服。

4. 肝肾不足型　可补充蛋白质（蛋、乳、豆类）和含不饱和脂肪酸的食物（核桃、板栗、花生、葵花籽、坚果类）。药膳方选用枸杞炖兔肉，选取枸杞子15g、兔肉250g，将枸杞子和兔肉放入适量水中，文火炖熟，用盐调味即可食用。鳖甲炖白鸽，选取鳖甲50g、白鸽1只，白鸽去毛及内脏，鳖甲洗净锤成碎块，放入白鸽腹内，将白鸽放入碗内，加姜、葱、盐、黄酒、清水，再将碗放入锅内隔水炖至鸽烂熟。

（七）物理治疗

1. 运动疗法　根据软组织损伤情况选择关节活动训练、关节松动术、肌力训练、平衡与协调训练等。训练中注意防止运动损伤，避免运动过度及跌倒。

2. 物理因子治疗　本疗法具有减少出血、消肿止痛、改善循环、防止粘连等作用，选择方法如冰敷、弹力绷带加压包扎、超短波疗法、超声波疗法、磁疗法、经皮神经电刺激疗法、光疗法及蜡疗法等。

（八）情志调摄

治疗的目的是使患者能充分发挥主观能动性，加强对治疗的信心。软组织损伤引起的疼痛、功能障碍等会给患者带来负面情绪，应主动了解和掌握患者心理变化，采用释疑、鼓励等方法，耐心解答患者提出的问题，消除顾虑，并鼓励其参加功能锻炼。

（九）起居调摄

软组织损伤的康复阶段，要注意损伤局部的保护，避免寒湿之邪侵袭。注意休息，适当活动，改变姿势，变换体位，避免时间过于长久。例如，腰部软组织损伤者，仰卧位时要尽量使腰部肌肉放松；颈项部损伤患者不宜长时间伏案看书或工作；踝部损伤患者适量减少承重活动避免加重损伤；应加强对患者的健康教育，告知其自理技巧，使患者积极配合治疗，促进早日康复。

四、瘥后防复

1. 保持正确体位，纠正不良姿势 如颈部软组织损伤患者，不宜长时间伏案看书或工作；腰部软组织损伤患者，在工作和劳动中要减少弯腰动作，避免过久弯腰和突然弯腰，并注意腰部保暖。

2. 注意劳逸结合，避免过度劳累 在日常生活中，要劳逸结合，不要长时间保持某个姿势或重复某种动作，不要提拉抬举过重的物品，上下楼梯时要集中注意力。

知识链接

急性期软组织损伤处理原则——PRICE 原则

对于不需要进行手术治疗的软组织损伤，急性期可以按照 PRICE 原则进行干预，以减少肿胀与炎症，促进损伤组织恢复。

P = protect（保护），损伤发生时第一处理是立即停止活动，保护受伤的部位，避免二次受伤或负重。

R = rest（休息），损伤发生后充分休息，避免剧烈活动，防止伤势恶化。

I = ice（冰敷），短期内可以止痛，促进血管收缩，减缓血流速度，减少组织液渗出，控制损伤局部的肿胀、痉挛。

C = compression（加压），损伤发生后迅速进行局部加压，持续 24 ~ 48 小时，以弹性绷带包扎患处，可减少内部出血和组织液渗出减轻损伤部位肿胀。

E = elevation（抬高患肢），损伤发生后第一个 48 小时内应抬高患肢，以减少患处肿胀，促进损伤部位愈合。

第十六节　类风湿关节炎

案例引导

案例 患者，女，52 岁，多关节疼痛和肿胀 3 年，受累关节包括双手指近端和掌指关节、双腕、左踝、双膝关节。患者自诉有关节间游走痛，伴有晨僵感，病情反复，生活自理困难。为求进一步治疗，今至我院就诊，门诊拟“类风湿关节炎”收治入院。现患者双手近端指间关节 2 ~ 5 及掌指关节 1 ~ 3 关节肿胀畸形，双腕肿胀疼痛，左腕关节活动受限，左踝关节肿胀压痛，双膝关节肿胀压痛，浮髌试验阳性，下蹲困难。

讨论 如何为该患者进行康复治疗？

一、概述

（一）定义

类风湿关节炎是一种以对称性、多发性周围关节骨质损害为特征的慢性多系统受累的自身免疫性疾病。其常以缓慢而隐匿的方式起病，在出现关节症状前有数周的低热、乏力、全身不适、体重下降等表现，逐渐出现受累关节晨僵、肿胀、疼痛、畸形、功能下降等症状。其特征为对称性、多个周围关节慢性炎症病变，病变过程呈持续、反复发作，此外还有类风湿结节、类风湿血管炎、肺间质病变及结节样改变、心包炎、胃肠道症状、神经系统病变等其他关节外表现。

（二）流行病学

80%的类风湿关节炎患者的年龄介于35～50岁，然而60岁以上者的发病率明显高于30岁以下者。女性患者约是男性的3倍。类风湿关节炎是主要的致残性疾病之一。

（三）病因和危险因素

类风湿关节炎的病因目前并不明确，可能与以下因素有关。

1. 遗传倾向　流行病学调查显示，类风湿关节炎的家族及同卵双胞胎中该病的发病率为15%，间接证实了发病与遗传有关。

2. 感染因子　尚未证实存在直接导致本病的直接感染因子，但一些病毒、支原体、细菌可能通过某些途径影响类风湿关节炎的发病和病情进展。

二、辨证施治

（一）临床表现

类风湿关节炎的发病特点是病程长，发作和缓解反复出现，晚期有关节畸形和严重的运动功能障碍。功能障碍表现为指间关节、掌指关节及腕关节的对称性肿痛，活动受限；晨僵在活动后缓解或消失，晚期出现关节畸形，手功能明显障碍，生活自理能力不同程度或完全受限。

类风湿关节炎起病常缓慢而隐匿，在出现明确关节相关症状前有数周的低热、乏力、全身不适等症状。只有少数患者起病较急，在数天内出现多个关节相关症状。

1. 晨僵　指关节僵硬、胶着感，晨起明显，活动后缓解，可伴有肢端或指（趾）发冷或麻木感。出现于95%以上的患者。晨僵是类风湿关节炎患者功能障碍的典型特征之一，常在关节疼痛之前出现。晨僵的时间与关节炎症程度呈正比，病情缓解时，晨僵持续时间缩短，程度减轻。因此，临床上常把晨僵作为疾病活动的指标之一。

2. 痛与压痛　关节痛往往是最早的症状，最常出现的关节为腕、掌指关节、近端指间关节，其次是足趾、膝、踝、肘、肩等关节。多呈对称性、持续性，但时轻时重。疼痛的关节往往伴有压痛。关节痛在早晨、夜里和阴天、下雨、寒冷、受冻尤其是感冒时加重，如久坐后站立起步或行走困难。伴有关节晨僵和肿痛严重时，患者生活自理能力部分或全部丧失。

3. 关节肿胀　多因关节腔内积液或关节周围软组织炎症引起。常见于腕关节、近端指关节、掌指关节、膝关节，多为对称性。关节疼痛的轻重通常与关节肿胀的程度相平行，肿胀愈明显，疼痛愈重，甚至剧烈疼痛和终日关节疼痛，但以清晨关节疼痛最显著，以致患者不能活动。

4. 关节畸形　多见于较晚期患者。因滑膜炎破坏了软骨和软骨下的骨质结构，造成关节纤维性或骨性强直，又因关节周围的肌腱、韧带受损，使关节不能保持在正常位置，出现手指关节的半脱位，如尺侧偏斜、屈曲畸形、天鹅颈样畸形等。关节周围肌肉的萎缩、痉挛则使畸形加重。

5. 常见特殊体征　“类风湿手”和“类风湿足”是导致类风湿关节炎患者功能障碍的主要原因。

（1）类风湿手　表现为手僵硬、疼痛，不能握拳，近端指关节梭形肿胀，腕背肿胀，夜间麻痛，掌骨突出，尺骨茎突压痛，指伸肌腱撕裂，掌指关节远端压痛。严重者可向腕关节发展。

（2）类风湿足　足的畸形多发生于跖趾关节炎及其内缩肌腱鞘炎后，特征为跖趾关节半脱位及趾骨间关节外翻，以及向腓侧偏移和跖趾关节偏向跖侧，可引起严重的疼痛及步行困难。

6. 特殊关节

（1）颈椎的可动小关节及周围腱鞘受累，出现颈痛、活动受限。

（2）肩、髋关节最常见的症状是局部痛和活动受限。髋关节经常表现为臀部及下腰部疼痛。

（3）颞颌关节受累出现于1/4的类风湿关节炎患者，早期表现为讲话或咀嚼时疼痛加重，严重者有张口受限。

7. 关节功能障碍　关节肿胀和结构破坏都可引起关节活动障碍。

8. 关节外表现　基本病理改变为滑膜炎、类风湿血管炎和类风湿结节。主要为皮下结节，多见于关节隆突部位，单个或多个，数毫米至数厘米大小，持续数月至数年，是病情活动的表现。部分患者病情活动时有胸膜炎、间质性肺炎、心包炎、浅表淋巴结肿大、肝脾大等。类风湿关节炎并非只是关节发生了炎症病变，而是全身性的广泛性病变，是一种致残率较高的疾病。

总之，本病是一个主要累及小关节尤其是手关节的对称性多关节炎。病情多呈慢性且反复发作，个体间病情发展和转归差异甚大，如不给予恰当的治疗则逐渐加重，加重的程度和速度亦存在个体差异性。

（二）病因病机

类风湿关节炎属中医学“痹病”“鹤膝风”“历节病”的范畴。其病因主要可归纳为正气虚弱、诸邪侵袭、痰浊瘀血三个方面。脏腑精气亏损，营卫气血不固，外邪乘虚而入，流注关节，凝津成痰，阻络为瘀，发为本病。《医学绳墨·痹》亦曰：“大率痹由气血虚弱，荣卫不能和通，致令三气乘于腠理之间。”本病以脾、肾亏虚，脏腑气血不荣为本，以外邪及痰浊瘀血痹阻不通为标。病位一般起初在肢体皮肉经络，久病则深入筋骨，甚则客舍脏腑。病情起初往往以邪实为主，但本虚标实亦属常见。久病则正虚邪恋，虚实夹杂，寒热错杂，使其缠绵难愈，变证从生。

（三）辨证分型

1. 辨虚实　本病属本虚标实、虚实夹杂之证。病情起初往往以邪实为主；反复发作或渐进发展，多为正虚邪实；久病则正虚邪恋，虚实夹杂。

2. 辨病邪　关节疼痛剧烈，遇寒痛剧，得温痛减，舌淡苔白，脉弦紧，多以寒邪为主；肌肤关节麻木、重着，痛有定处，苔白腻，脉濡者，多以湿邪为主；关节肿胀刺痛，屈伸不利、畸形，舌质紫暗，有瘀斑或瘀点，多以瘀为主。

3. 辨证型

（1）湿热痹阻型　关节肿痛发热，屈伸不利，晨僵，畸形，伴口渴，汗出，小便黄，大便干；舌质红，苔黄厚腻，脉滑数或弦滑。

（2）寒湿痹阻型　关节冷痛而肿，遇寒痛增，得热痛减，屈伸不利，晨僵，畸形，伴口淡不渴，恶风寒，阴雨天加重，肢体沉重；舌质淡，苔白，脉弦紧。

（3）痰瘀互结型　关节肿大变形，屈伸受限，疼痛固定，痛如锥刺，昼轻夜重，伴皮下硬结，关节局部肤色晦暗；舌质紫暗，有瘀斑瘀点，脉沉细涩。

（4）肝肾两虚型　关节肿胀变形僵直，屈伸不利，伴腰膝酸软，头晕目眩；舌质淡，苔薄白，脉沉细。

（四）康复评定

首先应询问病史，记录类风湿关节炎活动的症状，找出客观证据，如机械性关节损害、关节外表现以及影像学破坏情况。同时，应该评估疾病的活动性，如果晨僵时间和疲劳时间延长、关节检查发现活动性滑膜炎，提示病情活动。同时，观察患者的功能性活动，然后确定是否需要采取一些针对性的评估。

1. 类风湿关节炎活动期和稳定期的评估 见表5－5。

表5－5 类风湿关节炎疾病活动性评估标准

	轻度活动	中度活动	明显活动
晨僵时间（小时）	0	1.5	>5
关节疼痛数	<2	12	>34
关节肿胀数	0	7	>23
握力（mmHg）			
男	>250	140	<55
女	>180	100	<45
50尺步行秒数	<9	13	>27
血沉（mm/h）	<11	41	>92

2. 关节活动度的评估 由于关节炎症、肿胀、疼痛、积液、粘连，关节周围组织挛缩、肌痉挛、关节畸形和强直等原因影响关节活动度。当关节活动度减少到一定程度，日常生活活动就会受到影响。通过关节活动度的评估可以了解患者功能障碍程度，了解病变关节是否具备功能性运动最低要求（表5－6，表5－7）。

表5－6 类风湿关节炎的功能分级

Ⅰ级	关节功能完整，一般活动无障碍
Ⅱ级	有关节不适或障碍，但尚能完成一般活动
Ⅲ级	功能活动明显受限，但大部分生活可自理
Ⅳ级	活不能自理或卧床

表5－7 各关节功能性运动最低要求

肩	0°～75°屈曲/外展	近端指间关节	0°～90°屈
	0°～45°内旋	髋	0°～30°屈曲
腕	0°～20°伸		0°～30°伸直旋转
	0°～20°屈	膝	0°～60°屈
前臂	0°～60°旋前	踝	5°～15°背伸/跖屈
	0°～60°旋后	颈	0°～30°屈/伸/侧弯
掌指	0°～70°屈		0°～45°旋转

关节活动度受限后，需进行关节活动度评估。主动式和被动式关节活动度应同时评估，正常时两者活动度数应该相等。在关节活动受限时，被动性活动度数预示着关节活动恢复的效果。

3. 肌力评估 肌力评估一般采用徒手肌力评估或专用器械。

4. 躯体功能评定 根据病情，可以进行下列评定。

（1）疼痛评定 可以用McGill疼痛问卷调查了解疼痛的性质，用VAS评分法了解疼痛的程度。

（2）手功能评定 可以采用Backman和Mackie的类风湿关节炎手功能评定、Carroll上肢功能测试等。

（3）手和腕部畸形评定　了解有无关节肿胀、类风湿结节、关节脱位或半脱位、指间关节过伸或鹅颈样畸形等。

5. 关节功能的分类　临床上普遍应用美国风湿病协会确定的关节功能分类标准来划划分关节病变的严重程度。

6. 日常生活活动评估　日常生活活动包括更衣、进食、洗澡、梳洗和如厕。非职业性活动和职业性活动的判断需结合患者的病情，并与年龄和性别有关。

7. 畸形的评估　类风湿关节炎患者各个关节均可受累，手关节的畸形最常见。

8. 心理功能评估　类风湿关节炎患者常见的情感障碍有焦虑状态、疑病状态、强迫状态等。可通过精神检查进行确认。而对患者的性格、气质等人格因素，常用心理测定方法来判定。

三、康复治疗

1. 中药

（1）湿热痹阻型　宜清热利湿，祛风止痛。方用当归拈痛汤加减。药用：羌活、茵陈、猪苓、泽泻、防风、知母、苍术、当归、葛根、苦参、升麻、黄芩、白术、甘草等。发热明显者加生石膏、忍冬藤；关节红肿热痛、斑疹隐隐者，加生地黄、丹皮、元参；关节肿胀明显者，加白花蛇舌草、萆薢；下肢肿痛明显者，加川牛膝、木瓜、薏苡仁。

（2）寒湿痹阻型　宜祛风除湿，通阳散寒。方用桂枝芍药知母汤加减。药用：桂枝、白芍、知母、甘草、麻黄、生姜、白术、防风、附子、南蛇藤、全蝎、鸡血藤、透骨草、薏苡仁等。上肢关节痛甚者，加羌活、威灵仙、川芎；下肢关节痛甚者，加独活、牛膝；久病关节畸形者，加寻骨风、炮山甲、蜈蚣；关节僵直者，加露蜂房；疼痛剧烈为寒湿甚者，加细辛、草乌。

（3）痰瘀互结型　宜化痰逐瘀。方用桃红饮加减。药用：桃仁、红花、川芎、当归尾、威灵仙。若瘀血较重，可加穿山甲、地龙等；若痰浊较重，可加白芥子、胆南星等。

（4）肝肾两虚型　宜补益肝肾。方用独活寄生汤加减。药用：独活、桑寄生、秦艽、防风、细辛、川芎、白芍、当归、桂枝、熟地黄、茯苓、杜仲、牛膝、人参、甘草等。若面色萎黄不华、心悸、怔忡者，可加黄芪、鸡血藤等；若久病阴损及阳见畏寒、小便清长者，可加鹿角片、补骨脂、巴戟天等。

2. 针灸

（1）湿热痹阻型　以局部取穴为主。肩部取肩髃、肩髎、肩贞、阿是穴等穴；肘部取曲池、天井、尺泽等穴；腕部取阳池、外关、阳溪、腕骨等穴；指关节取八邪穴；背脊部取相应节段夹脊穴；髋部取环跳、居髎等穴；股部取秩边、承扶等穴；膝部取犊鼻、鹤顶、梁丘、阳陵泉、膝阳关等穴；踝部取解溪、申脉、照海、昆仑、丘墟等穴；趾关节取八风穴，并与辨证取穴相结合，湿盛者加足三里、阴陵泉、丰隆穴；热盛者加大椎、曲池穴，并适当选取阿是穴。可加用电针。

（2）寒湿痹阻型　局部取穴与辨证取穴相结合，并适当选取阿是穴。以针为主，针灸并用，针宜久留。

（3）痰瘀互结型　局部取穴与辨证取穴相结合，可取丰隆等穴，并适当选取阿是穴。

（4）肝肾两虚型　局部取穴与辨证取穴相结合，可取肾俞、命门、关元、三阴交、太溪、太冲等穴，并适当选取阿是穴。补法针刺，可加用灸法。

3. 推拿

（1）寒湿痹阻型　采用推、揉、擦、拍等手法作用于受累关节局部，使热透关节，按揉邻近穴和特定穴。若有不同程度的关节功能障碍，可采用被动按摩手法。先使施治部位肌肉放松，可牵伸上肢有活动障碍的关节，扳拔有畸形的关节，可摇动下肢有活动障碍的关节。

（2）肝肾两虚型　先用推法继用㨰法施术于受累关节，按揉肾俞、命门、三阴交、太溪及病损邻近穴位，对关节功能障碍者行被动按摩手法，在功能好转的基础上可做自我按摩，如两手搓颈、两拳擦腰、两手交替捻摇手指各关节、两手揉大小腿等。

4. 药膳

（1）湿热痹阻型　施食以清热除湿、宣痹通络为原则，多选用寒凉饮食，少食温热性食物。

知母炖鹌鹑

【材料】熟地黄 20g，知母 20g，鹌鹑 1 只。

【制作】鹌鹑切块，与药材一起放入锅内，加适量水及调味品，隔水文火炖 3 小时即成。

（2）寒湿痹阻型　施食以疏风散寒、扶湿通络为原则。

附子蒸羊肉

【材料】制附子 10g，鲜羊腿肉 500g，羊肉清汤 250ml，料酒 15g，葱节 6g，姜片 6g，胡椒粉、味精、盐适量，熟猪油 30g。

【制作】将羊肉洗净，放入锅中，加适量水煮熟，捞出，切成肉块，与制附片同放入大碗中，并放料酒、熟猪油、葱节、姜片、羊肉清汤，隔水蒸 3 小时。食时撒上葱花、味精、胡椒粉。

（3）痰瘀互结型　戒除肥甘厚味，戒酒，且最忌暴饮暴食，应常吃味淡性温平的食物，多吃蔬菜、水果。

蚂蚁药蛋

【材料】蚂蚁 50g，人参、白术各 1g，当归 4g，黄芪、鸡血藤、丹参各 7. 5g，淫羊藿、巴戟天、薏苡仁、威灵仙各 5g，蜈蚣 2 条，制川乌、牛膝各 2. 5g。

【制作】将上药共研细末，炼蜜为丸。服用时将核桃 1 个去皮夹，大枣 1 枚去核，药 1 丸切细，盛入碗中，加鸡蛋 1 个搅匀，蒸熟服食，用小米粥空腹送服。

（4）肝肾两虚型　宜多食补益食品，如鸭肉、鹅肉、羊骨髓、胡桃、桂圆、芝麻等。

五加杞子粥

【材料】五加皮、枸杞子各 15g，大米 100g，白糖适量。

【制作】将五加皮、枸杞子加水煎取药汁，去渣，再加大米煮熟，熟后加入适量白糖调匀，即可食用。

5. 穴位贴敷

（1）湿热痹阻型　选取大椎、身柱、曲池、内庭等穴和病变部位局部腧穴。

（2）寒湿痹阻型　选取足三里、阴陵泉、脾俞等穴和病变部位局部腧穴。

（3）痰瘀互结型　选取膈俞、丰隆、脾俞、足三里、大椎、外关等穴及病变部位局部腧穴。

（4）肝肾两虚型　选取肾俞、命门、关元、三阴交、太溪、太冲等穴及病变部位局部腧穴。

6. 中药熏洗

（1）湿热痹阻型　中药（羌活、姜黄、威灵仙、透骨草、石膏、忍冬藤、黄柏等）熏洗病损部位。

（2）寒湿痹阻型　中药（草乌、肉桂、细辛等）熏洗病损部位。

（3）痰瘀互结型　中药（瓜蒌、肉桂、细辛等）熏洗病损部位。

（4）肝肾两虚型　中药（海风藤、熟地黄、威灵仙、清风藤、地龙）熏洗病损部位。

7. 运动疗法　类风湿关节炎患者的关节灵活性降低，肌肉萎缩，肌力减退，耐力降低和心肺功能低下，通过合理的运动疗法能改善功能而不会加重关节固有炎症。

（1）关节活动度训练　维持关节活动度训练是恢复关节活动最常用的方法。

1）被动运动　由外力进行，无需肌肉主动收缩。用于炎症消退，疼痛不明显时。其目的是对不能活动的关节进行 ROM 训练，避免产生挛缩。具有伸张作用，可压迫肌肉，增加静脉回流，用于减轻水肿、保持功能，为主动运动做准备。关节有积液时，被动运动能使关节内压力升高，甚至关节囊破裂。急性炎症期，关节可以被动地进行 ROM 训练，每日 1～2 次。肌肉有炎症、严重无力的卧床患者每日做被动 ROM 训练能避免关节挛缩。

2）主动和主动助力运动　由肌肉主动收缩所产生的关节活动为主动活动，能产生更多良性效应，如更好地维持生理柔软性和收缩性，对骨组织产生必要的应力刺激，更好促进淋巴与血液循环，有利于关节功能的保持。对于关节炎慢性期轻度患者，每日至少 1 次完整的 ROM 训练。主动活动时需要部分外力协助完成，称为主动助力活动，用于关节活动肌力不足者。不能充分对抗重力来活动关节者，只能通过主动助力活动来完成 ROM 训练。

3）牵张活动　因为紧张的肌腱、肌肉和关节囊的挛缩，使患者 ROM 受限，此时应做牵张训练。常先于其他训练进行。

（2）增强肌力训练　严重类风湿关节炎患者比正常人肌力减少 30%～50%，故应进行增强肌力训练。增强肌力的基本原则和方法是使肌肉产生较大强度收缩，重复一定次数或维持一段时间，使肌肉产生适度疲劳。

（3）有氧训练　类风湿关节炎患者由于炎症、积液、肌无力，以致日常生活活动能力受影响，有氧能力亦减少。通常采用 50% 最大运动能力，每次运动持续 15～60 分钟，每周训练 3 次以上。应根据个体情况适度安排训练。

运动治疗时应避免训练过量。训练后疼痛时间超过 2 小时，训练后出现过度疲劳，患者虚弱无力现象加重，原有关节活动度减少，关节肿胀增加，均为训练过度。一旦出现训练过度，应及时对原有训练进行调整。

8. 物理因子治疗　急性炎症期和慢性期，在患者能够耐受的情况下可运用。

（1）热疗法　热作用具有镇静、镇痛的作用，还能增加胶原黏弹性，减少肌痉挛，增加关节周围组织和肌肉柔韧性。

1）透热疗法　常用的有短波、超短波、微波其透热深度依次增加。

2）传导热疗法　常用的有局部热敷、蜡疗等。

（2）控制疼痛的理疗方法　如超刺激电疗法、干扰电疗法、TENS 等幅中频电疗法等。

9. 矫形器的应用　类风湿关节炎患者除了合理的运用运动疗法外，还应采用矫形器，通过力的作用防止畸形。矫形器具有稳定的支持、助动、矫止、保护等功能。夹板功能与矫形器功能相似，目的在于减少炎症，使肢体处于最佳功能位，保持术后关节的稳定，对紧张肌腱和韧带进行牵伸并增加其功能。类风湿关节炎患者以手、足畸形为多见，常用矫形器有制动夹板、功能性腕夹板等。

10. 心理疗法　可根据条件选择一般心理疗法、行为疗法、集体心理疗法。

11. 手术治疗　部分患者的病变和残疾，经保守治疗仍无法解决，从而难以独立生活，需要手术治疗。手术的介入在于保持关节良好的组合，减少病变滑膜组织，控制疼痛，稳定关节，改善功能。常用的手术有软组织松解术、滑膜切除、截骨、软组织重建和关节成形术等。

四、瘥后防复

1. 起居护理

（1）居所环境　尽量保证空气清新、通风良好、干燥的环境。

（2）日常作息　规律作息，劳逸结合，同时随季节、气候变化酌情增减衣服，可保证机体免疫功能稳定，提高机体抗寒湿能力。

2. 规则运动 类风湿关节炎是一个慢性进行性疾病，有关节损害等。规则运动，包括全身小关节的运动锻炼，可减轻局部组织蛋白等渗出、缓解胶原蛋白等粘连、延缓关节畸形等，最大限度地提高患者关节活动能力。另外，适当的运动锻炼，可保证机体组织器官功能维持，避免组织器官废用性萎缩、骨质疏松等。

3. 情志护理 通过对患者进行正确和积极的健康宣教，让患者对类风湿关节炎具有更为正确的认识，使其知晓易反复发作是疾病特点和客观事实，避免其对治疗产生急于求成的心态。注重给予患者精神鼓励，避免其产生孤独感。

4. 定期体检 应在医生的指导下定期进行复查，明确疾病进展。

知识链接

类风湿关节炎患者的居家环境安排

1. 厨房区域的安排 炊具、洗涤池、冰箱等集中于工作区，并注意有助于患者方便拿取。各种电器插座的高度应适宜。常用物件放置应方便使用，易于取拿。刀叉等适当延长或增粗把手便于掌握。门窗把手采用杠杆式。

2. 生活区域的安排 电灯开关拉线、窗帘下端拉线均可绑定一个圆环便于手拉。电器开关采用按压式，桌凳高低能调整，椅扶手应便于抓握且与肘部同高。各种材料均需防火。

3. 活动区域的安排 将高台阶改为低斜率坡道，改为镶边石。地毯铺设不可过厚，避免行走时增加阻力。房门应便于轮椅进出。浴室装扶手，备有防滑带，浴池亦须防滑。坐便位可调节高度，能自动冲洗，烘干。

4. 步行器的选用 选用合适的辅助步行的工具，用以支撑体重、保持平衡、保护关节。难以站立或无法步行者需使用轮椅。

第十七节 颈椎病

案例引导

案例 患者，女，45岁，因“反复颈肩部疼痛不适2年，加重伴右上肢麻木1个月”入院。入院症见：颈肩部肌肉僵硬疼痛，酸胀痛，颈椎活动受限，劳累后加重，右上肢麻木不适放射至右小指外侧，活动后稍有缓解。舌质暗红，苔稍白微厚薄腻，脉弦。颈椎X线片示：颈椎生理曲度变直，颈5~7双侧椎间孔狭窄。

讨论 1. 该患者的辨证分型是什么？

2. 如何进行康复治疗？

一、概述

（一）定义

颈椎病是由于颈椎间盘退行性变以及由此继发的颈椎组织病理变化累及颈神经根、脊髓、椎动脉、交感神经引起的一系列临床症状和体征。

颈椎病可分为颈型颈椎病、神经根型颈椎病、脊髓型颈椎病、椎动脉型颈椎病、交感神经型颈椎病、混合型颈椎病。

知识链接

颈椎病临床分型

1. 颈型 颈枕部疼痛酸胀，颈部活动受限，颈肌紧张、僵硬，有相应压痛点。

2. 神经根型 颈痛伴上肢放射痛，颈后伸时加重，受压神经根皮肤节段分布区感觉减退，腱反射异常，肌萎缩，肌力减弱，颈活动受限，牵拉试验、压头试验阳性。

3. 椎动脉型 颈肩痛或颈枕痛与神经根型症状大体相同，伴有头晕、恶心、呕吐、位置性眩晕、耳鸣耳聋、视物不清、体位性猝倒等。这些症状往往因转动或侧弯头部至某一位置时诱发或加重。

4. 脊髓型 早期下肢发紧，步态不稳，如履沙滩，晚期一侧下肢或四肢瘫痪，二便失禁或尿潴留。受压脊髓节段以下感觉障碍，肌张力增高，步态不稳，反射亢进，锥体束征阳性。

5. 交感型 除神经根型或脊髓型颈椎病的临床表现外还有眼部症状（眼睑无力、视物模糊、瞳孔扩大、眼窝胀痛、流泪），头部症状（头痛、偏头痛、头晕），心脏症状（心动过速或过缓、心前区痛），周围神经血管改变（四肢发凉、肢体与头部发木感、指端发红发热）和一侧肢体多汗或少汗等一系列交感神经症状。

6. 混合型 如果两种以上类型同时存在，称为混合型。

（二）流行病学

颈椎病是中老年人的常见病，颈椎病在中老年人中的发病率为3.8%～17.6%。从发病机率来看，在50岁以上人群中患病率约占25%，60岁以上可达50%，70岁以上者则可达80%～90%。好发于伏案工作者。近年流行特点有低龄化趋势。

（三）病因和危险因素

颈椎病的诱发因素很多，如不良的睡姿、不当的工作姿势、不当的锻炼、头颈部外伤、咽喉部炎症、寒冷潮湿的气候等。颈椎病的致病因素很多，可分为内因、外因和继发因素。

内因有颈部先天性骨关节结构畸形、椎管狭窄、肥胖、糖尿病。外因有颈部急慢性损伤、风寒侵袭、环境潮湿、姿势不良等。继发因素有颈椎骨关节的退行性变、椎间盘突出、关节囊松弛、韧带肥厚和骨化等。

迄今为止，颈椎病发病机制尚不清楚。但一般认为，颈椎病的发生与椎间关节退变、骨质增生，压迫脊髓或神经根、椎动脉等因素有关。

二、辨证施治

（一）临床表现

1. 症状 本病主要累及颈椎间盘和周围的纤维结构，伴有明显的颈神经根和脊髓变性。主要的临床症状有头、颈、臂、手及前胸等部位的疼痛，并可有进行性肢体感觉及运动障碍，重者可致肢体软弱无力，甚至大小便失禁、瘫痪，累及椎动脉及交感神经则可出现头晕、心慌等相应的临床表现。

（1）疼痛　是最常见的症状，疼痛的部位与病变的类型和部位有关，一般有颈后部和肩部的疼痛，神经根压迫或受刺激时，疼痛可放射到上肢。若头半棘肌痉挛，可刺激枕大神经，引起偏头痛。

（2）麻木　关节突关节增生，椎间盘突出和后纵韧带骨化，钩椎关节增生，可刺激神经根或压迫脊髓，脊髓受压明显者，出现下肢无力、躯干麻木，并引起步态异常。

（3）自主神经症状　交感神经受刺激时，可引起头痛、头晕、耳鸣、面部疼痛、面部潮红、咽部异物感、恶心、视物模糊、胸闷、心慌等。第1、第2颈神经受到卡压可导致紧张性头痛。

（4）颈椎活动受限　颈椎的屈曲与伸展的活动度，寰枕关节占50%，旋转度寰枢关节占50%，所以上颈椎的疾病最易引起颈椎活动度受限。神经根水肿或受压时，颈部出现强迫性姿势，影响颈椎的活动范围。

2. 体征　评估患者的主动运动，站立位及坐位的活动情况，记录运动范围，然后询问患者运动时是否疼痛、疼痛的部位与强度。

（1）旋转　嘱患者尽可能舒服的情况下向一侧转头，然后再向另一侧转头。转的范围约70°，即与肩平面的旋转范围差不多。肌紧张定位明确提示肌肉张力增高，疼痛弥散提示软组织受刺激或炎症，局限性剧痛提示关节突综合征或关节囊受刺激。

（2）伸展　嘱患者在尽可能舒服的情况下向上看。在颈椎主动伸直过程中，患者应能在感觉很舒服的情况下看到天花板。伸展使关节突关节间隙及椎间孔截面积减小，如果存在关节突关节固定或关节囊刺激，则会引发局限性疼痛。伸展时使枕骨下肌群紧张，会引起枕骨下区疼痛；如果颈前肌群已受损，则会引起颈前区疼痛。肩颈区或肩胛区的牵涉痛提示关节受刺激。臂或手相应皮节的牵涉剧痛提示神经根疾病。

（3）屈曲　嘱患者尽可能屈头至前胸部。在颈椎主动屈曲时，下颌与前胸间有两个手指尖宽的距离属于正常范围。屈曲时，椎骨关节突关节张开，使关节疾患得到缓解。然而，屈曲会拉伸包括颈椎伸肌与斜方肌在内的颈背部与肩部的肌肉，引起牵拉感和疼痛。

（4）侧屈　嘱患者使耳朵尽可能地向肩部靠。正常侧屈范围约45°，即头与肩成角的一半。侧屈时同侧疼痛通常提示关节疾患，对侧疼痛或紧张通常提示肌肉损伤或肌张力增加。侧屈使同侧关节突关节间隙和椎间孔截面积减小，可引发肩头的弥散性牵涉痛。如果有关节刺激，则疼痛可牵涉至肩胛区。若有神经根刺激，侧屈可引发臂或手相应皮节的剧痛、麻木或麻刺感。颈部侧屈受限则提示关节囊纤维化或退变性关节病。

（二）病因病机

颈椎病当属中医项痹病的范畴，中医认为，其病因为年老体弱，气血衰退，肝肾亏损，但亦与局部长期劳损或外伤有直接关系。在上述因素情况下，风寒湿等外邪乘虚而入，从而产生了经络受阻瘀滞经脉，气血运行不畅，为其主要病机。《素问·阴阳应象大论》指出“肾主骨髓”，若肾精虚少，骨髓的化源不足，不能营养骨骼，则出现骨骼脆弱，肢体无力，故骨易退变。《灵枢·本神》又云：“肝藏血”“肝主身之筋”“宗筋主束骨而利机关”。而血脉瘀阻，气血运行不畅，乃本病之标。

（三）辨证分型

1. 风寒痹阻型　颈、肩、上肢串痛麻木，以痛为主，头有觉重感，颈部僵硬，活动不利，恶寒畏风。舌淡红，苔薄白，脉弦紧。

2. 血瘀气滞型　颈肩部、上肢刺痛，痛处固定，伴有肢体麻木。舌质暗，脉弦。

3. 痰湿阻络型　头晕目眩，头重如裹，四肢麻木有仁，纳呆。舌暗红，苔厚腻，脉弦滑。

4. 肝肾不足型　眩晕头痛，耳鸣耳聋，失眠多梦，肢体麻木，面红目赤。舌红少汗，脉弦。

5. 气血亏虚型　头晕目眩，面色苍白，心悸气短，四肢麻木，倦怠乏力。舌淡苔少，脉细弱。

（四）康复评定

1. 颈椎活动度评定　颈椎活动度的测量对颈椎病早期诊断、判断患病的严重程度、判断颈髓各节段功能等均有一定的意义（表5－8）。

表5－8　颈椎活动度评定

活动方向	正常活动度	活动方向	正常活动度
屈	35°～45°	伸	35°～45°
左侧屈	45°	右侧屈	45°
旋	60°～80°	旋	60°～80°

2. 日常生活活动能力评定　颈椎病可导致患者无法完成部分日常生活活动，影响患者与他人的交往，也可影响到整个家庭和社会。日常生活活动能力评定可以了解患者患病后的生活自理能力，并能指导康复治疗。

3. 脊髓型颈椎病的功能评定　由日本骨科学会（JOA）推荐的对脊髓型颈椎病的评定方法应用较为普遍。对于功能受限严重者可利用各种日常生活活动能力量表进行评定。

4. 疼痛评定　疼痛的评定可采用视觉模拟评分指数（VAS）、McGill疼痛问卷、口述分级评分法、人体表面积评分法、行为疼痛测定法等，但治疗前后应采用同一种评定方法。

5. 感觉评定　通过浅感觉异常的部位大致可确定病变的椎体节段，如神经根型颈椎病，小指发麻常因C_8神经根受压所致；食指和中指发麻常因C_6～C_7神经根受压所致；拇指和食指发麻常因C_5～C_6神经根受压所致。

6. 反射的评定　反射的异常有助于鉴别颈椎病的类型，也有助于认识疾病的严重程度。如神经根型颈椎病可出现患侧肱二头肌、肱三头肌腱反射活跃；脊髓型颈椎病腱反射（肱二头肌、肱三头肌、膝腱反射、跟腱反射）亢进，腹壁反射减弱或消失，霍夫曼征、锥体束征阳性。

7. 影像学的评定　X线、CT和MRI检查有助于判断颈椎病的严重程度、病变节段。如X线片显示的颈椎曲度的改变，CT、MRI显示的椎间盘突出的情况、脊髓及神经根受压的情况等，均对临床诊断具有重要的意义。

8. 肌电图和强度－时间曲线的评定　强度－时间曲线作为低频电诊断的一种，对神经损伤程度的判断、恢复程度的判断和损伤部位、病因、预后的判断均有重要的意义，并能指导康复治疗。

9. 特殊体征的评定　压痛点的评定主要是确定压痛部位，对明确颈椎病的类型、病变的节段、疾病的严重程度有一定的意义。神经根型颈椎病臂丛神经牵拉试验、椎间孔挤压试验阳性；椎动脉型颈椎病椎动脉扭曲试验、低仰头试验阳性。

10. 颈椎稳定性评定（表5－9，表5－10）

表5－9　C_1、C_2不稳定评定

寰枕旋转	8°	矢状面齿状突前间隙	4mm
寰枕移位	1mm	寰枢单侧旋转	45°
寰椎侧块两侧移位	7mm	寰椎后缘至寰枢后弓距	≥13mm

表5－10　C_3～C_7不稳定评定

项目	分	项目	分
前柱破坏失去功能	2	后柱破坏失去功能	2
矢状面旋转11°	2	矢状面移位3.5mm	2
脊髓损伤	2	颈椎牵引试验阳性	2
根性损伤	1	椎管狭窄	1

三、康复治疗

(一) 中药

1. 风寒痹阻型 宜祛风散寒，祛湿通络。方用羌活胜湿汤加减。药用：羌活、独活、藁本、防风、炙甘草、川芎、蔓荆子等。寒胜者，加附子、细辛；风胜者，加防风、白芷；湿胜者，加萆薢、薏苡仁。根据症状随症加减。

2. 血瘀气滞型 宜行气活血，通络止痛。方用桃红四物汤加减。药用：熟地黄、当归、白芍、川芎、桃仁、红花等。

3. 痰湿阻络型 宜祛湿化痰，通络止痛。方用半夏白术天麻汤加减。药用：白术、天麻、茯苓、橘红、白术、甘草等。

4. 肝肾亏虚型 宜补益肝肾，通络止痛。方用肾气丸加减。药用：熟地黄、淮山药、山茱萸、丹皮、茯苓、泽泻、桂枝、附子（先煎）等。

5. 气血亏虚型 宜益气温经，和血通痹。方用黄芪桂枝五物汤加减。药用：黄芪、芍药、桂枝、生姜、大枣等。

(二) 针灸治疗

1. 颈型颈椎病 主症以颈强为主者，可针风池、合谷、列缺、悬钟、外关穴；以颈痛咽痛为主者，可选针大椎、曲池、合谷、外关、后溪穴；俯仰受限者，配昆仑、列缺穴；旋转受限者，配支正穴。

2. 神经根型颈椎病 主症以痛为主者，针风池、合谷、足三里、悬钟、后溪穴；有肩痛者，配肩髎、肩外俞穴；肘臂痛者，配曲池、天井、外关、尺泽穴；腕部者，配阳池、阳溪、腕骨、大陵穴；以麻为主者，可选合谷、外关、足三里、三阴交、肾俞、悬钟穴；以肌萎缩为主者，可针曲池、手三里、脾俞、八邪、八风穴。

3. 椎动脉型颈椎病 偏痰湿者，针中脘、内关、丰隆、解溪、悬钟、阴陵泉穴；偏血瘀者，针太阳、风池、阳陵泉、支沟、合谷、太冲、足三里、束骨、中渚、足临泣、后溪穴；偏湿热者，针大椎、合谷、曲池、三阴交、阴陵泉、足三里、太冲穴；偏气虚者，针百会、气海、关元、肾俞、脾俞、足三里、悬钟、劳宫穴。

(三) 手法治疗

1. 松解类手法

（1）基本手法 头颈部一指禅推法、点按法、㨰法、拿法、揉法、推法、叩击法等，可选择上述手法一种或几种放松颈项部的肌肉。

（2）通调督脉法 患者取俯卧位，医者以大拇指指端按顺序分别点按风府穴、大椎穴、至阳穴、命门穴，点揉第1胸椎至第12胸椎两侧夹脊穴、膀胱经腧穴，反复三遍，力量以患者出现局部温热、酸胀、传导为度。

（3）间歇拔伸法 患者取仰卧位，一手托住颈枕部，一手握住下颌，纵向用力拔伸，持续2~3分钟，可反复。

（4）牵引揉捻法 患者取坐位，医者站在患者身后。双手拇指置于枕骨乳突处，余四指托住下颌。双前臂压住患者双肩，双手腕立起，牵引颈椎，保持牵引力，环转摇晃头部3~5次，然后保持牵引力，做头部前屈后伸运动各1次。医者左手改为托住下颌部，同时用肩及枕部顶在患者右侧颞枕部以固定头部，保持牵引力，用右手拇指按在右侧胸锁乳突肌起点（或痉挛的颈部肌肉处），并沿胸锁乳突肌自上而下做快速的揉捻，同时将患者头部缓缓向左侧旋转，以颈部的基本手法结束治疗。

（5）拔伸推按法（以右侧为例） 患者取坐位，医者站在患者右前方，右手扶住患者头部，左手握住患者右手2～5指，肘后部顶住患者肘窝部，令患者屈肘，然后医者右手推按患者头部，左手同时向相反方向用力。

2. 调整类手法

（1）旋提手法 嘱患者颈部自然放松，主动将头部水平旋转至极限角度，并做最大限度屈曲，达到有固定感。医生以肘部托住患者下颌，轻轻向上牵引3～5秒后，用短力快速向上提拉，常可听到"咯"的弹响声。扳动时要掌握好发力时机，用力要快而稳。

（2）定位旋转扳法 以向右旋转为例。患者取坐位，医生站于患者后方，以左手拇指指腹推定在患者病变颈椎棘突（或横突）旁，用右手（或肘窝）托住患者下颌部。嘱其颈项部放松，低头屈曲15°～30°，然后嘱患者顺着医生的右手在屈曲状态下向右慢慢转头，当旋转到最大限度而遇有阻力时，医生顺势快速地向右扳动，同时，推顶棘突的左手拇指向右用力推压，两手协调动作，常可听到"咯"的弹响声，有时医生拇指下也有轻微的位移感。

（3）旋转法 上颈段病变，要求患者将头颈屈曲15°；中段病变，将颈椎置于中立位；下段病变，将颈椎屈曲30°～45°。嘱患者头部向一侧旋转，旋转至极限角度（约80°），达到有固定感，同时迅速准确地做同向有力旋转，操作成功可以听到弹响声。

（四）艾灸治疗

治疗颈椎病的常用灸法有直接灸、艾条灸、热敏灸、雷火灸等，均有良好的温经通络、行气活血、祛湿散寒、解痉止痛与温阳补中、益气固表的作用。

（五）穴位注射

取穴：颈夹脊穴、大椎穴、阿是穴等。神经根型加天鼎，椎动脉型及交感型加风池。

药物：维生素 B_1 50～100mg，维生素 B_{12} 250～500μg，有营养神经作用，麻木者适宜。丹参注射液2ml加入0.9%氯化钠注射液5～10ml，有活血疏通经络的作用，对颈椎病的眩晕、头痛等症状较重者适宜。当归寄生注射液2ml或当归注射液2ml，可缓解根性症状。

方法：每次选2个穴位，常规消毒后刺入穴位，略提插，使得气明显，天鼎穴应使针感达到病臂及手指为佳，回抽无血后，缓缓注入上述药液一种，每穴1ml，隔日1次，10次为一疗程。

注意事项：选穴取穴注意、安全，避开重要神经、血管，进针后避免大幅提插捻转，以免伤及邻近组织。

（六）现代康复治疗

1. 物理治疗 急性期可减轻神经根的刺激和压迫，消除神经根炎性水肿，改善神经营养血供，镇静止痛；慢性期可延缓和减轻椎体及关节囊、韧带的钙化、骨化过程，促进感觉运动神经功能的恢复，减轻神经根的粘连，预防复发。可根据患者的症状、体征、病程等特点选用低中频电疗、药物离子导入、高频电疗、光疗、热疗、磁疗等。

2. 牵引疗法

（1）牵引时间 以15～40分钟为宜。

（2）牵引角度 需根据颈椎病变部位及颈椎曲度选择，以颈椎前倾10°～20°较合适。有观察表明，最大牵引力作用的位置与牵引的角度有关。颈椎前倾角度小时，牵引力作用于上颈椎，随颈椎前倾角度的加大，作用力的位置下移。

（3）牵引重量 与患者的年龄、身体状况、牵引时间、牵引方式等有很大的关系，牵引力为体重的15%～20%最佳。若牵引时间短，患者身体状况好，牵引的重量可适当增加；若牵引时间长，牵引重量要小些。在牵引时，可根据患者的反应进行适当调整。

3. 运动疗法　颈椎病的运动康复，主要是通过颈背部功能锻炼，以恢复及增加颈椎的活动范围，防止僵硬；同时增强颈背部肌肉力量，以保证颈椎的稳定性。颈椎病的运动应以牵伸放松运动和颈部肌肉力量练习相结合，以产生轻微疲劳感为度，短暂休息后即可恢复活力。包括牵伸训练、活动度训练、肌力训练等。

（1）牵伸训练

1）颈侧后方肌肉牵伸　上身直立，右手扶头于左后侧，左肩向下沉，右手轻轻用力，将头向右、前方拉伸，在最大活动度处保持 15～30 秒后还原。对侧相反。

2）颈后部肌肉牵伸　上身直立，双手交叉抱于脑后，肘部打开。颈部肌肉放松，用双手将头向前下方拉伸。在最大活动度处保持 15～30 秒后还原。

3）颈两侧肌肉牵伸　上身直立，左肩下沉，右手扶于头左侧，手轻轻地用力将头拉向右侧肩膀，在最大活动度处保持 15～30 秒后还原。拉伸时注意头不要前倾或后倾。对侧相反。

4）颈前部肌肉牵伸　上身直立，右手扶于头左前侧，左肩下沉。右手轻轻用力，将头向右、后方拉伸，在最大活动度处保持 15～30 秒后还原。

（2）活动度训练

1）旋臂转头　弯腰，低头含胸，两臂在提前交叉，尽量伸向对侧。挺胸，两臂尽量呈 90°，掌心向前，前臂向后用力，肘部与肩部在同一水平线上，头向左转。反方向重复。此为 1 次。每天 3～4 组，每组 6～8 次，组间休息 10 秒。

2）交叉旋臂转头　右肩向外旋转至前臂垂直，掌心向前。左肩向后旋转至手在背后，掌心朝后，眼视右手。反方向重复。此为 1 次。每天 3～4 组，每组 6～8 次，组间休息 10 秒。

3）转头反向推臂　头尽力向左转，左手经体前伸向右肩上方还原。反方向重复。此为 1 次。每天 3～4 组，每组 6～8 次，组间休息 10 秒。

（3）肌力训练

1）缩下颌　平视前方，并完全放松。缓慢且平稳地向后移动头部，直到不能向后为止。眼睛平视前方，不要让头部向后倾斜，也不要向上看。当头部向后移动到最大幅度后，双手放在下巴上，辅助头部慢慢地向后推。保持几秒钟后放松。每天 3～4 组，每组 6～8 次，组间休息 10 秒。

2）抱头后伸　双手抱头后，手指交叉，稍低头，双肘张开。用力抬头，两手向前用力，与头对抗，不使后仰。此为 1 次。

3）颈部各方向静力性抗阻　头向左偏，弹力带向左用力拉，头向右发力做对抗，争取不被弹力带拉动。反方向重复。此为 1 次。每天 3～4 组，每组 6～8 次，组间休息 10 秒。低头，弹力带从前往后拉，头向前发力做对抗。头向后仰，弹力带从前往后拉，头尽量不要被弹力带拉动。每天 3～4 组，每组 6～8 次，组间休息 10 秒。

4）等长收缩练习　坐位或站立位，放松颈部，通过手施加向前、向后、向左、向右的阻力，颈部保持中立位不动，维持 5 秒后放松，重复 3～5 次。

四、瘥后防复

1. 改正不良的姿势，可以避免颈肩部慢性损伤。切忌长时间低头工作、看书或游戏，低头半小时需要抬头运动，避免头颈部过度后仰或前倾、前屈，使头、颈、肩、胸保持正常生理曲线。

2. 做好颈部保暖，改善血液循环。平时注意颈部保暖，避免冷风直吹颈部。冬季外出应戴围巾或穿高领毛衫等，防止颈部受风、受寒，对于预防颈椎病的复发至关重要。

3. 睡觉仰卧时头颈部不要悬空，枕头以高10cm左右为宜，也可根据（肩宽－头宽）/2设置枕头适宜的高度；如果是侧卧位，将其颈部置于枕头中间的凹陷处，使枕头的支点位于颈侧部的中点，以枕头高度与肩膀同高为最好。

4. 及早彻底治疗颈肩背软组织劳损，防止其发展为颈椎病。

第十八节　肩关节周围炎

案例引导

案例　患者，男，54岁。主诉：右肩关节疼痛伴活动受限6个月。现病史：6个月前，无明显诱因下出现右肩关节疼痛，酸痛，以肩前区为主，夜间加重。曾自行涂擦红花油后稍缓解。6个月来，患者疼痛以及活动受限逐渐加重，现肩前区、肩后区、三角肌处疼痛，伴右上肢乏力，天气转变以及夜间加重。右肩关节前去、后伸、外展、内旋均活动受限，舌暗有瘀斑，舌苔薄黄，脉细涩。

讨论　1. 该患者的诊断是什么？

2. 对该患者的康复评定包含哪些内容？

一、概述

（一）定义

肩关节周围炎是指以肩痛和肩关节运动障碍为主要临床表现的症状群，可能的疾病诊断为肩峰下滑囊炎、冈上肌肌腱炎、肩袖损伤、肱二头肌长头腱及其腱鞘炎、喙突炎、冻结肩、肩锁关节病变、撞击综合征等。随着临床诊断技术的发展，肩关节周围炎的诊断术语逐渐被具体疾病名称所替代。冻结肩（frozen shoulder）又称疼痛性关节挛缩症或粘连性肩关节囊炎，是肩关节周围炎中较常见的类型。

冻结肩的高发年龄是50岁左右，故又俗称“五十肩”。冻结肩的病因尚不清楚，有学者认为该病与自身免疫反应有关，也有学者认为其与内分泌失调有关。在颈椎病、糖尿病及偏瘫患者中，本病的发病率较高。本病为具有自愈倾向的自限性疾患，经过数月乃至数年的时间，炎症可逐渐消退，症状得到缓解。

（二）流行病学

肩周炎并非肩关节周围不明原因肩痛的统称，较为准确的命名应该是“冻结肩”或“粘连性关节囊炎”。好发于40~70岁的中老年人，占2%~5%，女性较男性多见。

最常见的与肩周炎相混淆的疾病有“肩关节周围撞击症”“肩袖损伤”“关节盂唇损伤”“冈上肌钙化性肌腱炎”“颈椎病”等，上述疾病在治疗手段和预后上具有较大差异。

有研究发现，在60岁以上由于肩痛就诊的老年人中，肩袖损伤的比例高达60%，其发病率远远高于肩周炎。

（三）病因和危险因素

引起肩周炎的病因可能与下列因素有关。

1. 肩部原因

（1）本病大多发生在40岁以上中老年人，软组织退行病变，对各种外力的承受能力减弱是基本因素。

（2）长期过度活动、姿势不良等所产生的慢性致伤力是主要的激发因素。

（3）上肢外伤后肩部固定过久，肩周组织继发萎缩、粘连。

（4）肩部急性挫伤、牵拉伤后因治疗不当等。

2. 肩外因素　颈椎病，心、肺、胆道疾病发生的肩部牵涉痛，因原发病长期不愈使肩部肌持续性痉挛、缺血而形成炎性病灶，转变为真正的肩周炎。

（四）临床分期

1. 急性期（凝结期）　病变主要位于肩关节囊，肩关节造影常显示关节囊紧缩、关节下隐窝闭塞、关节腔容积减少、肱二头肌肌腱粘连。肱二头肌肌腱伸展时，有不适及束缚感，肩前外侧疼痛，可扩展至三角肌止点。

2. 慢性期（冻结期）　随着病变的加剧进入冻结期。此期除关节囊严重挛缩外，关节周围大部分软组织受累，胶原纤维变性，组织纤维化并挛缩而失去弹性，脆弱而易撕裂。后期喙肱韧带增厚挛缩成索状。冈上肌、冈下肌、肩胛下肌紧张，将肱骨头抬高，限制其各方向的活动。滑膜隐窝大部分闭塞，肩峰下滑囊增厚，囊腔闭塞，关节囊、肱二头肌肌腱与腱鞘均有明显粘连。此期肩痛呈持续性，夜间加重，影响睡眠，上臂活动及盂肱关节活动受限达高峰，通常在 7 个月左右或数年后疼痛逐渐缓解，进入功能康复期。

3. 功能康复期　发病后约 7 个月，炎症逐渐消退，疼痛逐渐减轻，肩部粘连呈缓慢性、进行性松解，活动度逐渐增加。

二、辨证施治

（一）临床表现

肩关节周围炎早期患者，以肩部疼痛为主，肩部活动可出现不同程度的障碍。中后期常因肩关节周围广泛粘连而使肩关节活动明显受限，部分患者肩部可出现三角肌肌肉萎缩。

（二）病因病机

肩周炎在中医学属痹症范围，以风寒湿三气杂合、慢性损伤、外伤为主要致病原因，但“邪之所凑，其气必虚”，因此，除外邪所凑、外伤、劳损外，也与患者身体虚弱，腠理空疏，年老肝肾不足，饮食劳倦内伤，而致气血虚弱、精气不足等因素有关。内因是发生肩周炎的根本原因，中医认为有肝肾不足与气亏血虚两种。外因与风寒湿邪的侵袭、外伤、慢性劳损有关。风寒湿侵袭于肩，导致肩部筋脉挛缩，诸筋协同运动失调，筋肉间胶滞粘连，痹阻筋脉，则引起疼痛和功能障碍。由于肩关节活动量大，活动范围广的生理特点，很容易造成外伤。肩部外伤有两种：一种是直接外力外伤，包括挫伤、创伤、压伤等直接作用于肩部；另一种是间接外伤，包括闪伤、扭伤、撕裂伤等。慢性劳损也是肩周炎的致病原因。《素问・宣明五气篇》曰：“五劳所伤……久行伤筋”。久行即活动量太过，时间过长过久，程度过重过大，超过肩关节的自我代偿范围，都会造成肩部劳损。

（三）辨证分型

中医学根据其病因不同可分为风寒湿邪痹阻型、气血瘀滞型、气血亏虚等证型。

1. 风寒湿邪痹阻型　肩部窜痛，遇风寒痛增，得温痛缓，畏风恶寒，或肩部有沉重感。舌淡，舌苔薄白或腻，脉弦滑或弦紧。

2. 气血瘀滞型　肩部肿胀，疼痛拒按，以夜间为甚。舌暗或有瘀斑，舌苔白或薄黄，脉弦或细涩。

3. 气血亏虚型　肩部酸痛，劳累后疼痛加重，伴头晕目眩，气短懒言，心悸失眠，四肢乏力。舌淡，少苔或舌苔白，脉细弱或沉。

知识链接

肩关节特殊评定

1. Jobe 试验（倒罐试验） 臂部外展90°前屈30°拇指向下，检查者用力向下按压上肢，患者抵抗，与对侧相比力量减弱或者提示肩袖病变或者冈上肌腱病变或者撕裂。

2. Lift off 试验 患者将手背置于下背部手心向后，嘱患者将手抬离背部（必要时给予阻力），不能完成动作为阳性，提示肩胛下肌损伤。

3. 落臂试验（drop arm test） 检查者将患者肩关节外展至90°以上，屈曲30°，拇指向下，患肩不能保持位置，无力坠落者为阳性。该试验对诊断冈上肌损伤具有高度的特异性，但阳性率不高，多见于冈上肌完全撕裂的病例。

4. 拿破仑试验 患者将手置于腹部，手背向前，屈肘90°，注意肘关节不要贴近身体。检查者手向前拉，嘱患者抗阻力做压腹部动作，可能因姿势类似拿破仑的典型姿态而得名。两侧对比，阳性者力量减弱。阳性提示肩胛下肌（肩关节内旋肌）损伤。

5. Neer 征 检查者立于患者背后，一手固定肩胛骨，另一手保持肩关节内旋位，使患者拇指尖向下，然后使患肩前屈过顶，如果诱发疼痛，即为阳性，机理是人为的使肱骨大结节与肩峰前下缘发生撞击，从而诱发疼痛。

6. 疼痛弧 患肩外展未到60°时疼痛较轻，被动外展至60°~120°时，疼痛较重，当上举超过120°时，疼痛又减轻，且可自动继续上举。因而对60°~120°这个范围称为“疼痛弧”，疼痛弧试验阳性，提示冈上肌肌腱炎。

三、康复治疗

（一）中药

1. 风寒湿邪痹阻型 宜祛风散寒，利湿通络。方用蠲痹汤加减。药用：羌活、独活、秦艽、当归、川芎、桂枝、木香、乳香、茯苓、防风、桑枝、海风藤、炙甘草。

2. 气血瘀滞型 宜活血祛瘀，舒筋通络。方用舒筋活血汤加减。药用：当归、川芎、熟地、川牛膝、威灵仙、苍术、陈皮、白芍、木防己、防风、羌活、白芷、茯苓、醋元胡、生姜。

3. 气血亏虚型 宜补气养血，通络止痛。方用黄芪桂枝五物汤加减。药用：黄芪、桂枝、当归、川芎、白芍、白术、细辛、秦艽、防风、炙甘草。

（二）针灸治疗

1. 治则 通经活络，疏筋止痛。取局部穴位为主，配合循经远端取穴。

2. 主穴 肩髃、肩髎、肩贞、阿是穴、阳陵泉、条口透承山。

3. 配穴 手阳明经型配三间穴；手少阳经型配中渚穴；手太阳经型配后溪穴；手太阴经型配尺泽穴。若风寒重可加用风门、风池穴；若湿重，可加用曲池、阴陵泉穴或采用平衡针疗法；若有瘀滞，可加用肩贞、阳陵泉、条口穴。

4. 操作 毫针刺，泻法或平补平泻。先刺远端穴，行针后让患者运动肩关节。局部穴位可加灸法。

5. 方义 肩髃、肩髎、肩贞分别为手阳明、手少阳、手太阳经穴，加阿是穴，均为局部选穴，可疏通肩部经络气血，通经活血而止痛；阳陵泉为筋会，可疏筋止痛；条口透承山可疏导太阳、阳明两经气血，为临床经验效穴。

（三）拔罐

针灸后可在压痛点或局部腧穴加拔火罐 1 ~ 3 只，留罐 10 ~ 15 分钟。若瘀滞严重可刺络拔罐：采用皮肤针叩刺或粗针点刺压痛点，使少量出血，再加拔火罐 1 ~ 2 只，留罐 10 ~ 15 分钟。

（四）平衡针疗法

1. 主穴 肩痛穴。

2. 配穴 疼痛及项加颈痛穴。

3. 定位 ①肩痛穴：位于腓骨小头与外踝连线的上 1/3 处。②颈痛穴：在手背部，握拳第四掌骨与第五掌骨之间，指掌关节前凹陷中。

4. 取穴原则 肩痛穴与颈痛穴采用交叉取穴，即右侧患病针刺左侧穴位，左侧患病针刺右侧穴位。

5. 针刺方法 取坐姿膝直位，选用 3 寸无菌毫针，肩痛穴与颈痛穴直刺 1.5 寸左右，提插针刺手法，强度以患者能耐受为度，同时令患者活动肩部，动作由慢到快，用力不宜过猛，不留针。

6. 针感要求 肩痛穴以触电似针感向足背、足趾和踝关节传导出现的麻、胀感为宜。颈痛穴以局部出现酸、麻、胀感为宜。

（五）其他中医疗法

1. 推拿治疗 以理筋通络为主，如㨰法、拿法等及肩周炎松解术。

2. 火针 取肩部阿是穴，患处临近穴。用中粗火针，每次选 2 ~ 3 点，火针点刺 2 ~ 5 分深；

3. 灸法 在肩部患处阿是穴，行温和灸、热敏灸治疗等。

4. 温针灸 在肩前、肩髎、肩髃、臑俞等局部腧穴针刺得气后，选用 2 ~ 3 个腧穴实施温针灸，连续施灸 2 ~ 3 壮（每壮 3g 艾绒）；合谷、外关穴采用毫针刺激，用泻法、留针 30 ~ 45 分钟。

5. 穴位注射 选取以上穴位 1 ~ 3 个，用当归注射液或香丹注射液，每穴 1ml，每周注射 1 次，4 次为一个疗程。

6. 特定电磁波谱照射 肩部局部或针刺部位局部神灯照射，每次 30 分钟。

（六）现代康复治疗

1. 物理因子治疗 通过电、光、声、磁、热等物理因子的作用，改善肩部局部血液循环，减轻炎症反应，缓解肌肉痉挛，减轻软组织粘连，缓解疼痛，改善功能。

2. 关节松动术 通过对肩关节的摆动、滚动、推动、旋转、分离和牵拉等，起到缓解疼痛、促进流动，松解组织粘连和增加本体反馈的作用。具体治疗方法如下。

（1）附属运动 包括长轴牵引、向头侧滑动、向足侧滑动、前后向滑动、侧方滑动、旋转肩胛骨等。

（2）生理运动 包括前屈、后伸、外展、水平内收摆动、旋转摆动等。

四、瘥后防复

（一）体育锻炼，增强体质

经常进行适当的运动，不仅使局部血液循环畅通，还可以加强肩部关节囊及关节周围软组织的功能，从而预防或减少肩周炎的加重。

（二）合理饮食，保持体形

保持营养均衡，既要避免过度饮食致使身体肥胖，也勿偏食、节食引起身体营养供应不足，合理饮食才能使身体健壮，减少疾病的发生和复发。

（三）注意休息，避免邪气

中医认为，本病的发生与风寒湿邪的侵袭有关，其中湿邪是导致关节功能障碍的主要原因，平时注意肩部保暖。中老年人体质逐渐下降，休息对机体功能的恢复十分重要，因此应避免过度劳累。

第十九节　腰椎间盘突出症

案例引导

案例　患者，男，56岁，因“反复发作腰腿痛伴右下肢疼痛1月余”入院。患者1个月以来反复出现腰部、右侧臀部及右下肢外侧放射痛，痛至足背处。以冷痛、酸胀痛为主，偶伴有右下肢乏力，间歇性跛行（<50m）明显，久坐久站后症状加重。翻身、下蹲、腰部屈伸等活动稍有受限。无大小便失禁、头晕头痛等不适。舌质胖淡，苔白腻，脉弦紧。腰椎CT示：$L_3 \sim L_4$、$L_4 \sim L_5$椎间盘向后突出，$L_5 \sim S_1$椎间盘膨隆，腰椎退行性改变。予以口服塞来昔布、外用膏药贴敷后，症状轻微好转。为求进一步诊治，门诊拟“腰椎间盘突出”收治入院。

讨论　1. 该患者的诊断是什么？

2. 应如何进行康复治疗？

一、概述

（一）定义

腰椎间盘突出症（lumbar disc herniation，LDH）主要是指腰椎，尤其是$L_4 \sim L_5$、$L_5 \sim S_1$、$L_3 \sim L_4$的椎间盘纤维环破裂和髓核突出压迫并刺激相应水平的一侧或双侧神经根所引起的一系列症状和体征。在腰椎间盘突出症的患者中，$L_4 \sim L_5$、$L_5 \sim S_1$椎间盘突出占90%以上，多发于20～50岁，随年龄增大，$L_3 \sim L_4$、$L_2 \sim L_3$椎间盘发生突出的危险性增加。诱发因素有椎间盘退行性变、职业、吸烟、心理因素、医源性损伤、体育活动及寒冷、肥胖等。

（二）流行病学

该病好发于25～50岁青壮年，广泛存在于各行各业中，以劳动强度较大的或长期处于坐位工作的人员多见，病因为外伤、负重、震动、不良体位、脊柱畸形等导致椎间盘退行性变，诱发腰椎间盘突出。临床上常以$L_4 \sim L_5$、$L_5 \sim S_1$椎间盘突出最为常见。突出的腰椎间盘刺激神经根及其周围硬膜囊，静脉丛等导致组织缺血、缺氧而发生无菌性炎症，反射或水肿、粘连而出现腰痛、下肢放射痛、下肢感觉及运动功能减弱。

（三）临床分型

根据髓核突出的位置、程度、方向、退变程度与神经根的关系及不同的影像学表现，对腰椎间盘突出症有多种分型方法，但多是病理分型的演变。病理上将腰椎间盘突出症分为退变型、膨出型、突出型、脱出后纵韧带下型、脱出后纵韧带后型和游离型。前三型为未破裂型，约占73%；后三型为破裂型，约占27%。根据以上分型，前四型通过非手术治疗可取得满意的疗效，后两型应以手术治疗为主。掌握腰椎间盘突出症的分型，对选择治疗方法至关重要，特别是在非手术治疗中，正确应用分型，能提高治疗效果，防止发生意外损伤。

二、辨证施治

（一）临床表现

1. 腰痛和一侧下肢放射痛 腰痛常发生于腿痛之前，也可与腿痛同时发生；大多有外伤史，也可无明确之诱因。

疼痛具有以下特点。

（1）放射痛沿坐骨神经传导，直达小腿外侧、足背或足趾。如为 $L_3 \sim L_4$ 间隙突出，因腰 4 神经根受压迫，产生向大腿前方的放射痛。

（2）一切使脑脊液压力增高的动作，如咳嗽、喷嚏和排便等，都可加重腰痛和放射痛。

（3）活动时疼痛加剧，休息后减轻。卧床体位：多数患者采用侧卧位，并屈曲患肢；个别严重病例在各种体位均疼痛，只能屈髋屈膝跪在床上以缓解症状。合并腰椎管狭窄者，常有间歇性跛行。

2. 脊柱侧弯畸形 主弯在下腰部，前屈时更为明显。侧弯的方向取决于突出髓核与神经根的关系：如突出位于神经根的前方，躯干一般向患侧弯。

（1）髓核突出位于神经根内前方，脊柱向患侧弯，如向健侧的弯则疼痛加剧。

（2）髓核突出位于神经根外前方，脊柱向健侧弯，如向患侧的弯则疼痛加剧。

3. 脊柱活动受限 髓核突出，压迫神经根，使腰肌呈保护性紧张状态，可发生于单侧或双侧。由于腰肌紧张，腰椎生理性前凸消失。脊柱前屈后伸活动受限制，前屈或后伸时可出现向一侧下肢的放射痛。侧弯受限往往只有一侧，据此可与腰椎结核或肿瘤相鉴别。

4. 腰部压痛伴放射痛 椎间盘突出部位的患侧棘突旁有局限的压痛点，并伴有向小腿或足部的放射痛，此点对诊断有重要意义。

5. 直腿抬高试验阳性 由于个人体质的差异，该试验阳性无统一的度数标准，应注意两侧对比。患侧抬腿受限，并感到向小腿或足的放射痛即为阳性。有时抬高健肢而患侧腿发生麻痛，系因患侧神经受牵拉引起，此点对诊断有较大价值。

6. 神经系统检查 $L_3 \sim L_4$ 突出（L_4 神经根受压）时，可有膝反射减退或消失，小腿内侧感觉减退。$L_4 \sim L_5$ 突出（L_5 神经根受压）时，小腿前外侧足背感觉减退，伸及第 2 趾肌力常有减退。$L_5 \sim S_1$ 间突出（S_1 神经根受压）时，小腿外后及足外侧感觉减退，第 3、4、5 趾肌力减退，跟腱反射减退或消失。神经压迫症状严重者患肢可有肌肉萎缩。

（二）病因病机

腰椎间盘突出症中医将其归于“腰背痛”“腰痛”“腰腿痛”“腰痹”等范畴。中医学认为，腰为肾之府，故腰椎间盘突出症与肾关系最为密切，肾主骨。《黄帝内经》认为腰痛不外乎虚实两方面，虚证因精髓亏损而致，实证因寒、湿之邪侵袭而致。其病因病机，一为感受风寒，或坐卧湿地，风寒水湿之邪浸渍经络，经络之气阻滞而发病；二为跌仆闪挫，积累陈伤，经筋、络脉受损，瘀血凝滞所致，出现“不通则痛”；三为后期伴有正气亏虚，肝肾不足。气血不能正常温煦、滋养；失治误治，病延日久，则气血俱虚，瘀滞凝结而缠绵难愈，出现“不荣则痛”。中医学认为，气血、经络与脏腑功能的失调和腰痛的发生有着密切关系，腰为肾之府，故本病与肾的关系最为密切。

（三）辨证分型

1. 血瘀气滞型 近期腰部有外伤史，腰腿痛剧烈，痛有定处，刺痛，腰部僵硬，俯仰活动艰难，痛处拒按，舌质紫暗，或有瘀斑，苔薄白或薄黄，脉沉涩或脉弦。

2. 寒湿痹阻型 腰腿部冷痛重着，转侧不利，痛有定处，虽静卧亦不减或反而加重，日轻夜重，遇寒痛增，得热则减，舌质胖淡，苔白腻，脉弦紧、弦缓或沉紧。

3. 湿热痹阻型 腰筋腿痛，痛处伴有热感，或见肢节红肿，口渴不欲饮，苔黄腻，脉濡数或滑数。

4. 肝肾亏虚型 腰腿痛缠绵日久，反复发作，乏力、不耐劳，劳则加重，卧则减轻；包括肝肾阴虚及肝肾阳虚证。阴虚证症见：心烦失眠，口苦咽干，舌红少津，脉弦细而数。阳虚证症见：四肢不温，形寒畏冷，筋脉拘挛，舌质淡胖，脉沉细无力等。

三、康复治疗

（一）中药

1. 血瘀气滞型 宜行气活血，祛瘀止痛。方用身痛逐瘀汤加减。药用：川芎、当归、五灵脂、香附、甘草、羌活、没药、牛膝、秦艽、桃仁、红花、地龙等。

2. 寒湿痹阻型 宜温经散寒，祛湿通络。方用独活寄生汤加减。药用：独活、桑寄生、杜仲、牛膝、党参、当归、熟地黄、白芍、川芍、桂枝、茯苓、细辛、防风、秦艽、蜈蚣、乌梢蛇等。

3. 湿热痹阻型 宜清利湿热，通络止痛。方用大秦艽汤加减。药用：川芎、独活、当归、白芍、地龙、甘草、秦艽、羌活、防风、白芷、黄芩、白术、茯苓、生地、熟地黄等。

4. 肝肾亏虚型 宜补益肝肾，通络止痛。阳虚证方用右归丸加减；药用：山药、山萸肉、杜仲、附子、桂枝、枸杞子、鹿角胶、当归、川芎、狗脊、牛膝、川断、桑寄生、菟丝子等。阴虚证方用虎潜丸加减；药用：知母、黄柏、熟地、锁阳、龟甲、白芍、牛膝、陈皮、当归、狗骨等。

（二）针灸治疗

1. 治则 疏通经络，调和气血，舒筋散瘀。

2. 主穴 病变椎间盘上下椎侧华佗夹脊穴、环跳穴、委中穴、阳陵泉穴、阿是穴。

3. 配穴 血瘀气滞型：膈俞、次髎、殷门、承山穴，取患侧，提插泻法。寒湿痹阻型：风府、腰阳关、命门、飞扬、昆仑穴，取患侧，提插泻法。湿热痹阻型：脾俞、足三里、三阴交、太溪穴，取患侧，平补平泻法。肝肾亏虚型：阴虚证，脾俞、肾俞、膈俞、三阴交穴，取患侧，提插补法；阳虚证，脾俞，肾俞、命门、志室、太溪、关元穴，取患侧，提插补法。

4. 刺法 环跳穴用3寸针以45°角向下斜刺进针2－2.5寸，以取得放电感为宜。

（三）推拿

1. 松解类手法 包括点法、压法、摇法、㨰法、推法、掌揉法、拍法、弹拨法等放松肌肉类手法，适用于急性期或者整复手法之前的准备手法。松解类手法要求均匀、持久、有力、柔和、深透，要做到“柔中有刚、刚中有柔”。

2. 整复类手法 包括俯卧拔伸法、斜扳腰椎法、牵引按压法、腰椎旋扳法等，适用于缓解期及康复期。根据患者具体情况及耐受性，以及医师的治疗体会，可单项或者多项组合各类整复手法。急性期可根据医师的经验以及患者的具体情况慎重选择整复类手法。

（1）俯卧拔伸法 术者一手按压患者腰部，另一手托住患者两腿或者单腿，使其下肢尽量后伸。两手相对用力，有时可听到一声弹响。可做1~2次。

（2）斜扳腰椎法 患者健侧卧，患侧在上，患侧的下肢屈曲，健侧下肢伸直。术者站立其面前，肘部弯曲，用一肘部前臂上端搭在患侧肩前方向向外推动，另一肘部上臂下端搭在臀部向内扳动，调整患者肩部以臀部的位置，使患者腰椎逐渐旋转，扭转中心正好落在病变腰椎节段上。当将脊柱扭转致弹性限制位时，术者可感受到抵抗，适时做一突发有控制的扳动，扩大扭转幅度3°~5°，可听到“咔嗒”声响，提示复位成功。注意切不可使用暴力，扳动要“轻巧、短促、随发随收”，关节弹响虽常标志手法复位成功，但不可追求弹响。

（3）牵引按压法　患者俯卧，一助手于床头抱住患者肩部，另一助手拉患者两踝，对抗牵引数分钟。术者用拇指或掌根按压痛点部位。按压时结合两助手牵引力，增加按压的力量。

（4）腰椎旋转扳法　患者取坐位，腰部放松。以右侧为患侧为例：助手固定患者左侧下肢及骨盆，术者坐于右后侧，左手拇指抵住需扳动的棘突右侧方，右手从患者右侧腋下穿过，向上从项后按压住患者左侧肩部，令患者主动缓慢弯腰至最大限度后，再向右侧旋转至一定限度时，术者左手拇指从右向左顶推棘突，右手扳肩右旋，而右肘同时上抬。上述三个动作同时协调进行，使腰部旋转到最大幅度，常可感到左手拇指下棘突滑动感或听到腰部发出“咔嗒”声响。

3. 推拿手法治疗注意事项　有下列情形之一者，忌用或慎用手法。

（1）影像学示巨大型、游离型腰椎间盘突出症，或病情较重，神经有明显受损者，慎用手法治疗。

（2）体质较弱，或者孕妇等。

（3）患有严重心脏病、高血压、肝肾疾病等患者。

（4）体表皮肤破损、溃烂或皮肤病患者。

（5）有出血倾向的血液病患者。

（四）中药外治

1. 中药离子导入　根据不同的辨证分型，将煎煮好的中药汤剂，用离子导入的方式，深透入腰部。每日一次，每次 15～20 分钟。

2. 中药贴敷　急性期用定痛膏及其他活血止痛类膏药；缓解期及康复期用狗皮膏及其他温经通络的膏药。每日一贴。

3. 中药熏洗　根据不同的辨证分型，将煎煮好的中药汤剂，先以热气熏蒸患处，待水温适度时再用药水浸洗患处。每日一次，每次 15～20 分钟。

（五）牵引疗法

1. 电动牵引　采取间断或持续的电动骨盆牵引，牵引力为体重的 1/5～1/4，每天一次，每次 10～20 分钟，适合于非急性期患者。急性期慎用牵引。

2. 其他牵引　三维多功能牵引床牵引等。

（六）现代康复治疗

1. 物理治疗　主要目的是镇痛、抗炎、促进组织再生、兴奋神经－肌肉、松解黏连、促进腰部和患肢功能的恢复。常用的物理因子治疗包括超短波、直流电药物离子导入、低频调制的中频电、红外线、蜡疗。可根据患者情况每日予以单项或者多项选择性治疗。

2. 运动疗法　运动疗法可明显增强患者腰腹肌力量和腰部协调性，增加腰椎的稳定性，有利于维持各种治疗的疗效。以 Maitland 脊柱关节松动术和 Mckenzie 脊柱力学治疗法最为常用。Maitland 松动术的主要手法有脊柱中央后前按压、脊柱中央后前按压并右侧屈、脊柱中央后前按压、横向推压棘突、腰椎旋转、纵向运动、腰椎屈曲、直腿抬高和腰椎牵伸等。Mckenzie 在脊柱力学诊断治疗中将脊柱疾患分为姿势综合征、功能不良综合征和间盘移位综合征。

治疗原则：①姿势综合征需矫正姿势。②功能不良综合征出现力学变形时，需用屈曲或伸展原则。③椎间盘后方移位时，若伸展可使疼痛向心化或减轻，则用伸展原则；椎间盘前方移位时，若屈曲使疼痛向心化或减轻，则用屈曲原则；神经根粘连时，用屈曲原则。

知识链接

Maitland 关节松动术

Maitland 关节松动术又称麦特兰德关节松动术、澳式关节松动术，是由澳大利亚物理治疗师 Geoffrey Douglas Maitland 所创造，是治疗骨骼肌肉系统功能障碍的重要诊疗技术。该技术体系包括检查评估和治疗操作两大部分。目前，已有大量科学研究证明，Maitland 关节松动术明显改善患者脊柱及四肢关节活动度、缓解疼痛。

Maitland 关节松动术最重要的是物理诊断，而不是医学诊断。很多 Maitland 麦特兰德的物理检查也是治疗手法，每一次治疗前都要进行评估。它的物理诊断/处理原则包括主观检查、决定症状的严重程度和应激性、物理检查、治疗技术的选择、记录和检查及治疗的预防措施和禁忌证。简而言之就是在了解关节松动的禁忌证后，在诊断时，要询问患者的主要问题时什么及问题的严重性，并且做好记录以及患者自身对症状的描述，是疼痛、麻木还是针刺、灼烧等感觉，是否存在压痛点等。

Maitland 关节松动术最大特点是对操作者施加的手法进行分级。这种分级具有一定的客观性，可以比较不同级别手法的疗效，也可以用于临床研究。

1 级：治疗者在关节允许的范围内起始端，小范围、节律性地来回推动关节。

2 级：治疗者在关节允许的范围内，大范围、节律性来回推动关节，但不接触关节活动的起始端和终末端。

3 级：治疗者在关节允许的范围内，大范围、节律性来回推动关节，每次均接触到关节活动的终末端，并能感觉到关节周围软组织的紧张。

4 级：治疗者在关节活动的终末端，小范围、节律性来回推动关节，每次均接触到关节活动的终末端，并能感觉到关节周围软组织的紧张。

临床适应证：关节松动技术主要是适用于任何因力学因素（非神经性）引起的关节功能障碍，包括关节疼痛、肌肉紧张及痉挛；可逆性关节活动降低；进行性关节活动受限。禁忌证：关节活动已经过度、外伤或疾病引起的关节肿胀（渗出增加）、关节的炎症、恶性疾病以及未愈合的骨折。

四、瘥后防复

由于腰椎间盘突出症病程相对较长、易复发，应对患者及家属强调瘥后防复的重要性，密切配合才能提高临床疗效。

（一）健康教育

1. 急性期应绝对卧硬板床休息 2～3 周。

2. 注意保暖，防止受凉，受凉是腰椎间盘突出症的重要诱因，可给予腰部热敷和频谱仪照射。每日 2 次，每次 20～30 分钟。

3. 尽量少穿高跟鞋，避免久坐久站，减轻腰部负荷，避免过度劳累，尽量不要弯腰提重物，如捡拾地上的物品，宜双腿下蹲腰部挺直，动作要缓。

4. 建立良好的生活方式，生活要有规律，饮食均衡，蛋白质、维生素含量宜高，脂肪、胆固醇含量宜低，防止肥胖，戒烟酒。

（二）加强功能锻炼

疼痛缓解后，即在医生指导下进行腰背肌功能锻炼，加强腰背肌保护功能。维持脊柱生物力学平衡。但在锻炼的过程中，要注意锻炼的姿势，避免不良锻炼损伤腰部。

（三）注意防外伤

腰部急性外伤往往猝不及防，这也是腰椎间盘突出的复发原因之一。如重物打击、摔倒跌伤、车祸伤等，不仅可能造成腰部筋伤、骨折，还有可能造成椎间盘纤维环急性破裂，致使髓核组织向后突出，压迫腰椎管内的马尾神经或神经根。平时应有防范风险意识。

（四）注意勿扭伤

当腰椎猛然屈伸、旋转姿势不当或超过小关节活动范围时，腰椎后方小关节内滑膜易被挤入关节面之间，造成滑膜嵌顿，甚至小关节紊乱，椎间盘纤维环裂伤，肌肉痉挛。可表现为突然疼痛、腰椎僵直、腰部活动障碍，坐卧行走均受很大影响。腰扭伤虽然不是重病，若经常反复，易引起腰椎间盘突出。因此，腰扭伤后疼痛剧烈者需做 CT 检查，及时诊治，以免误诊。

（五）定期复查

有条件的患者治疗后应定期检查，尤其是脊柱不稳定者，及时了解腰椎情况，避免反复损伤和过度劳损，及时做出健康调整。

第二十节　退行性骨关节炎

案例引导

案例　患者，女，58 岁，因“右膝关节肿胀疼痛，活动受限 1 年”来诊。症见：右膝关节肿胀、饱满，无明显畸形，局部皮色皮温正常，膝内侧关节间隙压痛，关节无绞索及弹响，髌骨研磨试验（+），浮髌征（+），麦氏征（+），Lachman 试验（-），负重行走困难，遇寒加重，晨起关节僵困，小于 30 分钟。×线片示：右膝关节内测间隙变窄，髁间隆突增生。舌质淡，苔白腻。

讨论　如何对该患者进行康复治疗？

一、概述

（一）定义

退行性骨关节炎由多种因素引起关节软骨纤维化、皲裂、溃疡、脱失而导致的以关节疼痛为主要症状的退行性疾病。病理特点为关节软骨变性破坏、软骨下骨硬化或囊性变、关节边缘骨质增生、滑膜病变、关节囊挛缩、韧带松弛或挛缩、肌肉萎缩无力等。关节疼痛及压痛、关节活动受限是本病的最常见症状，严重者也可出现关节畸形、骨摩擦音、肌肉萎缩等临床表现。

（二）流行病学

退行性骨关节炎是中老年人的常见病，也是导致 50 岁以上人群丧失劳动能力的常见原因之一。国内外的初步调查显示，骨关节炎的总患病率达 15%，65 岁以上人群患病率则达 50%，75 岁以上人群 80% 患有骨关节炎。

本病累及部位包括膝、髋、踝、手和脊柱（颈椎、腰椎）等关节，膝关节骨性关节炎在我国的发病率最高，患病率约为 8.1%，女性多于男性，发病率随年龄的增加而增高，肥胖和关节损伤是膝关节骨性关节炎发病的危险因素。

知识链接

膝关节骨关节炎诊断标准——《中国骨关节炎诊疗指南（2021版）》

序号	条件
1	近1个月内反复发作的膝关节疼痛
2	X线（站立位或负重位）示关节间隙变窄，软骨下骨硬化和（或）囊性变，关节边缘骨赘形成
3	年龄≥50岁
4	晨僵时间≤30分钟
5	活动时有骨摩擦音（感）

满足诊断标准中1+2~5条中的任意2条，可诊断膝关节骨关节炎

二、辨证施治

（一）临床表现

1. 疼痛　关节疼痛是退行性骨关节炎的首发症状。通常局限于受累关节，多为定位不明确的深部疼痛，呈钝性、弥漫性，或关节酸胀感。疾病早期主要表现为负重痛和活动痛，疼痛多在关节负重活动特别是上下楼梯和下蹲起立时出现，休息后减轻。随着病情进展，可出现持续性疼痛或静息痛。关节疼痛常与天气变化有关。

2. 关节活动受限　早期在晨起后可出现关节僵硬，关节僵硬持续时间一般不会超过30分钟，在活动后会减轻。在中期会出现关节绞锁，晚期关节活动受限加重，最终可出现残疾。

3. 关节畸形　关节肿大以指间关节骨关节炎最为常见且明显，可出现Heberden结节和Bouchard结节。膝关节因骨赘形成或滑膜炎症积液也可以造成关节肿大。

4. 骨摩擦音（感）　常见于膝关节骨关节炎，由于关节软骨破坏，关节面不平整，活动时可以出现骨摩擦音（感）。

5. 肌肉萎缩　常见于膝关节骨关节炎。关节疼痛和活动能力下降可以导致受累关节周围肌肉萎缩，关节无力。

（二）病因病机

中医根据病因病机和临床表现将退行性骨关节炎归属于“痹症”“骨痹”“痿证”或“痿痹”等范畴。《素问·痹论》曰：“风寒湿三气杂至，合而为痹”“所谓痹者，各以其时，重感于风寒湿之气也”。人至中年，肝肾渐亏，筋骨失养，不荣则痛；或兼风寒湿邪乘虚侵袭流注关节，或跌仆扭伤，或长期劳损，导致经络痹阻，骨脉瘀滞，不通则痛。

本病病位在筋骨，与肝、肾二脏关系密切。肝肾渐虚，筋骨失养是本病发病的病理基础；风寒湿邪侵袭及跌仆扭伤是发病常见诱因。其病因病机为本虚标实，肝肾不足为本，风寒湿邪入侵，瘀血阻滞经络为标。

（三）辨证分型

1. 风寒湿痹型　肢体、关节酸痛，关节屈伸不利，局部皮色不红，触之不热，得热痛减，遇寒加重。活动时疼痛加重。舌苔薄白或白滑，脉弦或紧或涩。

2. 瘀血痹阻型　痹痛日久，患处刺痛，疼痛较剧，痛有定处，痛处拒按，屈伸困难，反复发作，骨关节僵硬变形，关节及周围呈暗瘀色。舌体紫暗或有瘀点、瘀斑，脉细涩。

3. 肝肾不足型　腰膝酸软，骨节疼痛，屈伸不利，筋肉萎缩，肢体麻木，遇劳加重，且反复发作，可伴面白无华，形寒肢冷，或头晕耳鸣，筋脉拘急。舌质淡苔白，或舌质红苔薄，脉沉弱或沉数。

4. 风湿热痹型　起病较急，病变关节红肿、灼热、疼痛，甚至痛不可触，得冷则舒；可伴有全身发热，或皮肤红斑、硬结。舌质红，苔黄，脉滑数。

（四）康复评定

骨关节炎发病后常呈持续缓慢发展，病情较严重的患者除疼痛外还可见肌肉萎缩、肌无力、关节活动受限和关节畸形，并可导致日常生活活动障碍，甚至不能步行或卧床不起。进而导致患者日常生活自理困难，社会生活参与受限。因此，骨关节炎康复评定应包括以下内容。

1. 疼痛评定　采用 VAS 评定疼痛的程度。

2. 关节活动度评定　评定受累关节的关节活动受限程度，根据日常生活活动所需各关节活动范围，进而判断是否对日常生活活动产生影响。

3. 肌力评定　采用徒手肌力评定法对患肢和受累关节周围肌群的肌力进行评定。膝关节骨关节炎主要评定股四头肌和股二头肌、半腱肌、半膜肌的肌力；髋关节骨关节炎可选择性评定其屈、伸肌群，内收、外展肌群及内外旋肌群的肌力；手关节骨关节炎可选择性评定掌指关节、近端指间关节、远端指间关节屈伸有关肌肉的肌力及手指内收外展肌肉的肌力，或进行握力测定；脊柱关节骨关节炎主要评定颈椎和腰椎屈伸活动有关肌群的肌力。

4. 肢体围度和关节周径的测量　测量肢体的围度和关节周径，并进行两侧对比，了解患肢和患病关节周围的肌肉有无萎缩，关节有无肿胀或膨大。

5. 日常生活活动能力评定　骨关节炎患者日常生活活动能力（ADL）评定可采用关节功能障碍对 ADL 影响的评定。亦可利用 Stewart 设计的量表对骨关节炎患者的躯体活动能力进行评定。

6. 生活质量评定　骨关节炎患者的生活质量可用 Meenan 关节炎影响测定量表（the arthritis impact measurement scale，AIMS）来评定。

三、康复治疗

（一）中药

1. 风寒湿痹型　宜散风除湿，温经通络。方用蠲痹汤加减。药用：羌活、独活、秦艽、肉桂、当归、川芎、炙甘草、桑枝、乳香、木香。寒胜者，加附子、细辛；风胜者，加防风、白芷；湿胜者，加萆薢、薏苡仁。根据症状随症加减。

2. 瘀血痹阻型　宜活血化瘀，舒筋止痛。方用身痛逐瘀汤加减。药用：秦艽、羌活、桃仁、红花、当归、川芎、没药、灵脂、香附、牛膝、地龙、甘草。

3. 肝肾不足型　宜温补肝肾。方用右归饮加独活寄生汤加减。药用：熟地、山萸肉、枸杞、山药、杜仲、附子、肉桂、独活、桑寄生、牛膝、细辛、防风、茯苓、。

4. 风湿热痹型　宜清热疏风，除湿止痛。方用大秦艽汤加减。药用：秦艽、羌活、独活、防风、白芷、细辛、当归、白芍、生地黄、熟地黄、黄芩、石膏。

除以上辨证施治的口服中药外，还可以使用中药熏洗的方法。以膝关节骨关节炎为例，具体操作如下。

（1）准备电热脚盆，或准备洗脚盆（以洗脚盆为例）。

（2）将外洗方药浸泡 1～2 小时，煎煮中药。

（3）将中药汁及中药渣倒入洗脚盆里，酌加冷水，达到脚能接受的热度，浸泡足，并用毛巾浸泡药汁敷于膝关节处，待毛巾凉后再重复浸泡敷于膝部。

（4）洗脚盆里水温下降，变凉后，酌加热水，使其达到足部能承受的温度，反复足浴，反复膝部塌渍。

（5）足浴时尽量达到背部微微出汗。

附常用外洗处方：麻黄、桂枝、细辛、制南星、威灵仙、白芷、鹿含草、花椒。

（二）针灸治疗

1. 针刺治疗 局部取穴结合循经取穴及辨证取穴。腕部取阳溪、阳池、阳谷、腕骨等穴；手指关节部取八邪、中渚、合谷、后溪等穴；髋部取环跳、居髎、秩边、髀关、殷门、白环俞等穴；膝部取犊鼻、内膝眼、阳陵泉、阴陵泉、鹤顶、委中等穴。瘀血阻滞者取膈俞、血海穴；寒盛者取关元、肾俞、命门穴。根据部位不同选用不同的上述穴位，进针得气后中等刺激，留针 30 分钟，每天 1 次，10 次为 1 疗程。

注意：明显关节肿胀者，不宜局部取穴。

2. 灸法治疗

（1）艾条温和灸　根据部位上述穴位每次选用 3～5 个，用艾条点燃施灸，也可在针刺后施灸，每次 20～30 分钟，每日或隔日灸治 1 次，10 次为 1 疗程。

（2）艾柱隔姜灸　根据部位上述穴位每次选用 3～5 个，每穴施灸 3～6 壮，艾柱如黄豆或蚕豆大小，放在姜片上，每日或隔日灸治 1 次，10 次为 1 疗程。

（三）针刀治疗

膝关节骨关节炎可采用针刀治疗。分析病情，寻找高应力点、神经卡压点及引起功能障碍畸形的原因，选择不同治疗点，进行松解与解锁。高应力点主要包括：①韧带（髌前韧带止点，外副韧带起止点，髌骨斜束韧带起点）；②滑囊（髌上、下囊，鹅足囊，腘窝囊等）；③关节（翳状皱襞起点、脂肪垫、髌尖血管袢）；④神经卡压点（隐神经髌下支、腓总神经腓骨小头部卡压点）。应用针刀松解治疗时，一般先选择仰卧位治疗膝前部，然后再选俯卧位治疗膝后部分。

（四）运动疗法

骨关节炎患者肿痛明显时，可适当卧床休息，减少每日活动量，把活动量调整到关节能耐受的范围。下肢负重关节受累（如髋关节骨关节炎、膝关节骨关节炎），则应避免跑、跳等剧烈活动形式；避免持续屈膝作业，少做屈膝运动；减少每次步行的距离和时间，使髋、膝关节避免负荷过重和过度使用。

通常骨关节炎患者在经药物、物理因子等治疗关节疼痛减轻或缓解后，即可采用运动疗法治疗。常见运动疗法的形式有主动运动、助力运动、抗阻运动（包括等张运动、等长运动、等速运动等）、牵伸运动（牵伸关节周围的肌肉和肌腱）、全身性耐力运动（有氧运动）、被动运动等。

具体运动疗法（以膝关节为例）如下：①股四头肌的肌力训练，特别是加强股内侧肌的肌力训练。患者踝关节做抗阻背屈，同时膝关节在临近伸直位进行轻度抗阻伸膝。②腘绳肌的肌力训练，选择弹力系数适中的弹力带进行膝关节屈曲的训练。③气垫上闭合链平衡训练以提高膝关节的本体感觉。④踝关节灵活性训练。⑤胫骨前肌、小腿三头肌力量训练。⑥臀部肌肉力量训练：臀中肌、臀大肌力量训练。⑦腹肌力量训练。

（五）物理因子疗法

1. 温热疗法 常用的方法有红外线、热敷、局部温水浴、中药熏蒸和石蜡疗法等。其中，石蜡疗法除有温热作用外还具有机械压迫作用，有助于关节消肿。手足部位的骨关节炎，可采用浸蜡法；其他部位可采用刷蜡法或蜡饼法。

2. 高频电疗法 常用的有超短波、短波和微波疗法。当骨关节炎处于急性炎症阶段，患者关节肿痛、关节腔有积液时，可采用无热量微波、脉冲短波8～15分钟；当骨关节炎处于慢性炎症阶段，常用温热量微波、超短波或连续短波12～15分钟。

3. 中、低频电疗法 主要针对慢性炎症、粘连肌萎缩和关节僵硬患者。100～50Hz，具有促进血液循环、促进炎症吸收、缓解疼痛的作用；50～25Hz，具有刺激神经、肌肉，防止肌萎缩的作用。

4. 超声波疗法 慢性骨关节炎患者关节周围软组织粘连、挛缩，可利用超声波的机械作用和温热作用来松解粘连、缓解肌肉痉挛和改善局部代谢。常用的频率为0.8～3MHz，移动法，强度为1.0～1.5W/cm^2。

5. 电磁疗法 对骨关节炎患者关节肿胀、疼痛有效。常用低强度磁场（20～100mT）到中强度磁场（100～200mT），每次20分钟，1～2日1次。15～20次为1疗程。有关节积液时，可用脉冲磁场（5～7mT）；无关节积液时，使用交变磁场。

6. 体外冲击波技术 用于关节软组织病变及骨关节炎的治疗，也可用于骨关节炎骨赘的治疗。

（六）关节松动技术

骨关节炎急性期，当关节肿胀、疼痛明显时，可采用麦特兰德关节松动术Ⅰ、Ⅱ级手法；慢性期伴有关节僵硬和关节周围组织粘连、挛缩时，可采用Ⅲ、Ⅳ级手法。

（七）辅助具的使用

骨关节炎患者应用矫形器、助行器等可减轻疼痛、解除关节负荷。同时，生活自助具也可提高功能受限患者的日常生活质量。

四、瘥后防复

（一）日常生活注意事项

1. 减轻关节的负担

（1）减肥 改变不良的饮食习惯，控制体重。

（2）避免引起疼痛的动作 如上下楼梯、爬山、长时间行走等。

（3）注意关节的保暖 使血液循环正常，可以使用药物护膝。

2. 进行必要的锻炼 如气功、游泳等。肌力增强有利于防止关节破坏，保持关节的活动功能。疼痛严重者应卧床休息，使用软枕抬高下肢，膝关节制动。

（二）辨证施护

1. 风寒湿痹型 注意保暖，尤其阴雨天气。可戴护膝保护，房间温湿度适宜。饮食宜祛风胜湿，温经通络之品，如姜蒜辣面条、防风葱白粥或牛膝、独活煲猪胰等，趁热食用，以汗出为度。

2. 风湿热痹型 观察膝关节肿胀、疼痛的变化。饮食宜祛风胜湿清热之品，忌食生冷、辛辣、滋腻之品。

3. 瘀血痹阻型 患者卧床休息，不宜下地行走，膝部予艾灸、热敷或推拿疗法，以达到活血通络止痛目的。注意饮食，宜活血通络、温经壮阳之品，如参芪当归煲粥、乌鸡熟地汤。

4. 肝肾亏虚型 患者卧床休息，做好病情观察及安全防护措施，防止患者跌倒损伤。饮食宜补益气血、益肝肾之品，可用熟地黄、当归、黄芪煲鸡汤，杜仲、牛膝煲猪蹄。

第二十一节 骨质疏松症

案例引导

案例 患者，女，70岁。主诉：原有劳累后腰酸背痛10年，一个月前因照顾孩子和家务劳累，以及坐车颠震后，腰痛加重，上下楼梯腰腿无力，不耐久立、久走。检查：腰背有轻度后突，胸椎与腰椎广泛轻度压痛，腰部不能挺直，两侧肌肉僵硬。直腿抬高试验阴性。X线摄片示：脊柱骨质疏松，骨密度检查提示重度骨质疏松。现患者精神不振，失眠多梦，耳鸣。舌红少津，少苔，脉沉细数

讨论 如何对该患者进行康复治疗？

一、概述

（一）定义

骨质疏松症是以骨量减少、骨的微观结构退化为特征，使骨的强度下降，脆性增加，易于发生骨折的一种全身代谢性骨骼疾病。是老年患者致残和致死的主要原因之一。骨质疏松症以疼痛和肌无力、身长缩短、驼背、脆性骨折为主要临床表现。骨质疏松症分为原发性、继发性和特发性三类。原发性骨质疏松症又可分为绝经后骨质疏松症和老年性骨质疏松症，本节主要讨论原发性骨质疏松症。

（二）流行病学

骨质疏松症已成为我国中老年人群的重要健康问题，50岁以上人群骨质疏松症患病率为19.2%，中老年女性骨质疏松问题尤甚，50岁以上女性患病率达32.1%，远高于同龄男性的6%，而65岁以上女性骨质疏松症患病率更是高达51.6%。此外，我国男性骨质疏松症患病率水平与各国差异不大，但女性患病率水平显著高于欧美国家，与日韩等亚洲国家相近。一般骨量丢失12%以上即可出现骨痛，丢失20%以上时即发生骨折。随着我国人口老龄化的进展，骨质疏松已经成为我国面临的重大卫生问题，严重危害老年人群的健康和生活质量。

（三）病因和危险因素

骨质疏松症的危险因素分为固有因素与非固有因素。固有因素有人种（白种人和黄种人患骨质疏松症的危险高于黑人）、老龄、女性绝经、母系家族史等；非固有因素有低体重、性激素低下、吸烟、过度饮酒、饮过多咖啡、体力活动缺乏、饮食中营养失衡、蛋白质过多或不足、高钠饮食、钙和（或）维生素D缺乏（光照少或摄入少）、有影响骨代谢的疾病和应用影响骨代谢药物等。

对个体进行骨质疏松风险评估，筛查高危人群，可为早期防治提供有益帮助。

知识链接

双能X线吸收技术

双能X线吸收技术（dual－energy X－ray absorption metry，DEXA）是目前诊断骨质疏松症的金标准。中华医学会骨质疏松与骨矿盐疾病分会根据骨矿密度（bone mineral density，BMD）值对骨质疏松症进行分级诊断：T值≥－1.0 SD属正常；－2.5 SD＜T值＜－1.0 SD为骨量减少；T值≤－2.5 SD为骨质疏松症。

二、辨证施治

（一）临床表现

1. 运动功能障碍　该病早期症状隐蔽，轻者无任何不适，重者常诉腰背疼痛或全身骨痛，常为持续性疼痛。于登楼或体位改变时尤甚，机体活动受到明显限制。肌肉往往有不同程度萎缩，负重能力下降，患者的负重能力常降低约为原来肌力的2/3，甚至不能负担自己的体重。腰背部活动障碍，主要表现为腰椎屈、伸、侧屈、旋转和腰背肌肌力下降。

2. 肺呼吸功能障碍　胸、腰椎压缩性骨折，脊椎后弯，胸廓畸形，可使肺活量和最大换气量显著减少，肺上叶前区小叶型肺气肿发生率可高达40%。老年人多数有不同程度肺气肿，肺功能随着年龄增加而下降，若再加骨质疏松症所致胸廓畸形，患者往往可出现胸闷、气短、呼吸困难等症状。

3. 心脏功能障碍　如有脊椎压缩骨折，患者身长可缩短，或因胸廓畸形使肺活量减少，从而响心脏功能。

4. 心理功能障碍　由于骨质疏松症是一种慢性代谢性疾病，长期的疾病煎熬使患者的心理功能发生障碍，主要表现为抑郁、焦虑、沮丧甚者绝望。

5. 日常生活能力障碍　由于运动、心肺功能障碍，影响患者的日常生活能力。主要表现为坐、站、行走和个人卫生等功能障碍。髋部骨折的患者中有1/4的人需要长期卧床，其日常功能活动受到严重影响。

6. 社会功能障碍　重症骨质疏松症患者由于运动、心肺功能障碍，主要表现为社会生活的参与能力和职业能力的下降，从而导致生活质量的下降。

（二）病因病机

中医古籍中虽无骨质疏松这一病名，但从与之相应疾病的有关描述及分析中，本病当归属于“骨痿”“骨枯”“骨痹”的范畴，中医学认为，本病的发生主要与肾脏的盛衰有关，由于年老肾亏，气血不足，或复因感寒湿之邪侵袭，使气血凝滞，经络不通，筋骨失养。本病病变在骨，其本在肾，病因以肾虚为主，与肝、脾等密切相关，证属本虚标实。

（三）辨证分型

1. 阳虚湿阻型　腰部冷痛重着，转侧不利，虽静卧亦不减或反加重，遇寒冷及阴雨天疼痛加剧。舌淡，苔白腻，脉沉而迟缓。

2. 气滞血瘀型　骨节疼痛，痛有定处，痛处拒按，筋肉挛缩，骨折，多有久病或外伤史。舌质紫暗，有瘀点或瘀斑，脉涩。

3. 肝肾阴虚型　腰膝酸痛，膝软无力，驼背弯腰，患部萎软微热，形体消瘦，眩晕耳鸣，或五心烦热，失眠多梦，男子遗精，女子经少经闭。舌红少津，少苔，脉沉细数。

4. 肾阳虚衰型　腰背冷痛，酸软无力，甚则驼背弯腰，活动受限，畏寒喜暖，遇冷加重，尤以下肢为甚，小便频多，或大便久泻不止，或浮肿，腰以下为甚，按之凹陷不起。舌淡，苔白，脉沉细或弦。

5. 肾精不足型　患部酸楚隐痛，筋骨痿软无力，动作迟缓，早衰，发脱齿摇耳鸣健忘，男子精少，女子经闭。舌淡红，脉细弱。

6. 气血两虚型　腰脊酸痛，肢体麻木软弱，患部肿胀，神疲乏力，面白无华，食少便溏。舌淡，苔白，脉细弱无力。

（四）康复评定

1. 感觉功能评定　主要进行疼痛评定，包括疼痛的强度和特点、疼痛的时间、疼痛的部位、疼痛对行为和情感的影响以及影响疼痛的因素等。疼痛评定采用视觉模拟评分指数（VAS）法。

2. 运动功能评定 骨质疏松症所致的骨痛、继发性骨折可以引起不同程度的肌肉萎缩和关节活动度减少。

3. 平衡协调功能评定 通过平衡评定，预测被试者跌倒的风险是骨质疏松症患者功能评定的重要方面。

4. 心肺功能评定 骨质疏松出现脊柱压缩性骨折后常导致胸廓畸形，影响肺活量、肺最大换气量下降，同时也可导致心排血量下降，心血管功能障碍。

5. 心理功能评定 骨质疏松症是一种慢性代谢病，病程长、临床症状重，且多发于老年和妇女，长期的疾病煎熬使患者的心理功能发生障碍，因此，心理功能评定在骨质疏松症的评定中至关重要。

6. 日常生活活动能力评定 骨质疏松症给患者的日常生活活动带来严重的影响，所以评定患者日常功能水平具有十分重要的意义。若单纯评定基本或躯体 ADL（BADL）时选用 Bathel 指数。若单纯了解患者的工具性 ADL（IADL）的情况应选功能活动问卷（FAQ）。

7. 生活质量评定 骨质疏松症对生活质量的影响是多方面的，常用量表有 36 项简明健康调查表 MOS－SF36，以及疾病影响程度量表（sickness impact profile，SIP）。下表为一种简单的骨质疏松患者生活质量问卷量表（表 5－11）。

表 5－11 骨质疏松患者生活质量问卷量表

问卷内容	问卷内容
1. 你的疲劳改变了吗？	7. 你在家中如何处理日常家务？
2. 你走的路更长了吗？	8. 你如何进行每天的个人护理？
3. 你走得更快了吗？	9. 你睡眠怎样？
4. 你能坐得更久了吗？	10. 你的社会生活改变了吗？
5. 当你爬楼梯更自信了吗？	11. 你发现你的姿势改变了吗？
6. 你能坐得更久了吗？	12. 你总体上的幸福改变了吗？

以上 12 项对每一项的评定标准是：20 分，巨大改善；15 分，轻微改善；10 分，无变化；5 分，轻微加重；0 分，严重恶化。最后把 12 项得分相加就是总分

三、康复治疗

（一）中药

1. 阳虚湿阻型 宜散寒祛湿，温通经络。方用肾着汤加减。药用：干姜、甘草、茯苓、苍术、仙灵脾、牛膝等。偏寒加附子，偏湿加薏米，防己。

2. 气滞血瘀型 宜理气活血，化瘀止痛。方用身痛逐瘀汤加减。药用：秦艽、羌活、香附、川芎、桃仁、没药、牛膝、地龙、甘草等。

3. 肝肾阴虚型 宜滋补肝肾，养阴填精。方用左归丸加减。药用：熟地黄、枸杞子、菟丝子、龟板胶、鹿角胶、山茱萸、山药、牛膝等。

4. 肾阳虚衰型 宜补肾健阳，强身健骨。方用右归丸加减。药用：附子、肉桂、鹿角胶、熟地黄、枸杞子、山茱萸、山药、菟丝子、杜仲、补骨脂、当归等。

5. 肾精不足型 宜滋肾填精，养髓壮骨。方用河车大造丸加减。药用：紫河车粉、熟地黄、杜仲、龟甲、天冬、黄柏、炙牛膝等。

6. 气血两虚型 宜气血双补，养髓壮骨。方用八珍汤加减。药用：人参、白术、茯苓、炙甘草、川芎、当归、白芍、熟地黄等。

（二）针灸治疗

骨质疏松症的治疗，以药物及运动疗法为主，针灸及推拿等疗法可以作为补充性治疗。

1. 针刺治疗

（1）体针治疗　取肾俞、关元俞、气海俞、脾俞、大杼、阳陵泉、足三里等穴，用补法，得气后留针 30 分钟，每日 1 次，30 天为 1 个疗程。

（2）耳针治疗　取肾、脾、小肠、皮质下、内分泌等穴。将耳穴压豆籽贴压在所选的耳穴上，按压使之产生酸、胀、痛、热等感觉。嘱患者每日自行按压 3～5 次，每次按压 2～3 分钟，贴敷 1 次可保留 3～5 天，5～10 次为 1 个疗程。

2. 灸法治疗　取肾俞、脾俞、足三里、大椎、大杼、命门、神阙、中脘、关元、阿是穴等穴，使用直接灸或隔药饼灸。

（三）推拿治疗

取肾俞、关元俞、气海俞、脾俞、大杼、阳陵泉、足三里等穴，以一指禅推法作用于上述穴位。

（四）运动疗法

运动疗法可以改善患者运动功能、平衡功能和日常生活能力，是预防骨质疏松症的有效方法，众多基础与临床研究发现，高强度重复的运动可以提高效应骨的骨量。锻炼频率以次日不感疲劳为度，一般负重运动每周 4～5 次，抗阻运动每周 2～3 次。

1. 增强肌力练习　此类训练不仅能提高骨的强度，而且强壮的肌肉可以保护关节免受损伤，骨周围强有力肌群的收缩还可缓解对骨的压力负荷，从而避免骨折的发生。

（1）常用的四肢肌力训练方法　等张抗阻练习法，如直接举起哑铃、沙袋等重物；使用专门的肌力训练器械和利用自身体重作为负荷练习等。各种训练所加的负荷应该逐渐增加，且不宜增加过快。四肢肌力练习还可采用等长训练。

（2）腰背部肌肉肌力训练方法　腰背肌等长训练法可在仰卧位下进行，在头部和足部各垫一高约 10cm 物体，收缩背肌，使臀部离床，人如平板状，可以从每次维持 10 秒开始，逐步延长至最大可耐受时间，在训练过程中不能屏气。还可以利用“桥式运动”来增加腰背肌的力量训练。

2. 防止跌倒　跌倒是引起骨折的最常见原因。防止跌倒的方法除了多做增强下肢肌力的练习外，还应进行脊柱灵活性练习和增强平衡协调性的练习。

患者还可采用一些传统的功法锻炼，如五禽戏，可根据自身情况练全套或其中 1～2 节，且当以外功型为主，如虎寻食、鹿长跑、猿摘果、熊晃臂、鹤飞翔，通过模仿五禽的姿态、习性、动作来达到强壮筋骨增强体质的目的。现代研究发现，五禽戏能增加骨的血液循环，促进骨代谢，提高骨的机械应力效应，预防骨量丢失，从而增加骨密度。因此，每天坚持锻炼可以调畅气机，流通血脉，滑利关节，增强机体的抗病能力。

知识链接

三减三健之健康骨骼

为了改变不良的健康生活方式和行为，减少慢性病的发生率，《全民健康生活方式行动方案（2017—2025 年）》中提出在全国范围内开展“三减三健”六个专项行动，即减盐、减油、减糖、健康体重、健康骨骼、健康口腔。其中，健康骨骼针对的就是骨质疏松症。健康骨骼要求：食用富含钙、低盐和适量蛋白质的均衡饮食；戒烟限酒；平均每天至少 20 分钟日照；高危人群应尽早到正规医院进行骨质疏松检测；循序渐进、持之以恒的运动。

（五）康复辅具

骨质疏松症最常出现的问题是骨折。因此，在治疗中应用康复工程原理，为患者制作适合的支具、矫形器和保护器具，是配合治疗顺利进行的重要措施之一。如脊柱支具，能限制脊柱的过度屈伸，又保证患者有一定的活动度，可预防椎体出现压缩骨折；又如髋保护器，对髋部骨折有预防作用。

（六）心理治疗

骨质疏松症给患者生活质量带来长期不利影响，加之发生骨折后患者需要长期卧床休养，患者容易出现抑郁、焦躁、恐惧、紧张等不良情绪。要向患者介绍骨质疏松症的治疗方案，增加患者的信心，消除患者因疾病而产生的不良情绪，以便患者尽快康复。必要时要对患者进行行为治疗和药物治疗。可应用“移情易性”方法改善患者不良情绪，如音乐、歌舞、琴棋书画、社交等，以解除患者紧张充分放松心情，让患者愉快地面对生活。

（七）饮食调摄

饮食以高钙、低盐和适量蛋白质的均衡饮食为主，如果饮食钙摄入量不足，可选用钙剂补充。中国营养学会推荐成人每日钙摄入量为800mg，绝经后妇女和老年人可增至1000mg。

四、瘥后防复

（一）饮食调养

戒烟，戒酒，戒浓茶、浓咖啡。注意节制饮食，防止过饱，饮食要清淡，以少盐饮食为宜。保证足够的蛋白质摄入，可以有效改善骨质疏松症状，鼓励多吃瘦肉、鱼、虾、豆制品、牛奶、海带菜、芝麻等食品，叮嘱患者多进食菌类、乳制品、蛋类等富含丰富维生素D的食物，可促进钙的吸收。

（二）起居调摄

多到户外活动，经常晒太阳。改变不良生活习惯，合理安排作息。改善家居环境，避免跌倒发生。

（三）适量运动

在家中长期坚持进行肌力、肌耐力、关节活动度和平衡功能训练，以提高运动反应能力和对环境的适应能力，防止跌倒。对骨质疏松症患者首先应教会他们在日常生活中保持正确的体位和姿势，选择适当的体育锻炼项目，循序渐进增加运动量，如打太极、慢走、慢跑、骑自行车等。

目标检测

答案解析

选择题

A1/A2 型题

1. 偏瘫恢复期的患者最适宜的体位摆放是（　）
   A. 仰卧位　B. 俯卧位　C. 健侧卧位　D. 患侧卧位　E. 以上均不是
2. 哪个平面损伤的截瘫患者病情最重（　）
   A. 上段颈髓　B. 下段颈髓　C. 胸髓　D. 腰髓　D. 骶髓
3. 导致COPD发生的最危险因素是（　）
   A. 感染　B. 空气污染　C. 吸烟　D. 粉尘及化学物质　E. 以上都不是
4. 糖尿病的中医分类有（　）
   A. 肺热津伤　B. 胃热炽盛　C. 肾阴亏虚　D. 阴阳两虚　E. 以上均是
5. 单纯性肥胖脾胃气虚证不适于哪项康复治疗方法（　）
   A. 针灸　B. 耳穴压豆　C. 穴位贴敷　D. 刮痧　E. 穴位埋线

6. 恶性肿瘤患者，临床表现为情志不畅，胁肋刺痛，痛有定处或可及包块，舌质紫暗，或有瘀点，脉弦涩。中医辨证为（ ）

A. 痰湿凝聚 B. 瘀毒内阻 C. 气郁化火 D. 气滞血瘀 E. 气血两虚

7. 睡眠障碍痰热内扰证者不适宜食用（ ）

A. 兔肉 B. 冬瓜 C. 梨 D. 鸭肉 E. 狗肉

8. 下列哪种体征是骨折的专有体征（ ）

A. 肿胀 B. 瘀斑 C. 疼痛 D. 反常活动 E. 以上均不是

9. 气血瘀滞型伤筋适用于以下哪种方（ ）

A. 蠲痹汤 B. 金匮肾气丸 C. 跌打丸 D. 复元活血汤 E. 半夏白术天麻汤

10. 类风湿关节炎下列关节外表现哪个不常见（ ）

A. 类风湿结节 B. 肾炎 C. 肺间质病变 D. 心包炎 E. 神经炎

11. 某女，45 岁，肩颈痛 1 个月，并向左手放射，左手拇指痛觉减弱，初步诊断为（ ）

A. 肩袖综合征 B. 颈椎病 C. 臂丛神经炎 D. 肩周炎 E. 颈部劳损

12. 肩关节周围炎病名很多，以下哪个不是（ ）

A. 冷凝肩 B. 五十肩 C. 肩凝症 D. 漏肩风 E. 肩痹

13. 以小腿下端胫骨为界，胫骨前皮肤感觉过敏、迟钝或感觉丧失，表明椎间盘突出的部位为（ ）

A. $L_1 \sim L_2$ B. $L_2 \sim L_3$ C. $L_3 \sim L_4$ D. $L_4 \sim L_5$ E. $L_5 \sim S_1$

14. 退行性骨关节炎的主要病变是（ ）

A. 关节内化脓性感染 B. 关节软骨退变和继发性骨质增生

C. 关节特异性炎症 D. 关节骨质疏松

E. 以上均不是

15. 骨质疏松症患者常见症状不包括（ ）

A. 疼痛 B. 呼吸困难 C. 身长缩短 D. 骨折 E. 驼背

16. 老年男患摔倒后出现双下肢无力（无疼痛感）、麻木伴有二便障碍，意识清楚，双上肢活动正常，初步考虑为（ ）

A. 脑出血 B. 脑梗死 C. 脊髓损伤 D. 癔症 E. 股骨骨折

17. 脑出血患者 4 周后出现患侧肢体挛缩，不宜采用下列哪种方法治疗（ ）

A. 中等强度以上的推拿手法 B. 体位调整

C. 针灸 D. 低强度推拿手法

E. 中药熏洗或外敷患肢

18. 患者，男，56 岁，劳累后出现头痛不适，痛如针刺，固定不移，甚时恶心呕吐，不欲饮食，唇色紫暗，舌有瘀斑，脉弦涩。该患者证属（ ）

A. 肝阳上亢证 B. 瘀血阻络证 C. 阴虚火旺证 D. 痰浊阻窍证 E. 以上皆不是

19. 患者，女，72 岁，胸痛反复发作 20 余年加重 1 月余，此次受凉后觉心痛如绞，寒冷时症状加重，甚则手足不温，短气心慌，苔薄白，脉紧。以下不适合的理疗方法为（ ）

A. 艾灸法 B. 刮痧法 C. 耳穴压豆 D. 足浴法 E. 以上皆不适

20. 患者，女，43 岁，症见神疲乏力，情志抑郁，失眠多梦，善太息，胸闷不舒，月经不调，乳房胀痛，舌红，苔薄白，脉弦。该证属慢性疲劳综合征中的（ ）

A. 肝郁脾虚证 B. 肝肾阴虚证 C. 脾肾阳虚证 D. 心脾两虚证 E. 痰火内扰证

21. 患者，男，56岁，精神抑郁，胸部闷塞，胁肋胀痛，咽中如有物梗阻，吞之不下，咳之不出，苔白腻，脉弦滑。以下哪种情志调摄方式不适合（　）

A. 看喜剧　B. 看滑稽剧　C. 听轻音乐　D. 看悲剧　E. 以上皆不适

22. 患者，男，53岁，咳嗽，咳痰，痰黏稠难咳，喘息，烦躁，舌质红，苔黄或黄腻，脉数或滑数。可选择以下哪种药膳（　）

A. 山药芡实粥　B. 姜丝萝卜汤
C. 苡仁鱼腥草粥　D. 荷叶冬瓜汤
E. 橘皮竹茹粥

23. 患者桡骨骨折内固定术后1周，可采用下列哪种方法治疗（　）

A. 针灸　B. 摇摆、牵拉等推拿手法
C. 超短波疗法　D. 蜡疗
E. 中药熏洗

24. 急性闭合性软组织损伤的早期处理原则是（　）

A. 止血　B. 镇痛　C. 防肿　D. 制动　E. 减轻炎症反应

25. 腰椎间盘突出好发于（　）

A. $L_4 \sim L_5$　B. 下段颈髓　C. $L_3 \sim L_4$　D. $L_2 \sim L_3$　E. 以上都是

X型题

1. 脑性瘫痪诊断有哪些必要条件（　）

A. 中枢性运动功能障碍持续存在
B. 运动和姿势发育异常
C. 反射发育异常
D. 肌张力及肌力异常
E. 引起脑性瘫痪的病因学依据

2. 脑性瘫痪有哪些临床分型（　）

A. 痉挛型双瘫　B. 痉挛型偏瘫
C. 痉挛型三肢瘫　D. 不随意运动型
E. 共济失调型

3. 脑性瘫痪常见以下哪些中医辨证分型（　）

A. 脾肾两亏证　B. 肝肾亏虚证
C. 肝强脾弱证　D. 痰瘀阻络证
E. 心脾两虚证

4. 以下哪些属于类风湿关节炎的关节临床表现（　）

A. 晨僵　B. 肿胀　C. 疼痛　D. 对称分布　E. 以上均不是

5. 神经根型颈椎病推拿操作时可侧重实施以下手法（　）

A. 掌托拔伸法　B. 颈椎侧扳法
C. 颈椎旋转定位扳法　D. 肘托拔伸法
E. 以上都可

6. 属于肩周炎典型症状、体征的是（　）

A. 肩关节活动受限
B. 手指麻木、无力

C. 肩关节周围有压痛点

D. 肩关节周围疼痛

E. 受累和劳累后疼痛加重，并可向颈项及上肢扩散

7. 退行性关节炎最常累及的关节有（ ）

A. 膝关节 B. 指间关节 C. 髋关节 D. 踝关节 E. 腕关节

8. 关于骨质疏松症的描述，正确的是（ ）

A. 易发生骨折 B. 以女性多见

C. 骨吸收过多所形成 D. 骨量减少为特征

E. 以上都不对

书网融合……

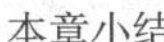

本章小结

题库

参考文献

[1] 宋柏林，于天源．针灸推拿学［M］. 3版．北京：人民卫生出版社，2017.
[2] 周祯祥，唐德才．中药学［M］. 2版．北京：中国中医药出版社，2020.
[3] 谭兴贵．中医药膳与食疗［M］. 北京：中国中医药出版社，2009.
[4] 陈红霞．康复疗法学［M］. 2版．北京：人民卫生出版社，2018.
[5] 陈四清，侯江红．中医情志养生学［M］. 北京：人民卫生出版社，2019.
[6] 国家糖尿病基层中医防治指南发布［J］. 中医杂志，2022，63（22）：1893.
[7] 娄莹，马文君，王子君，等．中国高血压临床实践指南计划书［J］. 中华心血管病杂志，2022，50（07）：671－675.
[8] 中国康复医学会脊柱脊髓专业委员会基础研究与转化学组．腰椎间盘突出症诊治与康复管理指南［J］. 中华外科杂志，2022，60（05）：401－408.
[9] 中国超重/肥胖医学营养治疗指南（2021）［J］. 中国医学前沿杂志（电子版），2021，13（11）：1－55.
[10] 章薇，李金香，娄必丹，等．中医康复临床实践指南·不完全性截瘫［J］. 康复学报，2021，31（05）：358－364.
[11] 中华医学会骨科学分会关节外科学组，中国医师协会骨科医师分会骨关节炎学组，国家老年疾病临床医学研究中心（湘雅医院），中华骨科杂志编辑部．中国骨关节炎诊疗指南（2021年版）［J］. 中华骨科杂志，2021，41（18）：1291－1314.
[12] 中华医学会，中华医学会杂志社，中华医学会全科医学分会，中华医学会《中华全科医师杂志》编辑委员会，神经系统疾病基层诊疗指南编写专家组．缺血性卒中基层诊疗指南（2021年）［J］. 中华全科医师杂志，2021，20（09）：927－946.
[13] 中华医学会呼吸病学分会慢性阻塞性肺疾病学组，中国医师协会呼吸医师分会慢性阻塞性肺疾病工作委员会．慢性阻塞性肺疾病诊治指南（2021年修订版）［J］. 中华结核和呼吸杂志，2021，44（03）：170－205.
[14] 稳定性冠心病基层诊疗指南（2020年）［J］. 中华全科医师杂志，2021，20（03）：265－273.
[15] 冠心病心脏康复基层合理用药指南［J］. 中华全科医师杂志，2021，20（03）：311－320.
[16] 罗杰，兰培敏，陈汉玉，等．中医康复临床实践指南·类风湿关节炎［J］. 康复学报，2020，30（01）：16－25.
[17] 顾平，何金彩，刘艳骄，等．中国失眠障碍诊断和治疗指南［C］//. 中国睡眠研究会东北睡眠工作委员会首届学术年会暨黑龙江省中西医结合学会睡眠分会第二届学术年会会议手册．，2019：77－86.
[18] 马远征，王以朋，刘强，等．中国老年骨质疏松诊疗指南（2018）［J］. 中国老年学杂志，2019，39（11）：2557－2575.
[19] 刘强，胡永成．骨质疏松性骨折诊疗指南［J］. 中华骨科杂志，2017，37（01）：1－10.
[20] 王于领．颈椎病的循证康复指南［C］//. 中华医学会第十五次全国物理医学与康复学学术会议论文集．，2014：92－98.
[21] 李晓捷．《脑瘫指南及定义、分型、诊断标准修订》［C］//. 第六届全国儿童康复、第十三届全国小儿脑瘫康复学术会议暨国际学术交流会议论文汇编．，2014：44－55＋43.